Beiträge zur Sportmedizin, Band 15

Sporttraumatologie

Sportartentypische Schäden und Verletzungen

Diagnostik – Therapie – Prävention

Herausgegeben von
W. Pförringer, B. Rosemeyer, H.-W. Bär

Mit einem Vorwort von A. N. Witt

unter Mitarbeit von
M. Alt, A. P. Ambrus, P. D. Asmussen, H. Barge, K.-H. Berquet, G. Biehl, D. Böhmer, D. Clasing, H. Dittmer, B. Dörr, W. Groher, H. Häfner, P. Hertel, H. Hess, K. Hobeck, V. Jägemann, E. Keller, M. Kolb, H. Krahl, P. Krueger, W. Küsswetter, D. Kukla, H. Lösel, W. Mang, M. Menge, J. Montag, G. Neureuther, H. O. Rehberg, R. Riemer, Ch. Schmidt, P. Schürch, G. Schumacher, H.-P. Schwerdtner, I. Siegfried, K. Steinbrück, A. Szögy, E. Thelen, A. Thiel, C. J. Wirth

peri med | fach buch

perimed Fachbuch-Verlagsgesellschaft mbH
D-8520 Erlangen

CIP-Kurztitelaufnahme der Deutschen Bibliothek

Sporttraumatologie:
Diagnostik — Therapie — Prävention / hrsg. von W. Pförringer . . .
Mit e. Vorw. von A. N. Witt. Unter Mitarb. von M. Alt . . .
Erlangen: perimed-Fachbuch-Verlagsgesellschaft, 1981
Beiträge zur Sportmedizin; Bd. 15
ISBN 3-88429-076-2
NE: Pförringer, Wolfgang [Hrsg.]; Ambrus, A. P. [Mitverf.]; GT

ISBN: 3-88429-076-2

Photos: Agentur Werek, Brolich, dpa, Klaus Heller, Pressephoto-BTA

Satz und Druck: Fränkischer Tag GmbH & Co., Bamberg

Inhaltsverzeichnis

Vorwort

Bei der vorliegenden Monographie „Sporttraumatologie“ haben erfahrene Autoren sich die Aufgabe gestellt, ihre Sportart zu beschreiben, auf typische Verletzungen und Überlastungsschäden hinzuweisen und aus der Praxis für die Praxis Vorschläge zur Therapie und zur Prävention zu machen.
Das Resultat ihrer Arbeit ist eine Vielzahl von Detailinformationen, die nur derjenige geben kann, der in der Einzelsportart über Jahre hinweg Erfahrungen gesammelt hat.
Die einzelnen Kapitel, die die typischen Bewegungsabläufe der Sportart schildern, aus denen sich wiederum auch die Gefahren für Verletzungen ableiten lassen, bringen ein anschauliches Bild, daß in allen Sportarten auch alle Verletzungen vorkommen können, wenn auch gewisse typische Verletzungen in der einen oder anderen Sportart zu erkennen sind. Der den Sportler betreuende Arzt sollte diese Kenntnisse haben, um in der Lage zu sein, eine rasche Diagnose zu stellen und damit die früheste und erfolgreichste Therapie für den Sportler einleiten zu können.
Die Monographie zeigt aber auch, daß sich die reinen Verletzungen von den Verletzungsfolgen, von den Verletzungsschäden, von den Überlastungsschäden nicht ohne weiteres trennen lassen. Viele der Beschwerden, die der Sportler aufweist, sind im wahren Sinne keine traumatologischen, sondern eher Überlastungsschäden. Das hängt wiederum stark von der Sportart ab, denn die Schwerathletik ist etwas anderes als der Ballettsport oder die sonstigen leichtathletischen Lauf- und Sprungübungen.
Die Herausgeber haben prominente Sportärzte Deutschlands gewinnen können, ihre Sportarten zu beschreiben; dies ist gelungen, wenn auch an manchen Stellen etwas knapp. Die Therapie sollte unter Umständen etwas stärker in den Vordergrund geschoben werden.
Im großen und ganzen ist diese Monographie „Sporttraumatologie“ sicherlich ein gutes Nachschlagewerk, vor allem auch für Ärzte, die bei kleineren Vereinen ihren sportärztlichen Verpflichtungen nachkommen und nicht so geschult sind wie die bei großen Vereinen. Tatsache ist aber — und das muß besonders herausgehoben werden —, daß es eine Sporttraumatologie im wahren Sinne des Wortes nicht gibt, schon gar nicht als eigenes Fach, sondern die Sporttraumatologie ist ein unabdingbarer Bestandteil der allgemeinen Traumatologie. Es sind zwar sportbedingte Schäden, aber diese müssen unter der gleichen Diagnostik auch die gleiche Therapie erfahren.
Die Monographie enthält reichhaltiges Bildmaterial, das auch ohne Worte noch auf viele Einzelheiten hinweist. Die Literaturhinweise sind knapp, aber bringen für den einzelnen, der sich weiter informieren will, noch gute Anstöße.
Diese Monographie ist in einem Stil geschrieben, daß nicht nur Ärzte davon Vorteile haben, sondern gerade auch Trainer und Betreuer sollten sich diese Monographie zur Hand nehmen, um auch unter Umständen mehr Verständnis für ärztliche Handlungen und für die Schonung des Sportlers zu gewinnen, was besonders bei Hochleistungssportlern und dort, wo es um

Punkte geht, von großer Wichtigkeit ist. Sie kann also diesem Personenkreis nur empfohlen werden, um das zu erreichen, was die Monographie will, nämlich eine mögliche Verbesserung der sportärztlichen Betreuung und damit bessere Hilfe für unsere Sportler, sei es im Wettkampf oder sei es im Freizeitsport.

München, im Oktober 1981

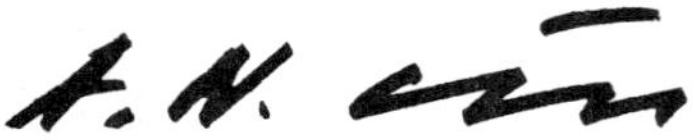

(A. N. Witt)

Vorwort

Jeder praktisch tätige Sportarzt wird sich im Lauf der Zeit eigene Behandlungsmethoden, abgestimmt auf seinen Arbeitsbereich, erarbeiten. Er leistet beim Sportunfall, um den es im vorliegenden Buch geht, in der Regel „Erste Hilfe". Die Kenntnis sportartspezifischer Umstände und Verletzungsmechanismen wirkt sich ganz entscheidend auf die Qualität seiner Hilfeleistung aus.
Es war uns deshalb ein Bedürfnis, einen umfassenden Überblick zu geben über alle wesentlichen Sportarten mit ihren typischen Eigenheiten und Problemen, die Erstversorgung z. T. am Unfallort und präventive Maßnahmen.
Unser Dank gehört allen Autoren, die sich meist seit vielen Jahren als aktive Sportärzte mit „ihrer" Sportart beschäftigen und hier ihre große Erfahrung zur Verfügung stellten. Mancher Trick, den man in keinem Lehrbuch findet, wird so den Therapieschatz des Lesers bereichern und erweitern. Mit meist von Berufsfotografen gefertigten Fotografien soll das Geschriebene noch verdeutlicht werden. Hier sei allen gedankt, die uns durch ihr ausgezeichnetes Bildmaterial unterstützt haben.
Aus der Praxis für die Praxis — möge dieses Buch den Kollegen, den werdenden Sportärzten und allen jenen dienen, die an einem „gesunden Sport" interessiert sind.

München, im Oktober 1981

Die Herausgeber

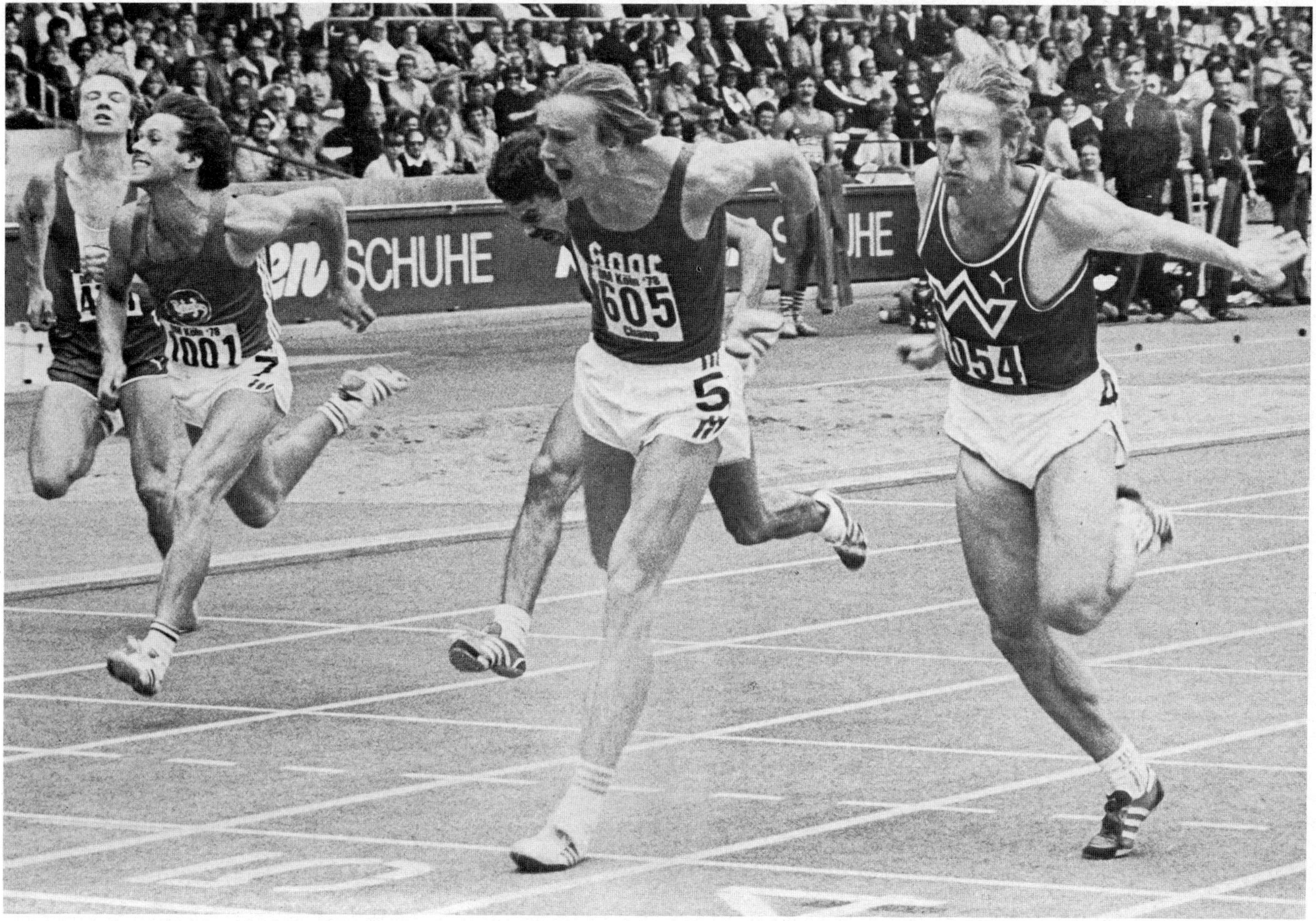
SCHUHE
HUHE
1001
7
605
5
1054

Leichtathletik: Laufdisziplinen

A. Thiel

Laufen ist die natürlichste Form der Körperbewegung und auch der sportlichen Körperertüchtigung überhaupt. Es beinhaltet ausschließlich physiologische Bewegungsabläufe, erschwert werden diese beim Hürden- und Hindernislauf.

Olympische Disziplinen sind der Sprint über 100, 200 und 400 Meter, die Mittelstreckendisziplinen über 800 und 1500 Meter und die Langstreckendisziplinen über 5000 und 10 000 Meter und der Marathonlauf. Hinzu kommen 110 Meter Hürdensprint (Abb. 1), 400 Meter Hürdenlauf und 3000 Meter Hindernis. Im Gehen sind 20 km olympische Disziplin, 1972 in München aber auch die 50 km. Hinzu kommen bei Männern und Frauen die 4 x 100 Meter und die 4 x 400 Meter Staffelläufe.

Bei den Frauen (Abb. 2) sind Sprint- und Mittelstrecke gleichartige olympische Disziplinen, außerdem 100 Meter und 400 Meter Hürdenlauf. Die 3000-Meter-Strecke steht bereits im Programm der Leichtathletikweltmeisterschaften für Frauen, und auch der Marathonlauf gewinnt immer mehr an Bedeutung.

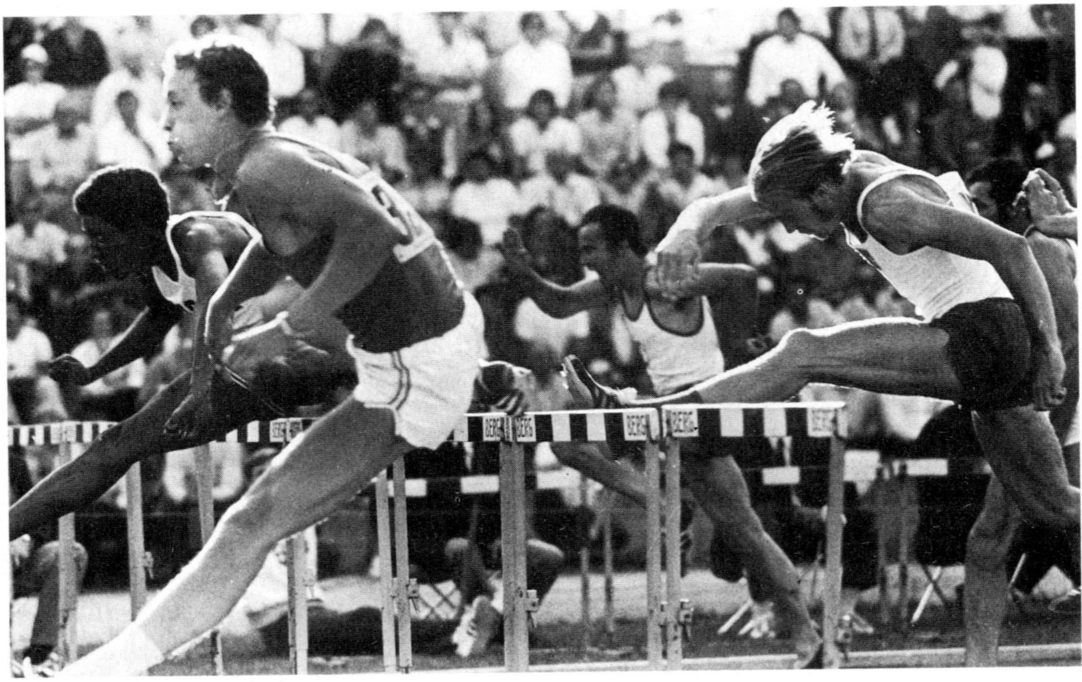

Abb. 1 110 m Hürdensprint der Männer.

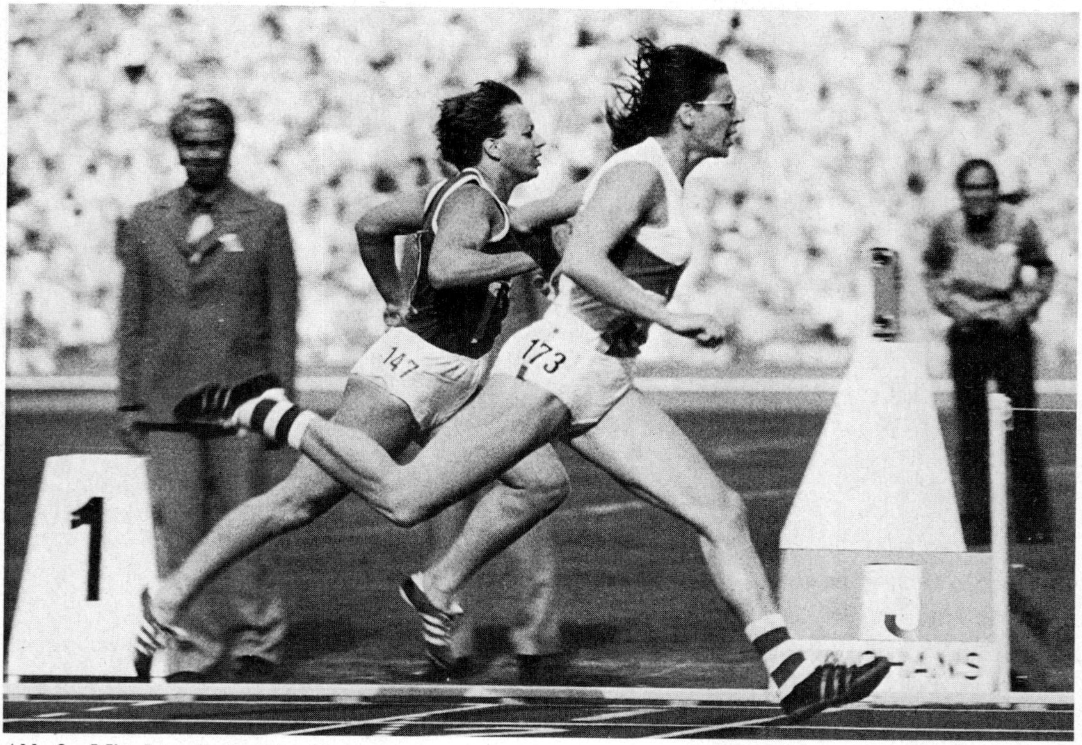

Abb. 2 Mittelstreckenlauf der Frauen.

Die Krönung der Geländelauf- und Waldlaufsaison, die für viele Leichtathleten eine Vorbereitung auf die sommerliche Bahnsaison darstellt, ist die Weltmeisterschaft im **Crosslaufen.**
Außerhalb dieser klassischen Disziplin bieten eine Vielzahl von Volksläufen, spezielle Bergläufe über teilweise erhebliche Höhendifferenzen, der Halbmarathon bis hin zur deutschen Meisterschaft für Frauen und Männer und Ultralangläufe über 100 km eine breite Palette läuferischer Betätigung. Sportmedizinisch sind hier die besonderen Belastungsformen durch Naturboden, typische Straßenbeläge und Kunststoffbahnen zu berücksichtigen.
Wir kennen zwei Formen von „Verletzungen" des Läufers:
1. unfallbedingte Verletzungen des Bewegungsapparates (Abb. 3).
2. Überlastungsschäden des Bewegungsapparates.

Unfallbedingte Verletzungen

Verletzungen beim Lauf

Am häufigsten werden die Sprunggelenke durch **supinatorisches Umknicktrauma** verletzt. Es kommt zu einem kombinierten **Band-Kapsel-Schaden im Bereich des Außenknöchels.** Imponierend ist die schnell auftretende Schwellung vor und unter dem Außenknöchel. Als Sofortmaßnahme bewähren sich Hochlagerung und Kühlen so schnell wie möglich. Kaltes Wasser aus dem nächsten Wasserhahn über mindestens 30 Minuten, Eispackungen und

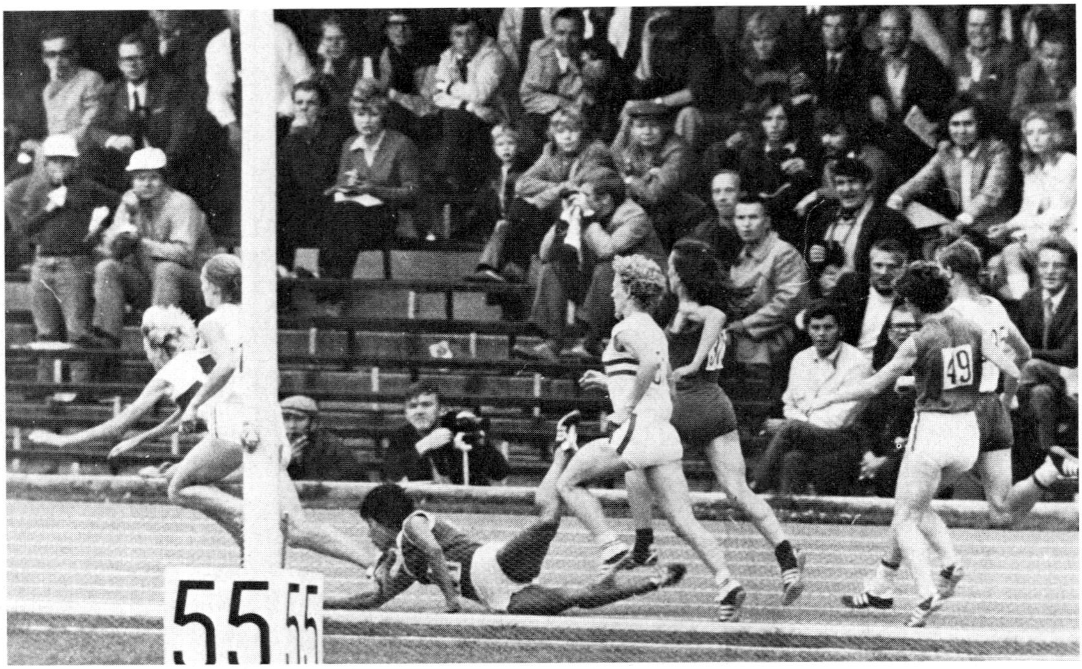

Abb. 3 Verletzungsgefahr durch Sturz.

ein leicht komprimierender Verband verhüten einen unnötig großen Bluterguß. Nach etwa 1 Stunde kann ein funktioneller Verband in Rechtwinkelstellung mit Schaumgummikompression über dem Verletzungsbereich angelegt werden.
Ernsthafte Band-Kapsel-Verletzungen sind durch gehaltene Röntgen-Aufnahmen weiter abzuklären und bedürfen nicht selten operativer Maßnahmen (Abb. 4 und 5). Um besonders beim schlankgliedrigen oder bandschwachen Athleten eine chronische Instabilität der Sprunggelenke zu vermeiden, sollte besonders bei der Erstverletzung auch in leichteren Fällen zu einem immobilisierenden Verband über 4 Wochen und anschließend funktionellem Stützverband über 2 x 2 Wochen geraten werden. In dieser Zeit kann an der Kraftmaschine und auf dem Rennrad weiter trainiert werden. Mit einem guten funktionellen Stützverband kann bereits wieder mit Lauftraining begonnen werden. Wichtig ist, daß auch leichtere Distorsionsverletzungen der Sprunggelenke über 6 — 8 Wochen konsequent vor erneuten Überdehnungen geschützt werden. Hier hat der therapeutische und prophylaktische **Tape-Verband** seine vordringliche Aufgabe. Wird er über einer dünnen, selbsthaftenden und elastischen Klebebinde angelegt, kann er jeweils 2 Wochen belassen werden, ist jedoch konsequent über mindestens 6 Wochen zu tragen. Medikamentöse Maßnahmen beseitigen zwar die Schmerzen, können aber keine Stabilisierung des Band-Kapsel-Apparates herbeiführen!

Muskelverletzungen

Wir unterscheiden hier die Muskelzerrung, den Faserriß und den Muskeleinriß. Unter Muskelzerrung verstehen wir eine Gefügestörung ohne Kontinuitätstrennung. In der Praxis ist die Abgrenzung gegen einen Mus-

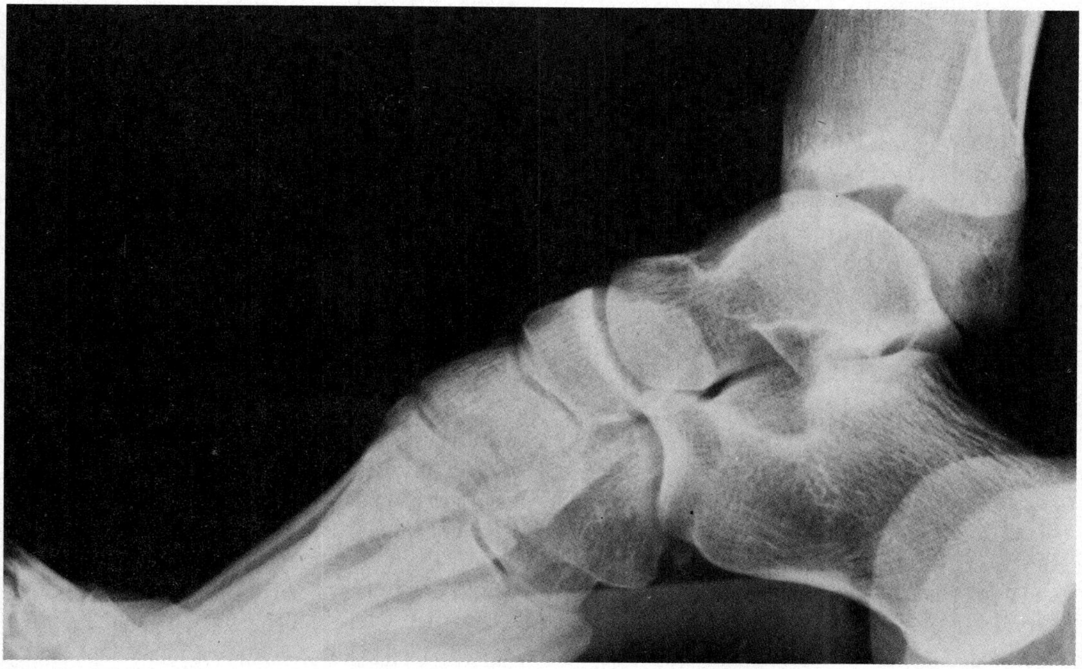

Abb. 4 Seitlich gehaltene Röntgenaufnahme bei Kapsel-Band-Schaden lateral.

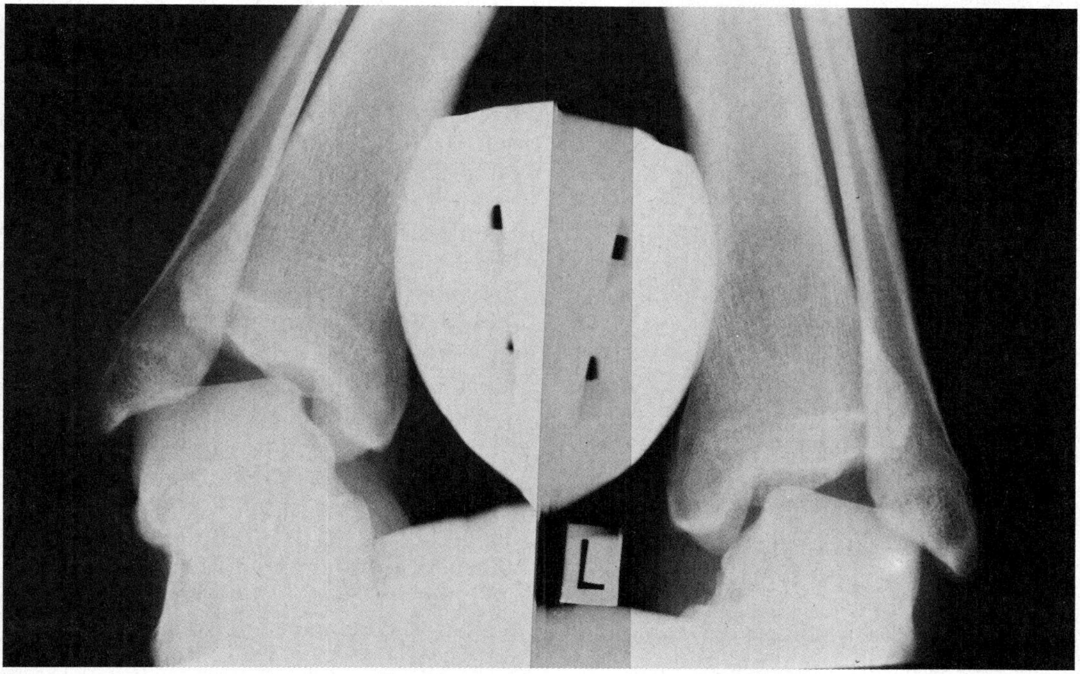

Abb. 5 Gehaltene Röntgenaufnahmen ap bei lateralem Kapsel-Band-Schaden bds.

kelfaserriß sehr schwer, wenn nicht sogar unmöglich. Volle Leistung kann die Muskulatur sicher nur in ganz gesundem Zustand erbringen. Das Fitmachen um jeden Preis (auch mit einer Muskelzerrung) am Sportplatz ist deshalb ein fragwürdiges Unternehmen. Möglich ist ein funktioneller Stützverband, evtl. mit Schaumgummipolsterung der schmerzhaften Muskelanteile, mit dem der Athlet dann wie bei einer guten Aufwärmarbeit seine Leistungsfähigkeit testen kann. Sofortmaßnahmen beim Muskelriß sind: Kühlen mit Eispackung, Hochlagerung und komprimierender Verband.

Muskelkrämpfe

Muskelkrämpfe sind durch reichliche Gaben von **Elektrolyt-Getränken, Warmhalten** der Muskulatur und auflockernde **Muskelmassagen** zu behandeln. Die Sofortmaßnahme besteht in augenblicklicher Dehnung des schmerzhaft kontrahierten Muskels.

Muskelfaserriß

Der Muskelfaserriß imponiert beim Läufer wie ein plötzlich und **schlagartig auftretender Schmerz,** der vom Athleten meist wie ein Messerstich oder ein Schlag geschildert wird. In der Regel kann der Lauf auch über kurze Strecken nicht mehr beendet werden. Bei einer leichteren Zerrung läuft der Athlet dagegen meist noch ein Stück weiter.
Größere Muskelrisse und Sehnenabrisse sind ebenfalls ein plötzliches, dramatisches Ereignis und vom Betroffenen, aber auch von in der Nähe stehenden Personen wie ein schnalzendes Geräusch nicht selten hörbar. Ein Muskelfaserriß kann durch funktionelle oder physikalische Maßnahmen nicht geheilt werden. Durch diese Maßnahmen kann der Heilungsverlauf nur günstiger gestaltet und beschleunigt, bei nicht sachgerechtem Verhalten aber auch erheblich verzögert werden. Am Anfang sind lokale Manipulationen wie Massagen oder Elektrotherapie zu vermeiden. Auch hier haben sich am besten ein gut stützender **Kompressionsverband** und die sofortige **Kühlung** der betroffenen Region bewährt. Dadurch kann der Bluterguß so gering wie möglich gehalten werden. **Massageanwendungen sind in den ersten Wochen nach dieser Verletzung nicht erlaubt** und sollten danach auch nur leicht auflockernden Charakter in der Umgebung der Verletzung haben. Größere Muskelrisse und Sehnenabrisse bedürfen baldiger Facharztbehandlung.
Sofortmaßnahmen am Sportplatz dienen nicht einer schnellen Wiederherstellung um jeden Preis, sondern sie haben den Zweck, den natürlichen Heilverlauf von vornherein so positiv wie nur möglich zu beeinflussen.

Überlastungsschäden

Überlastungsschäden des Bewegungsapparates können durch bereits vorhandene statische **Fehlbelastungen** begünstigt werden. Bei ihrer Untersuchung sollte der Läufer deshalb bis auf eine kurze Sporthose entkleidet sein, wobei er mit und ohne Schuhwerk vom Sportarzt angesehen werden sollte. Der Sportarzt sollte sich auch stets die gebrauchten Laufschuhe ansehen, da aus dem Zustand des Obermaterials und den besonderen Abriebstellen der Laufsohle wichtige Rückschlüsse gezogen werden können. Besonders wichtig ist auch die Fußbettung. Der Sportarzt sollte sich auch ein Bild vom **Laufstil** des Patienten machen; bereits hier ist der Kontakt zum Trainer nützlich. Statische Beschwerden können verursacht werden durch Zehenfehlstellung, durch den Spreizfuß, durch den Knickfuß, besonders auch durch Valgusabweichung des Rückfußes. Statische Fehlbelastungen resultieren aber auch bei X-

und O-Beinfehlstellung der Kniegelenkachse, beim Beckenschiefstand, bei der Beckenkippung nach vorn sowie bei Fehlbildung und Fehlhaltung der Wirbelsäule. Ein Ausgleich derartiger Fehlstatik kann durch Korrekturen am Schuhinnen- und -außenrand, durch geeignete Einlageversorgung im Alltags- und Sportschuh und durch einen Verkürzungsausgleich am Schuh erreicht werden. Bei einer Beinlängendifferenz bis zu 2 cm kann diese Korrektur am Absatz allein ausreichend erfolgen.

Spreizfußbeschwerden

Spreizfußbeschwerden behindern den Läufer durch ziehende Schmerzen im Vorfußbereich, die aber auch in die Unterschenkelmuskulatur, besonders in den Bereich der **Tibialis anterior Loge** ausstrahlen können. Solche Spreizfußbeschwerden lassen sich bereits am Sportplatz mit einem **Tape-Verband** und **Schaumgummipelotte** wirkungsvoll behandeln. Zwei U-förmige Touren von den Zehengrundgelenken um die Ferse herum nach vorn und drei ohne Zug um den Mittelfuß gelegte, sich eben um etwa 2—3 cm überkreuzende, zirkuläre Touren entlasten wirkungsvoll den strapazierten Band-Kapsel-Apparat. Soll ein solcher Verband länger als eine Trainingseinheit liegen bleiben, kann er durch eine dünne Klebebinde unterpolstert werden (Abb. 6a und b).

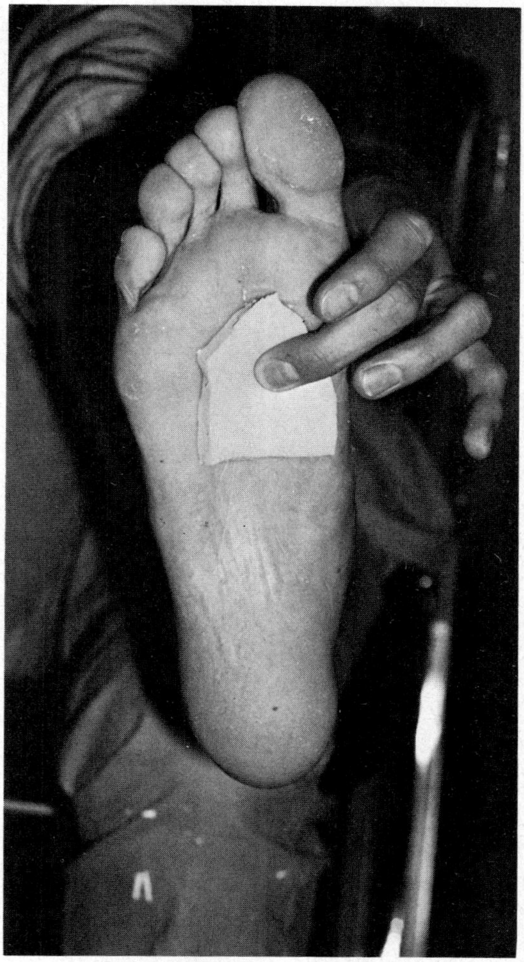

Abb. 6a Verband zur Besserung von Spreizfußbeschwerden.

Gerade beim Läufer kommt es häufig zu statisch bedingten **Überlastungsbeschwerden im Bereich des äußeren Gelenkspaltes am Kniegelenk.** Diese Schmerzen nehmen unter zunehmender Laufbelastung zu und haben dumpfen oder ziehenden Charakter. Sie können in den Ober- und Unterschenkel hin ausstrahlen. Durch derartige Überlastungsbeschwerden kann eine **Läsion des Außenmeniskus vorgetäuscht** werden, da wie bei dieser sowohl Rotations- als auch Kompressionsschmerzen am äußeren Kniegelenkspalt vorliegen können. Bevorzugt treten solche Beschwerden bei Läufern mit X-Beinabweichung der Beinachse im Kniegelenkbereich auf. Neben lokaler Eisbehandlung als Einreibung oder Packung von über 20 Minuten hilft hier eine Achsenkorrektur durch **Innenschuhranderhöhung** von 3—4 mm oder auch supinierende Einlagenversorgung.

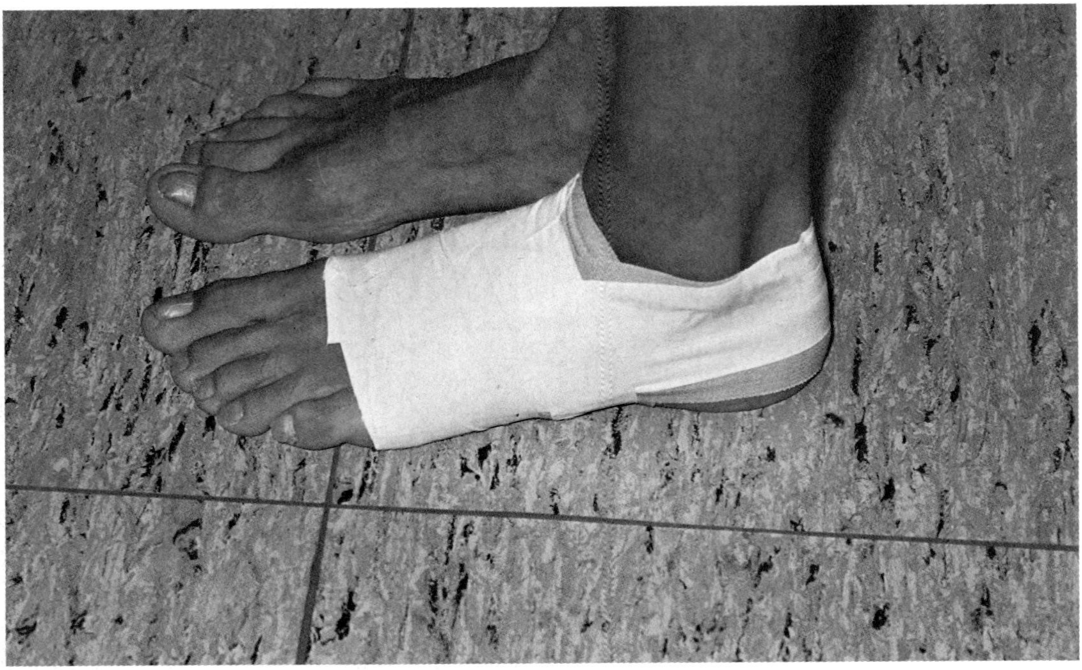

Abb. 6b Verband zur Besserung von Spreizfußbeschwerden.

Das Scheuersyndrom des distalen Tractus iliotibialis

Hierbei handelt es sich um ein **typisches Überlastungssyndrom des Läufers.** Bei kräftigen Knochenkonturen der Oberschenkelcondylen, begünstigt durch ein leichtes O-Bein, kommt es zur übermäßigen Reibung und Irritation des Tractus iliotibialis ca. 2 Querfinger oberhalb des äußeren Kniegelenkspaltes und schmerzhaftem Scheuerkontakt mit dem Periost des lateralen Femurcondylus. Auch diese Beschwerden haben mäßige Intensität und nehmen unter Belastungssteigerung oft zu. Manchmal findet sich neben dem Druckschmerz eine dezente lokale Schwellung über der größten Prominenz des lateralen Femurcondylus etwa in Höhe des lateralen Seitenbandansatzes. Das Kniegelenk selbst ist nicht beteiligt und bleibt reizlos.
Neben lokaler Eisbehandlung über 20—30 Minuten nach dem Training und feuchten antiphogistischen Salben-Verbänden nachts kann hier eine statische Entlastung durch **Anheben des Schuhaußenrandes** von 3—4 mm günstig sein. Durch diese Maßnahme wird die Beinachse leicht valgisch verändert. Nur in seltenen Fällen ist **operative Behandlung** erforderlich, bei der eine Z-förmige Spaltung des betroffenen Tractus iliotibialis-Anteiles erfolgreich ist. Die weitere Behandlung erfolgt ohne längere Ruhigstellung. Ein Gipsverband ist nicht erforderlich.

Wirbelsäulenbeschwerden

Vermehrte Beckenkippung nach vorn und Hyperlordose der Lendenwirbelsäule führen beim Lauf zu statischer Überlastung des lumbosakralen Bereiches und können gehäuft zu lumbalgiformen Beschwerden, aber auch zu Ischiaswurzelirritationen führen. Beim austrainierten Leistungssportler

Die konzentrierte Aktion

Bei Venenleiden, stumpfen Traumen und Hämatomen.

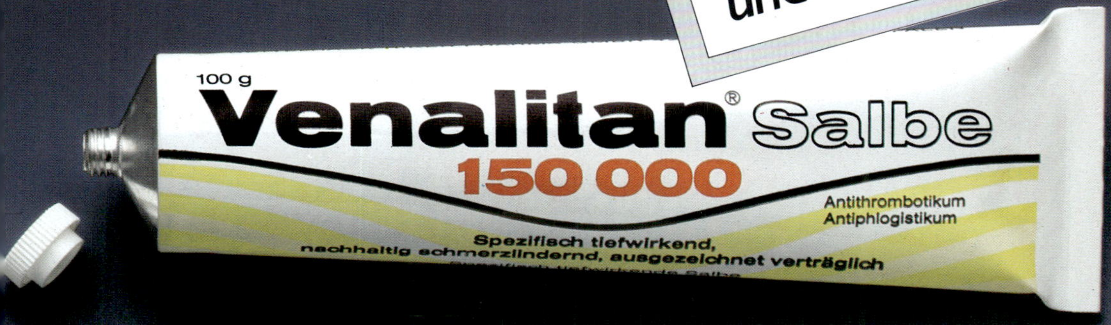

Die Salbe mit der höchsten Heparin-Konzentration.

- Hohes Wirkstoffangebot
- Eindrucksvolle Therapieergebnisse*

*vgl.: B. Komp / H. E. Wichmann, Therapiewoche 31, 2597–2608 (1981)

Venalitan® 150 000 Salbe
Zusammensetzung: 100 g Venalitan 150 000 Salbe enthalten: Heparin-Natrium (Mucosa) 150 000 USP-E. Nikotinsäurebenzylester 50 mg. **Anwendungsgebiete:** Zur unterstützenden Behandlung bei Schwellungen und Entzündungen im Bereich oberflächlicher Krampfadern (variköser Symptomenkomplex). **Nebenwirkungen:** Die nach der Behandlung mit Venalitan 150 000 Salbe möglicherweise auftretende Hautrötung ist ein Zeichen für die gewünschte gesteigerte Durchblutung. **Dosierungsanleitung:** Soweit nicht anders verordnet, Venalitan 150 000 Salbe 2–3 mal täglich auf die Haut über den erkrankten Gebieten und deren Umgebung auftragen. **Art der Anwendung:** Venalitan 150 000 Salbe dünn und gleichmäßig auftragen oder leicht einmassieren. Bei allen akuten Entzündungen und besonders schmerzhaften Erkrankungen wie Thrombose, Thrombophlebitis, Venenentzündung ist Einmassieren zu vermeiden. In solchen Fällen soll Venalitan 150 000 Salbe aufgetragen und die betreffende Stelle mit Mull abgedeckt werden. Bei Ulcus cruris Venalitan 150 000 Salbe um das Geschwür herum auftragen. Nicht auf offene Wunden bringen!

Eigenschaften: Venalitan 150 000 Salbe dient als lokales Antithrombotikum und Antiphlogistikum zur äußerlichen Heparin-Behandlung. Heparin ist ein gerinnungshemmendes Gewebshormon und zeichnet sich durch resorptionsfördernde, durchblutungssteigernde und entzündungshemmende Aktivität aus. Heparin lockert verhärtetes Gewebe durch Hydratation auf, beschleunigt die Resorption von Blutkoagula und hat blutzirkulationsfördernde Eigenschaften. Nikotinsäurebenzylester dringt aufgrund seiner Lipoidlöslichkeit rasch in die Haut ein und führt durch lokale Erweiterung der Kapillaren, Arteriolen, Arterien und Venen zur besseren Blutversorgung des Gewebes. Infolge erhöhter Gefäßpermeabilität wird eine vermehrte Resorption des Heparins und damit eine zusätzliche Steigerung der Heparin-Wirkung erreicht. Durch Venalitan 150 000 Salbe kommt es zu einem eindrucksvollen Rückgang des Begleitödems mit anschließender Erweichung der verhärteten Venenstränge und zum Abbau bereits gebildeter Mikrothromben in hautnahen Gefäßen, während die Entzündungserscheinungen abklingen. Die ziehenden Schmerzen und die Druckempfindlichkeit gehen schon kurz nach Behandlungsbeginn zurück. Die Zirkulationsverhältnisse normalisieren sich rasch. Äußerlich verabfolgtes Heparin wirkt nur lokal antikoagulierend; Gerinnungskontrollen sind daher nicht erforderlich. **Packungsgrößen und Apothekenverkaufspreise:** Tube mit 40 g DM 16,55, Tube mit 100 g DM 38,25. Stand: September 1983

Kettelhack Riker Pharma GmbH · 4280 Borken, Westfalen

wird auch ein Verlust des Elastizitätszustandes der Zwischenwirbelscheiben auf Grund übermäßigen Flüssigkeitsentzuges diskutiert. Die Rückenmuskulatur muß durch Wärmeapplikation und entkrampfende Muskelmassagen behandelt werden. Vordringlich ist aber auch eine ganz konsequent und regelmäßig durchzuführende Kräftigung der Bauchmuskulatur und eine durch den Trainer kontrollierte Korrektur der Laufhaltung. Der Sportarzt muß auch nach Blockierungen der Iliosakralgelenke und der kleinen Wirbelgelenke fahnden und an den nicht seltenen Bogenwurzeldefekt denken (Spondylolyse).

Überlastungszustände der Muskel-Sehnen-Ansätze

Insbesondere im Bereich der **Achillessehne,** stellen sie die häufigste, leistungslimitierende Erkrankung am Bewegungsapparat des Läufers dar. Ursache sind meist einförmige, ungeeignete oder übermäßige Belastungen. Die Erstbehandlung sollte möglichst bald mit kühlenden Maßnahmen erfolgen. Geeignet sind hierzu kaltes Wasser, Eis-Einreibungen oder Eis-Packungen über einem feuchten Tuch während 20—30 Minuten. Für eine Woche sollten nachts feuchte antiphlogistische Salben-Verbände und für 8—10 Tage ein Antiphlogisticum und ein fibrinlösendes Enzym verordnet werden. Wichtig ist auch die Reduzierung der Laufbelastung, Ausweichen auf weicheren Boden und entsprechendes Laufschuhwerk und Vermeiden von Tempoläufen und intensiven Sprungbelastungen auf Kunststoffböden. Bei erheblichen Beschwerden ist ein Pausieren mindestens 1 Woche über das Abklingen der Belastungsbeschwerden hinaus ratsam. In dieser Zeit kann auf ein Ersatztraining an der Kraftmaschine und auf dem Rennrad zurückgegriffen werden. Als trainingsbegleitende Maßnahme sind auch hier Schwimmen, Eisanwendungen und auflockernde Muskelmassagen günstig.

Lokale Injektionsmaßnahmen mit einem Analgeticum oder auch in Kombination mit einem Kortison-Kristallpräparat sind als Sofortbehandlung auf dem Sportplatz abzulehnen.

Durch die Analgesie wird eine Störung der Dehnungsrezeptoren der Sehnen erzeugt und es kann durch Koordinationsstörung zu weiteren Verletzungen des Bewegungsapparates kommen. Besteht für den Athleten ein dringender Grund zur Behandlung während eines Wettkampfes, so hat sich auch hier die Eisbehandlung und Einreiben mit anaesthesierender Salbe bewährt. Eine Hilfe durch Entlastung der gereizten Sehnen kann auch ein **funktioneller Stützverband** geben. Der Verband sollte das beteiligte Gelenk und die abhängige Muskulatur stützen. Bei Achillessehnenbeschwerden ist ein derartiger funktioneller Stützverband in leichter Spitzfußstellung anzulegen. Dabei kann die Achillessehne mit Schaumgummi abgepolstert werden, und die Unterschenkelmuskulatur wird köcherförmig gestützt.

Knochenhautreizungen

Knochenhautreizungen treten beim Läufer mit Vorliebe im mittleren und körperfernen Drittel des Schienbeins an der Vorder-Innenkante auf. Die Sofortbehandlung kann gleichartig wie bei einer Achillessehnenreizung kühlend und antiphlogistisch erfolgen. Im Laufschuh ist auf eine etwas weichere Sohle und auf ein gut stützendes Fußbett zu achten.

Blasenbildungen am Fuß können die Läufer erheblich in ihrer Leistungsfähigkeit stören. Solange sie nicht eröffnet sind, sollten sie nicht abgetragen werden. Man kann sie nach sorgfältiger Hautsäuberung mit einer sterilen Einmalpunktionsnadel punktieren und die Flüssigkeit ablassen. Die Punktionsstelle verklebt mit einem Sprühpflaster sehr schnell. Dann ist auch hier auf eine energische Kühlung mit Eis oder kaltem Wasser zu achten. Dünnes Auftragen einer Kortison-Salbe besonders während der ersten Nacht hat sich gut bewährt. Am Tag ist ein Schutzpflaster nützlich. Eine bereits eröffnete Blase sollte abgetragen und sauber verbunden werden. Sofortbelastung kann durch dünnes Auftragen von anaesthesierender Salbe und einen hohllegenden Schaumgummiverband verbessert werden. Grundsätzlich sind dickes Auftragen von Salben und geschlossene Verbände zu vermeiden, da hierdurch die Haut eher mazeriert und die Belastbarkeit verschlechtert wird. **Zur Prophylaxe ist für den Athleten wichtig, daß bei umfangreichen Belastungen oder bei Wettkämpfen keine völlig neuen Strümpfe getragen werden sollten.**

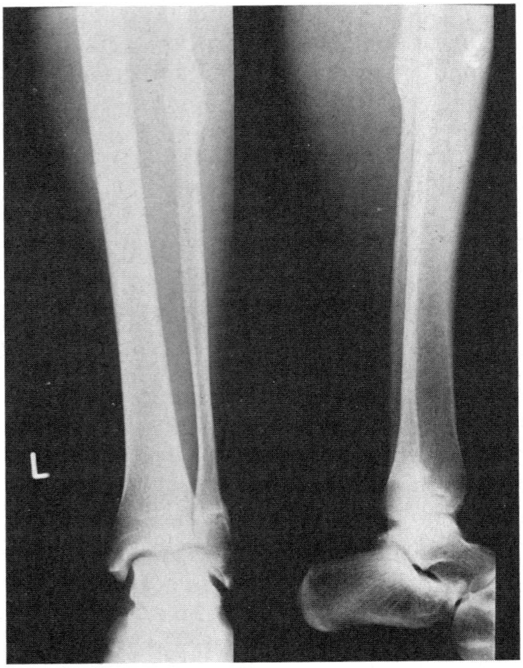

Abb. 7 Streßfraktur.

Ermüdungsbrüche

Bestehen beim Läufer über mehrere Wochen anhaltende Belastungsbeschwerden, so müssen wir auch bei jüngeren Athleten stets an Ermüdungsbrüche (Streßfrakturen) denken. Es handelt sich hier um einen Ermüdungsvorgang des Knochens durch einförmige, unadaptierte Belastungsformen. Besonders betroffen sind die **II. und III. Mittelfußknochen** und das **Wadenbein,** gelegentlich aber auch die **Sesambeine** unter dem Großzehengrundgelenk, das **Metatarsale V** im proximalen Drittel, Fußwurzelknochen unter Bevorzugung des **Kahnbeines,** die **distale Tibia** wie bei einer Meißelfraktur des Innenknöchels, das **proximale Schienbein** am Übergang vom mittleren zum körpernahen Drittel, der **Schenkelhals** und die **Schambeine** (Abb. 7). Die Verdachtsdiagnose kann durch Röntgen-Kontrolle und bei unklaren Befunden besonders gut durch Szintigraphie abgeklärt werden. Ein Gipsverband ist nur in seltenen Fällen erforderlich. Ermüdungsbrüche zeigen eine sehr gute Heilungstendenz, wenn die auslösende Belastungsursache für 4—6 Wochen ausgeschaltet wird. Operative Behandlung ist nur in seltenen Ausnahmefällen indiziert.

Literatur

1. *Franke K.:* Traumatologie des Sports. Georg Thieme Verlag, Stuttgart 1980

2. *Schneider P. G.:* Moderne Diagnostik und Therapie von Sportverletzungen, III. Heidelberger Orthopädiesymposium, 12. — 14. 9. 1979

3. *Schneider P. G.:* Leistungsfähigkeit und Leistungsgrenzen unseres Muskel-Gelenkapparates. Zeitschrift für Orthopädie 110 (1972), 749—751

4. *Thiel A.:* Sportliche Belastbarkeit nach Achillessehnenruptur. Zeitschrift für Orthopädie und Grenzgebiete, 110, 6 (1972), 796—798

5. *Thiel A., M. Karpf:* Bild und Behandlung der Achillodynie. Sportarzt und Sportmedizin, 24,5 (1973), 107—108

6. *Thiel A.:* Belastungsbeschwerden im Fußbereich. Operative Therapiemöglichkeiten. Der Orthopäde 9,3 (1980), 215—220

7. *Thiel A., E. Schuchardt:* Probleme der Instabilität des lateralen Bandapparates an den Sprunggelenken. 26. Deutscher Sportärztekongreß Bad Nauheim. In: Sportmedizin, Aufgaben und Bedeutung für den Menschen in unserer Zeit. Georg Thieme Verlag, Stuttgart 1980

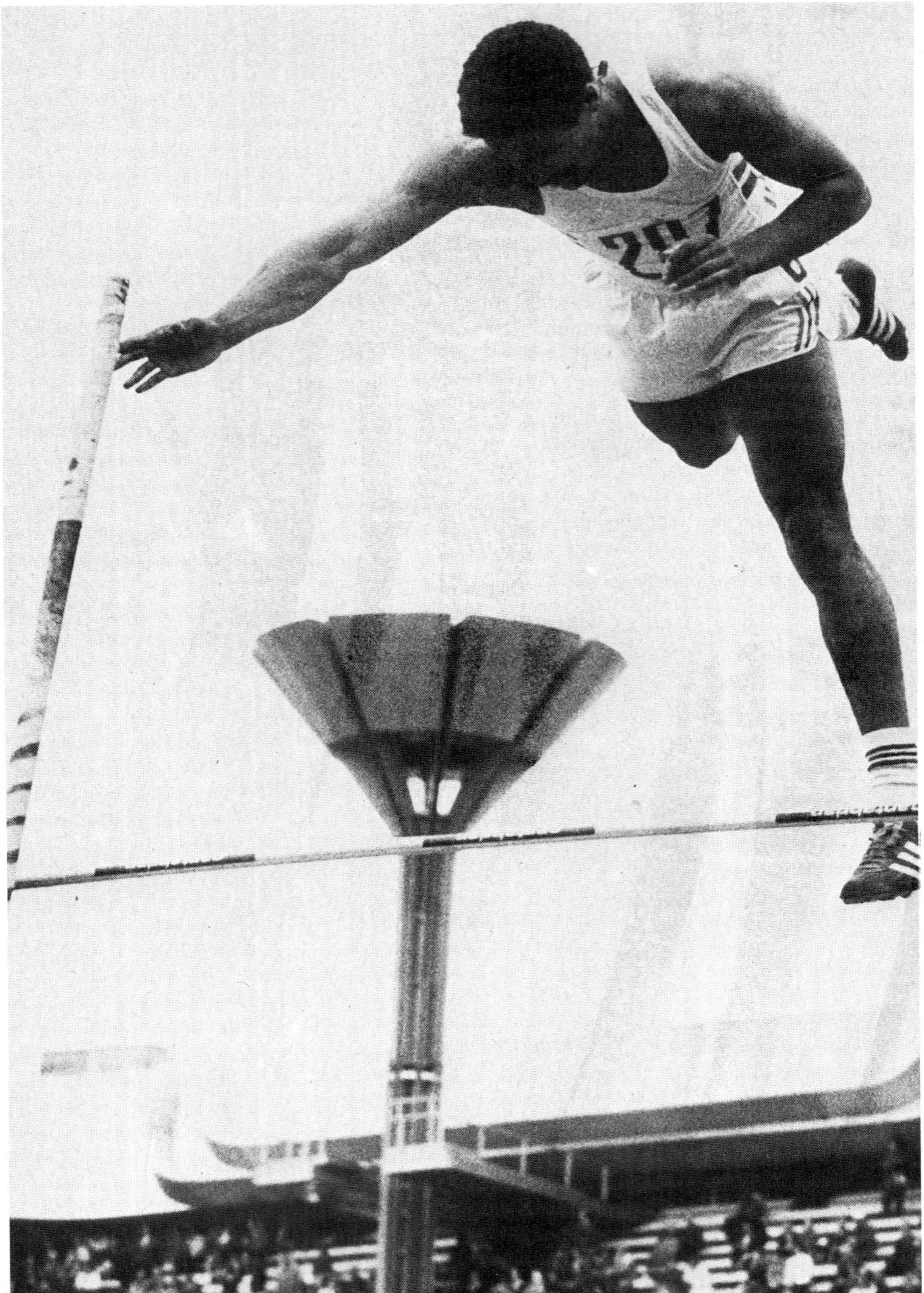

Leichtathletik: Sprungdisziplinen

H. Krahl, R. Riemer

Sportarten

Die leichtathletischen Sprungdisziplinen sind **Schnellkraftsportarten.** Sie zeichnen sich dadurch aus, daß eine schnelle Horizontalbewegung (Anlauf) durch den Absprung eine Richtungsänderung erfährt. Es resultiert in allen Fällen eine parabelförmige Bewegung des Körpers (Flugkurve), bei der im Hochsprung und Stabhochsprung die vertikale Richtung, beim Weitsprung und Dreisprung die horizontale Richtung dominiert. Das Sprungbein nimmt alle im Moment des Absprungs auftretenden Kräfte auf und gibt zusätzlich innerhalb kürzester Zeit den Impuls für die

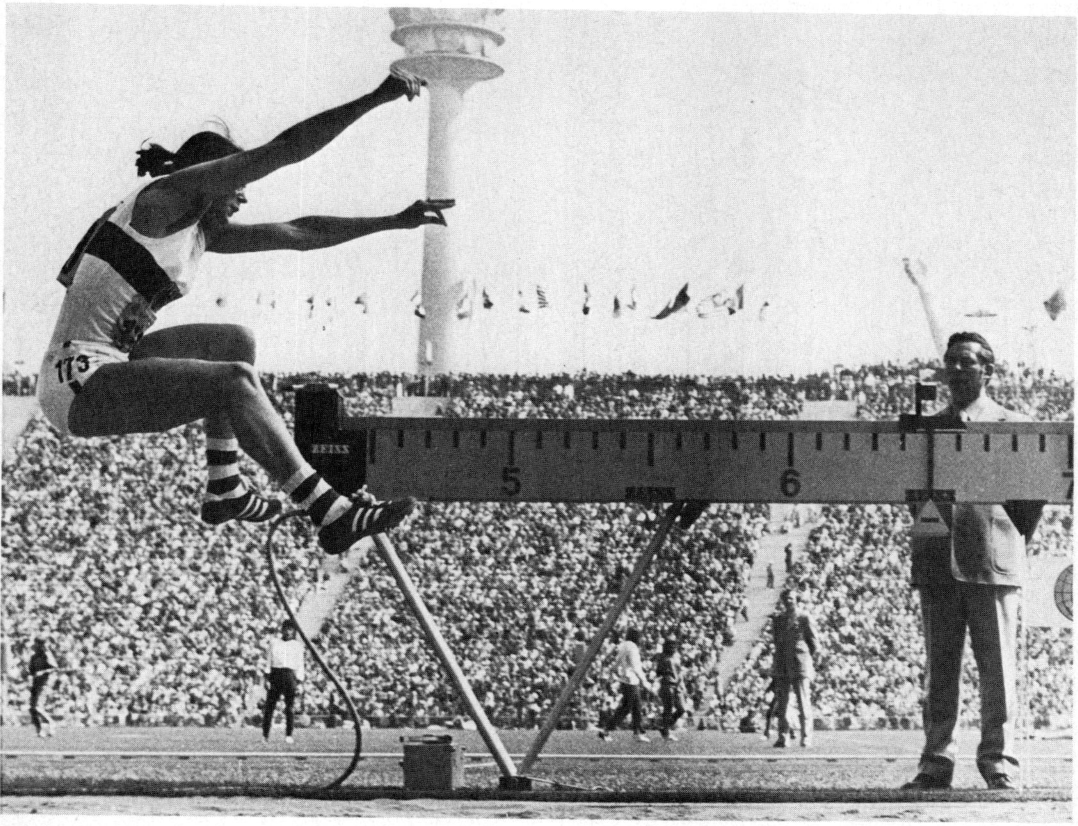

Abb. 1 Weitsprung.

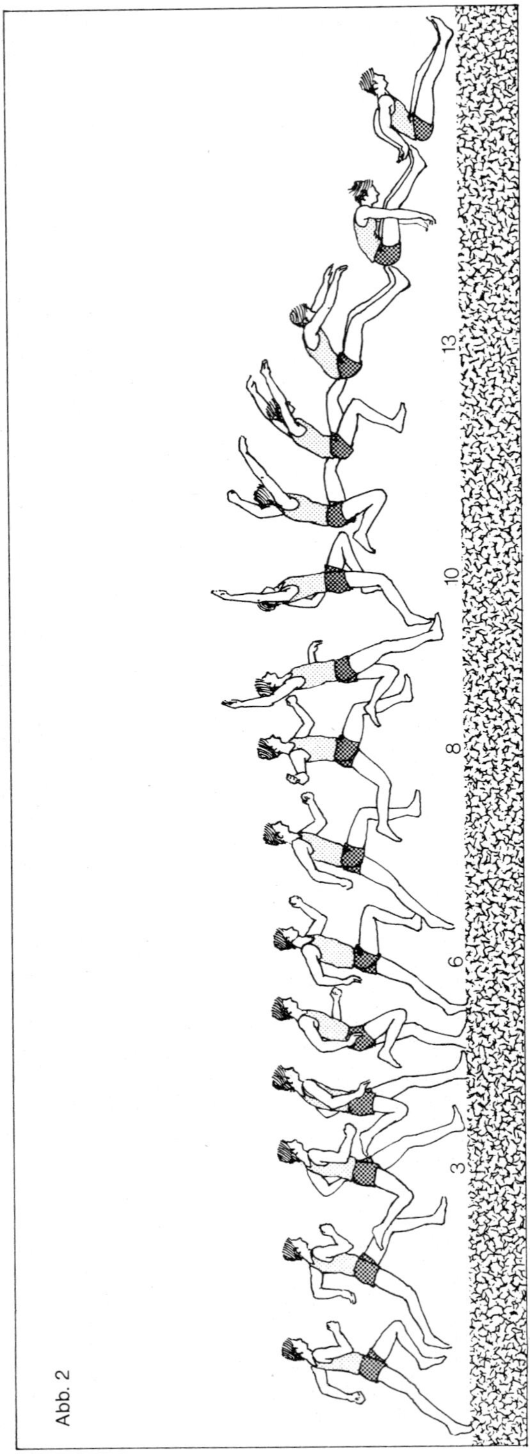

Abb. 2

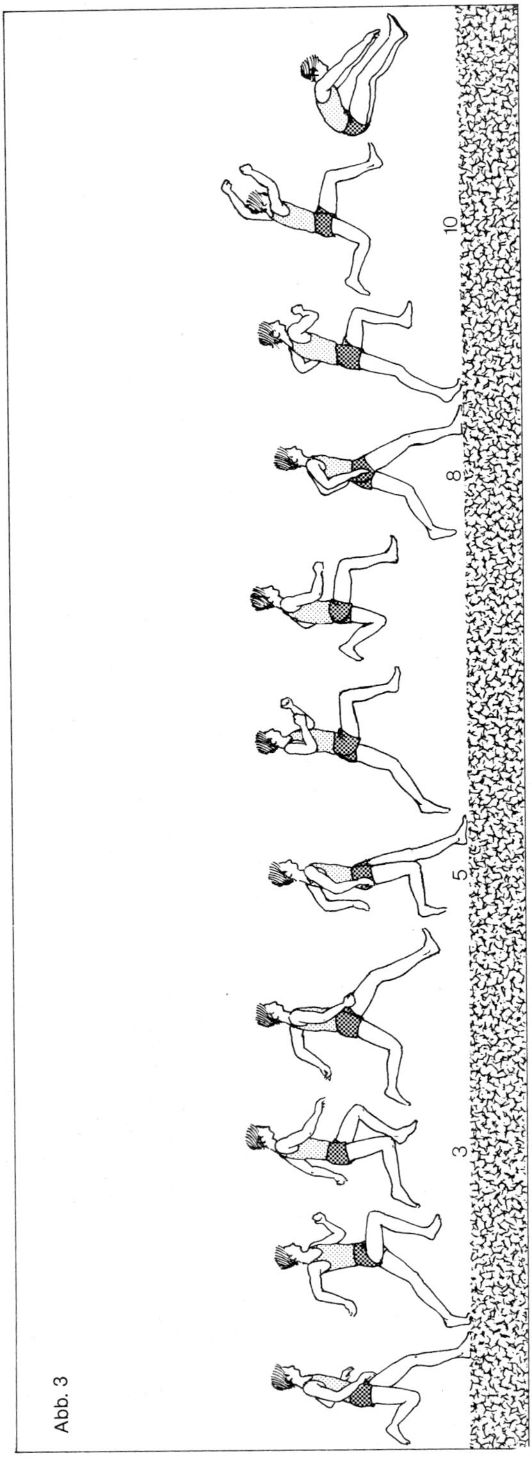

Abb. 3

erforderliche Bewegungsänderung. Die besondere Belastung des Sprungbeins in allen Sportdisziplinen ist sowohl für den Trainer als auch für den Sportmediziner von großer Bedeutung. Für den Trainer, weil durch intensives Training Muskeln, Sehnen und Gelenke an die Bewältigung der auftretenden Kräfte angepaßt werden müssen. Für den Sportarzt, weil die beanspruchten Gewebsstrukturen Verletzungen oder Überlastungsschäden entsprechend ausgesetzt sind. Neben dem Sprungbein sind jedoch auch andere Funktionseinheiten des Bewegungsapparates bei den unterschiedlichen Anforderungen der einzelnen Disziplinen gefährdet. Die Ursachen dieser Gefährdung aufzuzeigen dient die folgende Zusammenstellung spezifischer Charakteristika der einzelnen Sprungarten.

Weitsprung (Abb. 1)

Anlaufgeschwindigkeit und -genauigkeit sind hier die leistungsbestimmenden Faktoren. Sie erfordern vom Athleten eine gute Grundschnelligkeit und Koordinationsfähigkeit. Während der Absprungdruck nach Dynamogrammen *(Markow/Osolin)* **mit 500 kp** gemessen wurde, ist die **Kontaktzeit des Sprungfußes beim Absprung mit Werten zwischen 0,08 und 0,14 Sek.** ähnlich kurz wie beim Sprint. Auch die Verformung des Fußes ähnelt weitgehend dieser Laufdisziplin. Die erforderliche **Vertikalbewegung wird vor allem durch die Kniestreckmuskeln aufgebracht.** Geringe Abweichungen des Bewegungsablaufes während der Kontaktphase bringen erhebliche Leistungseinbußen und gleichzeitig unphysiologische Belastungsspitzen. Die Landephase erfordert eine weitgehende Inklination des Rumpfes (Abb. 2).

Dreisprung

Die Anforderungen an den Athleten sind hier im Vergleich zum Weitsprung in koordinativ-technischer Hinsicht erschwert. Sie erfordern die günstigste zeitliche und räumliche Abstimmung der 3 Sprünge, die mit „Hop", „Step" und „Jump" bezeichnet werden. Der 1. Sprung (Hop) hat möglichst ohne großen Verlust an Horizontalgeschwindigkeit zu erfolgen, wobei Landung und Absprung zum „Step" vorbereitet werden müssen. In dieser Phase ist ein ausgeprägtes Gleichgewichtsgefühl erforderlich. Der 2. Sprung, der in der Regel der kürzeste ist, erfüllt eine ähnliche Funktion wie der erste. Der letzte Sprung (Jump) muß mit spezieller Landetechnik zu einem größtmöglichen Raumgewinn führen. Die vermehrte Beanspruchung des Sprungbeins ist im Vergleich zum Weitsprung ohne weiteres einsichtig (Abb. 3).

Hochsprung

Hier sind grundsätzlich **zwei Stilarten** zu unterscheiden: Bis 1968 lief im Spitzensport die Entwicklung ausschließlich auf den **Straddle bzw. Wälzer** (Abb. 4) hinaus, der wohl von allen Sprungdisziplinen den stärksten **Einsatz der Kniestrecker des Absprungbeins** erforderte. Gerade diese Disziplin ist im Hinblick auf die Aus-

◀ **Abb. 2 Bewegungsanalyse Weitsprung (nach *Bauersfeld, Schröter*): Die leistungsrelevanten Faktoren manifestieren sich in der Absprung- und Landephase.**

◀ **Abb. 3 Bewegungsanalyse Dreisprung (nach *Bauersfeld, Schröter*): Die drei Teilsprünge Hop — Step — Jump sind wie folgt zu erkennen: Hop — Phase 1—5, Step — Phase 6—9, Jump — Phase 10—15.**

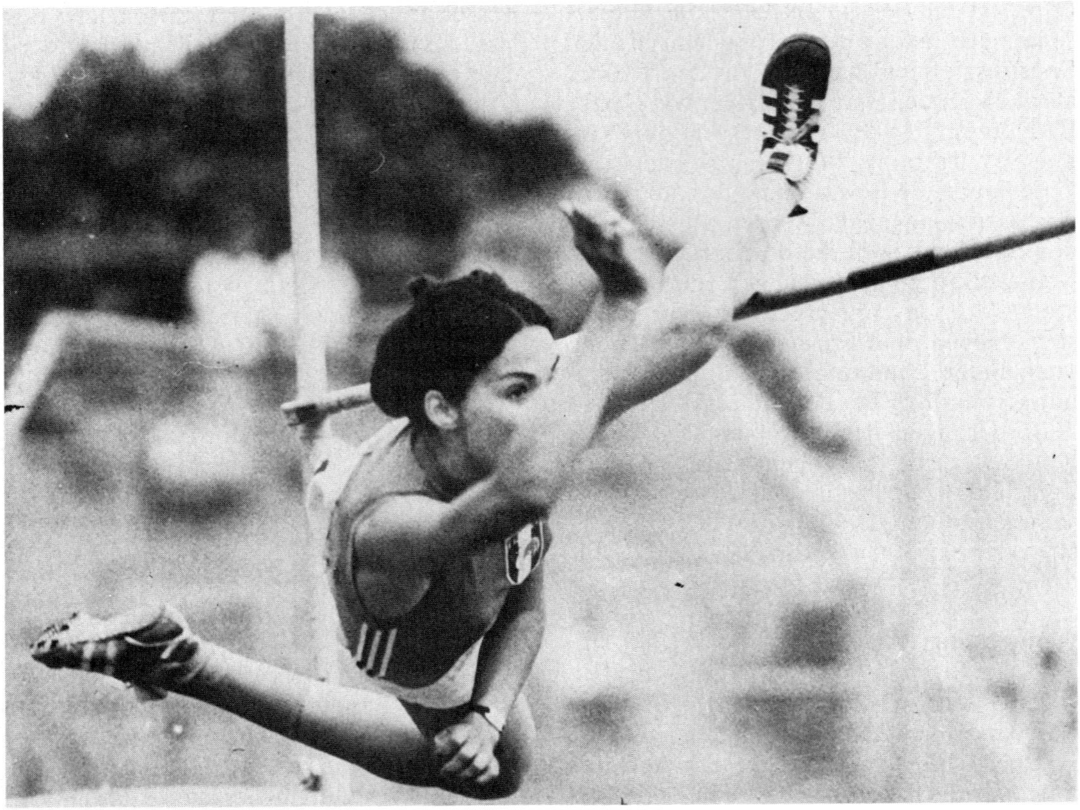

Abb. 4 Hochsprung: Straddle.

weitung des Krafttrainings richtungsweisend gewesen, als sprunghafte Leistungsverbesserungen nach für damalige Verhältnisse außergewöhnlichen Kraftbelastungen erreicht wurden. Brumel sprang beispielsweise bei seinem Weltrekord von 2,28 m 43 cm höher als seine eigene Körpergröße. Die Absprungphase des Straddle ist relativ lang (0,24 Sek.), dementsprechend sind auch die betroffenen Körperpartien einer langen Belastungsdauer unterworfen (Abb. 5). Nach 1968 hat der **Flop** (Abb. 6) zunehmende Verbreitung erfahren, in vielen Wettbewerben ist der Straddle heute ganz verschwunden. Der Flop weist eine höhere Anlaufgeschwindigkeit auf (0,4—0,8 m/Sek.), seine Kontaktzeit ist nicht nur dadurch, sondern auch durch neue Techniken (gebeugter Schwungbeineinsatz) wesentlich kürzer (0,14—0,18 Sek.). Der Anlauf ist bogenförmig, nach dem Absprung erfolgt eine Rotation des Springers um die Körperlängs-

▶

Abb. 5 Bewegungsanalyse Straddle (nach *Bauersfeld, Schröter*): Der Springer „wälzt" sich bäuchlings über die Latte. Die Absprungphase (Phase 2—5) läßt die besondere Beanspruchung des Kniestreckapparates des Sprungbeins erkennen.

▶

Abb. 6 Bewegungsanalyse Flop (nach *Bauersfeld, Schröter*): Die Latte wird rückwärts überquert. Die Drehung um die Körperlängsachse in der Phase 3 eingeleitet.

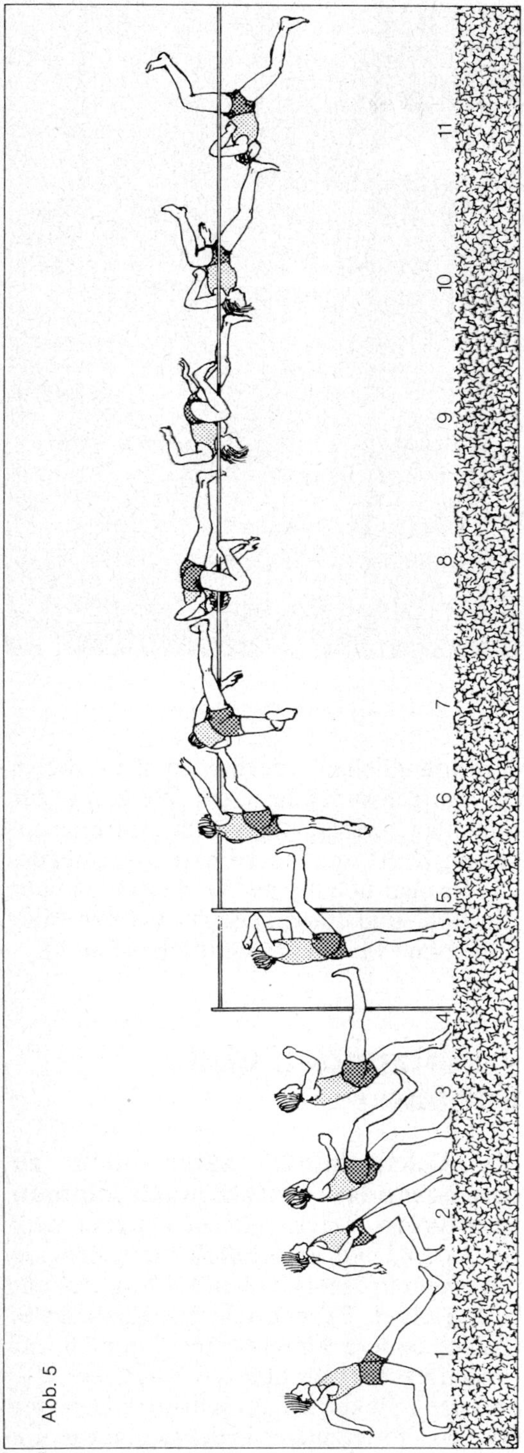

Abb. 5

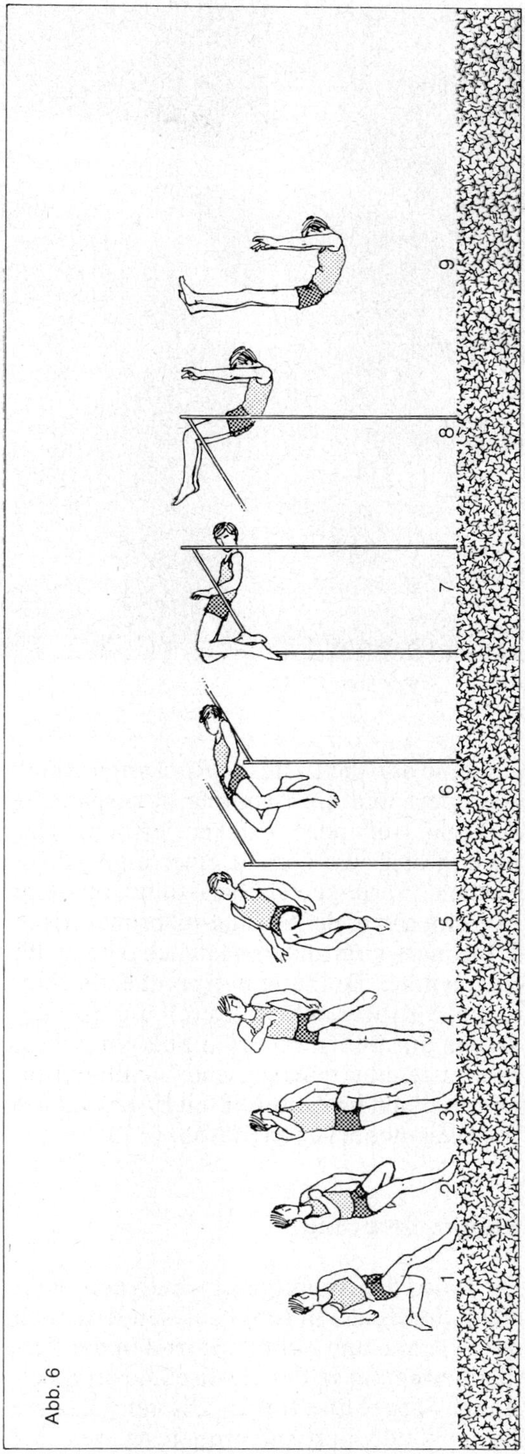

Abb. 6

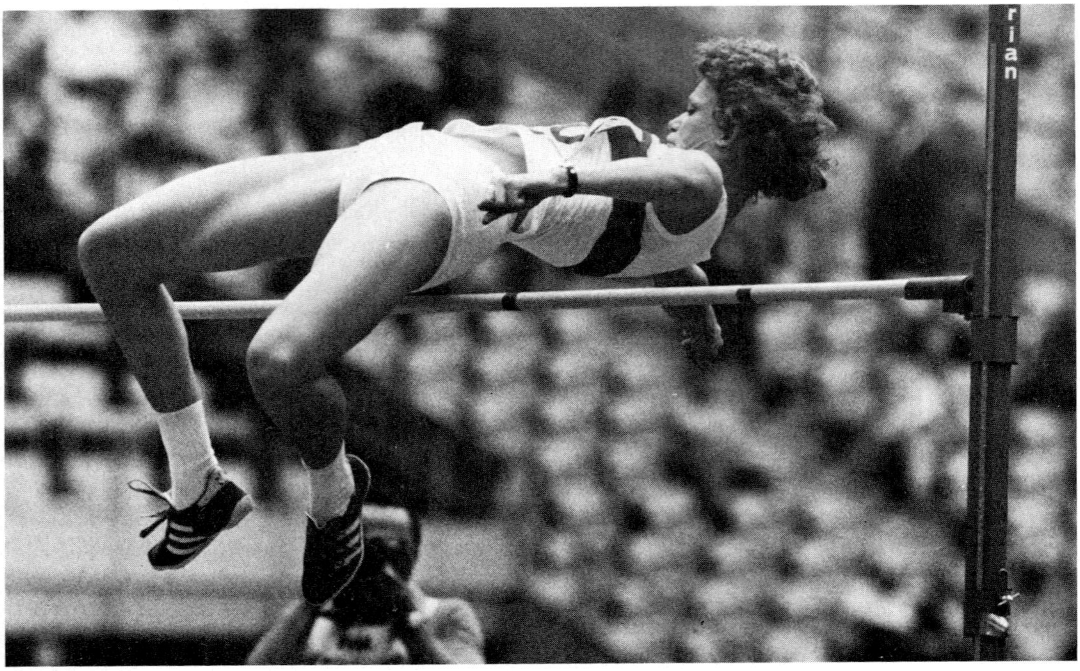

Abb. 7 Hochsprung: Flop.

achse, so daß die Latte in „Rückenposition“ überquert und die Landung in gespannter Haltung auf dem Rücken erfolgt. Der Sprung birgt die Gefahr einer unphysiologischen Sprunggelenkbelastung in sich: zum einen wird der Sprungfuß pronatorisch deformiert, zum anderen können bei zu früh eingeleiteter Drehung entsprechende rotatorische Kräfte auf den durch die Sprungdornen am Boden fixierten Fuß einwirken. Die Lattenüberquerung und Landung führen zu einer im Straddle nicht bekannten Wirbelsäulenbelastung (Abb. 6, 7).

Stabhochsprung

Hier wird die Anlaufgeschwindigkeit nicht allein durch das Sprungbein, sondern auch durch Arme und Schultergürtel in die Vertikalbewegung an der elastisch hochschnellenden Stange übertragen. Die komplizierte Technik der Lattenüberquerung, wo aus der anfänglichen Rückenlage zur Latte in der Aufschwungphase die Wendung zur Bauchlage erfolgt, stellt hohe Anforderungen an Kraft und Koordinationsvermögen. Die Beanspruchung der Wirbelsäule in der Einstich- und Flugphase ist aus der Bildreihe ohne weiteres ersichtlich (Abb. 8).

Verletzungen und Schäden

Die Leichtathletik zählt nicht zu den besonders verletzungsträchtigen Sportarten. Nach eigenen Untersuchungen (*Krahl* und *Steinbrück* 1979) liegt sie mit einem Prozentsatz von 6,4 % nach Fußball, Skilauf, Turnen und Handball **an 5. Stelle,** andere Untersucher kommen auf Prozentzahlen von über 10 % (*Biener, Johannsen).* Sicherlich hat sich der Charakter der Sportverletzungen in der Leichtathletik

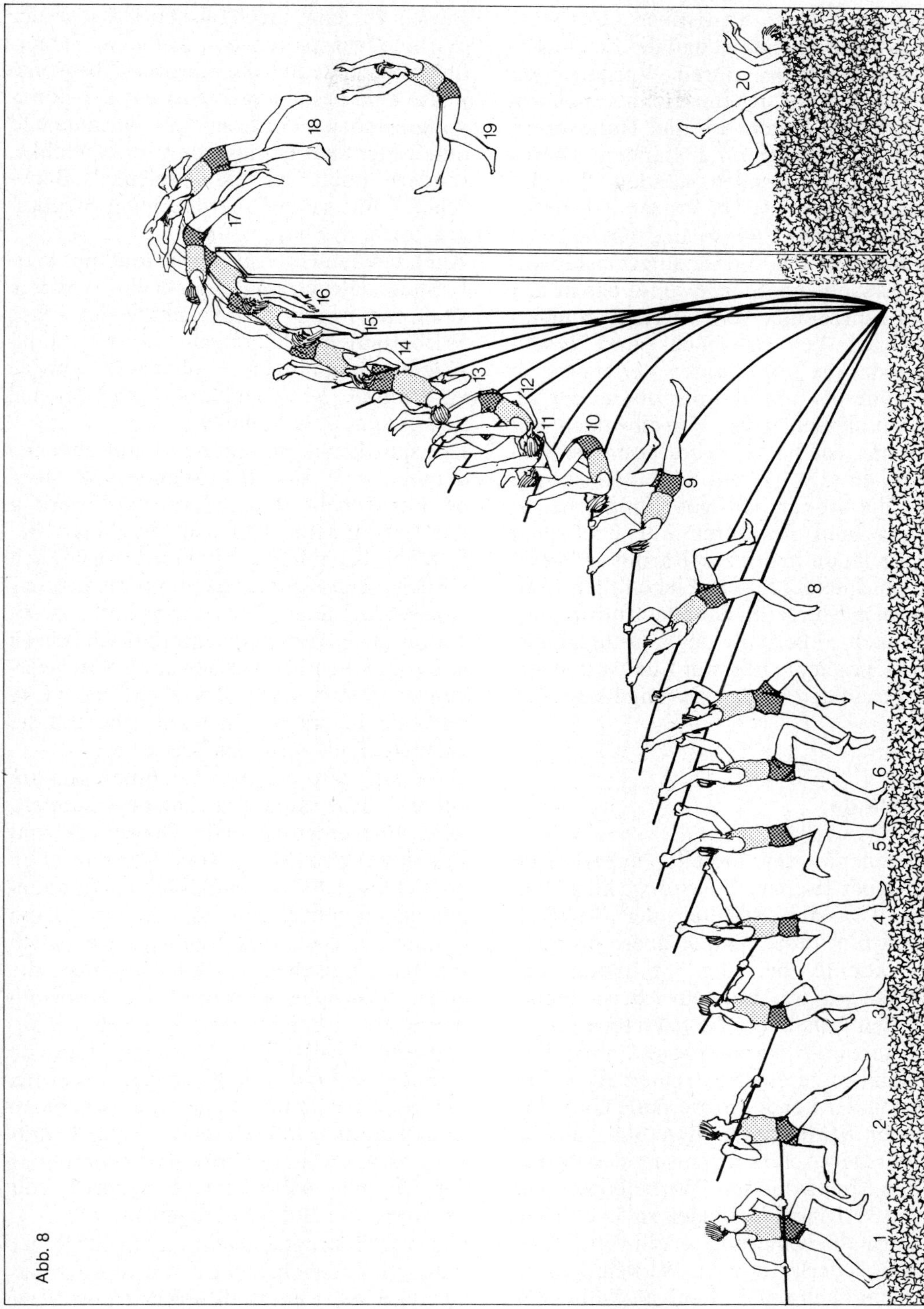

Abb. 8 Bewegungsanalyse Stabhochsprung (nach *Bauersfeld, Schröter*): Die Arm- und Rumpfbelastung in den Phasen 6—16 ist erkennbar.

gewandelt. Älteren Statistiken (*Hartwich* 1935) ist zu entnehmen, daß die Leichtathletik insbesondere durch Verletzungen beim Hochsprung gekennzeichnet war, wobei besonders Unterarm- und Handverletzungen im Vordergrund standen. Dieses Bild hat sich inzwischen geändert. Wir finden heute in etwa gleiche Prozentzahlen bei Lauf und Sprung (*Biener* und *Fasler*), wobei allerdings das Verletzungsmuster variiert. Ursache ist ohne Zweifel das in den letzten Jahrzehnten verbesserte Sprunghügelmaterial bei Stabhoch- und Hochsprung, das die gefürchteten Verletzungen, insbesondere Frakturen der oberen Extremität, praktisch zum Verschwinden gebracht hat. Auch die Verbesserung der Anlaufbahnen für Weit- und Dreisprung macht die früher häufigen Fußgelenkdistorsionen und Frakturen auf unebenem Anlaufgelände heute zur Rarität. Abgesehen von spektakulären Einzelfällen, beispielsweise Stürze im Stabhochsprung mit Landungen außerhalb des Sprunghügels, haben wir es heute in erster Linie mit Überlastungsschäden in den Sprungdisziplinen zu tun.

Wirbelsäule

Entsprechend der bereits angeführten sportartspezifischen Belastung klagt ein großer Teil der Athleten der Vertikal-Sprungarten über Rückenbeschwerden. *Theis* konnte bei der Mehrzahl der Stabhochspringer Lendenwirbelsäulenbeschwerden feststellen, die in erster Linie in der Einstich-Absprungphase auftreten. Hier kann es zu einer extremen Hyperlordosierung der Lendenwirbelsäule kommen, wenn der Springer „in den Stab hineinspringt". Der große Prozentsatz des Vorliegens von Spondylolysen (Wirbelbogenspalten) von 39,1 % im Vergleich zu 5—7 % bei der Normalbevölkerung scheint ein Ausdruck der Überlastung der Wirbelbögen zu sein, wenn auch nur in wenigen Fällen der Beweis für eine mechanische Ursache der Wirbelbogenspalten zu führen ist. Sicherlich aber bedeutet die Einstich-Absprungphase eine besondere Belastung der Bewegungssegmente der Lendenwirbelsäule und damit nicht nur der kleinen Wirbelgelenke, sondern auch des „Halbgelenks" Bandscheibe mit seinen angrenzenden Strukturen (Abb. 8, Phase 4—8).

Auch bei den Hochspringern muß der Wirbelsäule Beachtung geschenkt werden. Während in der Anfangsphase des Flops Wirbelsäulenverletzungen durch mißglückte Landungen beobachtet wurden (*O-Hanlan* 1970), gehören diese Läsionen heute zu den Seltenheiten.

Der spezifische Bewegungsablauf aber bedeutet durch die „Brückenposition" über der Latte ebenfalls eine Hyperlordosierung der Lendenwirbelsäule, die besonders bei falscher Technik oder bei einer zusätzlich vorliegenden Bewegungseinschränkung der Brustwirbelsäule (fixierte Kyphose) zu einer lumbalen Schmerzsymptomatik führen kann. Gelegentlich werden auch Beschwerden im Bereich der Halswirbelsäule gefunden, die in erster Linie auf eine falsche Landetechnik zurückzuführen sind.

Da es sich also nur in Ausnahmefällen um echte Wirbelsäulenverletzungen handelt, wird eine entsprechende Diagnostik und Behandlung von Wirbelfrakturen nur selten notwendig sein. Bei mißglückten Landungen neben dem Sprunghügelmaterial kann es aber durchaus zu Wirbelfrakturen, auch mit neurologischen Ausfällen kommen, die einen sofortigen Transport ins Krankenhaus erforderlich machen. Hier müssen allgemeine orthopädisch-traumatologische Grundkenntnisse angewendet werden (Transportieren des Verletzten „wie einen Baumstamm", Lagerung auf fester Unterlage usw.; weitere Informationen liefert das Kapitel „Allgemeine Diagnostik und Therapie von Sportverletzungen".).

Die Überlastungsschäden sind in der Regel selten zu beheben. Bei manifestem Krankheitsbild sollte exakt differenziert werden, welche Struktur betroffen ist (Wirbelgelenk, Wirbelbogen, Bandscheibe, Kreuz-Darmbein-Gelenk, Muskulatur).

Kniegelenk

Das häufigste Überlastungssyndrom am Kniegelenk ist die Insertionstendopathie der Patellarsehne. Deshalb wurde sie im amerikanischen Schrifttum mit „Jumper's knee" bezeichnet. Nach eigenen Erfahrungen sind besonders die Vertikal-Sprungdisziplinen betroffen (*Krahl* 1977, 1980). Das gilt in typischer Weise für den Straddle-Springer, der seinen Körper zunächst aus der horizontalen Anlaufrichtung durch das Einstemmen abbremsen und ihm anschließend in der Absprungphase den notwendigen Vertikalimpuls verleihen muß. Dabei wird die Patellarsehne als Erfolgsorgan des mächtigen Kniestreckers (Musculus quadriceps femoris) besonders belastet (Abb. 5). Etwas weniger häufig sind Stabhoch- und Flopspringer betroffen, am wenigsten noch die Weit- und Dreispringer.

Vier Stadien sind zu unterscheiden:
Stadium I — Schmerz nach Belastung.
Stadium II — Schmerz bei Sportbeginn und -beendigung.
Stadium III — Schmerz während des Sports und danach.
Stadium IV — Schmerz bei Alltagsbelastung, Ruheschmerz, Sport unmöglich.

Die **Patellaspitze ist nicht selten sicht- und tastbar geschwollen,** sie ist druckschmerzhaft, sie schmerzt beim Strecken des Knies gegen Widerstand, der Strecksprung ist schmerzhaft.
Röntgenologisch findet man zunächst Aufhellungen der Insertionszone, dann Verdichtungen und dornartige Ausziehungen.
Differentialdiagnostisch ist eine Bursitis praepatellaris, eine Chondropathia patellae, sowie eine partielle Ruptur des Lig. patellae auszuschließen.

Die Therapie ist im Stadium I und II konservativ: Kurzfristige Immobilisierung (Zügelverband, Tutor), lokale Eisbehandlung, lokale und orale Antiphlogistica, Ultraschall. Später Krankengymnastik und Dehnungsübungen für Quadrizeps und ischiocrurale Muskulatur.
Im Stadium III und IV ist eine konservative Behandlung mit hyperaemisierenden Maßnahmen (Fango, Moorpackungen, Iontophorese) nur noch selten erfolgreich. Häufig wird mit lokaler Eisbehandlung oder analgesierenden Substanzen nur noch symptomatisch behandelt. Erst eine **operative Therapie** mit ovalärer Exzision des degenerierten Sehnengewebes bringt Heilung.
Bei der **Prävention** sind die ätiologischen Faktoren zu berücksichtigen: qualitative oder quantitative Überbelastung (Sprungtechnik, Krafttraining), konstitutionelle Faktoren (Dysplasie des Femoro-Patellargelenks, Achsenfehler, verkürzte Quadrizeps- bzw. Ischiocruralmuskulatur), Meniskus- und Bandläsionen, sowie Tendopathien, wie die der Kniebeuger, der Popliteussehne und des Tractus ilio-tibialis sind nicht sportartspezifisch. Sie werden aber mitunter bei Ausgleichssportarten erworben und bedeuten dann eine Einschränkung der Sportfähigkeit des Springers.

Unterschenkel

Am Unterschenkel treten bei Springern selten akute Verletzungen auf; dagegen sind Insertionstendopathien im Ursprungsbereich des Musculus flexor digitorum longus und -tibialis posterior nicht selten. Auch die Achillessehne ist wie bei den Läufern häufig von Überlastungserscheinungen betroffen, was besonders für die Horizontal-Sprungdisziplinen gilt. Streng zu unterscheiden ist zwischen Läsionen der Sehne selbst (Insertionstendopathien, Degenerationsherden der Sehnentaille, partiellen Sehnenrupturen) und denen des Gleitgewebes (Paratenonitis, Bursitis subtendinea). Letztere sind wesentlich häufiger.

Fuß

Wie bereits ausgeführt, erfährt der Sprungfuß in allen Sprungdisziplinen eine besondere Beanspruchung, sowohl als „Stoßdämpfer“, als auch als „Fortbewegungshebel“. Wie bei der normalen Laufbelastung wird der Rückfuß in der Absprungphase zunächst varisch und dann valgisch belastet, was ein ausgewogenes Muskelspiel und einen intakten Bandapparat erfordert. Ist der Bewegungsablauf beim Sprung aus äußerer (Anlaufbahn, Balken, Sprungschuh) oder aus innerer Ursache (Koordinationsfehler) gestört, kann als akute Verletzung die Fersenprellung oder eine Läsion in der sogenannten **„Supinationslinie“** (Außenknöchelfraktur oder -bandläsion, Bandläsion des Calcaneo-cuboid-Gelenks), Fraktur des Os metatarsale V) auftreten. Dabei sind die Drei- und Weitspringer eher gefährdet.
Als **Sofortmaßnahme** hat sich die lokale Eisbehandlung mit anschließender Schaumgummikompression bewährt. Wenn Frakturen und ligamentäre Läsionen ausgeschlossen sind, läßt sich durch einen Schaumgummi-Stützverband (Tape-Verband) manchmal auch die Wettkampffähigkeit wieder herstellen.

„Flopper-Fuß“

Im Gegensatz zu allen anderen Sprungdisziplinen bringt die Absprungphase im Flop eine verstärkte **pronatorische Fußbelastung** mit sich, die ein spezifisches Überlastungssyndrom verursachen kann. Dieses beinhaltet eine besondere Beanspruchung des Kahnbeins, das als Schlußstein des Fußlängsgewölbes bei dessen Verformung zwischen Talus und Keilbeinen zusätzlichen Druckbelastungen ausgesetzt ist. Wir selbst haben einige Ermüdungsfaktoren beobachten können, die wir auf eine unphysiologische Technik zurückführten (Abb. 9). Bei der modernen **Technikschulung** muß deshalb besonders darauf geachtet werden, daß der Fuß in der Absprungphase exakt in der Anlaufrichtung aufgesetzt (Abb. 6) und die Körperdrehung nicht zu früh eingeleitet wird. Dadurch und durch den gebeugten Sprungbeinsatz ist der Absprung beim Flop „weitsprungähnlicher“ geworden, was sich auch in der kürzeren Kontaktzeit äußert. Nach wie vor aber werden von Flop-Springern Beschwerden am medialen Rückfuß angegeben.
Kann ein Druck- oder Funktionsschmerz im Bereich des Kahnbeins ausgeschlossen werden, findet man meistens eine druckschmerzhafte Schwellung unterhalb und hinter dem Innenknöchel, als deren Ursache mehrere Faktoren differentialdiagnostisch in Frage kommen:

1. Tenosynovitis oder Insertionstendopathie des M. tibialis posterior.
2. Kapselbandläsionen des Tibio-Talargelenkes.
3. Kapselbandläsionen des Talo-Calcaneal-Gelenkes.
4. Läsionen des Lig. calcaneo-naviculare plantare (Pfannenband).
5. Tenosynovitis des M. flexor hallucis longus oder M. digitorum communis.
6. Tarsal-Tunnel-Syndrom.
7. Ermüdungsfraktur des Proc. post. tali.

In jedem Fall sind Strukturen betroffen, die der passiven Pronation des Fußes aktiv oder passiv entgegenwirken. Selten handelt es sich um akute Verletzungen, die Beschwerden treten eher schleichend auf und auch nur in der Absprungphase des Flop, nicht dagegen bei einem Weitsprung-Absprung. Therapeutisch wird je nach Ausprägung entzündlicher Erscheinungen lokal und oral antiphlogistisch oder hyperaemisierend behandelt. Kurzfristig werden supinatorische Tape-Verbände angelegt. Der Flop-Absprung sollte vorübergehend nicht ausgeführt werden.

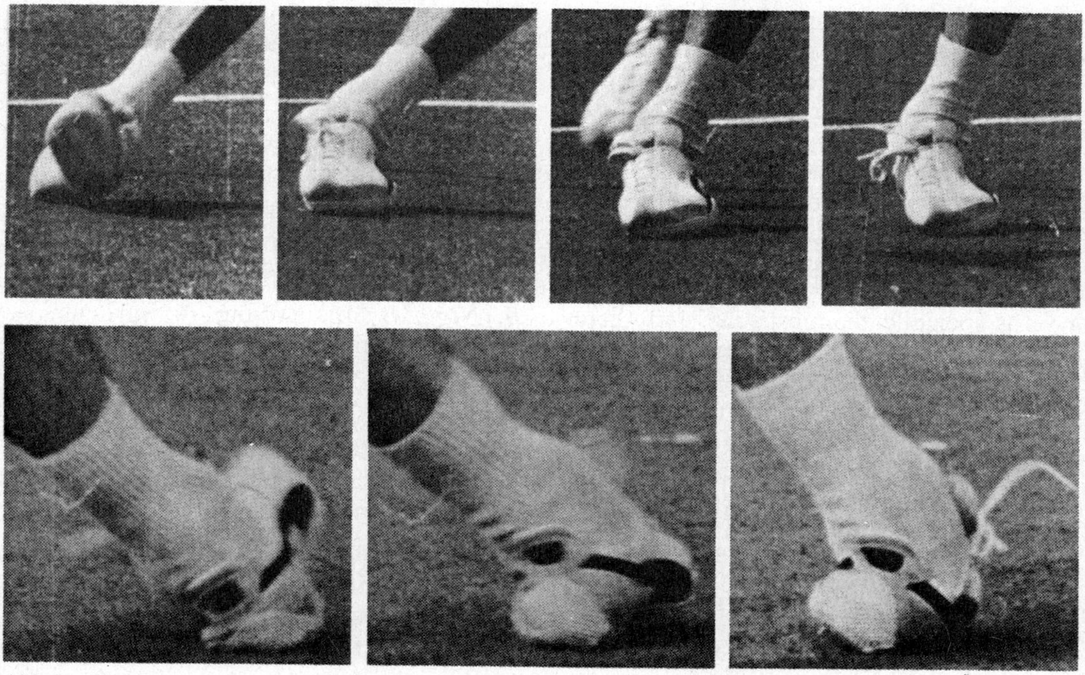

Abb. 9 Verformung des Sprungfußes in der Absprungphase des Flop bei falscher Technik.

Bei Ermüdungsfrakturen des Kahnbeins wird in der Regel eine operative Behandlung (Spongiosaplombe, Zugschraube) erfolgreich sein können (*Krahl* und Mitarbeiter 1978).

Prävention

Äußere Bedingungen

Die Anlaufbahn sollte keine Unebenheiten aufweisen und durchgehend aus gleichartigem Material bestehen. Absprungbalken bzw. Einstichkanal sollten rutschfest und stabil konstruiert sein. Sprunggruben und Sprunghügel sollten ausreichend tief mit landungsdämpfendem Material gefüllt sein. Das Sprunghügelmaterial sollte seitlich über die Lattenbreite hinausragen, um bei mißglückten Sprüngen sichere Landungen zu gewährleisten.

Der Sportler selbst

Die wichtigste Voraussetzung ist die Tauglichkeit des Athleten, die von sportarterfahrenen Orthopäden attestiert werden muß. Athleten mit instabilen Knie- oder Sprunggelenken zum Beispiel sind in der Regel nicht für die Sprungdisziplin geeignet. Aber auch konstitutionelle Faktoren (Femoro-Patellar-Dysplasien) zum Beispiel können eine eingeschränkte Tauglichkeit darstellen. Besonders die jungen Athleten müssen an die sportartspezifische Belastung behutsam herangeführt werden. So wird der Dreispringer zunächst koordinativ (z. B. 5er-Hop) und erst allmählich zur Steigerung der Sprungkraft geschult werden. Der Hochspringer wird durch Dehnungsübungen der Quadrizeps- und Ischiocruralmuskulatur für eine optimale Tonisierung des Femoro-Patellar-Gelenks sorgen, er wird Kräftigungsübungen für die Unter-

schenkel- und Fußmuskulatur in sein Übungsprogramm mit einbauen. Die in der Absprungphase des Flop besonders relevanten technischen Fehler sollten mit Hilfe von Videoaufzeichnungen identifiziert und entsprechend ausgemerzt werden.
Bei aufgetretenen Verletzungen und Überlastungsschäden sind sofortige Maßnahmen zu ergreifen, die einen ungestörten Heilungsverlauf gewährleisten. Dazu sind häufig spezielle diagnostische und therapeutische Erfahrungen notwendig. In manchen Fällen von Überlastungsschäden kann durch eine frühzeitige operative Therapie und ein entsprechendes Nachbehandlungsprogramm eine lange und ungewisse konservative Behandlung vermieden und eine echte Heilung erzielt werden.

Literatur

1. *Bauersfeld, K. H., G. Schröter:* Grundlagen der Leichtathletik. Sport-Verlag, Berlin 1979

2. *Biener, K., S. Fasler:* Sportunfälle. Verlag Hans Huber, Bern 1978

3. *Hartwich, A.:* Praktikum der kleinen Sportverletzungen. Wilhelm Maudrich Verlag, Wien 1935

4. *Krahl, H.:* Typische Verletzungsmuster bei Hochspringern. Z. Orthop. 110 (1972), 789—792

5. *Krahl H., K.-P. Knebel:* Medizinische und trainingsmethodische Aspekte der Absprungphase beim Flop. Leistungssport 6 (1978), 501—506

6. *Krahl, H., K.-P. Knebel, K. Steinbrück:* Kinematographische Untersuchungen zur Frage der Fußgelenkbelastung und Schuhversorgung des Sportlers. Orthop. Praxis 11 (1978), 821—824

7. *Krahl, H.:* Jumper's Knee. Ätiologie, Differentialdiagnostik und therapeutische Möglichkeiten. Orthopäde 9 (1980), 139—197

8. *Krahl, H., K. Steinbrück:* Traumatologie des Sports. In: Die Belastungstoleranz des Bewegungsapparates. *Cotta H., H. Krahl. K. Steinbrück,* (Hrsg.) Thieme Verlag, Stuttgart 1980, 166—174

9. *Nigg, B. M.:* Sprung — Springen — Sprünge. Juris Verlag, Zürich 1974

10. *Segesser, B., B. M. Nigg:* Insertionstendinosen am Schienenbein, Achillodynie und Überlastungsfolgen am Fuß — Ätiologie, Biomechanik, therapeutische Möglichkeiten. Orthopäde 9 (1980), 207—214

11. *Theiss, F.:* Typische Verletzungen bei Stabhochspringern unter besonderer Berücksichtigung der Lendenwirbelsäule. Dt. Zschr. Sportmed. 6 (1980)

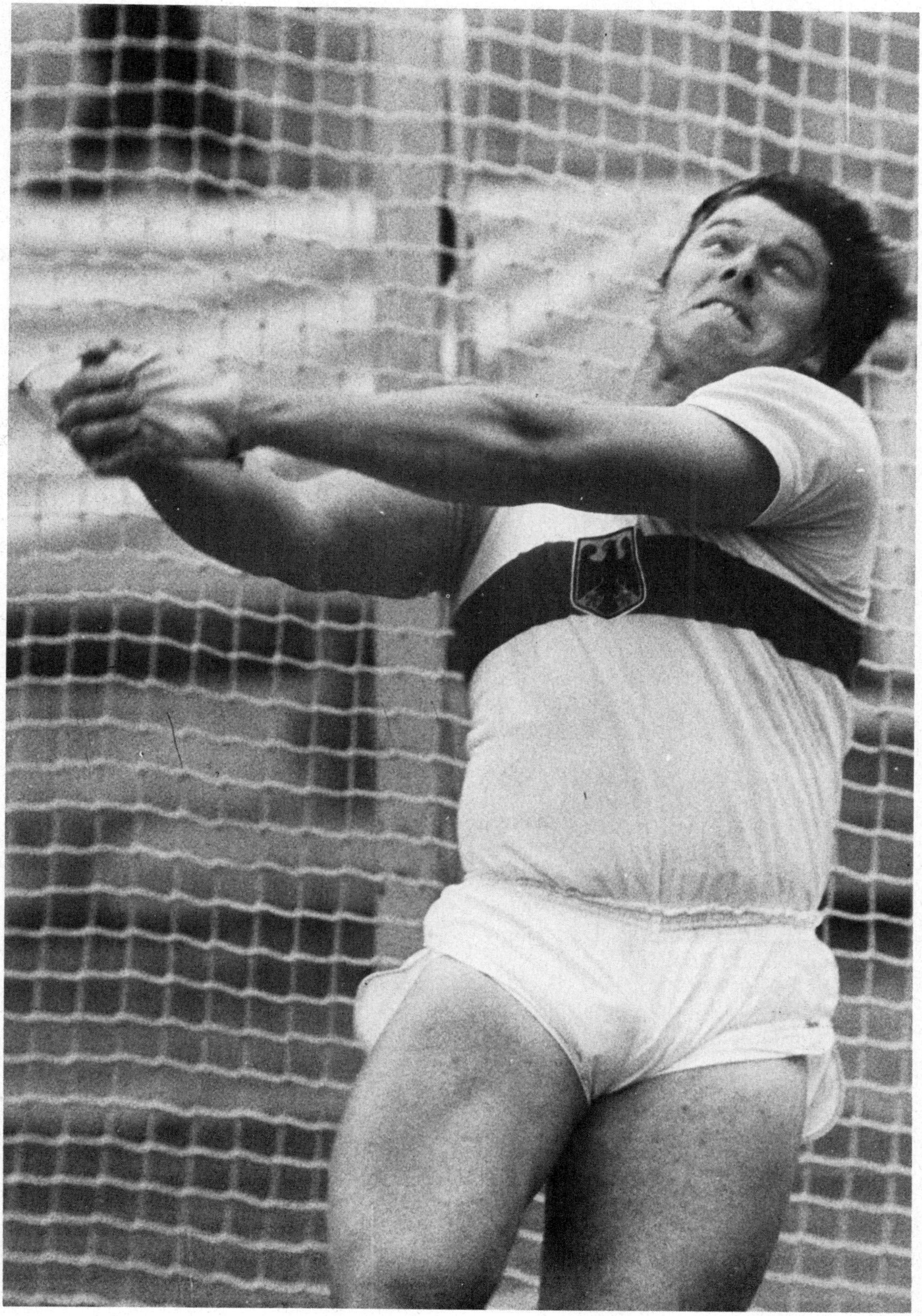

Leichtathletik: Kompositorische Disziplinen

K. Steinbrück

Kugelstoßen, Diskus-, Speer- und Hammerwerfen bezeichnet man auch als kompositorische Disziplinen der Leichtathletik. Diese vier Sportarten haben eine jahrtausendealte Tradition.

Geschichte, Regeln und Techniken

Geschichte

Das **Kugelstoßen** ist in seinen Ursprüngen bereits bei den alten Griechen zu finden, wo das Stoßen von Steinkugeln in besonderen Kraftschulen gelehrt wurde. In der Neuzeit wurde der Sport von den Engländern und vor allem von den Amerikanern weiterentwickelt. Kugelstoßen ist olympische Einzel- und Mehrkampfdisziplin für Männer und Frauen.

Diskuswerfen ist die älteste Gerätesportart. Bei den Griechen war es eine beliebte Disziplin, die auch vielfältige Darstellung in der Kunst fand (Abb. 1).

Auch das **Speerwerfen** zählte bei den Hellenen zu den leichtathletischen Disziplinen. Es wurde ebenfalls im Rahmen des Pentathlon, der aus Stadionlauf, Sprung, Diskus-, Speerwerfen und Ringen bestand, ausgeübt. Im Mittelalter galt der Sport als ritterliche Tugend.

Im **Hammerwerfen** soll sich, der Geschichte nach, schon David mit Goliath gemessen haben. Auch dieser Sport zählte zu den ritterlichen Übungen. Bei den zweiten Spielen der Neuzeit in Paris stand es erstmals im olympischen Programm.

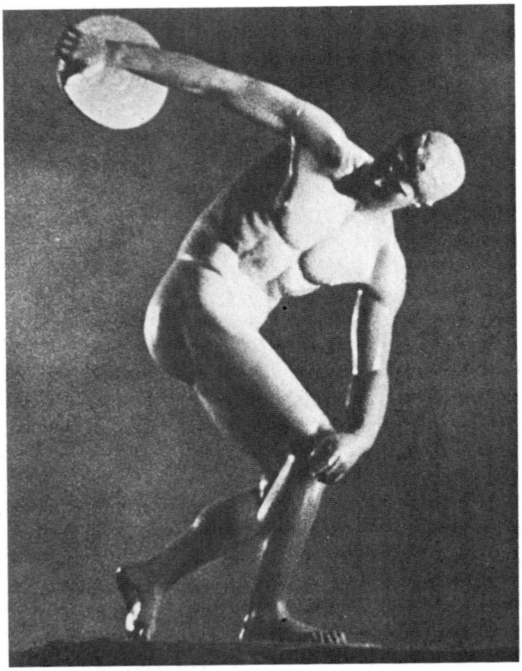

Abb. 1 Diskuswerfer von Myron um 450 v. Chr.

Regeln und Techniken

Beim **Kugelstoßen** werden bei den Männern 7,25 kg und bei den Frauen 4 kg schwere Kugeln aus dem Stoßkreis in einen durch Linien begrenzten Sektor gestoßen. Die Kugel muß dabei mit einer Hand von der Schulter aus Kinn-Nähe gestoßen werden. Der Abstoßbalken darf nicht überschritten und der Kreis muß nach rückwärts verlassen werden. Beim Stoß werden verschiedene Phasen unterschieden. In der Ausgangsstellung steht der Sportler mit der auf den Fingern ruhenden Kugel meist mit dem Rücken zur Stoßrichtung. In der Phase des Angleitens folgt eine Bewegung, bei der der Oberkörper rasch aufgerichtet und nach vorne gedreht wird. Durch gleichzeitiges explosives Strecken von Beinen und Stoßarm wird die Kugel herausgestoßen und der Körper anschließend durch Umsetzen der Beine abgefangen. Die Sportart verlangt daher neben Kraft und Schnelligkeit auch Gewandtheit und dynamische Beinarbeit.

Der bei Männern 2 kg und bei Frauen 1 kg schwere, durch einen Metallreifen eingefaßte **Holzdiskus** wird aus einem Wurfkreis in einen 45-Grad-Sektor geworfen. Hinter dem Kreis sichert ein Schutzgitter die Zuschauer. Der Wurf gliedert sich ebenfalls in mehrere Phasen, wie Anschwung, hohe Vorbeschleunigung in der Drehung, sprunghafter Abwurf und Abfangen des Körpers. Der Arm bleibt während der Drehung meist hinter dem Körper zurück. Durch Verwindung der Schulter zum Becken entsteht die hohe **Körperspannung.** Große **Schnellkraft, Koordination und Beweglichkeit** sind daher erforderlich.

Der **Speer** hat bei Frauen ein Gewicht von 600 g, bei Männern von 800 g. Die Geräte sind aus Holz oder Metall und haben einen umwickelten Griff. Nach einem bis zu 33 m langen Anlauf wird der Speer vor einem Wurfbalken in einen 29 Grad breiten Sektor geworfen und muß mit der Spitze zuerst den Boden zeichnen. Rotationswürfe sind nicht mehr gestattet. Verschiedene Phasen werden im Rahmen des Wurfes durchlaufen. Während des Anlaufs wird die Geschwindigkeit rasch gesteigert, dann das Gerät meist in einem **5-Schritt-Rhythmus** zurückgeführt. Nach dem 4., dem Impulsschritt, wird im 5. die typische Bogenspannung des Körpers erreicht, aus der heraus der Speer abgeworfen wird (Abb. 2). Das Abfangen des Körpers erfolgt durch einen Sprungwechsel der Beine. Bei diesem Sport benötigt man neben **Kraft und Schnelligkeit** auch ein **hohes Maß an Körperbeherrschung, Beweglichkeit und Koordination.**

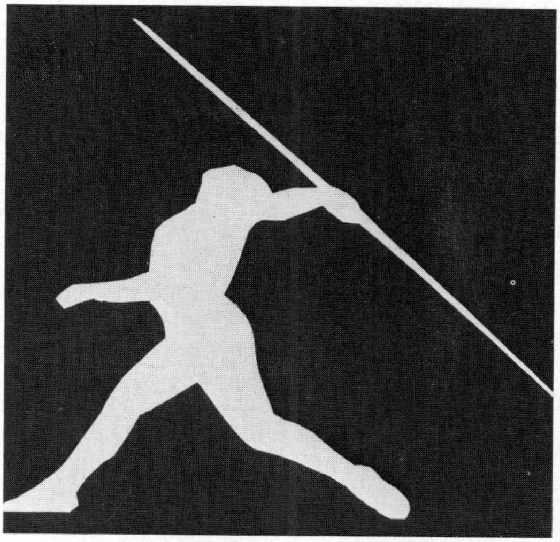

Abb. 2 Speerwerfer im Stemmschritt mit leichter Valgusposition im Kniegelenk, extremer Hyperlordosierung in der LWS und 90 Grad Winkelstellung im Ellbogengelenk.

Das **Hammerwerfen** ist eine den Männern vorbehaltene Disziplin. Das Gerät besteht aus einer Metallkugel, einem Verbindungsdraht und dem Handgriff und hat ein Gewicht von insgesamt 7,25 kg. Aus einem Wurfkreis, der käfigartig nach hinten umzäunt ist, wird das Gerät in einen 45-Grad-Sektor geschleudert. **Es handelt sich um eine der kompliziertesten leichtathletischen Disziplinen. Der Werfer muß Zentrifugalkräfte von annähernd 300 kp mit seinem Körpergewicht kompensieren** (Titelfoto). Die Drehachse Hammer — Körper muß ständig im Gleichgewicht gehalten werden. In der Ausgangsstellung wird der Hammer im Anschwung nicht zu steil angerissen, um dann in 2 bis 3 Armkreisschwüngen beschleunigt zu werden. Schulter, Becken, Beine und Füße müssen in einer ständigen Ausgleichsbewegung gehalten werden, um nach der letzten

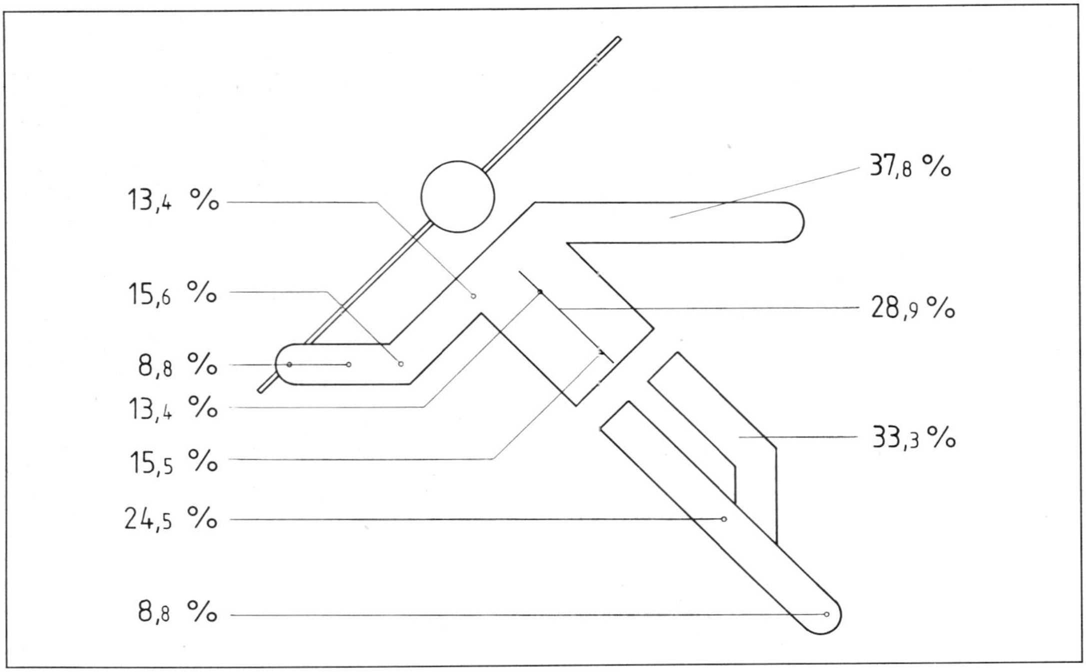

Abb. 3 Lokalisation der Verletzungen in den Wurfdisziplinen der Leichtathletik.

Drehung das Gerät in einem günstigen Winkel abzuwerfen und daran anschließend den Körper wieder aufzufangen. Voraussetzungen sind daher insbesondere **Koordination, Kraft und Schnelligkeit.** Die Leichtathletik ist diejenige Disziplin, mit der eigentlich jeder Gesunde schon im Rahmen des Schulsports vertraut gemacht wird. Sportanlagen im Freien besitzen viele Dorfgemeinden, und auch die Zahl der Hallen ist rasch im Ansteigen. Wettkämpfe in der Leichtathletik sind auch der Höhepunkt der Olympischen Sommerspiele. 1980 waren in der BRD 743 004 Sportler in Vereinen organisiert, und mit 4,5 % steht diese Sportart in der Mitgliederzahl an 5. Stelle. Eine genaue Differenzierung in vorwiegend im Lauf, Sprung oder Wurf startende Sportler ist insbesondere wegen der vielen Mehrkämpfer schwierig.

Verletzungen — Ursachen, Therapie und Prophylaxe

In der Orthopädischen Universitätsklinik Heidelberg-Schlierbach wurden von 1972 bis 1978 insgesamt 5504 Sportverletzte betreut. Dabei entstanden 355 Verletzungen in leichtathletischen Disziplinen. Diese rangieren **mit 6,4 % an 5. Stelle der Verletzungsstatistik.** Unsere weiteren Erfahrungen stammen aus den Tauglichkeitsuntersuchungen von über 2000 Leistungssportlern (1974—1980), bei denen insgesamt 432 Haupt- und Nachuntersuchungen an Leichtathleten durchgeführt wurden.
Die Sportart wies einen **Verletzungsfaktor** (Sportverletzungen) im Verhältnis zur Anzahl organisierter Sportler im Einzugsbereich von 1,4 auf und lag dabei mit Fußball und Ringen **an 7. Stelle.**

Insgesamt ereigneten sich **52 % der Läsionen in Laufdisziplinen, 28 % beim Sprung und 20 % bei den Würfen.**
Die Verteilung der einzelnen Verletzungen in den kompositorischen Leichtathletikdisziplinen auf die Körperregionen ergibt sich aus Abbildung 3.
Die Werfer zeigten mit einem eindeutigen Überwiegen älterer Athleten eine auffällige Abweichung der Altersstruktur im Vergleich zu den Lauf- und Sprungdisziplinen. Dies erklärt sich einerseits daraus, daß die relativ schwierigen Bewegungsabläufe beim Wurf erst nach vielen Trainingsjahren in ihrer Technik optimiert werden. Andererseits kann auch die Leistung im erforderlichen Hanteltraining nur durch kontinuierliches Arbeiten über Jahre erzielt werden, um dann beim Wurf selbst Spitzenergebnisse zu erreichen. Diese Erkenntnisse werden auch durch bekannte, erfolgreiche Olympiateilnehmer wie *Conolly, Bondartschuk* (Hammer), *Lusis* (Speer), *Oerter* oder *Silvester* (Diskus) untermauert, die ihre Medaillen alle zwischen dem 30. und 40. Lebensjahr errungen haben. Annähernd 50 % der Verletzten unserer Sportambulanz waren ebenfalls in dieser Alterskategorie zu finden.

Wirbelsäulenverletzungen und -schäden

Das **explosive Aufrichten** des Oberkörpers mit Vorwärtsdrehung beim Kugelstoßen, die **Verwindung** beim Diskus- und Hammerwerfen und die erhebliche **Bogenspannung** vor dem Abwurf beim Speerwerfen machen die Wirbelsäule mit ihren Weichteilstrukturen besonders anfällig für Verletzungen und Schäden.

Abrißbrüche

Abrißbrüche von Dornfortsätzen, insbesondere im unteren HWS-Bereich, finden sich vor allem beim **Hammerwerfen.** Therapeutisch kommen dabei lediglich physikalische Maßnahmen zur Anwendung.

Zerrungen

Zerrungen der Trapeziusmuskulatur und der langen Rückenstrecker sind häufig bei Diskus- und Hammerwerfern zu finden. Auch Insertionstendopathien treten hier infolge chronischer Überbeanspruchung auf. Eine möglichst vielseitige Ganzkörpergymnastik in der Aufwärmphase ist eine wesentliche verletzungsprophylaktische Maßnahme.

Osteochondrosen, Nucleus

Die erhebliche Verdrehung der Schulter- und Beckenachse im Rahmen der unterschiedlichen Beschleunigungsbewegungen von Körper und Sportgerät kann als Ursache der gerade bei **Diskus- und Hammerwerfern** wiederholt gefundenen **Bandscheibenvorfälle** oder **degenerativen Veränderungen** gewertet werden. Prophylaktisch sind eine saubere Technik und ein systematisches Aufbautraining anzustreben. Die Therapie erfolgt mit Lockerungsmassagen, Wärme in Form von Bädern oder Packungen. Bei neurologischen Ausfallserscheinungen kommen eine weitergehende Diagnosik mit Myelographie sowie eventuell operative Maßnahmen in Betracht.

Spondylolysen

Die Speerwerfer bremsen ihren Anlauf plötzlich in einer maximalen Bogenspannung mit lordosiertem und gleichzeitig rotiertem Rumpf ab. Die gesamte kinetische Energie des Oberkörpers wird in einer Rotations-Reklinationsbewegung am Lenden-Kreuzbein-Übergang aufgenommen.

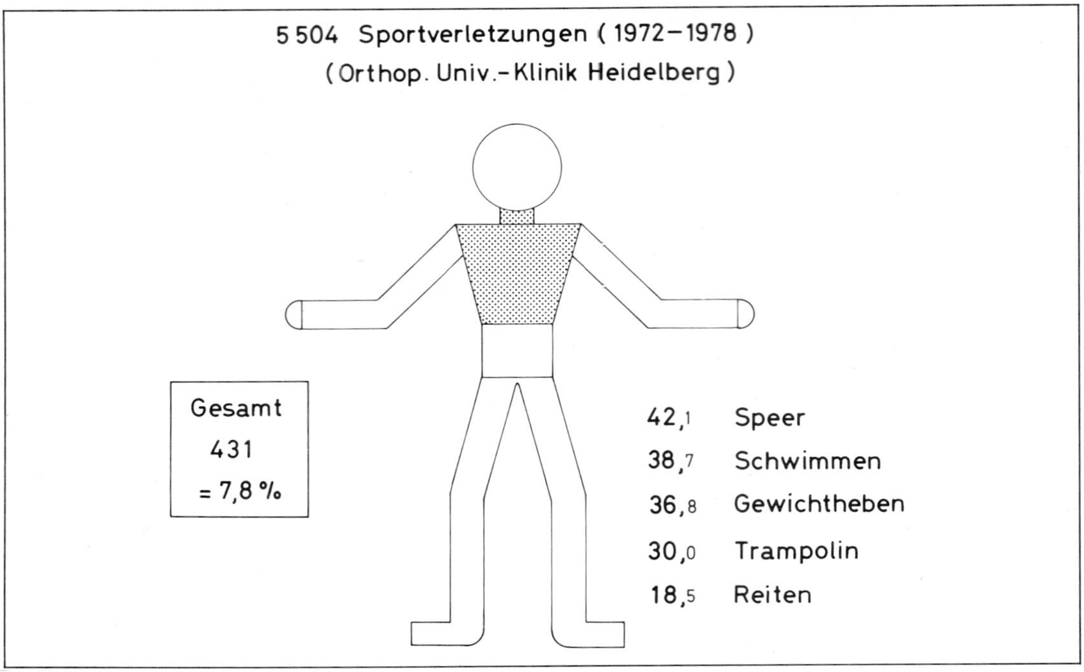

Abb. 4 Gesamtzahl der Wirbelsäulenverletzungen (431 = 7,8 %) in der sportorthopädischen Ambulanz und relative Häufigkeit in den einzelnen Disziplinen.

Die während der oft jahrzehntelangen aktiven Laufbahn ausgeführten vielen hunderttausend Würfe und Wurfimitationen bedeuten somit eine **extreme Belastung dieser Region.** Bei Tauglichkeitsuntersuchungen von 19 Speerwerfern der nationalen Spitzenklasse fanden wir bei 47 % **Spondylolysen,** d. h. Spaltbildungen der Interarticularportion des Wirbelbogens. Bei einer Langzeituntersuchung über 14 Jahre haben wir **bei fast 80 % diese Veränderungen gefunden. Speerwerfer kamen auch am häufigsten von allen Sportarten wegen Wirbelsäulenbeschwerden in die Sportambulanz** (Abb. 4). Auffällig war, daß die Spondylolysen vielfach in höher gelegenen Abschnitten (L 2 bis L 4) vorhanden waren (Abb. 5). In einigen Fällen konnte auch eine deutliche Progredienz des Gleitprozesses während der aktiven Laufbahn beobachtet werden. Da es sich häufig nur um Zufallsbefunde ohne Schmerzalteration handelt, kommen therapeutisch lediglich physikalische Maßnahmen in Betracht. Wichtig ist dabei eine Kräftigung insbesondere der Bauch-, aber auch der Rückenmuskulatur zur Stabilisierung der Wirbelsäule. Prophylaktisch von Bedeutung sind gezielte Sporttauglichkeitsuntersuchungen, bei denen jugendliche Werfer mit bereits bestehenden Veränderungen nach Möglichkeit von den Wurfdisziplinen ausgeschieden werden sollten. Bei der Sportausübung selbst ist eine möglichst geradlinige Technik ohne extremen Kreuzschlag anzustreben.

Skoliosen

Skoliosen, die 15 Grad übersteigen, sind ausgesprochen selten. Es stellt sich jedoch

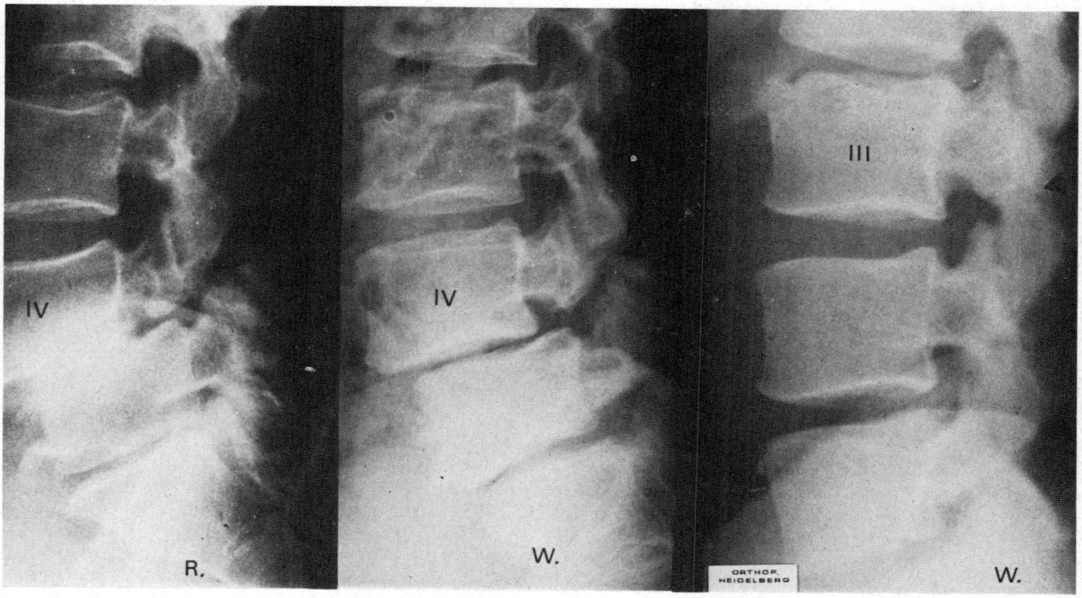

Abb. 5 Röntgenbefunde der LWS von 3 deutschen Speerwerfern der Spitzenklasse mit proximal liegenden Spondylolysen bzw. Olisthesen.

immer wieder die Frage, ob eine einseitige Rumpfbeanspruchung zu einer seitlichen Fehlhaltung der Wirbelsäule führen kann, die im Laufe der Jahre fixiert wird. Nach unseren Erfahrungen weisen etwa 70 % der Speerwerfer eine fixierte Mehrfachseitausbiegung der Wirbelsäule auf, die zwar 15 Grad nach *Cobb* nicht überschreitet, jedoch bei 4/5 der Werfer in der oberen Brustwirbelsäule konkav zur Wurfarmseite ist. Gelegentlich ist auch eine Kombination von Spondylolyse und Seitausbiegung vorhanden (Abb. 6).

Rippenfrakturen

Frakturen der 11. oder 12. Rippe haben wir bei Speerwerfern der Spitzenklasse beobachtet, wenn sie in der extremen Verwindung am Beckenkamm anschlugen oder durch den Zug der kräftigen Rückenstreckmuskulatur fixiert wurden.

Obere Extremitäten

Schultergelenk

Das Schultergelenk ist in allen Wurfdisziplinen verletzungsgefährdet. Distorsionen ereignen sich dabei durch die immensen, auf den Schultergürtel in der Abwurfphase einwirkenden Zugkräfte. Zerrungen im M. deltoideus und Risse in der Rotatorenmanschette, besonders im Supraspinatusbereich, sind am häufigsten. Eis oder kühle Umschläge sollen als Sofortbehandlung angewandt werden, und gelegentlich kann eine anfängliche Ruhigstellung den Heilungsverlauf fördern.
Mikroverletzungen der Weichteile, als Folge gleichförmiger, unzählige Male wiederholter, extremer Bewegungsabläufe sind jedoch viel häufiger. Arthrosen im Akromioklavikulargelenk sind daher bei Wer-

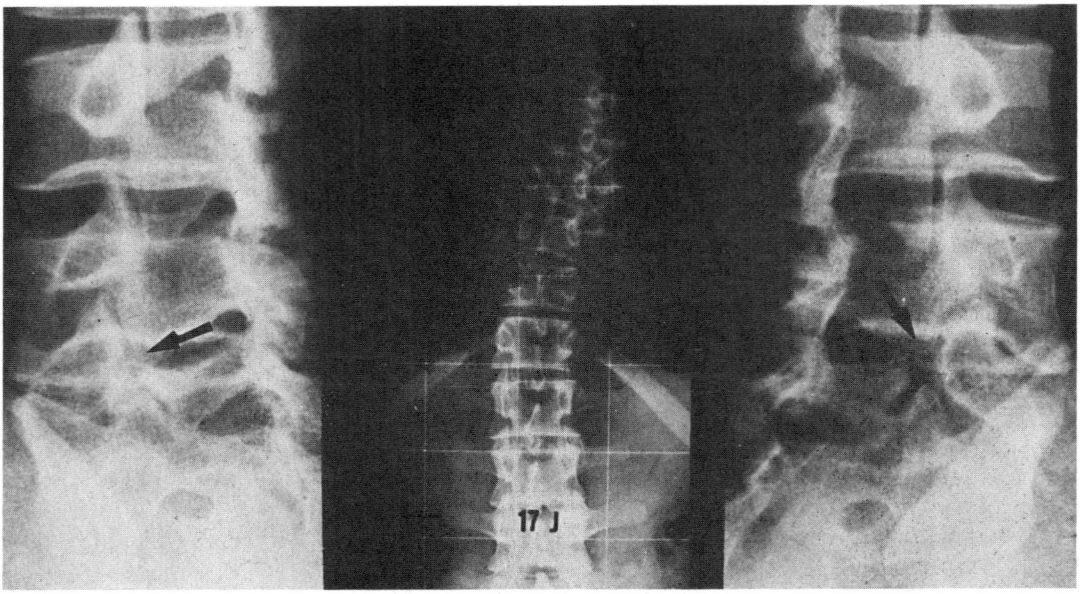

Abb. 6 K., 17 J.: Speerwerfer der jugendlichen Spitzenklasse nach 6 Jahren Wurftätigkeit. Spondylolyse L 5 beidseits und großbogige rechtskonvexe WS-Ausbiegung als Linkswerfer.

fern keine Seltenheit. Die in dem kleinen Areal auftretenden großen Zug- und Druckkräfte können zu ganz typischen, schmerzhaften Druckpunkten (Trigger Points) führen (Abb. 7). In den einzelnen Phasen einer Wurfbewegung kommen ganz unterschiedliche Muskelbereiche zum Einsatz. Während in der Ausholphase besonders die dorsalen Anteile des M. deltoideus, der Rotatorenmanschette und der Schulterblattmuskeln beansprucht sind, werden in der Abwurfphase vorwiegend die ventralen Anteile des Deltamuskels, der Rotatoren und der großen Brustmuskeln eingesetzt. Auch der lange Kopf von Bizeps- und Trizepssehne wird extrem gefordert. Bei allen chronischen Reizzuständen sollte zunächst nach genauer Diagnostik (Lokalisation und Zeitpunkt des Schmerzauftrittes) die **Technik überprüft und eventuell geändert** werden. Als lokale Therapie kommen dann neben extern hyperämisierender Behandlung Diadynamik und Ultraschall oder gezielte örtliche Infiltrationen in Betracht.

Die Thrombose par effort

Die Thrombose par effort, auch bekannt als *Paget-v.-Schroetter-Syndrom,* ist eine akute Stauung der Vena subclavia oder Vena axillaris. Eine plötzliche und kräftige Hyperextension des Schultergelenks durch starke Muskelanspannung kann den bereits anatomisch sehr engen Durchtritt der Vene im costoklavikulären Raum weiter einengen. Derartige Bewegungen sind beim Kugelstoßen (Abb. 8) und in anderen Sportdisziplinen zu beobachten, wobei eine zusätzliche Wandschädigung der Vena axillaris mit Ausbildung einer Phlebothrombose diskutiert wird. Eine akute Schwellung des

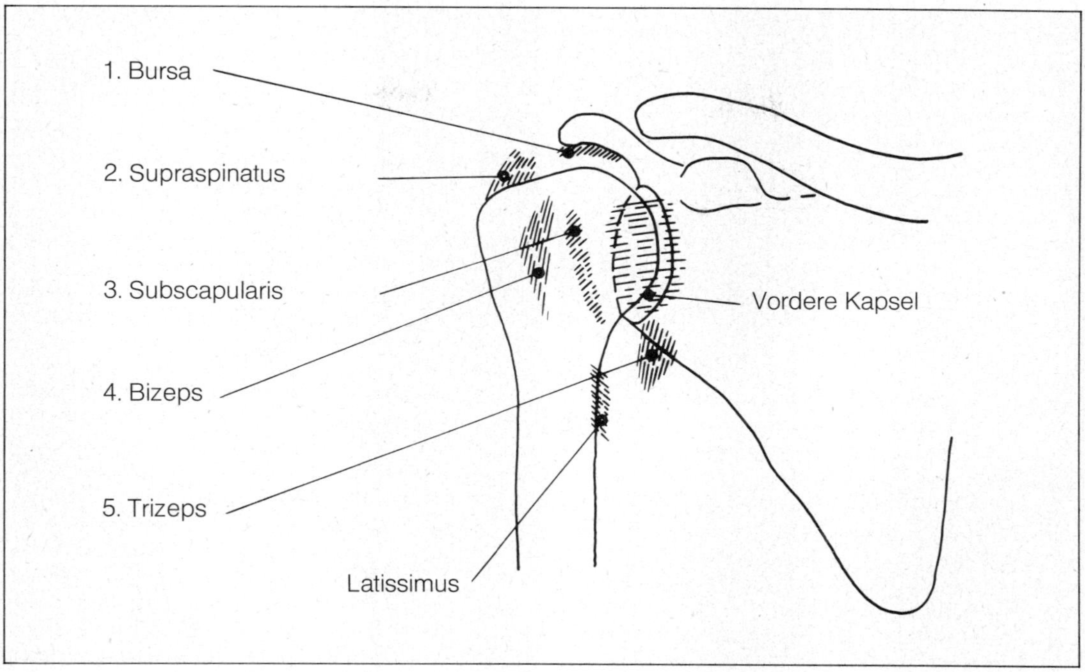

Abb. 7 Sehneninsertionspunkte mit schmerzhaften Triggerpoints bei stereotypen Bewegungsabläufen im Sport.

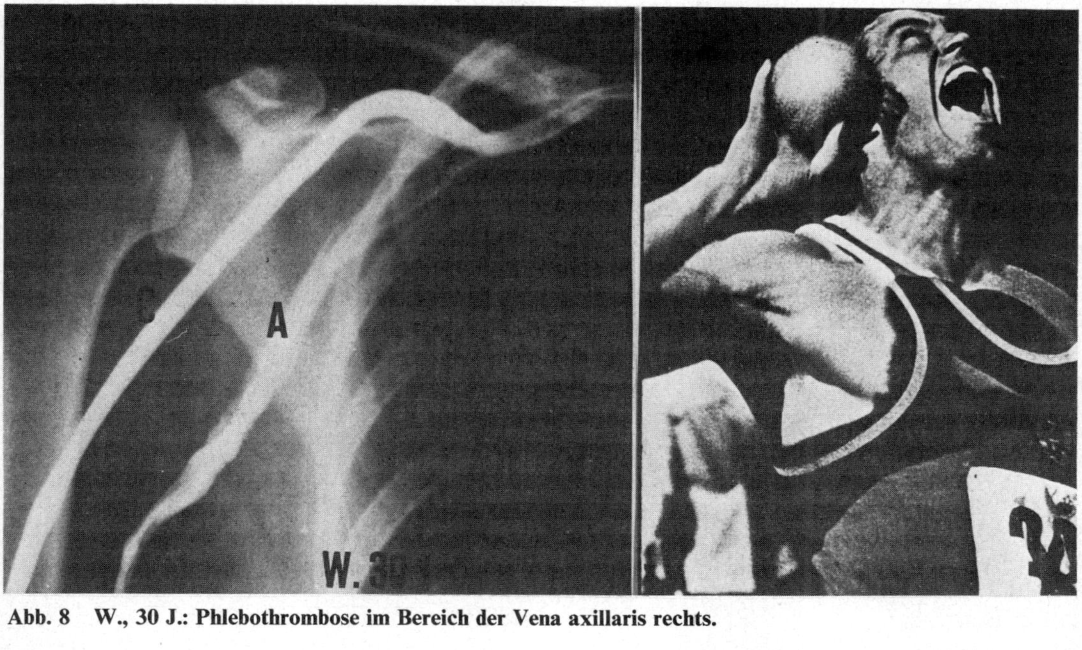

Abb. 8 W., 30 J.: Phlebothrombose im Bereich der Vena axillaris rechts.

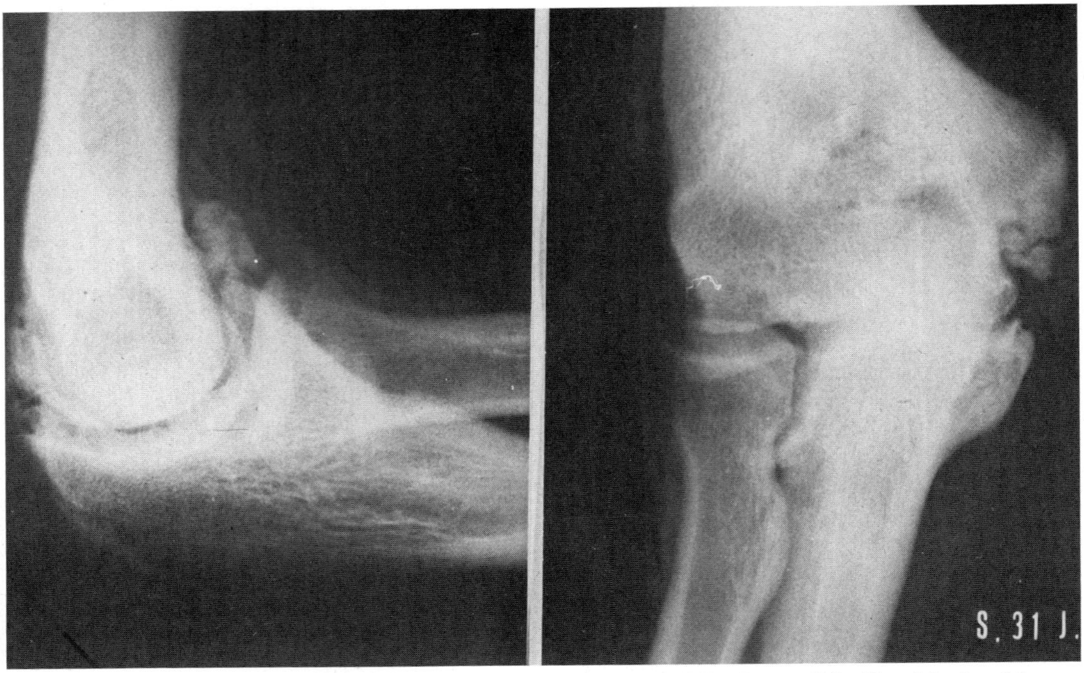

Abb. 9 S., 31 J.: Speerwerferellenbogen mit erheblichen Verkalkungen im ulnaren Gelenkbereich, Ausziehung des Processus coronoides und erheblicher Arthrose im Gelenk. Bewegungsausmaß Streckung/Beugung 0–20–90 Grad.

Armes mit livider Hautverfärbung und Kraftlosigkeit ist die Folge. Die Diagnose wird im **Phlebogramm** gesichert. Entsprechend dem Ausmaß des Befundes kommen konservative oder operative Maßnahmen in Betracht.

Oberarm

Torsionsfrakturen des Humerus werden im medialen bis distalen Drittel beim Speer- oder Diskuswerfen gelegentlich beobachtet. Auch Abrisse der langen Bizepssehne oder des Tuberculum majus im proximalen Bereich sind bekannt. Während letztere je nach Stellung der Fraktur operativ oder konservativ behandelt werden, kommt bei einem frischen Bizepssehnenriß beim jugendlichen Athleten eine operative Refixation in Betracht.

Ellenbogenverletzungen

Der Ellenbogen ist in den Wurfdisziplinen besonders häufig von Verletzungen betroffen. Insbesondere **bei Speerwerfern fanden wir bereits nach wenigen Jahren Wurfpraxis in über 80 % schwere klinische und radiologische Veränderungen.** Ausziehungen und Verkalkungen am Processus coronoides, Olecranon, Epicondylus ulnaris oder in der Fossa olecrani waren dabei typisch (Abb. 9). **Besonders ausgeprägt waren die Veränderungen bei Sportlern, die erst in höherem Alter mit dem Leistungssport begonnen haben** und die dann fehlende, koordinative Technik durch Kraft auszugleichen versuchten. Die gefährliche Phase beim Wurf ist dabei, wenn der zunächst leicht supinierte Unterarm und Ellenbogen in Wurfrichtung vor und vielfach zu weit seitlich

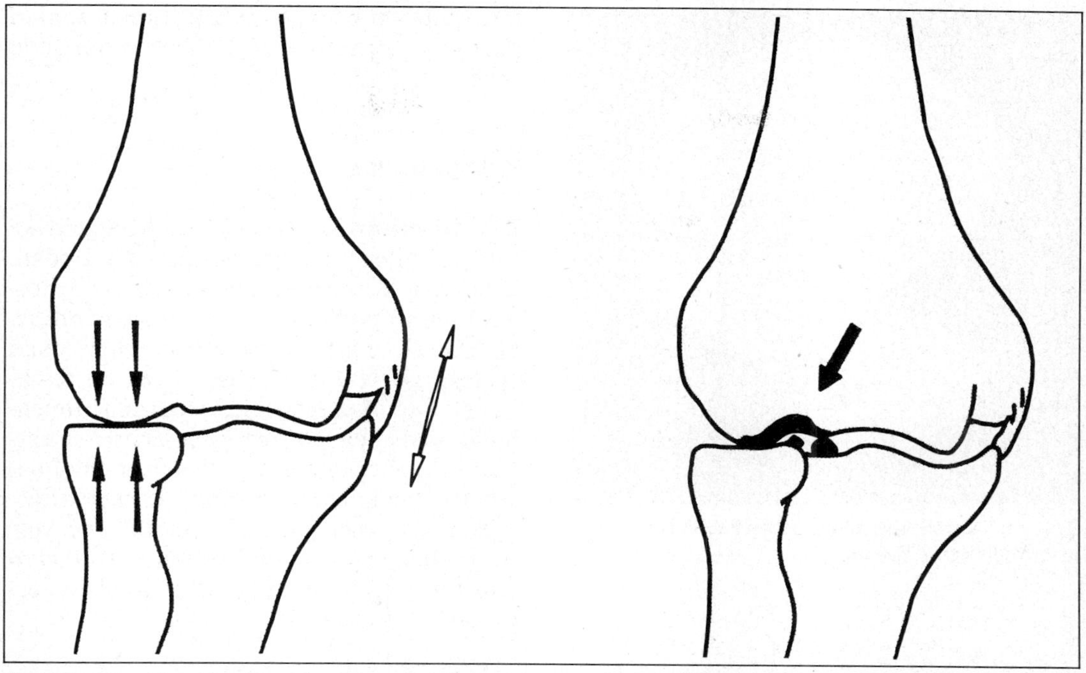

Abb. 10 Hypothese der Entstehung von Chondropathie und Arthrose beim Werferellenbogen (s. auch Text).

unter den Speer gebracht wird. In der 90-Grad-Position des Ellenbogens kommt es dann zu einer extremen Beanspruchung im Valgussinn, wobei Gelenkkapsel und ulnares Seitenband bei nur geringer muskulärer Sicherung überdehnt werden. Die ständige Traumatisierung kann zu rezidivierenden Zerrungen und Einrissen der Gelenkkapsel und zu Verkalkungen auf der ulnaren sowie zu chondropathischen Knorpelveränderungen besonders auf der radialen Seite mit folgender Arthrose führen (Abb. 10). Die Folge ist eine oft ganz erhebliche Bewegungseinschränkung im Gelenk. Erste und wichtigste Therapie beim Sportler ist die Überprüfung der meist **fehlerhaften Wurftechnik.** Gutes Aufwärmen mit einer Verbesserung der Funktionsbreite der Muskulatur, Übungen mit ansteigender Intensität und eventuell mit verschiedenen Gewichten sind von Bedeutung.
Bei Diskuswerfern finden sich wiederholt Insertionstendopathien des M. triceps brachii am Olecranon. Auch Abrisse dieser Sehne werden gelegentlich beobachtet.

Hand- und Fingerverletzungen

Würfe und Stöße aus dem Handgelenk können zu Distorsionen führen. Viel häufiger sind diese Verletzungen jedoch an den Fingern, insbesondere beim Überkippen der Kugel nach hinten. Dabei werden vorwiegend der Zeige- und Ringfinger betroffen. Als Verletzungsprophylaxe ist es wichtig, die Kugel gut zu trocknen und abzureiben, die Finger zu schließen und den Ellenbogen etwas höherzubringen. Schürfungen an den Fingerspitzen sind vor allem beim Diskuswerfen recht häufig, während sie beim Hammerwurf durch das inzwischen gebräuchliche Tragen von Handschuhen weitgehend vermieden werden.

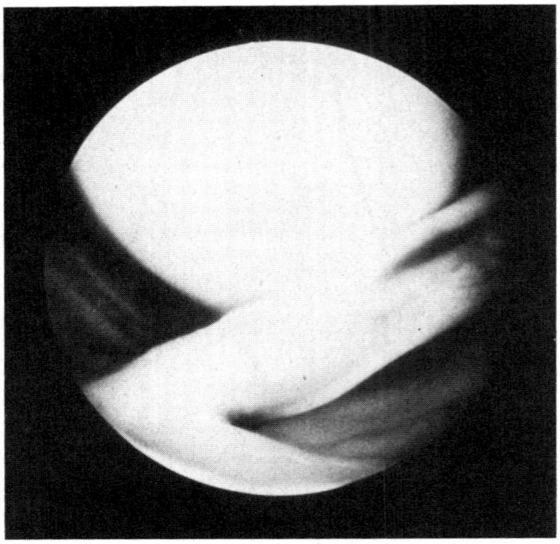

Abb. 11 Korbhenkelriß des Innenmeniskus als arthroskopischer Befund.

Untere Extremitäten

Verletzungen an den Beinen sind insgesamt in den Wurfdisziplinen seltener. Die erhebliche dynamische Beinarbeit in der Ausstoßphase der Kugel, in der Dreh- und Abwurfphase beim Diskuswurf oder während des Stemmschrittes beim Speerwerfen sowie der Rotationsphase auf dem Drehfuß beim Hammerwerfen können jedoch Ursache vielfältiger Läsionen sein.

Becken und Oberschenkel

Zerrungen der Adduktoren und Insertionstendopathien sind typische und zur Chronizität neigende Befunde. Eine genaue Diagnostik, insbesondere im Hinblick auf die Lokalisation ist wichtig. An Behandlungsmaßnahmen kommen Hyperämisierung mit Elektrotherapie oder Rubrefacientia ebenso wie entlastende Tapebandagen in Betracht. Lockerungsmassagen der Muskulatur oder gezielte Friktionen sind des weiteren wichtig. Infiltrationen sollten dagegen den schweren Fällen vorbehalten sein.

Kniegelenke

Distorsionen im Bereich der Kniegelenke sind in allen Wurfdisziplinen zu finden. Besonders gefährdet sind jedoch die Speerwerfer in der Stemm- und Abwurfphase. Hierbei kommt es zu einer erheblichen Beanspruchung des Kniegelenks im Rotations- und Valgussinne, wodurch Innenband- und noch häufiger Meniskusrisse entstehen können (Abb. 11). In den ersten Phasen ist die Behandlung eine konservative. Akute Läsionen können jedoch eine vorübergehende Immobilisation in einem Gipstutor oder eine operative Revision erforderlich machen.

Sprunggelenke

Unsicherheiten beim langen Anlauf oder während der Umsetzschritte können beim Speerwerfer, unkoordinierte Bewegungsabläufe während der Rotationsphasen in den anderen Wurf- und Stoßdisziplinen zu Verletzungen des Sprunggelenkes führen. Fast immer handelt es sich dabei um **„Distorsionen“**, worunter man **komplexe Verletzungen des Kapsel-Band-Apparates** versteht.
In erster Linie ist eine Zerrung des **Ligamentum fibulo-talare anterius** mit **Überdehnung der Kapsel anzunehmen. Dieses Band ist die beim Menschen am häufigsten verletzte Einzelstruktur.** Die forcierte Supinations-Inversionsbewegung kann jedoch in der Folge auch zu einem zusätzlichen Riß des Ligamentum fibulo-calcaneare führen. Gehaltene Aufnahmen machen den Befund auch radiologisch deutlich (Abb. 12). In Abhängigkeit von der Anamnese und dem Befund kommen bei geringfügigen Verlet-

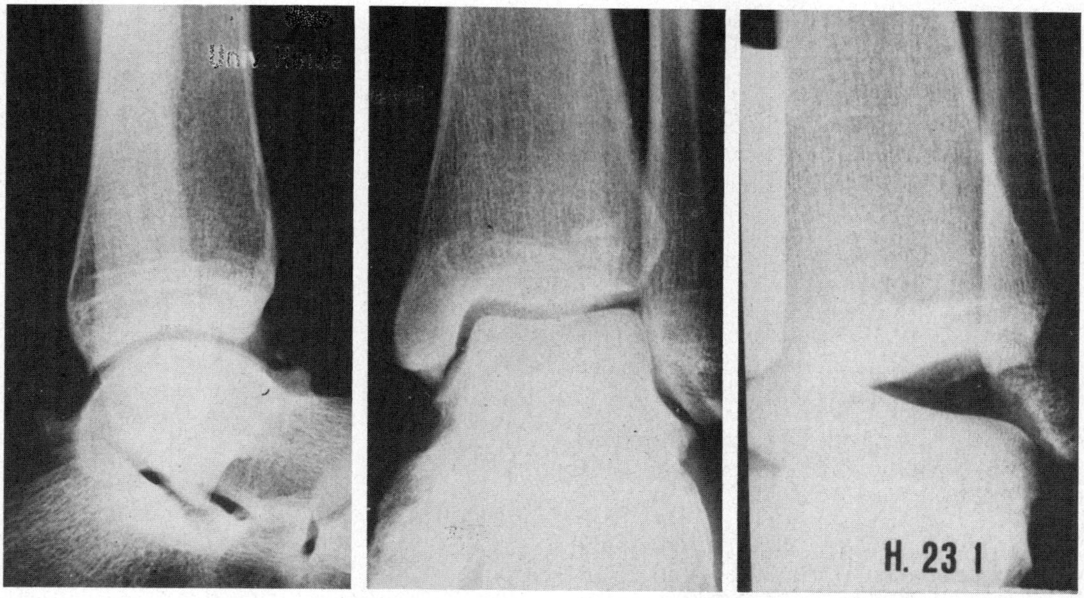

Abb. 12 H., 23 J.: Leichtathletischer Mehrkämpfer mit Sprunggelenkaußenbandriß (Ligamentum talo-fibulare ant. und calcaneo-fibulare) links beim Speerwerfen. Deutliche lateral vermehrte Aufklappbarkeit. Unfallunabhängig vordere und hintere Talusnase.

zungen konservative Maßnahmen in Betracht. Das Hämatom sollte zunächst durch Hochlagerung und kühlende Umschläge zum Abklingen gebracht werden, um daran anschließend einen funktionellen Tapeverband oder einen ruhigstellenden Gips anzulegen. Bei stärkeren Verletzungen jedoch sollte eine operative Revision erfolgen, zumal häufig das Ligamentum fibulo-talare anterius bei gerissener Kapsel zwischen Talus und Tibiagelenkfläche eingeschlagen ist und aufgerieben wird. Ein längerbestehendes Hämatom kann über den Austritt von Enzymen zu Veränderungen des Gelenkknorpels führen. Nicht zuletzt droht durch eine Instabilität ein chronisches Verletzungsrisiko mit früh eintretender Arthrose.

Literatur

1. *Bateman, J. E.:* Shoulder injuries in the throwing sports. AAOS (American Acad. of Orthop. Surgeons): Symposium on sports medicine. Sp. 30 (1969), 87

2. *Becker, W., H. Krahl*: Die Tendopathien. Thieme Verlag, Stuttgart 1978

3. *Cotta, H., H. Krahl*: Degenerative Veränderungen der Wirbelsäule und sportliche Belastungen. Sportarzt und Sportmed. 4 (1977), 114

4. *Dolenko, F. L., I. N. Abdullaew*: Die Verletzung des Ellenbogengelenks beim Speerwerfen. Med. und Sport 13 (1973), 241

5. *Franke, K.*: Traumatologie des Sports. Berlin 1980

6. *Groher, W.*: Auswirkungen des Hochleistungssports auf die Lendenwirbelsäule. Wissenschaftliche Schriftenreihe des Deutschen Sportbundes, Band 12. Hoffmann-Verlag, Schorndorf 1975

7. *Heiss, F.*: Werferellenbogen. Diagnostik 5 (1972), 452

8. *Pollähne, W., W. D. Albrecht*: Die Spondylolisthesis vera bei jugendlichen Sportlern. Med. und Sport 17 (1977), 38

9. *Rompe, G., J. Dreyer*: Wirbelsäulenschäden bei Speerwerfern. Z. Orthop. 110 (1972), 745

10. *Schneider, P. G.*: Sportverletzungen und Sportschäden an Schulter- und Ellenbogengelenk. Z. Orthop. 110 (1972), 519

11. *Steinbrück, K., J. Gerner*: Epicondylitis und Sport. Orthop. Praxis 13 (1977), 260

12. *Steinbrück, K., H. Krahl*: Sportschäden und Sportverletzungen an der Wirbelsäule. Deutsches Ärzteblatt 75 (1978), 1139

13. *Steinbrück, K., G. Rompe*: Sportschäden und -verletzungen am Schultergelenk. Deutsches Ärzteblatt 77 (1980), 443

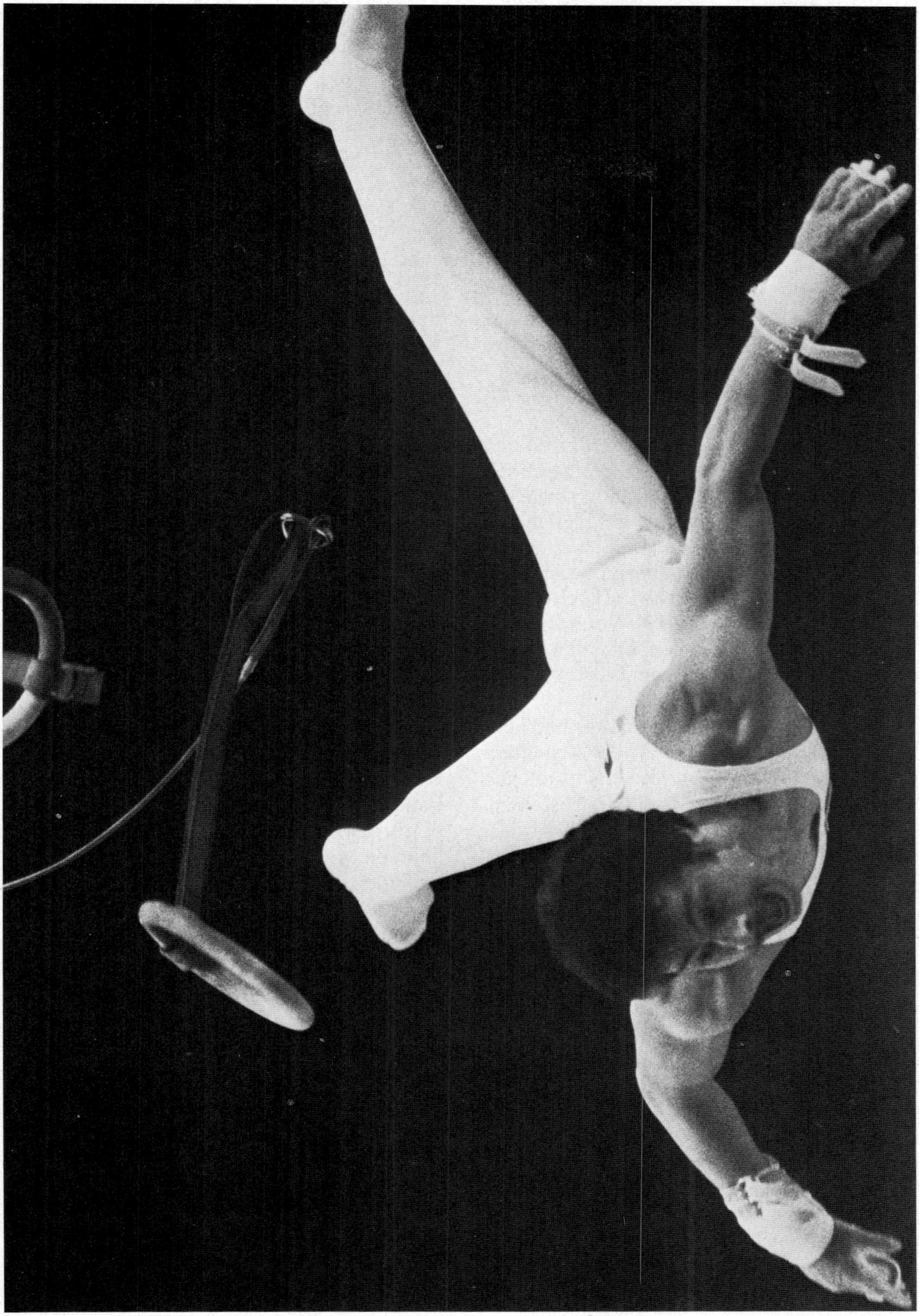

Gerätturnen — Kunstturnen

H.-P. Schwerdtner

Das allgemeine Turnen und das leistungssportlich ausgeübte Gerätturnen — das Kunstturnen — hat in den letzten 2 Jahrzehnten einen kaum vorstellbaren Aufschwung erfahren.
Zum einen spricht hier diese erheblich verbreiterte Palette eines umfassenden Übungsangebotes für jedermann sowie die ständig steigenden Mitgliederzahlen in den Turn- und Sportvereinen für sich, zum anderen sind es die spektakulären Kunstturnübungen mit höchsten Schwierigkeiten, wie sie bei den internationalen Wettkämpfen, den Olympischen Spielen und den Weltmeisterschaften der letzten Jahre von den Athleten gezeigt wurden.
Wenn wir das Kunstturnen näher betrachten, so scheinen für den Außenstehenden die heute geturnten Übungen eigentlich nur aus **Artistik und Akrobatik** zu bestehen.
Es bleibt jedoch oft unberücksichtigt, daß dieses hohe Niveau der Athleten in dieser Sportart seine Grundlage in einer ausgezeichneten Qualität motorischer Grundfähigkeiten und Grundfertigkeiten hat, die oft spielerisch versteckt sind in den Verbindungen zwischen den schwierigen Elementen, und die erst die Voraussetzung für die Weiterentwicklung schwieriger und schwierigster Bewegungsabläufe und spektakulärer Neuentwicklungen von Übungsverbindungen darstellen.
In diesem Zusammenhang scheint es sehr wichtig besonders zu betonen, daß die Sportart Kunstturnen (und auch das allgemeine Gerätturnen) in der Regel nur mit den Maßstäben hervorragender Leistungen einiger weniger Spitzenathleten gemessen wird und die breite Basis der Pyramide mit den vielfältigen turnerischen Aktivitäten im allgemeinen Gerätturnen Tausender von Kindern, Jugendlichen und Erwachsenen unberücksichtigt bleibt.

Sportliche Aspekte im Kunstturnen

Beim allgemeinen Turnen wurde in den deutschen Turn- und Sportvereinen 1969 die Zweimillionen- und 1980 die Dreimillionengrenze überschritten. Dies bedeutet, daß immerhin 4,9 Prozent der Gesamtbevölkerung Turn- und Sportvereinen als Mitglieder angeschlossen sind (1).
Mutter und Kind-Turnen, Kinder- und Kleinkinderturnen, „Er und Sie“-Turnen, Familientreffs, Turnen für Ältere, Seniorenturnen sind nur einige der vielen angebotenen Möglichkeiten einer breitgefächerten Palette zur Freizeitgestaltung. In letzter Zeit sind unter sportmedizinischen Aspekten noch das Turnen mit Behinderten, das Turnen mit Herzinfarktpatienten (Infarktgruppen) hinzugekommen, eine sicherlich interessante Entwicklung unter dem Gesichtspunkt der körperlichen Rehabilitation von Kranken oder behinderten Menschen außerhalb des direkten medizinischen Einflußbereichs.

Gerätturnen

Im Gegensatz zum allgemeinen Turnen stellt das Gerätturnen höhere Anforderungen an das physische Leistungsvermögen

Wettkampfangebot des DTB für den Breitensport						
Turnfest Übungen erleicht. Pflicht-übungen	Ausgangs-wert in Punkten	Altersstufen in Jahren 9/10J.	11/12J.	13/14J.	15/16J.	17/18J.
T 2	8.00				X	X
T 3	7.00			X	X	X
T 4	6.00		X	X	X	X
T 5	5.00	X	X	X	X	
T 6	4.00	X	X	X		
T 7	3.00	X	X			
T 8	2.00	X				

Im Schwierigkeitsgrad abgestufte, insgesamt sehr erleichterte Pflichtübungen, die von der Bewegungs- und Belastungsanforderung schon mit 1× Training/Woche absolviert werden können!

Tab. 1

und an die Willensqualitäten der Übenden. Hier wird auf einer noch relativ niedrigen Leistungsstufe das Turnen zielgerichtet und übungsmäßig betrieben. Erste Ansätze bestimmen frühzeitig das zum Teil sehr deutliche Leistungsstreben, gleichwohl ob dieses schon bei den jüngsten Aktiven auf den Kinderturnfesten oder anderen Kinderwettkämpfen, bei Mannschaftswettkämpfen von Jungen und Mädchen, bei den Wettkämpfen der Altersturner usw. festzustellen ist.
Gerätturnen wird hier erstmals leistungs- und altersmäßig in Bereiche unterschiedlicher Anforderungen eingestuft. Es sind dies die sogenannten „T-Stufen" (Turnfest-Stufen), die z. Zt. und in den folgenden Jahren das gültige Programm der Wettkampfordnung darstellen (Tab. 1); diese bilden für jede Alters- und Könnensstufe ein vielfältiges Angebot an unterschiedlichsten Übungen (nicht nur an den Turngeräten, sondern auch in Gymnastik, Trampolinspringen, Leichtathletik und Schwimmen) ohne den Einzelnen in seiner Belastbarkeit allzusehr zu fordern.
Der zeitliche Aufwand in den Übungsstunden beträgt in der Regel nur 1—2mal etwa 1,5—2 Stunden wöchentlich: In diesem Bereich kann man noch nicht vom Gerätturnen als leistungsmäßig betriebene Sportart unter dem Gesichtspunkt eines sehr erheblichen Trainingsaufwandes und körperlichen Einsatzes im Training und Wettkampf sprechen.

Kunstturnen

Das Kunstturnen als leistungssportlich oder hochleistungssportlich betriebenes Gerätturnen ist gekennzeichnet durch die systematische Schulung der körperlichen Eigenschaften (motorische Grundeigenschaften: Kraft, Ausdauer, Schnelligkeit, Gelenkigkeit) und durch das Erlernen eines breitgefächerten Spektrums von Bewegungsfertig-

Aufbau- u. Breitenwettkämpfe Gerätturnen Schule u. Verein			
Leistungs- (L-) stufen	Ausgangs- Wert in Punkten		
L 1	9.00	Jugend u. Aktive	
L 2	8.00		
L 3	7.00	Schüler-	
L 4	6.00	klasse	wahl-
L 5	5.00		weise
L 6	4.00		nach
L 7	3.00		Leistungs-
L 8	2.00		fähigkeit
Niedrigere Wettkampfanforderungen mit abgestufter Punktbewertung im Vergleich zu den Meisterschafts-Wettkämpfen.			

Tab. 2

keiten von dem niedrigsten Leistungsniveau bis hin zur höchsten Spezialisierung nach internationalen Maßstäben (Tab. 2). Dieses leistungsmäßig betriebene Kunstturnen stellt an den Athleten sehr hohe physische und psychische Anforderungen: es muß daher sehr frühzeitig eine Auswahl von talentierten Jungen und Mädchen erfolgen, die die für das Kunstturnen notwendigen Grundfähigkeiten besitzen und eine sehr gute motorische Koordinationsfähigkeit einschließlich eines guten räumlichen Orientierungsvermögens erkennen lassen. Es muß dann ein zielgerichteter und nach anerkannten Trainingsgrundsätzen aufgebauter, langjähriger Schulungsprozeß erfolgen, der von dem Athleten auch eine optimale willentliche Einstellung zu seiner Sportart erfordert, der selbst natürlich auch in seinem sozialen und soziologischen Umfeld des notwendigen Rückhalts und der Unterstützung bedarf.

Leistungsnormen für die körperliche Entwicklung finden wettkampfmäßig in den sogenannten „M-Stufen" (Meisterschaftsstufen) ihren Niederschlag, die eine Klassifizierung nach Altersstufen und dem gewünschten Schwierigkeitsgrad der Turnübung ermöglichen (2).
Von besonderer Bedeutung ist hier das wettkampfmäßige Gerätturnen, einer Kombination von Pflicht- und Kürübungen, die weltweit und einheitlich nach dem internationalen Regelbuch *„Code de Pointage"* bewertet werden. Die höchste Stufe dieses Wettkampfprogramms ist im Kunstturnen der Frauen der „Olympische Achtkampf" an 4 Turngeräten (Pferdsprung, Stufenbarren, Schwebebalken, Boden) und im Kunstturnen der Männer der „Olympische Zwölf-Kampf" an 6 Turngeräten (Boden, Reck, Barren, Ringe, Seitpferd, Pferdsprung), jeweils mit einer Hälfte Pflicht- und Kürübung (Tab. 3).
Die einheitliche und die notwendig erforderliche motorische Grundausbildung für die Vielfalt der möglichen Bewegungsformen und unterschiedlichen Strukturgruppen von Bewegungsabläufen wird bei den Anfängern der niedrigsten Leistungsstufen mit einem erleichterten Pflichtprogramm begonnen (Mädchen 4 Pflichtübungen, Jungen 6 Pflichtübungen von jeweils unterschiedlichen Schweregraden). Stufenweise erfolgt dann in den einzelnen Altersgruppen die zunehmende Leistungssteigerung bis zum Erreichen des nationalen bzw. des internationalen Niveaus und der Krönung des Turnens, dem Olympischen Acht- bzw. Zwölf-Kampf.
In ihrem Schwierigkeitsgrad werden die Kürübungen nach der Anzahl der geturnten A-, B- und C-Teile, der Anzahl der geturnten Gesamtelemente und der Kombination von schwierigen Elementen zu höherwertigen Schwierigkeiten bewertet.
Grundlage für das Erreichen dieser Spitzenleistung ist ein langjähriges, methodisch gut aufgebautes und einwandfreies Training, was sich natürlich in Gestaltung und

	Spitzensport Meisterschaften				
	Meister-schafts-stufen	Punkte Ausgangswert			
Olymp. 12-Kampf Kür u. Pflicht	M 1	10.00	Deutsche Meister-schaft Männer 19 Jahre u. älter	Deutsche Jugend-Meister-schaft 16—18 Jahre	
12-Kampf erleicht.	M 2	9.00			
6-Kampf Pflicht	M 3	8.00			Deutsche Schüler-Meister-schaft 15 Jahre jünger

Tab. 3

Intensität an den Zeitabschnitten (Trainingsperioden) der zu absolvierenden Wettkämpfe orientiert (3).

Bei optimaler Trainingsgestaltung, optimalen Trainingsgeräten und der Einbeziehung der notwendigen physisch-medizinischen und sozial-soziologischen Betreuung ist bei den Mädchen in der Regel eine Trainingszeit von 4—5 Jahren, bei den Jungen von 5—7 Jahren erforderlich, vom Zeitpunkt des ersten zielgerichteten Leistungstrainings an gerechnet, um das nationale (im günstigsten Fall auch das internationale) Leistungsniveau zu erreichen. Dies bedeutet, daß die Jungen in der Regel mit 10—11 Jahren, die Mädchen hingegen schon mit 8—10 Jahren dieses Leistungstraining aufnehmen, was anfangs noch mit einem relativ geringen wöchentlichen Trainingsumfang und einer tolerierbaren Trainingsbelastung erfolgen muß (3, 4, 5).

Turngeräte und körperliche Anforderungen

Das Gerätturnen beinhaltet **bei den Männern** das Turnen am **Boden, Seitpferd, Ringe, Pferdsprung, Barren und Reck, im Frauenturnen** sind es die Geräte **Sprungpferd, Stufenbarren, Schwebebalken und Boden.** Diese Turngeräte, die letztlich auf die klassischen Geräte des „Turnvaters" *Jahn* auf der Berliner Hasenheide zurückzuführen sind, haben in den letzten 3 Jahrzehnten mannigfaltige Änderungen erfahren. Die ständige Neu- und Weiterentwicklung bzw. Konstruktionsverbesserung ermöglicht dem Athleten gleichfalls eine Weiterentwicklung und Neuschöpfung turnerischer Bewegungsabläufe, die wiederum erst in Verbindung mit den

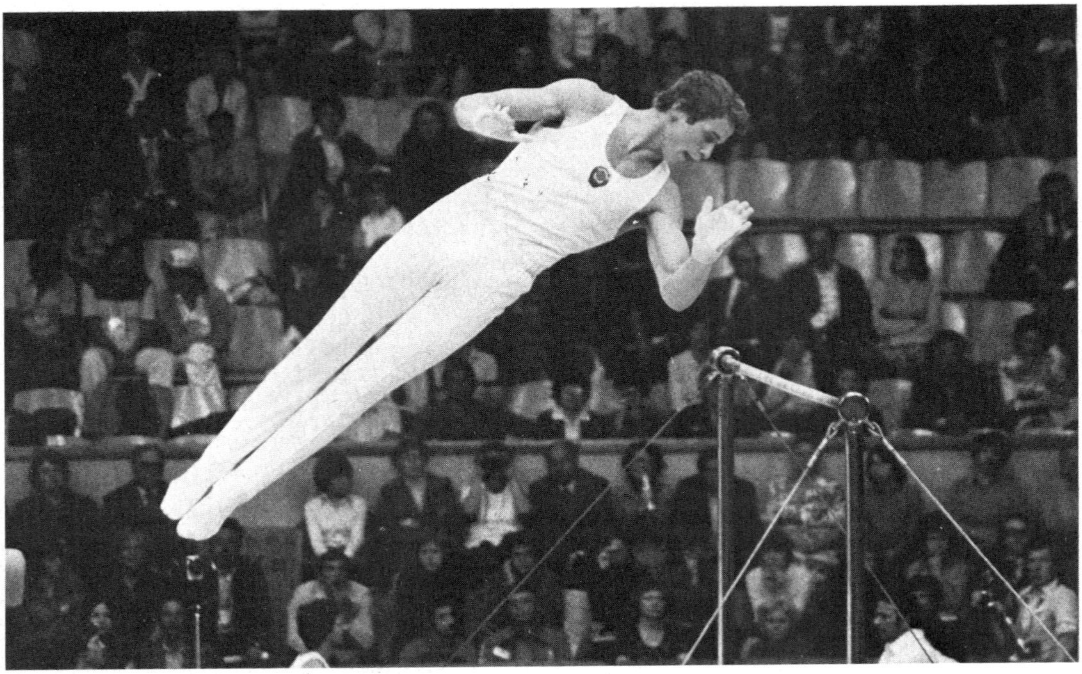

Abb. 1 Bewegungsstudie beim Reckturnen.

Erkenntnissen der modernen Biomechanik ihre Vervollkommnung erfahren. Technische Neuerungen, wie beispielsweise die Verbesserung der elastischen Eigenschaften der Stufenbarrenholme, der Absprungbretter beim Pferdspringen, der weichelastischen und gleichzeitig federnden Bodenturnflächen, wie auch die Weiterentwicklung der Hilfsgeräte, wie der Deckenlongen (zur Sicherung des Aktiven bei schwierigen Bewegungsabläufen), der Weichböden und der Schaumstoff-Schnitzelgruben (zur gefahrloseren Landung), der Niedersprungmatten an den Geräten (mit besseren Dämpfungseigenschaften beim Niedersprung) usw., geben die Möglichkeit, das Training der Bewegungsfertigkeiten optimaler und damit risikoloser, d. h. verletzungsschonender zu gestalten (6).
Die Vielfalt der Turngeräte bedingt die verschiedenartigsten Bewegungsbeanspruchungen an den Organismus; geht man von den allgemeinen motorischen Grundeigenschaften des Sportlers (Kraft, Ausdauer, Schnelligkeit und Gelenkigkeit) aus und auf die speziellen Anforderungen im Kunstturnen ein, so läßt sich ein relativ konstantes, d. h. immer wiederkehrendes Bewegungs- und Belastungsmuster erkennen (nach 3, 4, 5, 13).

Bodenturnen

Bewegungskombinationen und Belastungen der Arme, des Rumpfes, der Beine mit den vielfältigsten Gestaltungsformen (Drehungen, Sprünge, statische Teile), akrobatische Turnelemente und verschiedenste Bewegungsformen aus dem Ballett und der künstlerischen Gymnastik; mit vorwiegender Belastung der Handgelenke (handgestützte Bewegungsabläufe), der Knie- und Sprunggelenke, einschließlich der Achilles- und Patellarsehne, sowie im Frauenturnen besonders der Wirbelsäule (lordosierende Übungsteile).

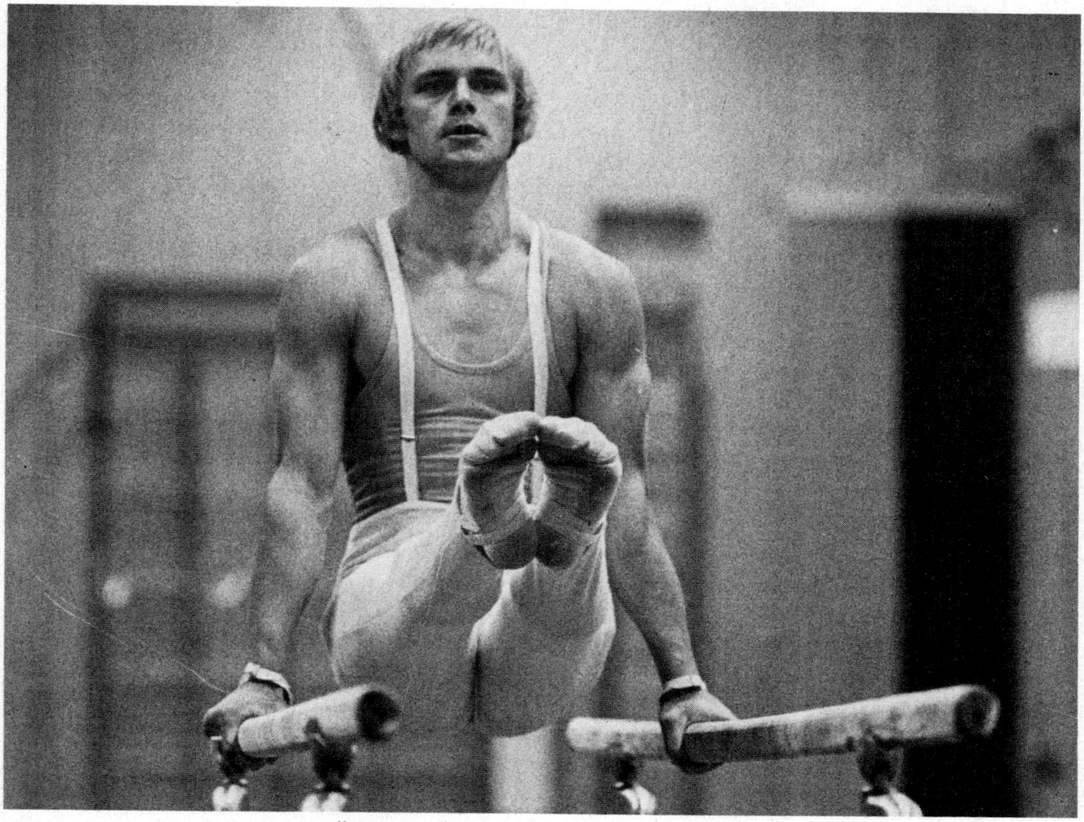

Abb. 2 Barrenturnen. Statischer Übungsteil.

Reckturnen

Dynamische Schwungbewegungen mit einem hohen Maß an Bewegungskoordination und räumlicher Orientierungsfähigkeit bei vorwiegender muskulärer Kraft- und Kraftausdauerbelastung der oberen Gliedmaßen und der Arm-Rumpfverbindung bei gleichzeitig optimaler Gesamtkörperspannung (Abb. 1).

Barrenturnen

Schwung- und Kraftübungen sowie statische Elemente aus und in den verschiedensten Stützpositionen mit vorwiegender Beanspruchung der Schultergürtel- und Rumpfmuskulatur bei gleichzeitig gut ausgeprägter Gelenkigkeit des Schultergürtels; weiterhin erhebliche Anforderungen an eine gute Bewegungskoordination, ein hervorragendes Reaktions- und räumliches Orientierungsvermögen (Abb. 2).

Turnen an den Ringen

Aus Schwung- und Kraftelementen unterschiedlichster Gestaltung mit hohen Anforderungen an die Bewegungskoordination, an ein ausgezeichnetes Gleichgewichtsempfinden mit erheblicher Kraft- und Kraftausdauerbelastung der Arme, des Schultergürtels und des Rumpfes, mit besonderer Beanspruchung des Schultergür-

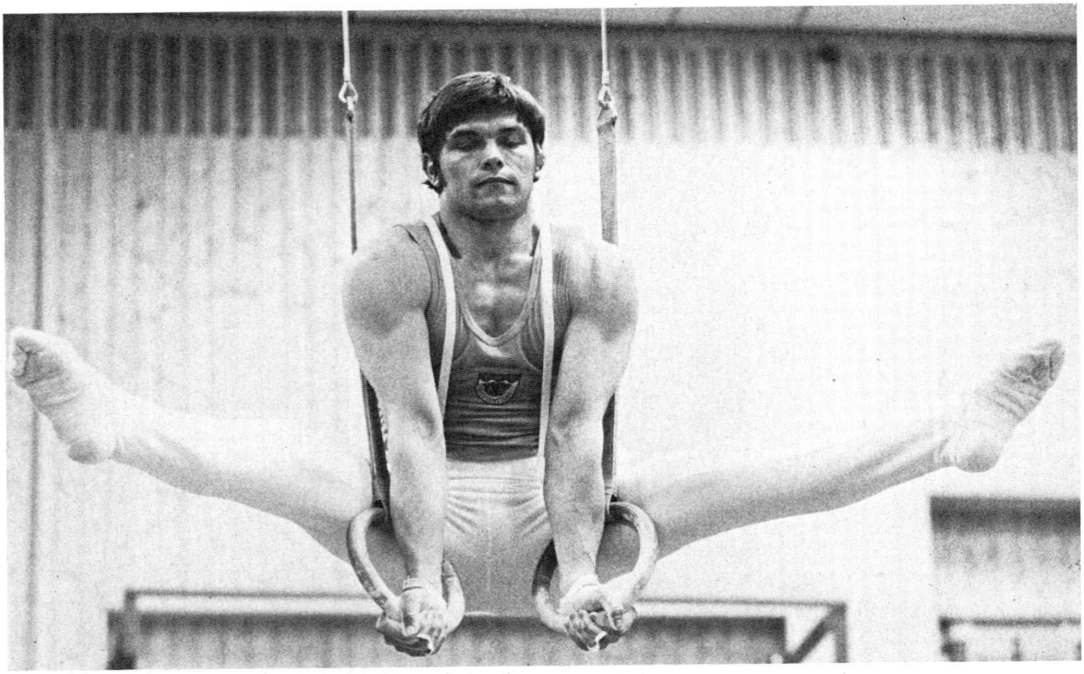

Abb. 3 Ringturnen. Statischer Übungsteil.

tels (insbesondere Schultereckgelenk) und Belastungsgefährdung der Lendenwirbelsäule (Abb. 3).

Turnen am Seitpferd (Pauschenpferd)

Schwungbewegungen (Überschwünge) bei gleichzeitigem oder wechselseitigem Stütz eines oder beider Arme auf den Pauschen oder auf dem Pferd selbst, mit hoher Armstütz-, aber auch Gesamtkörperkraft (Rumpf, Beine) und Voraussetzung eines gutentwickelten Bewegungs- und Gleichgewichtsempfindens (Abb. 4).

Turnen am Stufenbarren (mit Holmen ungleicher Höhe)

Schwungbewegungen aus den verschiedensten Hang- und Stützpositionen mit nur geringer statischer Belastung ohne klassische Kraftübungsteile, mit hohen Anforderungen an eine gut ausgeprägte Arm-, Schulter- und Rumpfmuskulatur bei gleichzeitiger großer Beweglichkeit der Schulter- und Hüftgelenke, mit einem hohen Maß an räumlicher Orientierungsfähigkeit und gutem Bewegungskoordinationsvermögen.

Turnen am Schwebebalken

Übungsverbindungen tänzerischer, gymnastischer Art sowie akrobatische Elemente aus dem Bodenturnen und statische Übungsteile (Handstände), mit Anforderung an ein hervorragendes Bewegungsempfinden für Koordination und räumliche Orientierung sowie vorzügliche Gleichgewichtsempfindung; Belastung vorwiegend der Lendenwirbelsäule (lordosierende Übungsteile) sowie der Sprunggelenke bei akrobatischen Teilen (Abb. 5).

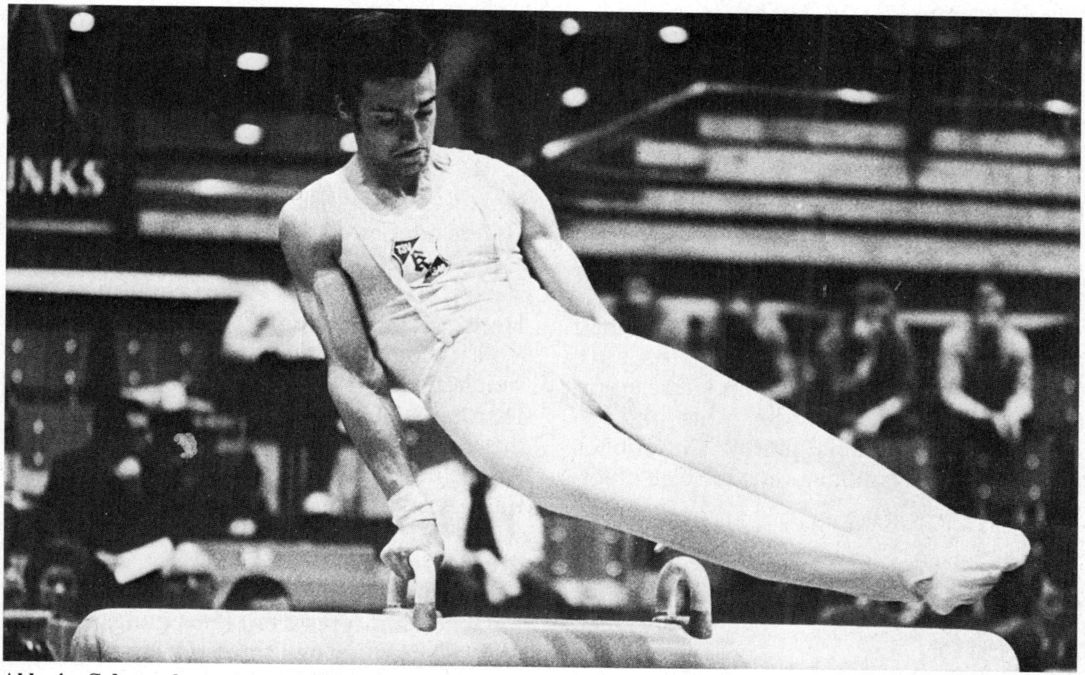

Abb. 4 Schwungbewegung am Seitpferd.

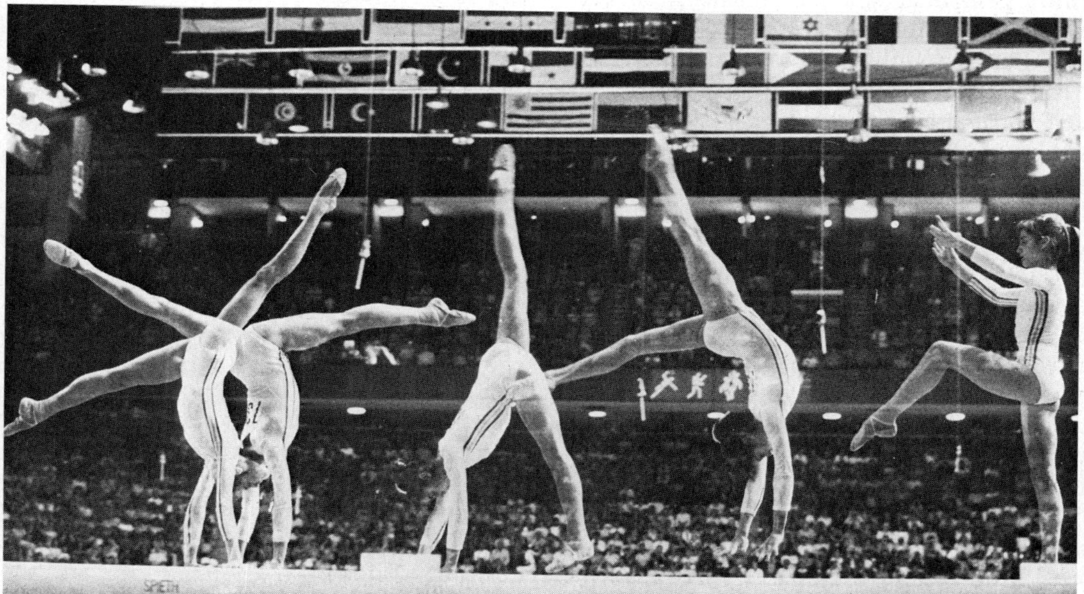

Abb. 5 Bewegungsstudie am Schwebebalken.

Pferdsprünge

(Im Frauenturnen Seitpferd ohne Pauschen, im Männerturnen Längspferd ohne Pauschen): Verschiedenartigste gestützte Bewegungsformen, die in den höheren Leistungsstufen in der Regel durch die Handstandposition führen und kombiniert sind mit Drehungen um die Körperlängs- und/oder Körperquerachse, mit hohen Ansprüchen an die Bewegungsschnelligkeit (Sprintgeschwindigkeit beim Anlauf), Stützkraft der Arme sowie an eine hervorragende Bewegungskoordinations- und Reaktionsfähigkeit bei gutem räumlichen Orientierungsvermögen sowie Entschlossenheit und Mut.

Sportmedizinische Aspekte, Sportverletzungen

Im allgemeinen läßt sich hinsichtlich der Verletzungshäufigkeit folgendes sagen: in der Bundesrepublik Deutschland sind 3 Millionen männliche und weibliche Aktive den Turn- und Sportvereinen angeschlossen, darunter etwa 1,5 Millionen Kinder und Jugendliche. In der Rangfolge der Häufigkeit von Sportverletzungen liegt jedoch Geräteturnen nach *Groh* (8) nach einer Untersuchung von 1959 an 6. Stelle, nach *Krahl* und *Steinbrück* (9) in der Heidelberger Sportambulanz in den Jahren von 1974 bis 1978 an 4. Stelle und nach einer Statistik des Landessportbundes Hessen von 1972, die nur Vereinssportler berücksichtigt, an 15. Stelle (10).
Berücksichtigt man die Invalidität auf Grund von Sportverletzungen, so liegen nach *Groh* (9) noch die Sportarten **Handball, Fußball und Skilauf vor Turnen; unter Einbeziehung des Invaliditätsgrades liegt Turnen mit 15,0 Prozent hinter Skilauf (16,6 Prozent) und Fußball (15,3 Prozent).**

Im folgenden sind die typischen Sportverletzungsarten beschrieben.

Verletzungen am Handgelenk

Navicularefrakturen durch Sturz auf die Hände oder auch durch harte Stützreaktionen bei dorsalflektierter oder ulnar abduzierter Hand (bei Radialabduktion im Handgelenk kann das Os naviculare durch Volarflexion dem massiven Stützdruck ausweichen).
Distorsionen und lokale Überlastungssyndrome der interossären Bänder und lokaler Kapselbezirke (*Schwerdtner,* 11) sind häufige Verletzungen typischer Bewegungsmuster bei Stützübungen, Seitpferdturnen, Pferdsprung, Bodenturnen.
Handwurzelblockierungen (osteopathische Läsionen mit typischem Bewegungsdefizit) und gelegentlich nachfolgende lokale Synovitiden, auch als Folge von überstarker Stützbeanspruchung, verursachen sehr häufig langanhaltende und hartnäckige Belastungsprobleme bei gestützten Bewegungsabläufen.
Selten sind Frakturen der Mittelhand und der Fingerknochen: häufiger kommt es zu Fissuren einzelner Knochen des Handskeletts, die mitunter erhebliche diagnostische Schwierigkeiten bereiten, wenn diese röntgenologisch nicht gleich erfaßbar sind.

Verletzungen am Unterarm

Bei dem gleichen Bewegungsmuster mit fehlerhaften Stützreaktionen oder auch beim Abfangen eines Sturzes (typisch für das Bock- und Kastenspringen und das Springen am kleinen Trampolin — Sprungtrampolin — im Gerätturnen der niederen Leistungsstufen);
Folgen sind häufig distale Radiusepiphysenlösungen mit oder ohne Frakturen bzw. Dislokationen, bei älteren Jugendlichen gelegentlich distale Radiusfrakturen. In der

Regel wird jedoch bei diesem Verletzungsmuster eher das Ellenbogengelenk von einer Verletzung betroffen.
Diagnostische Schwierigkeiten ergeben sich mitunter bei der einfachen Epiphysenlösung ohne Dislokation; hier hilft der röntgenologische Seitenvergleich, bzw. eine kurzfristige Röntgenkontrollaufnahme.

Verletzungen am Ellenbogen

Epiphysenfrakturen bei Kindern, sonst Radiusköpfchen- oder Olecranonfrakturen, Seitenbandein- oder Abrisse, mit oder ohne Epicondylenabrisse entstehen meist durch das Abfangen eines Sturzes mit gestrecktem Ellenbogengelenk.

Verletzungen am Schultergelenk

Akute Muskel-Sehnen-Verletzungen oder muskuläres Überlastungssyndrom der Abduktions- und Rotationsmuskulatur in der Häufigkeit (abnehmende Reihenfolge):
Musculus deltoideus, teres minor, Muskulus supraspinatus, infraspinatus, Musculus subscapularis und biceps humeri.
Diagnostisch relativ unproblematisch mit typischem lokalisiertem Druckschmerz und positiven isometrischen Belastungstesten nach *Janda* (12).
Hingegen ist oft das Ausmaß der Verletzungen nicht leicht zu diagnostizieren.
Häufig kommt es auch zu Verletzungen des Schultereckgelenkes besonders beim Ringeturnen der Männer: durch die beweglich aufgehängten Ringe kommt es bei allen Schwungübungen zu sehr exzentrischen Bewegungsbahnen des Körperschwerpunktes (besonders bei Turnern niedrigeren Leistungsniveaus), so daß bei unzureichender muskulärer Führung im Schultergürtelbereich das Verletzungsrisiko sowohl der Schultergelenke als auch der Schultereckgelenke relativ groß ist.

Verletzungen der Halswirbelsäule

Akute Verletzungen mit Wirbelfrakturen, Luxationsfrakturen oder Rückenmarksverletzungen sind relativ selten; öfters sind leichtere Distorsionen mit Zerrung der Muskulatur und der intervertebralen Ligamente zu diagnostizieren, verursacht meist durch mißglückte Landungen beim Bodenturnen oder bei Stürzen von den Geräten (Trotz häufiger verletzungsträchtiger Stürze sind schwere Verletzungen vergleichsweise relativ selten).

Verletzungen von Brust- und Lendenwirbelsäule

Knöcherne Verletzungen wie Quer- oder Dornfortsatzbrüche und Impressionsfrakturen sind relativ selten und in der Regel nur bei Sportlern niedrigeren Leistungsniveaus und beim **Trampolinturnen** zu finden (Der beste Verletzungsschutz ist ein gut ausgebildetes „Muskelkorsett").
Gelegentlich Muskelzerrungen der Rückenstrecker und der Flankenmuskulatur; häufiger sind Wirbelblockierungen die Ursache von Spontan-, Bewegungs- und Belastungsschmerzen, die bei subtiler Untersuchung der Beweglichkeit im Bewegungssegment *(Junghans)* erfaßt und **chirotherapeutisch** mit gutem Erfolg behandelt werden können.
Gleiches gilt auch für die Blockierung der Iliosakralgelenke, die häufig mit einem pseudoradikulären Reizsyndrom im Bereich der unteren Extremitäten oder mit Schmerzausstrahlung in die ischiokrurale Muskulatur verbunden ist.

Beckenverletzungen

Frakturen der Beckenknochen sind extrem selten und nur Folge schwerster Stürze.
Häufiger sind schmerzhafte Myo- und Insertionstenopathien der Glutaeen (Glu-

taeus medius), der Adduktoren, des Grazilis und des Tensor fasciae latae zu beobachten. Das Adduktorensyndrom ist in der Regel Folge einer akuten Überbelastung (Muskelzerrung) bei Dehnungsübungen einer unzureichend vorbereiteten Muskulatur (Aufwärmübungen!), bei zu intensiven Dehnungsübungen, in kalter Umgebungstemperatur, aber auch häufig in der Phase des verstärkten Längenwachstums bei Kindern und Jugendlichen. (Bei der Myotendopathie des Adductor magnus oder des Grazilis sollten auch die Druckpunkte der Muskel-Sehnen-Ansätze am Condylus medialis femoris beachtet werden, die häufig Ursache von Kniegelenkbeschwerden sind).
Apophysenabrisse (Spina iliaca anterior inferior oder Tuber ossis ischii) sind im Kunstturnen seltene Sportverletzungen.

Kniegelenkverletzungen

Am Kniegelenk spielen harte Landungen oder Landungen bei unvollständig ausgeführter Körperlängsachsendrehung (insbesondere bei Landungen auf den Weichböden) ein erhebliches Verletzungsrisiko, in deren Folge häufig Meniskusrisse, Seitenbandab- oder -einrisse oder Kapselrisse vorkommen können.
Im Kindesalter sind die **Epiphysenfugen** sehr gefährdet, und hier ist häufiger die distale Femurepiphyse als die proximale Tibiaepiphyse betroffen (13).
Akute Belastungsprobleme treten bei allen Absprungbewegungen (Pferdsprung, Bodenturnen) besonders bei Knochenwachstumsstörungen der Apophysen des Ligamentum patellae als Morbus Schlatter und Morbus Sinding Laarsen auf. Ebenfalls Ursache einer langanhaltenden Belastungseinschränkung kann die Chondropathia patellae sein, die jedoch nicht nur auf das Kunstturnen bezogen ist.
Im Bereich des Hoffaschen Fettkörpers führen häufig Flüssigkeitseinlagerungen praemenstruell zu derben oder prallelastischen Schwellungen, die dann bei chronischer Traumatisierung (Streckbewegung beim Absprung) zu hartnäckigen Reizzuständen führen können.

Verletzungen der Unterschenkel und der Sprunggelenke

Frakturen der distalen Tibia oder Fibula (Innen- und Außenknöchelfraktur, Fraktur eines Volkmannschen Dreiecks, usw.) und im Kindesalter dementsprechend Epiphysenlösungen, entstehen meist bei harten oder mißglückten Landungen bei den Abgängen von den Turngeräten oder auch als einfaches Umknicken bei harmlosen Bewegungsabläufen durch fehlende muskuläre Reflexsicherung (Ermüdung, Unachtsamkeit) (15).
Häufiger sind leichtere Distorsionsverletzungen mit Kapselrissen; inkomplette oder komplette Bandrupturen sind relativ selten. Hier stellt die **Mikrotraumatisierung** der Sprunggelenkkapsel oder Bänder des oberen Sprunggelenkes den Sportmediziner vor weit schwierigere Probleme als das akute Makrotrauma.

Bei der Distorsionsverletzung des oberen Sprunggelenkes kommt es häufig durch die gleichzeitige Traumatisierung des Gelenkknorpels (meist Talusrolle, Flake fracture) nachAusheilung der eigentlichen Kapselverletzung zu hartnäckigen, posttraumatischen Belastungsbeschwerden und synovialen Reizzuständen (traumatischer Knorpelschaden).

Die Achillessehnen sind im Gerätturnen sehr gefährdet. Nach *Krahl* (14) sind es die hohen Belastungsspitzen, äußere Störfaktoren (harter Untergrund oder zu stark federnde Bodenflächen), innere Störfaktoren (Ermüdung, Fehlinnervation) oder Ausfall der Reflexsicherung, die zur Fehlinnervation sämtlicher Muskelfasern

führen. Bei dieser akuten „Versagenssituation von Sehnen und Muskeln" *(Krahl)* ist die Achillessehnenruptur die Folge, wohingegen bei chronischer Fehlbelastung die Tendopathien (einschließlich der Insertionstendopathien) oder die Paratenonitiden die Folge sind.
Neuerdings ist jedoch erfreulicherweise ein Rückgang der Akutverletzungen (dank der Neu- und Weiterentwicklung der Matten und Bodenturnflächen) zu verzeichnen, gleichzeitig fällt jedoch bei fehlerhafter Trainingsweise die Zunahme der chronischen Überlastungssyndrome auf.

Fußverletzungen

Frakturen der Fußwurzelknochen sind selten, häufiger die der Metacarpalia, die gerätbedingt bei Absprüngen oder Landungen auf Mattenunregelmäßigkeiten (unkorrekte Mattenlage) oder bei falschen Absprungbewegungen auftreten.
Axiale Stauchverletzungen der Zehen (an den Turngeräten) führen gelegentlich zu Infraktionen oder Frakturen, wenn auch Distorsionen, beispielsweise des Großzehengrundgelenks, weit häufiger beobachtet werden. Problematisch sind überlastungsbedingte Tendopathien der Fußwurzel und im Kindesalter die Periostosis calcanei sowie die Wachstumsstörung im Bereich des Tuber calcanei, die Apophysitis calcanei, als reaktive Reizzustände bei lokalem Übertraining.

Prophylaktische Maßnahmen

1. Training von Bewegungsabläufen, das den physiologischen Gegebenheiten und dem Fähigkeitsniveau des einzelnen Sportlers entspricht.
2. Trainingsmethodisch einwandfrei aufgebauter Lernprozeß.
3. Ausreichende Hilfestellung im Lernprozeß.
4. Korrektur von fehlerhaften Bewegungsabläufen, die bestimmte Körperteile zu stark beanspruchen.
5. Gezieltes, ergänzendes Muskelkrafttraining muskulär bedingter motorischer Schwächen.
6. Ordnungsgemäße Trainings- und Wettkampfgeräte (Matten, gepolsterte Sprungbretter, gute Bodenturnfläche, Weichbodenmatten, usw.).
7. Ausreichende Aufwärmung zu Beginn des Trainings und vor dem Wettkampf.
8. Ausnutzung von physiotherapeutischen Behandlungsmöglichkeiten (Sportmassagen, Bäder, Wärmebestrahlungen, Packungen, usw.) als integrierter und notwendiger Bestandteil im Gesamtkomplex des Leistungssports.

Literatur

1. Deutscher Turnerbund: Jahrbuch der Turnkunst 1980/81. Pohl Verlag, Celle 1980

2. Aufgabenbuch 1981/84 des Deutschen Turner-Bundes. Pohl Verlag, Celle 1981

3. *Ukran, M. L.:* Methodik des Turntrainings. Schriftenreihe zur Praxis der Leibesübungen und des Sports, Bd. 91. Verlag K. Hofmann, Schorndorf 1975

4. *Czoske, H.-J.:* Das Training des jugendlichen Turners. Verlag K. Hofmann, Schorndorf 1975

5. *Friedrich, E., M. Nilson:* Geräteturnen I, Rowohlt Verlag, Hamburg 1979

6. *Brüggemann, P.:* Geräteoptimierung aus der Sicht des Biomechanikers. Symp. des Internat. Turner-Bundes, Tübingen 1980

7. *Schneider, P. G.:* Moderne Diagnostik und Therapie von Sportverletzungen. In: Belastungstoleranz des Bewegungsapparates, *Cotta H., H. Krahl, K. Steinbrück* (Hrsg.). Thieme Verlag, Stuttgart – New York 1980

8. *Groh, H., P. Groh:* Sportverletzungen und Sportschäden. Luitpold, München 1975

9. *Krahl, H., K. Steinbrück:* Traumatologie des Sports. In: Belastungstoleranz des Bewegungsapparates. *Cotta H., H. Krahl, K. Steinbrück* (Hrsg.). Thieme Verlag, Stuttgart – New York 1980

10. *Horn, W.:* Unfallhäufigkeit und Ursache im Vereinssport. In: Unfallursachen und Unfallverhütung im Sport, Beiträge zur Sportmedizin, Bd. 7 *Claus, A.* (Hrsg.). Perimed Verlag, Erlangen 1977

11. *Schwerdtner, H. P.:* Typische Verletzungsmuster und Überlastungsschäden im Kunstturnen (obere Extremitäten). Symp. des Internat. Turner-Bundes, Tübingen 1980

12. *Janda, V.:* Muskelfunktionsprüfung. VEB Verlag, Volk und Gesundheit, Berlin 1959

13. *Franke, K.:* Traumatologie des Sports. Thieme Verlag, Stuttgart – New York 1980

14. *Krahl, H.:* Belastbarkeit von Muskeln und Sehnen, 16. Fortbildungslg. Berufsverband Fachärzte für Orthopädie 1975. In: Praktische Orthopädie, Bd. 7, Vordruckverlag Bruchsal, 1977

15. *Williams, J. G. P.:* Sportverletzungen. Folia traumatologica, Geigy, Basel 1973

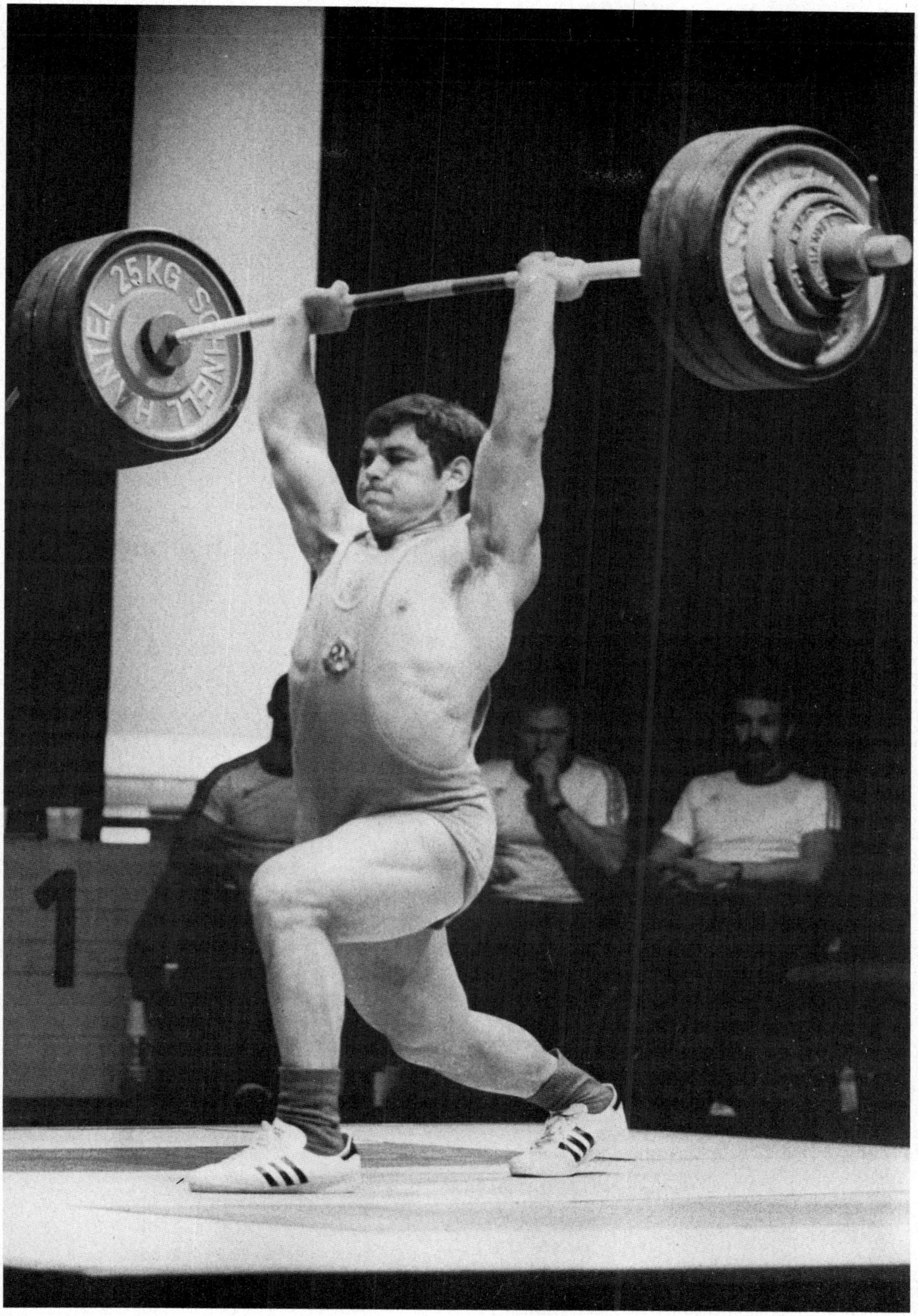
25KG SCHNELL
1

Gewichtheben

B. Dörr, W. Pförringer

Gewichtheben hat seine Tradition bereits in der Antike, als bei den Griechen Steinstoßen und Gewichtheben Teil der Kraftschulung war. Überliefert ist uns der Name von Milon von Kroton als einem der berühmtesten Athleten seiner Zeit in diesen Disziplinen. Obwohl bereits 1896 in Athen bei der ersten Olympiade der Neuzeit Gewichtheben olympische Disziplin war, bestanden bis vor wenigen Jahren dieser Sportart gegenüber eher noch Vorbehalte. Als Randsportart nach allgemeiner Meinung von nur wenigen und unförmigen „Kolossen" ausgeübt, hatte der Sportarzt wenig Einblick in die Bewegungsabläufe, Technik und Verletzungsmöglichkeiten (*Steinbrück* 1977). Der Wandel der letzten Jahre, der in der deutschen Öffentlichkeit vor der Münchner Olympiade 1972 durch die Konkurrenz zwischen Alexejew und Mang Eingang in das Bewußtsein einer breiteren Öffentlichkeit fand, zeigte sich dann auch in den ständig neuen Höchstleistungen von Milser, Negwer u. a. Die später in nahezu den meisten Sportarten angeschnittene Frage der Verwendung von **Anabolika** tauchte auch

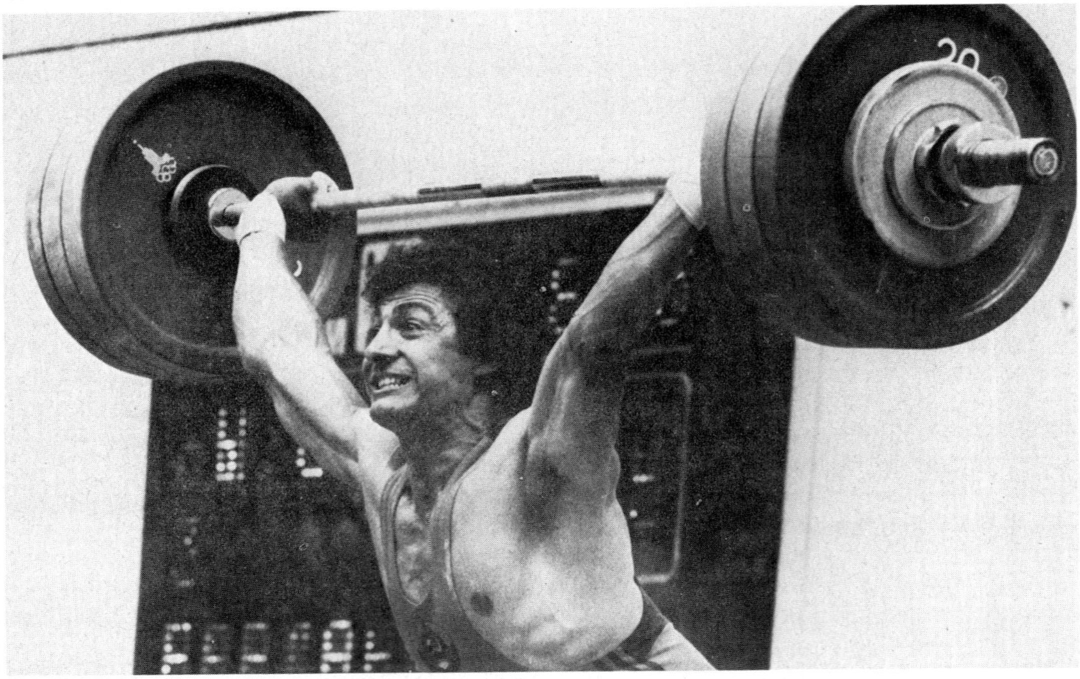

Abb. 1 Gewicht auf dem Weg zur Hochstrecke beim „Reißen".

im Gewichtheben auf und machte (zum Teil auch berechtigt) Schlagzeilen.
Die Sportmedizin des Ostblocks widmete dem Geschehen im Gewichtheben schon sehr viel länger die notwendige Aufmerksamkeit, wodurch der Vorsprung bei den sportlichen Erfolgen gegenüber der westlichen Welt sicher mit bedingt ist.

Technik, Regeln, Ablauf

Es gibt beim Gewichtheben 10 Gewichtsklassen mit 52, 56, 60, 67,5, 75, 82,5, 90, 100, 110 und als **Superschwergewicht** über 110 kg Körpergewicht ohne Limit. Die Wettkämpfe werden im sogenannten olympischen Zweikampf, der aus **„Reißen"** und **„Stoßen"** besteht, ausgetragen. **Seit 1972 wird auf Grund medizinischer Intervention das bis dahin ausgeübte „Drücken"** nicht mehr durchgeführt.
Beim **Reißen** (Abb. 1) wird das Gewicht, das mit breitgespreizten Armen gefaßt wird, in einem Zug ohne Pause zur Hochstrecke gebracht. Hierbei unterscheidet man zwischen der **Hocketechnik** (Abb. 2) und der heute kaum noch ausgeübten **Ausfalltechnik.** Bei der Hocketechnik wird in dem Moment, in dem das Gewicht während des Hebevorgangs etwa die Brusthöhe erreicht hat, das geforderte Halten des Gewichts mit gestreckten Armen in Über-Kopf-Höhe dadurch erzielt, daß der Heber während des Hebevorgangs in die Hocke „abtaucht" und aus dieser Hocke heraus dann aufsteht. Es bedarf keines festgelegten Zeitraums des Haltens des gehobenen Gewichtes mit ausgestreckten Armen, sondern es muß erkennbar sein, daß der Heber mit ausgestrecktem Arm zum Stillstand gekommen ist. Bei internationalen Kämpfen erfolgt in diesem Moment ein kombiniertes optisch-akustisches Signal, während auf kleineren Wettkämpfen durch das Handzeichen des Schiedsrichters der regelrechte Abschluß der geforderten Übung signalisiert wird.
Bei der heute kaum noch geübten Ausfalltechnik wird das vollständige Anheben des Gewichtes dadurch erreicht, daß der Heber in einen Ausfallschritt fällt und dadurch das Gewicht zur Hochstrecke bringt.
Stoßen: Beim Stoßen wird das Gewicht in etwa schulterbreitem Griff gefaßt, in einem Zug bis zur Brusthöhe gezogen und dort auf den Schultern gehalten. Dies läßt sich mit zwei verschiedenen Techniken, nämlich der bereits beschriebenen Hocketechnik oder mit der Ausfalltechnik (Abb. 3 und 4), erreichen. Um das Gewicht zur Hochstrecke zu bringen, geht der Heber danach in Kniebeugestellung von etwa 40 Grad Beugung, und durch das Strecken der Knie wird der notwendige Schwung erreicht um das Gewicht zur Hochstrecke zu bringen. Dies wird durch einen zusätzlichen Ausfallschritt unterstützt.
Die heute nicht mehr geübte Technik des **Drückens** wurde deswegen verlassen, weil sich gezeigt hat, daß gehäuft Spondylolysen und Spondylolisthesen und als Spätfolge erhebliche degenerative Veränderungen der Wirbelsäule entstehen. Dies ist wohl in erster Linie durch die hauptsächlich während des Trainings durchzuführenden, häufigen ruckartigen Hyperlordosierungen bedingt, bei denen das Gewicht, das in Schulterhöhe gehalten wird, dadurch zur Hochstrecke gebracht wird, daß der Heber in extremer Hyperretroflexion der Wirbelsäule „abtaucht". Ähnliche Hyperlordosierungen treten unter den übrigen Sportarten gehäuft vor allen Dingen bei Speerwerfern, Trampolinspringern und Schwimmern (*Cotta* und *Krahl* 1977) auf.

Sportgerät:

Gehoben wird auf einer ebenen Holzunterlage (Abb. 5) mit integrierten Gummiflächen mit den Abmessungen 4 x 4 m.

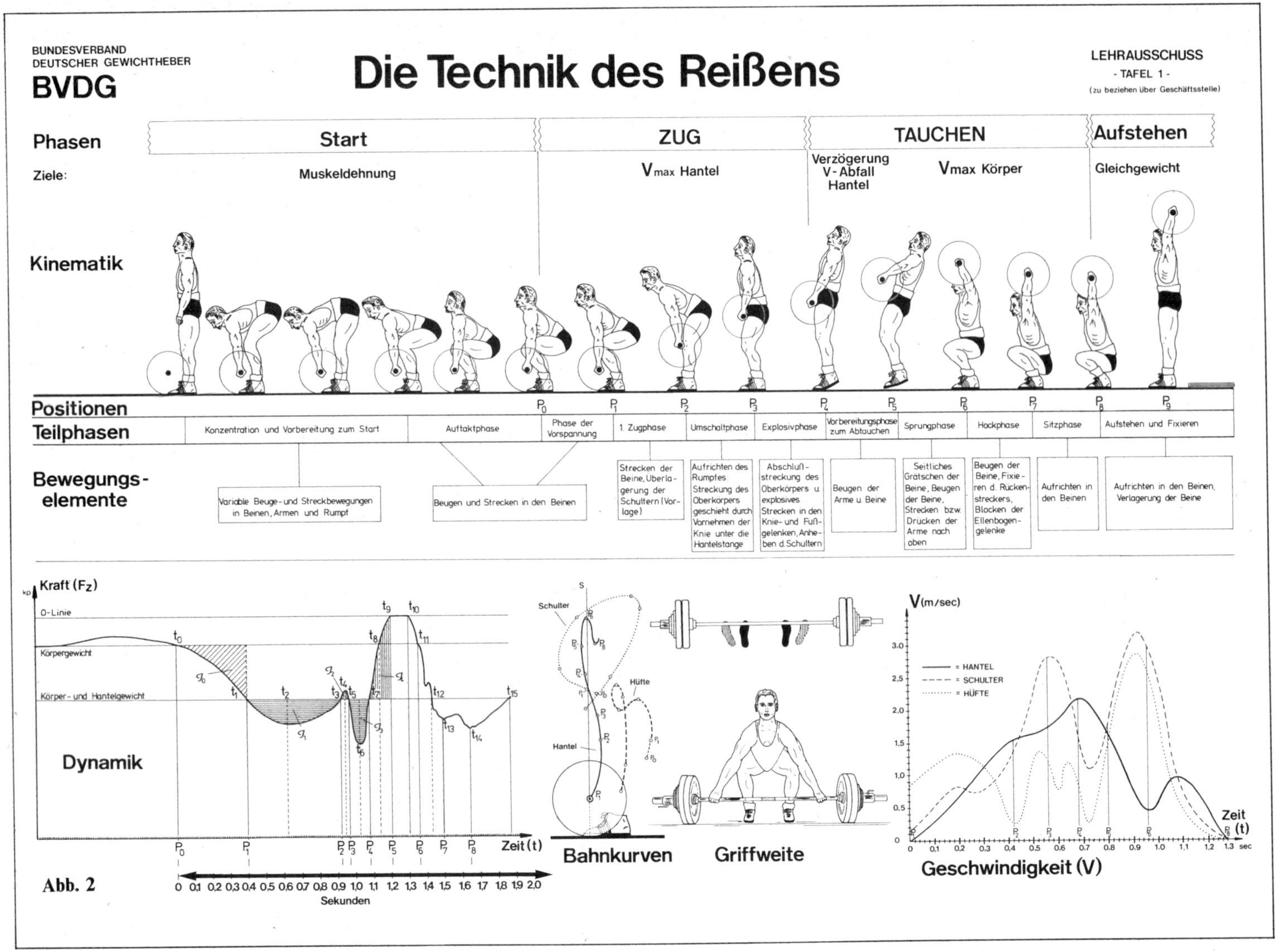
BUNDESVERBAND
DEUTSCHER GEWICHTHEBER
BVDG
Die Technik des Reißens
LEHRAUSSCHUSS
- TAFEL 1 -
(zu beziehen über Geschäftsstelle)
Phasen
Start
ZUG
TAUCHEN
Aufstehen
Ziele:
Muskeldehnung
Vmax Hantel
Verzögerung V-Abfall Hantel
Vmax Körper
Gleichgewicht
Kinematik
Positionen
Teilphasen
Konzentration und Vorbereitung zum Start
Auftaktphase
Phase der Vorspannung
1. Zugphase
Umschaltphase
Explosivphase
Vorbereitungsphase zum Abtauchen
Sprungphase
Hockphase
Sitzphase
Aufstehen und Fixieren
Bewegungs-elemente
Variable Beuge- und Streckbewegungen in Beinen, Armen und Rumpf
Beugen und Strecken in den Beinen
Strecken der Beine, Überlagerung der Schultern (Vorlage)
Aufrichten des Rumpfes. Streckung des Oberkörpers geschieht durch Vornehmen der Knie unter die Hantelstange
Abschlußstreckung des Oberkörpers u. explosives Strecken in den Knie- und Fußgelenken, Anheben d. Schultern
Beugen der Arme u. Beine
Seitliches Grätschen der Beine, Beugen der Beine, Strecken bzw. Drücken der Arme nach oben
Beugen der Beine, Fixieren d. Rückenstreckers, Blocken der Ellenbogengelenke
Aufrichten in den Beinen
Aufrichten in den Beinen, Verlagerung der Beine
Kraft (Fz)
kp
0-Linie
Körpergewicht
Körper- und Hantelgewicht
Dynamik
Zeit (t)
Sekunden
Schulter
Hüfte
Hantel
Bahnkurven
Griffweite
V(m/sec)
= HANTEL
= SCHULTER
= HÜFTE
Zeit (t)
sec
Geschwindigkeit (V)

Abb. 2

Norgesic®

Dragées

gegen Muskelschmerzen, Muskelspasmen und Bewegungs-einschränkung

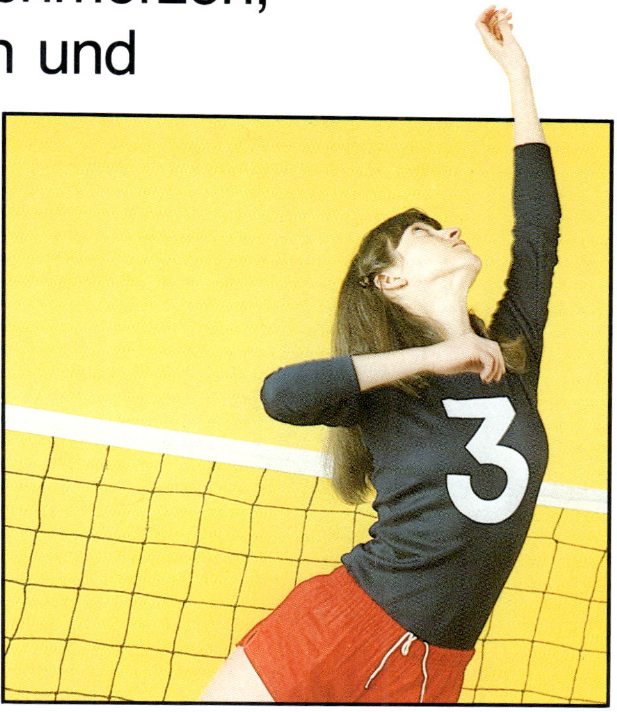

Norgesic®

ısammensetzung: 1 Dragée enthält: Orphenadrindihydrogencitrat 25 mg, Propyphenazon 150 mg, Coffein 25 mg. **Anwendungsgebiete:** Schmerzen rschiedener Genese, insbesondere, wenn diese mit Skelettmuskelverspannungen einhergehen, z. B. bei Wirbelsäulensyndromen und Bandscheibenschäden, exenschuß, nach traumatischen Ereignissen wie Frakturen, Luxationen, Verstauchungen, Quetschungen und Zerrungen, Muskelschmerzen als Folge von ektionen, Gliederschmerzen bei Erkältungskrankheiten, Spannungs-Kopfschmerzen und ausstrahlenden Menses-Spasmen. <u>Zur Beachtung:</u> Wegen des sehr ltenen, aber schwerwiegenden Risikos einer Schockreaktion sollte Norgesic nur bei behandlungsbedürftigen Schmerzzuständen angewendet werden. **egenanzeigen:** Norgesic darf nicht angewendet werden bei Pyrazolon-Allergie (Überempfindlichkeit z. B. gegen Metamizol-, Isopropylaminophenazon-, opyphenazon- oder Phenazon-haltige Arzneimittel), Allergie gegen Phenylbutazon-haltige Arzneimittel, bestimmten Stoffwechselerkrankungen (hepatische rphyrie, angeborener Glucose-6-Phosphat-Dehydrogenase-Mangel), Myasthenia gravis. <u>Hinweis:</u> Patienten, die an Asthma oder chronischen Atemwegsinfek-nen (besonders gekoppelt mit heuschnupfenartigen Erscheinungen) leiden, und Patienten mit Überempfindlichkeit gegenüber Schmerz- und Rheumamitteln nalgetika-Asthma) können bei Anwendung von Norgesic durch Schock gefährdet sein. Sie sollten vor der Anwendung von Norgesic den Arzt befragen. opyphenazon-haltige Arzneimittel sollten während der Schwangerschaft insbesondere in den ersten drei Monaten nur bei zwingender Notwendigkeit und unter ztlicher Kontrolle angewendet werden. Vorsicht ist geboten bei Glaukom, Prostatahypertrophie mit Neigung zur Restharnbildung, mechanischen Stenosen im reich des Magen-Darm-Kanals, Megacolon, Tachykardie. Norgesic kann das Reaktionsvermögen z. B. im Straßenverkehr oder bei der Bedienung von ischinen beeinträchtigen; dies gilt in verstärktem Maße im Zusammenhang mit Alkohol. **Nebenwirkungen:** Norgesic kann zu Überempfindlichkeiten wie utrötung, Nesselfieber und Schock führen. <u>Hinweis:</u> Ein Schock ist ein sehr seltenes Ereignis. Er kann sich in unterschiedlicher Stärke durch folgende arnzeichen äußern: Kalter Schweiß, Atemnot, Schwindel, Übelkeit, Benommenheit. Es können Beklemmungsgefühl in der Herzgegend, Pulsjagen und itdruckabfall hinzukommen. Diese Erscheinungen können unmittelbar oder bis zu einer Stunde nach Anwendung von Norgesic auftreten. Bei den ersten zeichen einer Schockreaktion muß sofort ärztliche Hilfe angefordert werden. Bis zum Eintreffen des Arztes: Kopf und Oberkörper tief lagern, Atemwege halten. Bei Patienten mit vorgeschädigter Blutbildung oder bei länger dauernder Anwendung sollte das Blutbild überwacht werden, da Wirkungen auf die itbildung in sehr seltenen Fällen nicht auszuschließen sind. Bei einzelnen Patienten kann es infolge der parasympatholytischen Nebenwirkung von Orphenadrin trockenem Mund, Akkommodationsstörungen oder leichtem Schwindel kommen. Diese Symptome sind belanglos und verschwinden nach Reduzierung der sis. **Dosierungsanleitung:** Soweit nicht anders verordnet, nehmen Erwachsene 2-3 mal täglich 1-2 Dragées, Kinder von 6-12 Jahren im allgemeinen 2-3 mal lich 1 Dragée. **Art der Anwendung:** Die Dragées werden unzerkaut während oder nach den Mahlzeiten mit etwas Flüssigkeit eingenommen. **Packungsgrö-n und Apothekenverkaufspreise:** Packungen mit 20 Dragées (N1) DM 11,35, 50 Dragées (N2) DM 26,15, 100 Dragées (N3) DM 45,00. Anstaltspackung. itere Darreichungsformen: Norgesic Suppositorien, Norgesic Injektionslösung, Norgesic Gel.

Stand: September 1983

ttelhack Riker Pharma GmbH 4280 Borken, Westfalen

Machen Sie Ihre Patienten schmerzfrei und beweglich.

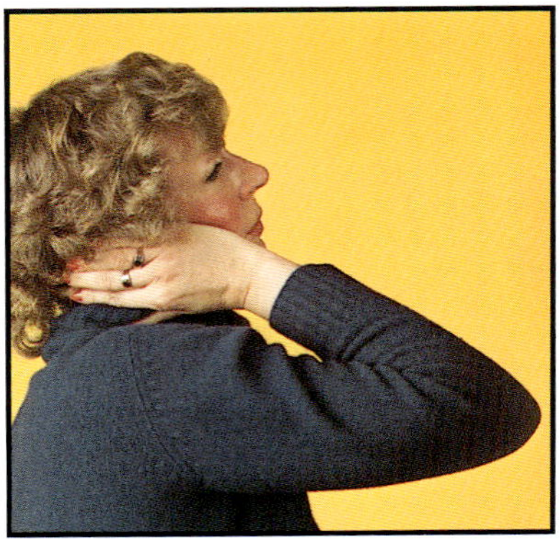

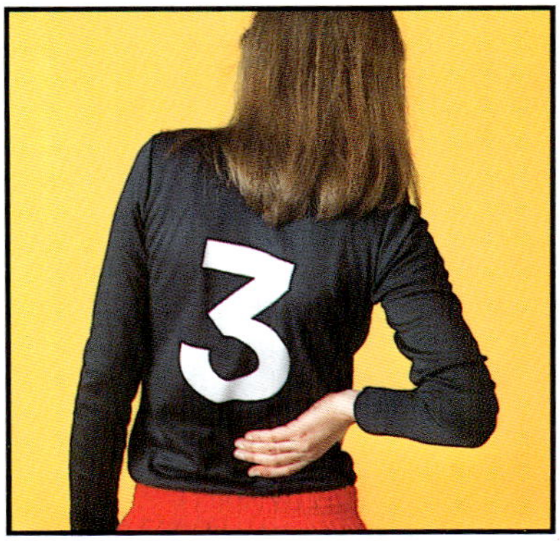

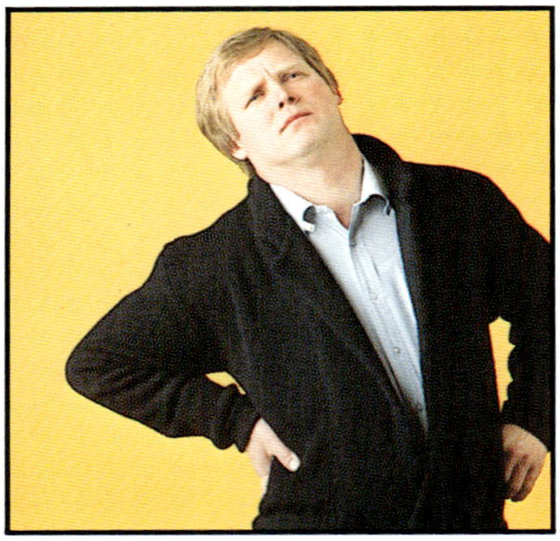

gegen

Muskelverspannungen
Muskelschmerzen
Bewegungseinschränkung

Norgesic® Gel

Zusammensetzung: 100 g Gel enthalten: (2-Hydroxyethyl)-salicylat 10 g. **Anwendungsgebiete:** Muskelverspannungen, Muskelschmerzen, Nervenschmerzen, Ischias, leichte rheumatische Erkrankungen. **Gegenanzeigen:** Überempfindlichkeit gegen Salicylate. In der Schwangerschaft, bei Säuglingen und Kleinkindern sowie bei Patienten mit Nierenfunktionsstörungen ist eine Langzeitbehandlung mit großflächiger Anwendung zu vermeiden. Norgesic Gel darf nicht auf offene Wunden aufgetragen werden und nicht mit den Schleimhäuten von Augen, Mund und Nase in Berührung kommen. **Nebenwirkungen:** In seltenen Fällen kann es zu Überempfindlichkeitsreaktionen der Haut kommen. **Dosierungsanleitung:** Soweit nicht anders verordnet, Norgesic Gel 2 – 3 × täglich anwenden. **Art der Anwendung:** Norgesic Gel messerrückendick auf die Haut über den erkrankten Gebieten auftragen und mit den Fingerspitzen leicht einmassieren. Nach jeder Anwendung Hände waschen! **Packungsgrößen und Apothekenverkaufspreise:** Tube mit 40 g Gel DM 8,70, Tube mit 100 g Gel DM 18,55. Stand: September 1983

Kettelhack Riker Pharma GmbH 4280 Borken, Westfalen

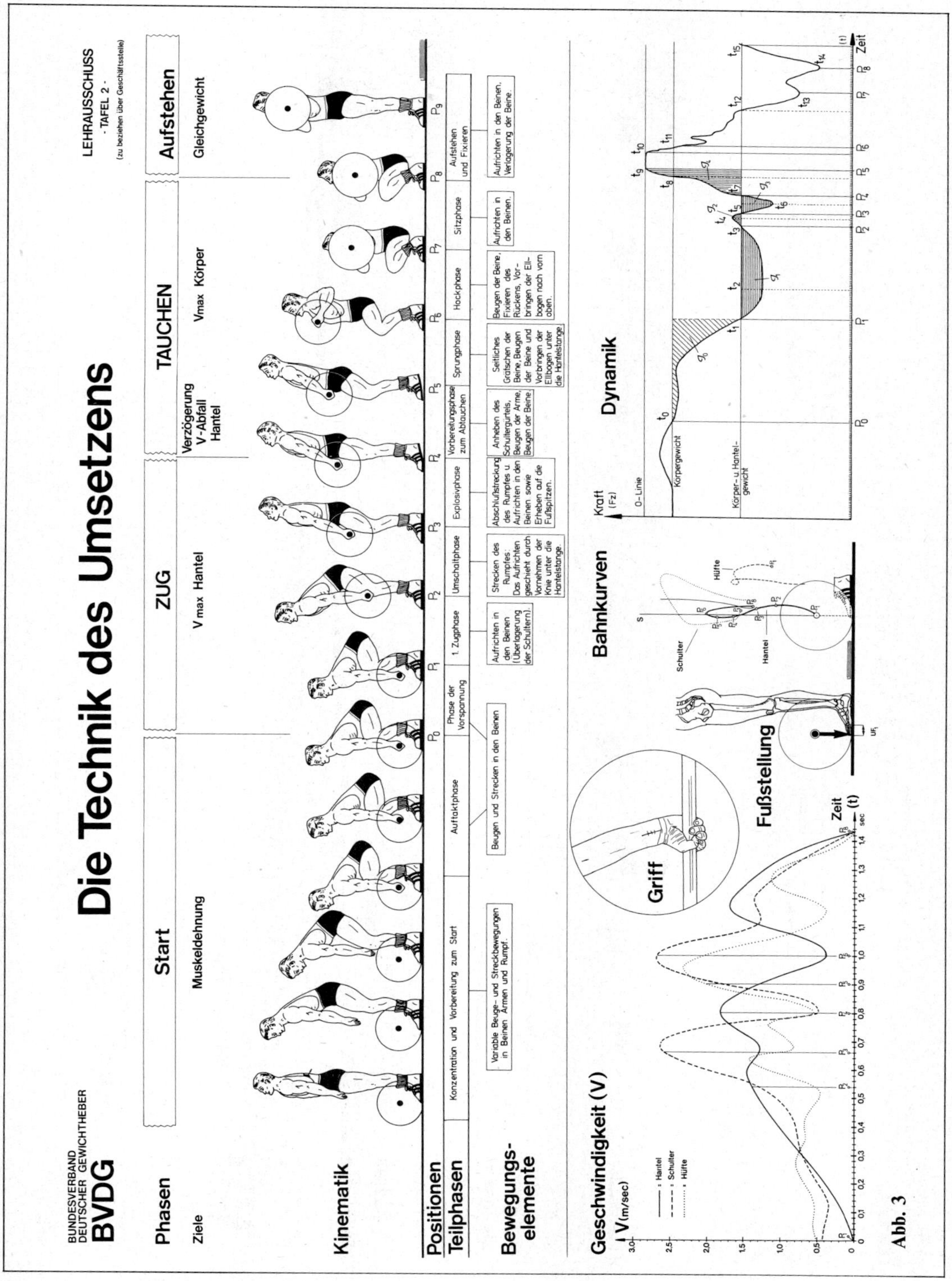
BUNDESVERBAND DEUTSCHER GEWICHTHEBER
BVDG
Die Technik des Umsetzens
LEHRAUSSCHUSS
- TAFEL 2 -
(zu beziehen über Geschäftsstelle)
Phasen
Start
ZUG
TAUCHEN
Aufstehen
Ziele
Muskeldehnung
V max Hantel
Verzögerung
V-Abfall
Hantel
Vmax Körper
Gleichgewicht
Kinematik
Positionen
Teilphasen
Konzentration und Vorbereitung zum Start
Auftaktphase
Phase der Vorspannung
1. Zugphase
Umschaltphase
Explosivphase
Vorbereitungsphase zum Abtauchen
Sprungphase
Hockphase
Sitzphase
Aufstehen und Fixieren
Bewegungs-
elemente
Variable Beuge- und Streckbewegungen in Beinen Armen und Rumpf.
Beugen und Strecken in den Beinen
Aufrichten in den Beinen (Überlagerung der Schultern).
Strecken des Rumpfes; Das Aufrichten geschieht durch Vornehmen der Knie unter die Hantelstange.
Abschlußstreckung des Rumpfes u. Aufrichten in den Beinen sowie Erheben auf die Fußspitzen.
Anheben des Schultergürtels, Beugen der Arme, Beugen der Beine
Seitliches Grätschen der Beine, Beugen der Beine und Vorbringen der Ellbogen unter die Hantelstange
Beugen der Beine, Fixieren des Rückens, Vorbringen der Ellbogen nach vorn oben.
Aufrichten in den Beinen.
Aufrichten in den Beinen, Verlagerung der Beine.
Geschwindigkeit (V)
V(m/sec)
Hantel
Schulter
Hüfte
Zeit (t) sec
Griff
Fußstellung
Bahnkurven
Schulter
Hantel
Hüfte
Dynamik
Kraft (Fz)
0-Linie
Körpergewicht
Körper- u. Hantelgewicht
Zeit (t)

Abb. 3

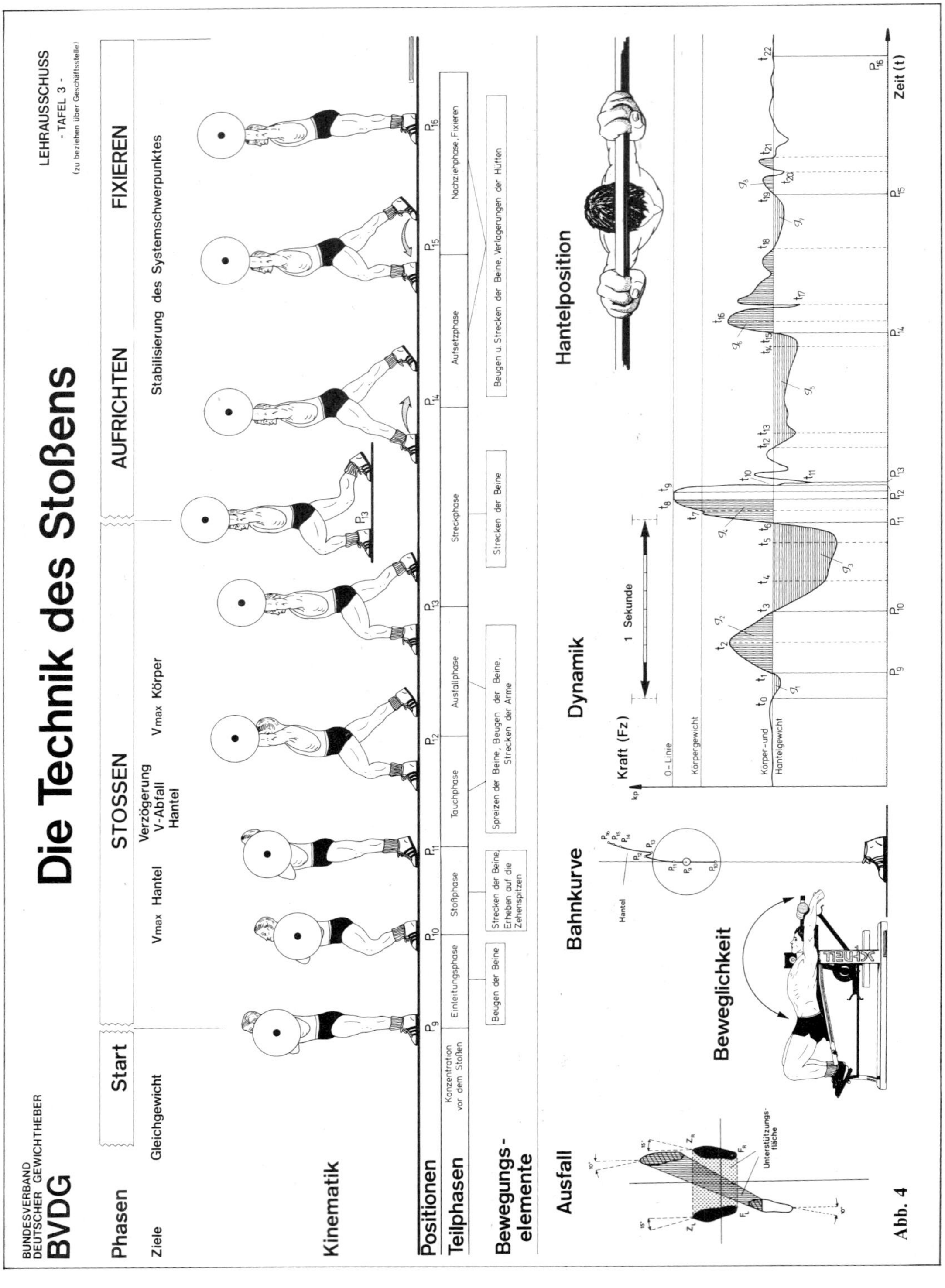
BUNDESVERBAND DEUTSCHER GEWICHTHEBER
BVDG
Die Technik des Stoßens
LEHRAUSSCHUSS
- TAFEL 3 -
(zu beziehen über Geschäftsstelle)
Phasen
Start
STOSSEN
AUFRICHTEN
FIXIEREN
Ziele
Gleichgewicht
Vmax Hantel
Verzögerung V-Abfall Hantel
Vmax Körper
Stabilisierung des Systemschwerpunktes
Kinematik
Positionen
Teilphasen
Konzentration vor dem Stoßen
Einleitungsphase
Stoßphase
Tauchphase
Ausfallphase
Streckphase
Aufsetzphase
Nachziehphase, Fixieren
Bewegungs-elemente
Beugen der Beine
Strecken der Beine, Erheben auf die Zehenspitzen
Spreizen der Beine, Beugen der Beine, Strecken der Arme
Strecken der Beine
Beugen u. Strecken der Beine, Verlagerungen der Hüften
Ausfall
Unterstützungsfläche
Beweglichkeit
Bahnkurve
Hantel
Dynamik
Kraft (Fz)
kp
0-Linie
Körpergewicht
Körper- und Hantelgewicht
1 Sekunde
Zeit (t)
Hantelposition

Abb. 4

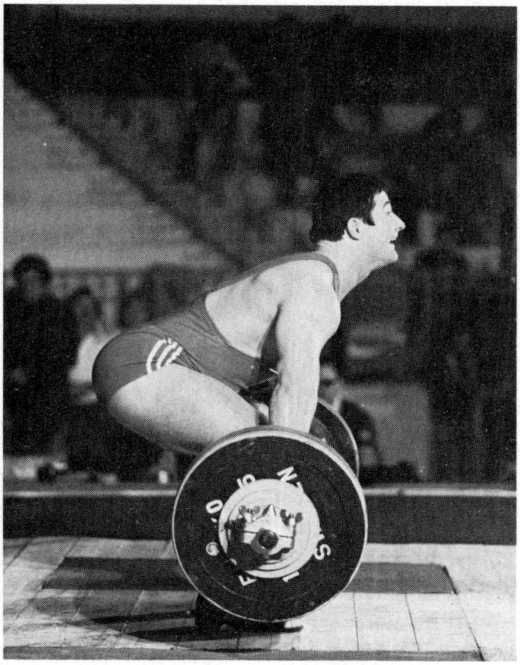

Abb. 5 Zugphase beim Gewichtheben.

Die **Hantelstange** ist 2,20 m lang mit einem Durchmesser im Griffbereich von 28 mm. Sie wird beidseits mit auf drehbaren Buchsen angebrachten Metallscheiben bestückt. Heute werden hauptsächlich Gummischeiben, d. h. mit Gummi überzogene Metallkerne, verwandt.

Die **Scheiben** beginnen gewichtsmäßig bei 1,25 kg, es folgen 2,5 kg, 5, 10, 15, 20, 25 und seit 1978 50 kg, die ab einem Hantelgewicht von über 170 kg zur Anwendung kommen. Da die schweren 50-kg-Scheiben das Schwingungsverhalten der Hantelstange und der gesamten Hantel ändern, ist das Ausnützen der sogenannten Hochschwungsphase des schwingenden Gewichts für die Athleten erschwert. Daher sind die 50-kg-Scheiben insgesamt nicht beliebt.

Der Heber trägt ein **Hebertrikot** aus elastischem Gewebe mit Beinansatz sowie sogenannte **Heberstiefel**, wobei heute hauptsächlich Halbschuhe mit besonders gut gearbeiteter Sohle getragen werden, deren Absätze nicht höher als 4 cm sein dürfen. Die früher verwandten, überknöchelhohen Heberstiefel hatten die Bewegungsfreiheit im Sprunggelenk zu sehr eingeengt.

Der früher generell getragene Gürtel des Hebers, der ein relativ starrer 10 cm breiter Ledergürtel war, ist seit der Aufgabe der Technik des Drückens von mehr u. mehr Athleten verlassen worden. Seine Funktion war, außer der einer Stützung im Lendenwirbelbereich, auch die eines **pneumohydrodynamischen Polsters** (*Cotta* und *Krahl* 1977).

Um die Griffestigkeit zu erhöhen, wird sowohl im Training wie auch im Wettkampf die Handinnenfläche mit Magnesia eingerieben. Erlaubt ist das Tragen von Handgelenk- und Kniegelenkbandagen, desgleichen das Tragen von daumenschützenden Pflastern. Verboten ist das Tragen sogenannter Reckriemen.

Begonnen wird Gewichtheben etwa vom 10. Lebensjahr an bis zum 14. Lebensjahr unter dem Überbegriff „Schülergewichtheben" (wobei hier nicht leistungsmäßig gehoben werden darf!).

Um das sogenannte **„Gewichtmachen"** in dieser Altersklasse zu verhindern, erfolgt seit 1980 die Einteilung in Schülerklassen nach Körpergröße und nicht mehr nach Körpergewicht.

Es darf in dieser Altersklasse beim Reißen maximal 60 % des Körpergewichts, beim Stoßen maximal 90 % des Körpergewichts gehoben werden.

Die Übung wird dabei nach Form und Art der Ausführung nach einem Punktesystem bewertet. Der Schülerwettkampf wird durch den „Kugelschockwurf" und den „Dreierhoppsprung" komplettiert. Ab dem 15. Lebensjahr wird dann leistungsmäßig nach Gewichtsklassen gehoben.

Verletzungen

Typische Verletzungen des Gewichthebers, die akut während des Wettkampfes auftre-

ten, gibt es in dieser Form nicht. Die beobachteten Verletzungen sind häufig Spätfolgen bereits existierender Überlastungsschäden. Die Verletzungen, die beobachtet werden, treten zumeist bei ungeübten Athleten auf, wobei diese Verletzungen dann als Folge ungenügener Technik und muskulärer Insuffizienz zu werten sind.
Vereinzelt beobachtet werden Ellbogen- und Schulterluxationen. An den Händen werden Hautablederungen an der Volarseite des Daumens und der Handfläche beobachtet.
An den unteren Extremitäten werden gelegentlich Meniskusverletzungen gesehen, die als Folge mangelhafter Technik zu werten sind. Dies geschieht zumeist beim Eintauchen in die Hocke, wobei es auf Grund falscher technischer Ausführung zu einem Valgusstreß der Kniegelenke kommt.
Als Folge nicht genügend behandelter und nicht ausgeheilter Insertionstendopathien wurden Quadrizepsteilrupturen beobachtet. Dies wurde bisher allerdings nur bei Athleten, die nicht aus der Bundesrepublik Deutschland stammen, festgestellt. (Es handelt sich hier mit größter Wahrscheinlichkeit um Folgeerscheinungen von örtlichen Injektionen von Kortikoiden.)
Beim Eintauchen in die Hocke mit bereits gehaltenem Gewicht springen die Athleten meist kurzzeitig in die gewünschte Position, wobei es hierbei zu Sprunggelenkdistorsionen kommen kann.
Seit dem Verlassen der Disziplin des Drückens ist das Achsenorgan Wirbelsäule, das früher Mittelpunkt des sportmedizinischen Interesses beim Gewichtheben war, deutlich aus dem Brennpunkt bei Verletzungen gerückt.
Bei guter Technik ist sowohl während des Trainings als auch im Wettkampf die Wirbelsäule während des gesamten Hebevorgangs achsengerecht belastet und steht in der sogenannten Null-Stellung. Die Hyperlordosierungen des Drückens waren in erster Linie ausschlaggebend und sind dafür auch noch nachträglich anzuschuldigen, daß es zu den beschriebenen Verletzungen der Wirbelsäule kam.

Überlastungsschäden

Im Bereich des Schultergelenks finden sich an Überlastungsschäden bei Gewichthebern zumeist Insertionstendinosen der langen Bizepssehne und der Supraspinatussehne. Bedingt sind diese Tendopathien meist dadurch, daß das Gewicht zu weit hinter dem Kopf, d. h. hinter die Körperachse verlagert, gehalten wird.
Weiterhin wurden Bursitiden der Bursa subacromialis beobachtet. Am Ellbogen treten Epicondylitiden auf, aber hier interessanterweise ulnar und nicht radial; diese Epicondylitis ist ebenfalls durch die falsche Technik der zu weit dorsalen Gewichtsverlagerung bedingt. Beobachtet wird dies akut sehr häufig bei Hebern nach einem sogenannten Fehlversuch mit zu weitem Abgleiten des Gewichts hinter die Körperachse.
Am Handgelenk werden Schmerzen an der Dorsalseite über den Handwurzelknochen beklagt, wobei dies als Folgeerscheinung der Stauchung bei maximaler Dorsalflexion der Hand zu deuten ist.
Insertionstendinosen finden sich weiterhin im Bereich der Ansatzstellen der Rückenstreckmuskulatur, also am hinteren Beckenkamm, wobei dies ebenfalls unter den Begriff der Überlastungserscheinungen fällt.
Überlastungserscheinungen der Iliosakralgelenke sind oft Folge von Beinlängendifferenzen der Athleten mit nicht ausgeglichenem Beckenschiefstand.
Nicht beobachtet werden vermehrte Skoliosen oder ein gehäuftes Auftreten des Morbus Scheuermann beim Gewichtheber.
Insertionstendopathien im Bereich der unteren Extremität finden sich am Trochanter major, dem Ansatzpunkt der Glutealmuskulatur. Ähnlich wie bei anderen Sportarten ist auch beim Gewichtheben der Lei-

stenschmerz als Adduktorenansatzschmerz zu beobachten, wobei dies eine Folge des sogenannten Ausfallschrittes ist.

Das Kniegelenk ist bezüglich Überlastungsschäden beim Gewichtheben der neuralgische Punkt des Halte- und Bewegungsapparates schlechthin.

Bedingt durch die enormen Belastungen, die sportartspezifisch und sowohl im Training wie im Wettkampf unumgänglich sind, treten Beschwerden im Femoro-Patellar-Gelenk als Folge einer Chondropathia patellae auf. (Gewichthebeserien mit 200 kg Belastung und insgesamt 80 Kniebeugen sind heute als Trainingseinheit keine Seltenheit mehr!)
Ein Spitzensportler stemmt heute, bei 30—40 Std. Training pro Woche, täglich bis zu 70 Tonnen! Weiterhin tritt hier das *Patella-Spitzensyndrom* gehäuft auf (proximaler und distaler Patellapol) sowie die Insertionstendinose an der *Tuberositas tibiae.* Bisher gibt es keine Hinweise, daß bei Gewichthebern im Wachstumsalter ein vermehrtes Auftreten eines Morbus Schlatter zu beobachten wäre. Ursächlich für die vermehrt im Kniegelenksbereich gefundenen Beschwerden sind neben den bereits beschriebenen starken Belastungen kongenitale Anomalien, wie Patelladysplasie, Achsfehlstellungen bei Valgus- oder Varusdeformitäten im Kniegelenk, sowie falsches Training, d. h. zu schnelles Durchführen von Kniebeugen bei gleichzeitiger Gewichtsbelastung. Ebenfalls anzuschuldigen ist hier das häufige Abfangen im sogenannten Halbstand.

Therapie

Die Therapie der beschriebenen Verletzungen und Überlastungsschäden im Gewichtheben unterliegt den allgemein bekannten Kriterien sportmedizinischer Behandlung.

Prävention

Bei der Prävention der beschriebenen Verletzungen und Überlastungsschäden steht das Erlernen und die Ausübung der **richtigen** Technik des Gewichthebens im Vordergrund.
Weiterhin sind nicht ausgeheilte Verletzungen und/oder nicht ausgeheilte Infektionserkrankungen Möglichkeiten des Entstehens von Verletzungen oder Schäden und deshalb eine Kontraindikation zu aktivem Gewichtheben.
Die Ablederung im Handbereich kann weitgehend vermieden werden, wenn die hier meist bestehenden Hornhautschwielen über den MP-Gelenken von den Athleten regelmäßig entfernt und geglättet werden.
Insertionstendopathien an den Schultern und insbesondere die Epicondylitis humeri ulnaris lassen sich ebenfalls durch die Einhaltung einer richtigen Hebetechnik weitgehend ausschalten, d. h. es soll die Dorsalverlagerung des Gewichtes hinter die Körperachse vermieden werden. Muskeltraining zur Aufrechterhaltung einer genügenden muskulären Kompensationskraft ist hier Voraussetzung zur Vermeidung von Verletzungen und Überlastungsschäden.
Zur Prävention von Überlastungsschäden der Wirbelsäule ist es notwendig, daß die muskuläre Situation hier besonders gut ausgeprägt sein sollte. Neben der Grundbedingung für das Vermeiden von Überlastungsschäden an der Wirbelsäule, nämlich dem ausgesprochen exakten Einhalten einer möglichst genauen Technik, ist eine möglichst gute muskuläre Situation eine nahezu sichere Präventionsmöglichkeit von Wirbelsäulenschäden. Die gut ausgebildete Rückenmuskulatur, insbesondere die paravertebralen Anteile, umschließt und fixiert bei Anspannung nahezu „schraubstockartig“ die einzelnen Wirbelkörper bzw. deren Fortsätze. Das sogenannte *pneumo-hydrodynamische Polster* sollte im Sinne der Prävention nicht durch einen Gürtel gegeben

sein, sondern durch eine gut trainierte und ausgebildete Bauchmuskulatur zur Verfügung stehen.
Im Sinne der Prävention von Überlastungsschäden im Kniegelenk sollten vor dem Beginn von Gewichtheben als Leistungssport Sportler mit kongentialen Anomalien und Dysplasien im Femoro-Patellar-Gelenk darauf hingewiesen werden, daß diese Veränderungen zu Schäden prädisponieren und deshalb vom Gewichtheben abzuraten ist. Dasselbe gilt für ausgeprägte Fehlstellungen im Sinne des X- oder O-Beines.
Abschließend ist zu sagen, daß trainingsbezogen für die Prävention von Bedeutung ist, daß die Muskeladaptation an vermehrte Belastung sehr viel schneller erfolgt als die Adaptation der Haltestrukturen (Knorpel, Sehnen, Bänder). Eine langsam sich steigernde, vermehrte Belastung hilft also auch hier das Entstehen von akuten Verletzungen und Überlastungsschäden zu verhindern.

Literatur

1. *Beuker, Gottschalk et al.:* Sportartspezifische Verletzungen und Erkrankungen bei Gewichthebern. Med. Sport 5 (1966), 133—136

2. *Beuker, F.:* Verletzungen nach Gewichtstraining und ihre Behandlung. Informationsheft zum Training, Deutscher Sportbund, Heft 5, Mai 1971, 1—10

3. *Cotta H., H. Krahl:* Degenerative Veränderungen der Wirbelsäule und sportliche Belastung. Sportarzt und Sportmedizin 1977, 4 (1977), 114—118

4. *Dörr, B.:* Sportmedizinische Aspekte des Krafttrainings in Sport und Training. Sept. /Okt. 1980, Nr. 7, 24—26, Verlag Sport und Training GmbH, Erding

5. *Groher, W.:* Auswirkung des Hochleistungssports auf die Lendenwirbelsäule, Wissenschaftliche Schriftenreihe des Deutschen Sportbundes, Band 12, Hofmann-Verlag 1975

6. *Jaros, Zech:* Die Wirbelsäule bei Gewichthebern, Beitrag Orthop. 12 (1965), 653—654

7. *Klümper, A.:* Persönliche Mitteilung 1981

8. *Krahl, H.:* Sportschäden und Sportverletzungen beim Gewichtheben, Verh. Deutscher Sportärztebund. 24. Tagung 1971. Karl Demeter Verlag, 166—188

9. *Münchow A., H. Alber:* Die Wirbelsäulenbefunde bei jugendlichen Gewichthebern. Med. und Sport (1969), 25—29

10. *Steinbrück, K.:* Medizinische Probleme bei Gewichthebern. Sportarzt und Sportmedizin, 1977, 10 (1977), 289—292

11. *Tosatti, Gavioli:* Med. Sport Roma (1956), 205

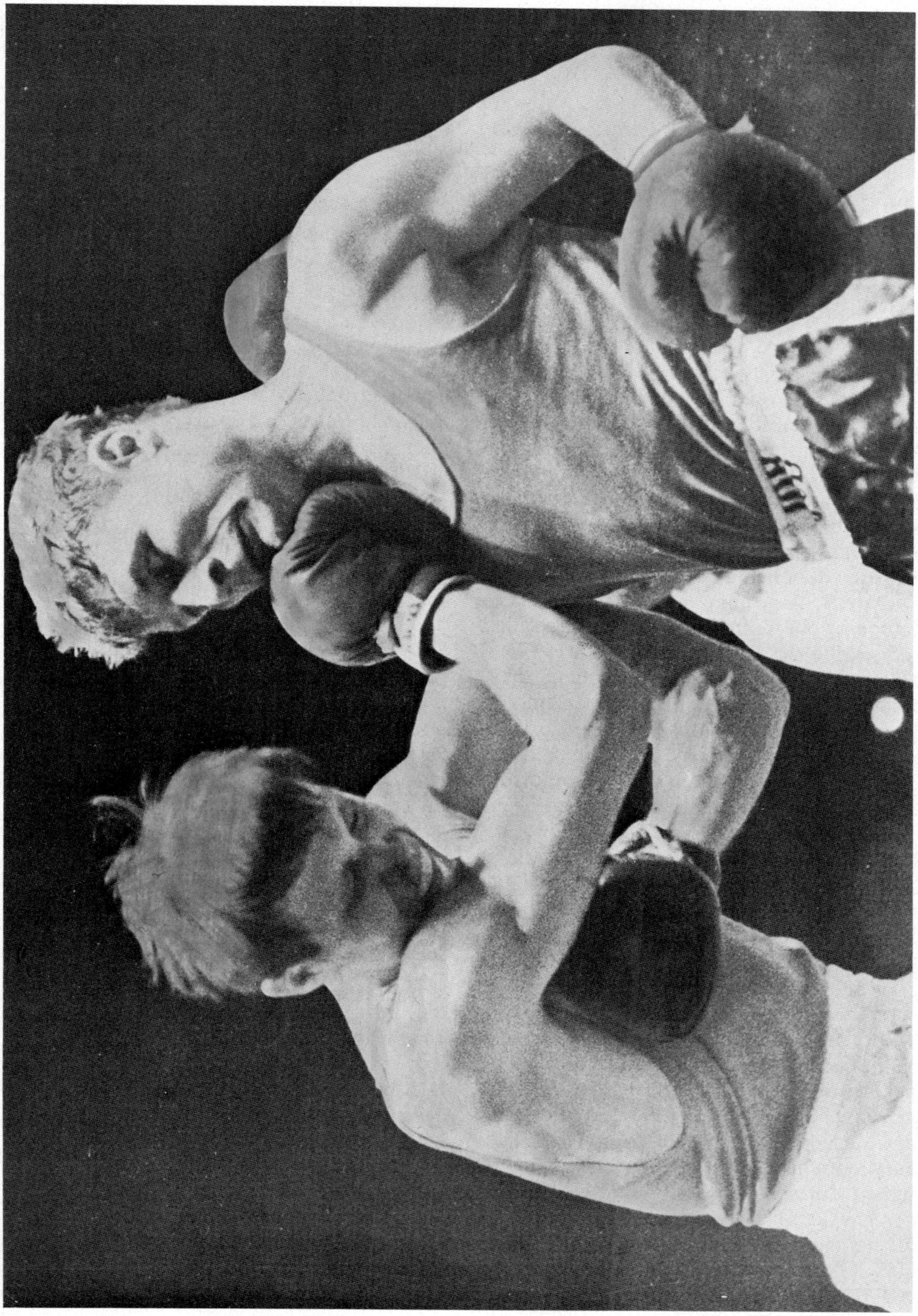

Boxsport

A. P. Ambrus, D. Böhmer, A. Szögy

Der Boxsport ist eine der ältesten Kampfsportarten. Bereits bei den ersten Olympischen Spielen gehörte Boxen zum Wettkampfprogramm. Seitdem besaß Boxen große Volkstümlichkeit und Verbreitung, auch in unserem Jahrhundert. Der Boxsport ist eine der wenigen Sportarten, die die **Ausschaltung des Gegners aus dem Kampf durch Verletzung** beabsichtigt. Direkte Schläge auf alle Teile des vorderen Körpers oberhalb der Gürtellinie, einschließlich des Kopfes, sind gestattet. Die Härte der kämpferischen und technischen Bedingungen sowie auch das Fehlen einiger Regelmaßnahmen, führten früher zu vielseitigen Verletzungen mit bleibenden Nachwirkungen, u. a. zu Gesichtsdeformitäten und chronischer Enzephalopathie.

Angeregt durch die Kritik in der Öffentlichkeit, die fast zu einer Ächtung des Boxsportes in Europa geführt hätte, wurden, um die Anzahl und den Schweregrad der Verletzungen zu verringern, die gepolsterten Handschuhe vorgeschrieben. In den 50er Jahren wurden zum Schutz der Boxsportler zusätzliche ärztliche und technische Maßnahmen, wie Gesundheitsuntersuchungen, Mundschutz, neuer Ringbodenbelag etc. eingeführt. Diese Maßnahmen wurden in das Regelwerk der nationalen und auch der internationalen Fachverbände aufgenommen. So ist die boxsportliche Tätigkeit durch internationale Übereinkunft der Wettkampfbestimmungen, die auch für die deutschen Verbände (DABV und BDB [1972]) gelten, geregelt. Diese Bestimmungen enthalten neben organisatorischen, technischen und Wertungsmaßnahmen auch ärztliche Aspekte. Die für die sportärztliche Betreuung im Boxsport wesentlichen Paragraphen sind folgende:

§ 15 Altersklassen,
§ 24 Ärztliche Untersuchung und Betreuung,
§ 25 Gewichtsklassen und Wiegen,
§ 27 Kampfrunden,
§ 35 Entscheidungen,
§ 38 Doping,
§ 44 Schutzbestimmungen bei Niederschlag (knock out = k. o.).

Dieser letzte Paragraph definiert den k. o. und bewirkt die Notwendigkeit, den Kampf zu unterbrechen und die Durchführung einer ärztlichen Untersuchung. Es ist auch die **Einführung einer verpflichtenden Pause nach einem k. o. vorgesehen** sowie die Erstellung eines Protokolls.

Rechte und Pflichten des im Boxsport tätigen Arztes

Jahresuntersuchung

Die Jahresuntersuchung (WB § 24/3) ist erforderlich zur Feststellung des Gesundheitszustandes und der Eignung zum Boxsport. Dies wird in Zusammenarbeit mit sportärztlichen Untersuchungszentren oder im Rahmen solcher Vereine oder Clubs durchgeführt, die über eine eigene ärztliche Untersuchungsstelle mit entsprechender Ausstattung verfügen. Es wird besonders darauf hingewiesen, daß stets eine komplexe neurologische Untersuchung, einmal im Jahr auch eine EEG-Untersuchung, durchgeführt werden muß.

Pflichten beim Wettkampf

Vor dem Wettkampf muß eine ärztliche Untersuchung des Sportlers erfolgen. Insbesondere muß auf akute Infektionen und Verletzungsrückstände geachtet werden, und es müssen die vorgeschriebenen Schutzmaßnahmen überprüft werden.
Während des Wettkampfes muß der Arzt ständig das Geschehen im Ring sachkundig verfolgen. In den Bestimmungen des DABV (Deutscher Amateur-Boxverband) sind die Einzelheiten aufgeführt, die Ringrichter und Arzt, neben den allgemeinärztlichen Erste-Hilfe-Maßnahmen, zu beachten haben.

Der Ringarzt hat das Recht und die Pflicht, einen Kampf abzubrechen, wenn die Gesundheit des Athleten akut bedroht ist.

Es ist selbstverständlich, daß der Ringarzt nicht nur Erste Hilfe bei Verletzungen der Sportler zu leisten hat, sondern auch vorbereitet ist auf plötzliche Gesundheitsstörungen bei Zuschauern und Funktionären.
Nach dem Wettkampf gilt die Aufmerksamkeit des Arztes der Regeneration des Sportlers. Nur wenn die Ausheilung auch kleinerer Verletzungen und die Wiederherstellung der allgemeinen körperlichen Kondition als wesentlich angesehen und bewertet wird, und die ärztliche Betreuung vor und während des Wettkampfes optimal ist, kann erwartet werden, daß im Boxring die Sportler keiner größeren Gefährdung ausgesetzt sind als in vielen anderen Sportarten. Diese Aussage beruht auf statistischen Vergleichsstudien, die diesbezüglich den Boxsport hinter andere Sportarten wie Hockey, Ski, Bob setzt.

Verletzungen beim Boxen

Verletzungen des Kopfes

Gehirnverletzungen

Die im Boxsport im Vordergrund stehenden kraniozerebralen Verletzungen sind
1. die commotio cerebri,
2. die contusio cerebri und
3. die Hirnblutung.
Diese Verletzungen entstehen entweder durch **direkt oder indirekt wirkende Mechanismen.** Direkt auf das Hirn einwirken können Translations- oder Rotationsbeschleunigungen sowie eine doppelte Kompression (contre coup). Zu den indirekt wirkenden Kräften werden der Peitschenschlagmechanismus (plötzlicher Beschleunigung folgt abrupte Abbremsung des Kopfes) und der beschleunigte Fall gezählt.
Das Ausmaß und der Verlauf der Verletzungsfolgen, die durch solche Gewalteinwirkungen hervorgerufen werden, können sehr vielseitig sein. Dies hängt sowohl von der Art der Gewalteinwirkung als aber auch von dem Zustand des Gehirnes zum Zeitpunkt der Verletzung ab.

Gehirnerschütterung

Die **commotio cerebri** (Gehirnerschütterung) ist gekennzeichnet durch eine kurze Störung des Bewußtseins und vorübergehende vegetative Störungen. Diese Zeichen sind bei einem klassischen k. o. voll ausgeprägt. Unmittelbar nach diesem Ereignis sind die klinischen Symptome und auch EEG-Veränderungen nachweisbar. Die Bewußtseinslage kann aufgehoben oder verändert sein; in besonderen Fällen tritt eine lakunäre Amnesie, partiell oder total, auf. Die Bewußtlosigkeit ist durch eine totale psychische und motorische Inerti gekennzeichnet. Häufig besteht ein Angstgefühl. Der arterielle Blutdruck kann ansteigen

oder abfallen; häufig bleibt der Blutdruck aber auch unverändert.
Selten treten Extrasystolen oder eine Bradykardie auf. Bei der Atmung ist häufig eine posttraumatische Apnoe zu erkennen, gefolgt von einer konsekutiven Hyperpnoe, welche sehr bald in eine Bradypnoe übergeht, die dann zu einem normalen Atemrhythmus überleitet. Die neurologischen Zeichen bestehen in einem frusten vestibulären Syndrom ohne klinische Systematisierung mit Erbrechen und Gleichgewichtsstörungen. Hinzu kommen noch Reflexveränderungen und die Verminderung oder Schwund der myotatischen oder okulopalpebralen Reflexe für eine kurze Zeitspanne. Spätestens 10 bis 20 Minuten nach dem Unfall, dem k. o., sind in 95 % der Fälle EEG-Veränderungen vorhanden. Sie bestehen aus diffusen Rhythmusänderungen, die einige Stunden oder Tage andauern können (*Ambrus* und *Baroga* [1972]).
Zusammenfassend kann die Diagnose commotio cerebri gestellt werden, wenn Veränderungen der Bewußtseinslage, Störungen der vegetativen Funktionen, Reflexänderungen oder ein frustes vestibuläres, unsystematisiertes Syndrom oder EEG-Veränderungen nach dem k. o. oder k. d. (= knock down) festgestellt wurden. Diese Symptome sind aber nur unmittelbar nach dem Ereignis feststellbar.

Nach einigen Minuten bereits sind die pathologischen Hinweise rückläufig. Bleiben sie bestehen, auch als „Restsymptome", ist die Grenze von der commotio zur contusio cerebri überschritten.

Die schnelle Reversibilität der neurologischen Folgeerscheinungen nach einem Kopftreffer gehört zur Diagnose commotio. Wenn subjektive Beschwerden, wie Kopfschmerzen, Schwindel- und Angstzustände, Übelkeit, oder objektive Zeichen der Diplopie, Paresen oder Parästhesien andauern oder nach anfänglichem Abflauen wieder verstärkt auftreten, muß von einem Zustand nach contusio ausgegangen werden. Infolge der schnellen und vollkommenen Rückbildung der Symptome einer commotio kann die Diagnose nur vom Arzt sofort im Ring gestellt werden oder retrospektiv aufgrund geschilderter Befunde.
Die schnelle Erholungsfähigkeit des gesunden Gehirns nach einem k. o. führt zu einer echten restitutio ad integrum. Es ist jedoch unerläßlich, daß eine **30tägige Wettkampfpause nach einem k. o.** eingehalten wird. Während dieser Zeit erhält der Sportler eine **Rehabilitationsbehandlung** mit trophischen Substanzen, wie Lecithin, Glykokol, phosphorhaltigen Stoffen, Vitaminen der B-Gruppe (B_1, B_6) und Neuroleptika. Der totalen Ruhe während der ersten fünf bis sechs Tage soll ein Stadium der aktiven Ruhe folgen, in dem pflichtgemäß ein Programm für die allgemeine physische Kräftigung mit eingeschlossen ist.

Contusio cerebri

Die contusio cerebri ist die am häufigsten vorkommende Form der kraniozerebralen Verletzungen. Sie kann als einzelne oder begleitende Läsion auftreten. Da sie eine ausschließlich traumatologische Ätiologie aufweist, sowie einen polymorphen und progressiven Charakter besitzt, ist ein Syndromprototyp nur unsicher anzugeben. Es werden drei Typen der contusio beschrieben, die abhängig von der Ausweitung, Topographie, Gefährlichkeit und Evolutionsweise der Verletzung sind [*Arsene* und *Oprescu* (1972)].
Typ 1 Diffuse contusio cerebri
minor, medium, major.
Typ 2 Umschriebene contusio cerebri
fokal oder der zerebralen Lobi.
Typ 3 Contusio cerebri mit Predominanz in einigen morphofunktionellen Strukturen des Hirnstammes und des Dienzephalons.
Die Symptome sind in der Tabelle 1 zusammengefaßt. Für die weitere Diagnostik und

Syndrome	Symptome	Behandlung	Prognose
Commotio	Sehr kurzzeitige Störung des Bewußtseins und des Vegetativums, vollständige Rückbildung Liquor: normal	Ruhe, Beobachtung, Kontrolle durch Hausarzt	Günstig, vor Aufnahme des Trainings Begutachtung durch Boxsport-Arzt (Fachneurologe!)
Contusio	Schwach (minor): Länger anhaltende Störungen des Bewußtseins und Vegetativums mit Schwindel, Kopfschmerzen, Nackenschmerzen Liquor: leicht blutig	Neurologe	Günstig Boxsportverbot für mindestens 6 Wochen Begutachtung s. o.
	Mittel (medium) unkompliziert: s. o. jedoch mit langsamer regressiver Entwicklung	Neurologe	Günstig. S. o.
	Mittel (medium) kompliziert: Frakturen mit und ohne Kompressionszeichen	Neurologe – Neurochirurg	Günstig-unsicher Boxsportverbot für längere Zeit
	Frakturen mit Infektion	Neurochirurg	Ungünstig. Boxsportverbot auf Dauer
	Schwer (gravis): Koma (Grad I–IV)	Reanimation	Ungünstig
	Dezerebrationszeichen evtl. Frakturzeichen	Neurochirurg	
Kompression	Hirndruckzeichen durch epidurales, subdurales, intrazerebrales Haematom evtl. symptomfreies Intervall	Reanimation Neurochirurg	Ungünstig

Tab. 1 Klassifizierung der enzephalen posttraumatischen Syndrome.

Therapie ist der schnelle und schonende Transport in eine Fachklinik vorzunehmen. Die Lagerung erfolgt mit leicht erhöhtem Oberkörper. Die ständige ärztliche Begleitung sowie das sofortige Anfertigen eines Protokolls ist unerläßlich.

Hirnblutung

Durch den contre coup kann eine subdurale Blutung (Hirnblutung) entstehen. Zur Eigentümlichkeit dieser Verletzung gehört das symptomfreie Intervall. Erst durch die

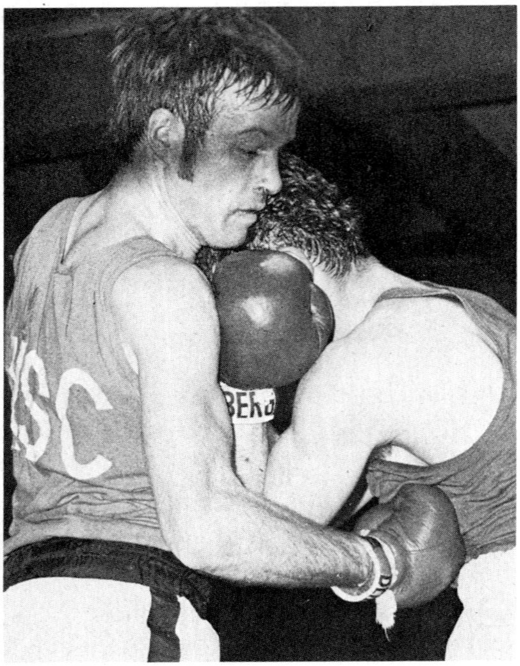

Abb. 1 Gesichtsverletzung.

zunehmende Blutung und das hierdurch sich ständig vergrößernde Hämatom wird ein Druck auf das Gehirn ausgeübt und je nach Lokalisation und Größe des Hämatoms kommt es zu **Hirndruckzeichen.** Sachkundige und **ununterbrochene Beobachtung des Boxsportlers nach einem Niederschlag** kann die Frühsymptome wahrnehmen und eine rechtzeitige und lebensrettende Einweisung in eine neurochirurgische Klinik ermöglichen.

Auf dem Ringarzt lastet eine sehr große Verantwortung. Nur er ist in der Lage durch oft sehr unpopuläre Maßnahmen die Folgen einer Verletzung eng zu halten. Der Arzt muß in der Lage sein, bei Verdacht auf funktionelle Störungen eine Tonusänderung der Muskulatur und Koordinationsstörungen exakt zu diagnostizieren. Insbesondere **Störungen der Zielmotorik („Rudern im Ring") sind Zeichen einer Funktionsstörung des Gehirns.** Der Boxsportler fängt nicht mehr die Schläge des Gegners ab, sondern empfängt viele direkte Schläge. Seine Reaktionen erscheinen verlangsamt. Jetzt besteht die Gefahr, durch einen Schlag schwerste Verletzungen des Gehirns zu bewirken. Auch können durch einen nicht mehr kontrollierbaren Sturz auf den Boden Gefahren für Halswirbelsäule und Schädel hervorgerufen werden.

Verletzungen des Gesichtes und der Weichteile des Kopfes

Diese bestehen hauptsächlich in Platzwunden, Rissen oder Schürfungen der Haut. Augenbrauen, Augenlider und Lippen können verletzt werden (Abb. 1). Der Knorpel der Nase und der Ohrmuscheln kann frakturieren. Die Erste Hilfe bei Knorpelverletzungen besteht in der Behandlung des Hämatoms durch Eis und Kompression. Wird dies nicht sachgemäß ausgeführt, kommt es zu Heilungen unter Deformierungen, die kosmetisch oft störend wirken (Boxernase, Blumenkohlohr). Es können auch Beschädigungen der Hörgänge eintreten. Netzhautablösungen sind bei direktem Schlag auf das Auge beschrieben worden. Verletzungen des Zahnfleisches und der Zähne sind durch den Mundschutz seltener, aber keineswegs ausgemerzt worden. Brüche des Unterkiefers und Verletzungen der Nerven sowie der Speicheldrüsen sind ebenfalls selten, müssen aber bei der Untersuchung eines kopfverletzten Sportlers beachtet werden.

Verletzung des Halses

Durch Körperschläge können die Reflexzonen getroffen werden und es kann hierdurch zu plötzlichen Störungen der Hämodynamik kommen (k. d., k. o.). Bei Schlägen auf die vordere Partie des Halses kann es zu

Verletzungen des Kehlkopfes und der Speiseröhre kommen. Traumatische Schäden an der Wirbelsäule sind infolge der kräftigen Halsmuskulatur nur dann zu erwarten, wenn der Schutzmechanismus durch Hirnläsionen fast eingeschränkt ist.

Verletzungen des Rumpfes

– Rippenverletzung oder Ablation des Rippenknorpels.
– Commotio cordis mit schweren hämodynamischen Nachwirkungen.
– Schläge an die Plexus-solaris-Zone, die auf Reflexbahnen zu schweren Störungen führen können (k. o.).
– Verletzungen der inneren Organe (Leber, Milz).

Verletzungen der Gliedmaßen

– Distorsionen und Frakturen der Fingerglieder.
– Bennett-Frakturen des ersten Mittelhandknochens.
– Frakturen und Knorpelablösungen der Mittelhandknochen.
– Kahnbeinfraktur.
– Beschädigung des N. ulnaris
– Knöchelverstauchungen (selten).

Zusammenfassung

Während die kraniozerebralen Verletzungen im Boxsport einige Eigenarten aufweisen, sind die Verletzungen des Gesichtes, Rumpfes und der Gliedmaßen nicht von den Verletzungen bei anderen Sportarten zu unterscheiden. Deshalb wird die Behandlung nach in der Traumatologie üblichen Richtlinien durchgeführt. Es sei jedoch noch einmal betont, daß **besonders die Verletzungen im Boxsport eine korrekte Diagnose und Behandlung** erfordern, denn nur so kann eine vollständige Wiederherstellung des Gesundheitszustandes und die Fähigkeit zu einer weiteren sportlichen Tätigkeit gewährleistet werden.

Literatur

1. *Anders, G. R. Felten, A. Kirsch:* Boxen und Gesundheit, Deutscher Ärzteverlag GmbH 1977

2. *Ambrus, A. P.:* Immediate and tardy EEG aspects on Boxers, after k. o., Centrul de Medicina Sportiva Vol. IV Bucuresti 1973

3. *Ambrus, A. P.:* EEG Changes in boxers and their relation to the length of athletic activity, Vol. I., European Congress of Sports Medicine, Sept., 18.—20. 1974, Budapest, Ungarn

4. *Bodechtel, G.:* Differentialdiagnose neurologischer Krankheitsbilder, Thieme Verlag, Stuttgart 1974

5. *Dragan, I.:* Medicina Sportiva, Editura Stadion 1974

6. *Franke, K.:* Traumatologie des Sports, Thieme Verlag, Stuttgart 1980

7. *Kretschmer, H.:* Neurotraumatologie, Thieme Verlag, Stuttgart 1978

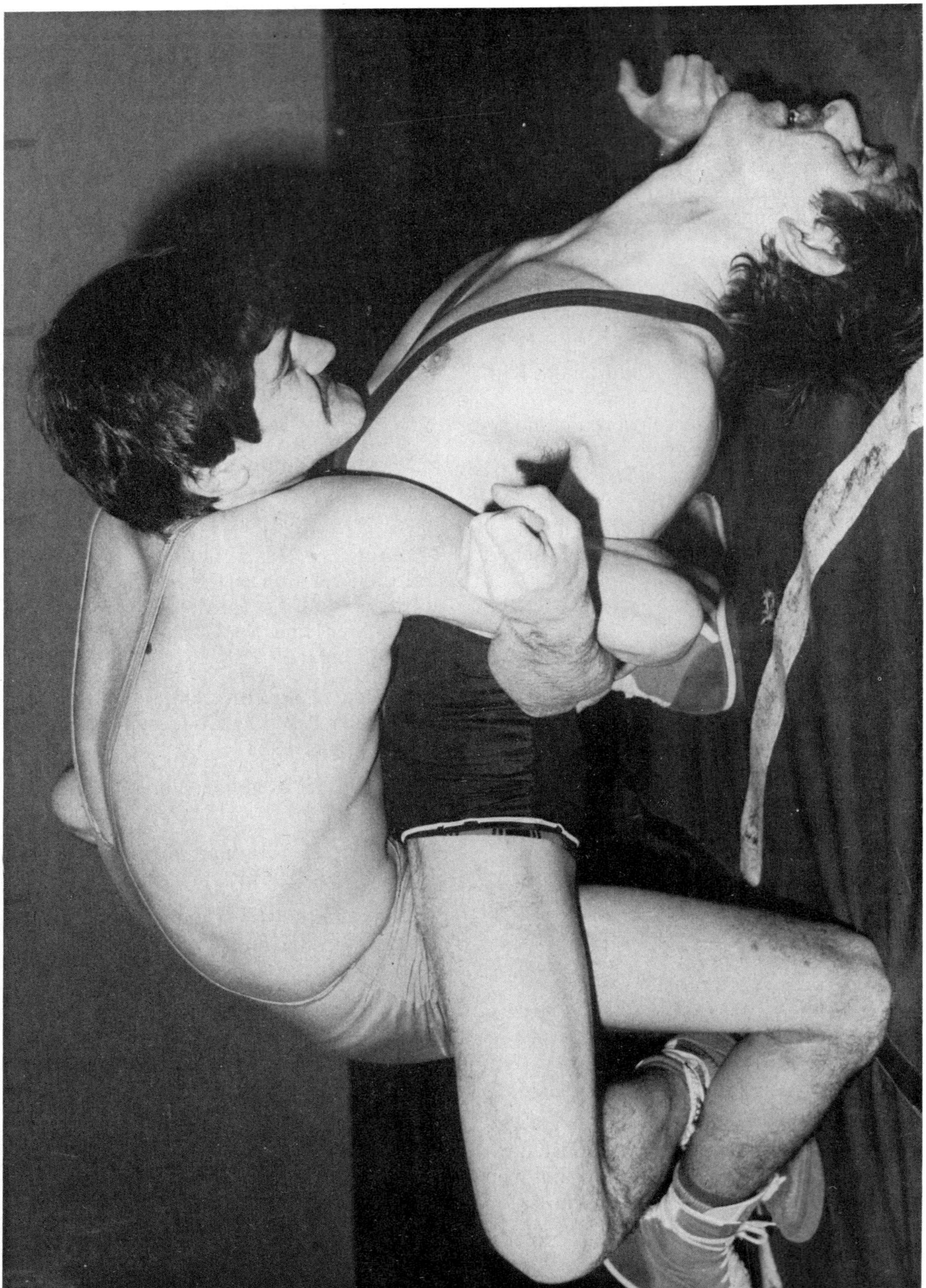

Ringen

Vorbemerkung der Herausgeber

Zum Thema **Ringen** haben wir zwei Beiträge erhalten, die uns bemerkenswert genug erscheinen, um sie beide zu publizieren. Einmal handelt es sich um einen Beitrag über Ringen aus der Sicht des niedergelassenen Orthopäden, der auch beim Wettkampf an der Matte tätig ist und über eine ausnehmend große Erfahrung sowie hervorragende Detailkenntnisse verfügt. Das zugehörige Bildmaterial dokumentiert diesen Umstand in nicht zu übertreffender Weise. Zum zweiten handelt es sich um einen Beitrag aus der Sicht eines Klinikarztes, der durch gleichzeitige Tätigkeit in einer sehr großen Sportambulanz eine große Anzahl von Sportverletzungen jeder Art sowohl diagnostisch als auch therapeutisch versorgt und in dieses Gesamtbild seine Aspekte der für das Ringen typischen Verletzungen und Sportschäden einreiht. Zusätzliche Literaturangaben bereichern diesen Beitrag und runden die Gesamtschau in einer Weise ab, die die Herausgeber bewogen hat, dieser Sportart eine vergleichsweise große Position einzuräumen.
Verschiedene Kürzungen beider Beiträge dienten der Vermeidung zu weitreichender Überschneidungen und sind durch entsprechenden Hinweis gekennzeichnet.

Ringen I

V. Jägemann

Regeln

Der Kampfsport Ringen gehört wohl zu den ältesten Sportarten überhaupt; er wird in seiner häufigen Form in 2 Stilarten ausgetragen: Dem griechisch-römischen oder klassischen Stil sowie im Freistil. In beiden Stilarten wird in neun verschiedenen Gewichtsklassen gekämpft; diese reichen vom Papiergewicht mit 48 kg Körperhöchstgewicht bis zum Schwergewicht, in dem der Sportler schwerer als 90 kg sein muß. Gekämpft wird in einem einteiligen anliegenden Trikot sowie speziellen absatzlosen Ringerstiefeln auf einer quadratischen, etwa 10 cm dicken Matte, die in verschiedene Kampfzonen unterteilt ist. Nach den neuen Regeln beträgt die Kampfzeit 2×3 Minuten mit 1 Minute Pause; sie kann durch Verletzungszeiten von insgesamt maximal 3 Minuten unterbrochen werden. Kampfziel ist es, seinen Gegner für 1 Sekunde mit beiden Schultern auf der Matte zu fixieren oder — nach dem neuen Reglement — als erster 12 Wertungspunkte zu erreichen.

Technik

Im **griechisch-römischen Kampfstil** sind sämtliche Aktionen, die auf die Beine des Gegners zielen oder die — offensiv oder defensiv — mit den eigenen Beinen ausgeführt werden, verboten. Die Griffausführungen und Techniken richten sich also ausschließlich auf die Körperpartien vom Kopf bis einschließlich Hüfte. Das hierdurch angestrebte Ziel einer technisch verfeinerten Kampfausführung wird jedoch leider durch die gängige Regelauslegung und neuerdings durch die geänderten Wettkampfregeln weitgehend vereitelt, so daß diese Kampfart immer häufiger zu einem langweiligen „Geschiebe“ mit einem Schuß Brutalität absinkt. Bevorzugt werden hierdurch entsprechend taktisch motivierte Kraftathleten. Schnelligkeit, Flexibilität und Technik werden zunehmend verdrängt.
Beim **freien Stil** wird der ganze Körper in die Kampfhandlung mit einbezogen. Hauptangriffsziel sind die Beine, die ihrerseits ebenfalls zu Angriff und Abwehr eingesetzt werden. In dieser Stilart liegt das Hauptgewicht bei Aktionen und Reaktionen auf der Grundschnelligkeit; darüber hinaus erfordert sie ein intensives Training von Flexibilität und Koordination. Die Notwendigkeit zum Ausdauertraining ist beiden Stilarten gemeinsam.
Von der Stilart her wird der kleinere, wendige, reaktionsfreudige Athlet eher zum Freistil tendieren, wohingegen der große breitschultrige Kraftathlet eher den griechisch-römischen Stil bevorzugen wird.
Zum Schutz des Sportlers sind in beiden Kampfarten alle Aktionen verboten, die mehr oder minder zwangsläufig Verletzungen verursachen. Hierzu zählen nicht nur das Schlagen, Stoßen, Treten, Kratzen, Halten und Fassen von Fingern, und alle Griffe, bei denen das Rückgrat gestaucht wird, sondern speziell auch alle Aktionen, die sich gegen die Anatomie des Körperbaues richten. Hierzu gehören beispielsweise Griffe mit dem Ziel, das Knie- oder

Ellenbogengelenk über den physiologischen Bewegungsraum hinaus zu überstrecken, wohingegen Aktionen mit dem Ziel selbst einer maximalen Überbeugung der genannten Gelenke erlaubt sind.

Verletzungen — Verteilung und Ursachenanalyse

Auf der Suche nach der „typischen Sportverletzung" wurden die Unterlagen über die in der Praxis im Verlauf von 7 Jahren behandelten Verletzungen von Ringern zweier Bundesligavereine gesichtet. Dabei zeigte sich, daß mit Abstand am häufigsten Verletzungen des Kniegelenks, gefolgt von denen der Halswirbelsäule, behandelt werden mußten. Die in anderen — zumeist älteren — Statistiken mitgeteilte Verteilung der verletzten Körperpartien sowie speziell die Häufigkeit von Kopfverletzungen konnte dabei nicht bestätigt werden. Möglicherweise ist dies auf zwischenzeitlich erfolgte Änderungen bei der Kampfweise, im Reglement sowie bei den verwendeten Matten zurückzuführen.

Wirbelsäule	64	19,2 %
HWS	47	14,1 %
BWS	2	0,6 %
LWS	15	4,5 %
Thorax	5	1,5 %
Schultergelenke	38	11,4 %
Ellenbogengelenke	40	12,0 %
Unterarm — Handgelenke	10	3,0 %
Finger — Daumen	34	10,2 %
Kniegelenke	83	24,9 %
Ober- Unterschenkel	6	1,8 %
Fuß- Sprunggelenke	21	6,3 %
Othämatome	23	6,9 %
sonstige	10	3,0 %
Gesamtzahl der behandelten Verletzungen	334	

Die Differenzierung nach Verletzungsarten der einzelnen Körperregionen ergab dabei das folgende Bild:

Kopfverletzungen: (s. Beitrag Ringen II).

An der **Halswirbelsäule** kommt es bevorzugt zu Kontusionen und Distorsionen, in deren Folge bei etwa 1/3 radikuläre Affektionen zu beobachten sind: In den bevorzugt betroffenen Segmenten C 6/7/8 kommt es neben einer relativ häufig beobachteten Sensibilitätsstörung auch zu einer meist binnen weniger Stunden bis Tage rückbildungsfähigen motorischen Schwäche; Veränderungen im Elektromyogramm waren bei allen klinisch manifesten Wurzelaffektionen objektivierbar. Bedrohliche Verletzungen wie Wirbelkörperfrakturen, Luxationen oder Wurzelkompressionen im Gefolge eines Massenprolapses bilden die absolute Ausnahme. Ursache für die Verletzungen der Halswirbelsäule sind relativ selten die auf den Laien so spektakulär wirkenden Zug- und Wurfaktionen, bei denen der Ringer durch die Luft gewirbelt oder auf die Matte geschleudert wird, sofern diese Aktionen in ihrem kunstgerechten Ablauf erlernt und beherrscht werden und sich zwei etwa gleichwertige Ringer gegenüberstehen. Hervorgerufen werden die Verletzungen der Halswirbelsäule häufiger durch zumeist blitzschnell ausgeführte und häufig selbst vom Kampfrichter nicht bemerkte regelwidrige Aktionen: Ausheber, bei denen der griffausführende Ringer seinem Gegner keine Chance läßt, sich mit dem Kopf über die Schulter zur Seite abzurollen (Abb. 1a und 1b) sowie das verbotene Schieben des in der Brücke fixierten Gegners in Längsrichtung — statt des erlaubten Schubes zur Seite — führen zu einer Fixierung der Halswirbelsäule in extremer Überstreckung (Abb. 2); bei einem selbst relativ geringen weiteren Schub ist die Verletzung der HWS fast zwangsläufig vorprogrammiert. Bei der Ausführung des Doppelnelson fixiert der griffausführende

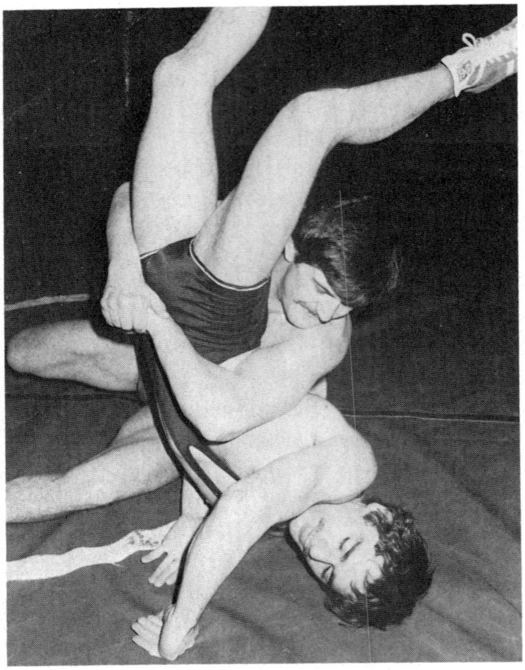

Abb. 1a Regelrechte Ausführung: keine HWS-Verletzungsgefahrt.

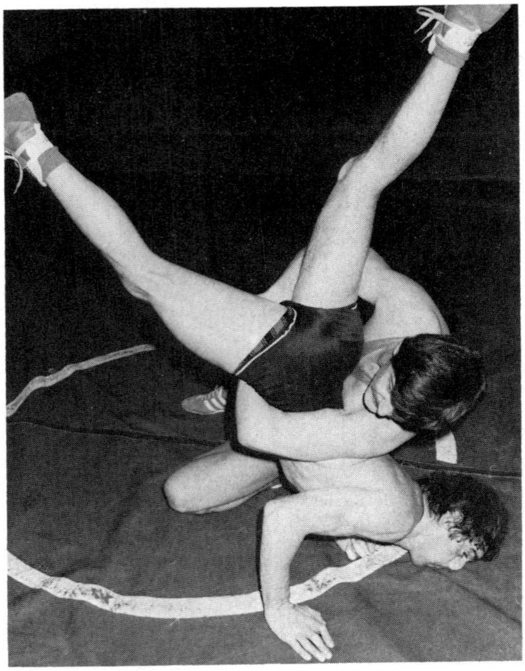

Abb. 1b Regelwidrige Ausführung: HWS akut verletzungsgefährdet.

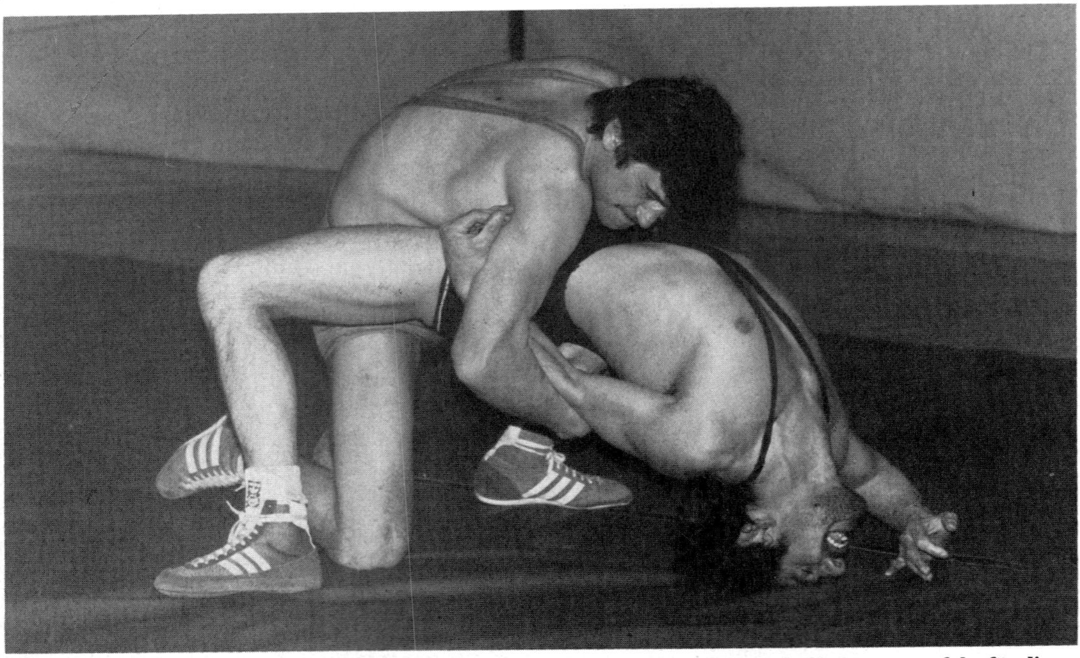

Abb. 2 Schieben des in der Brücke fixierten Gegners in Längsrichtung (verboten!): Verletzungsgefahr für die HWS.

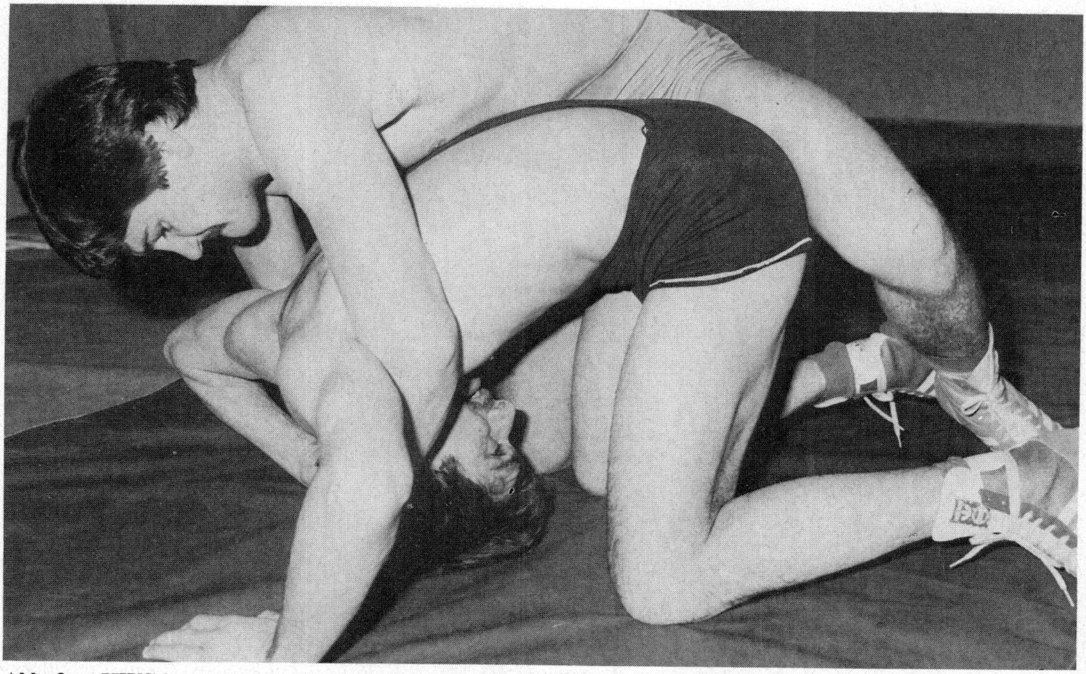

Abb. 3a HWS in maximaler Ventralflexion. Gefahr der Überbeugeverletzung der HWS.

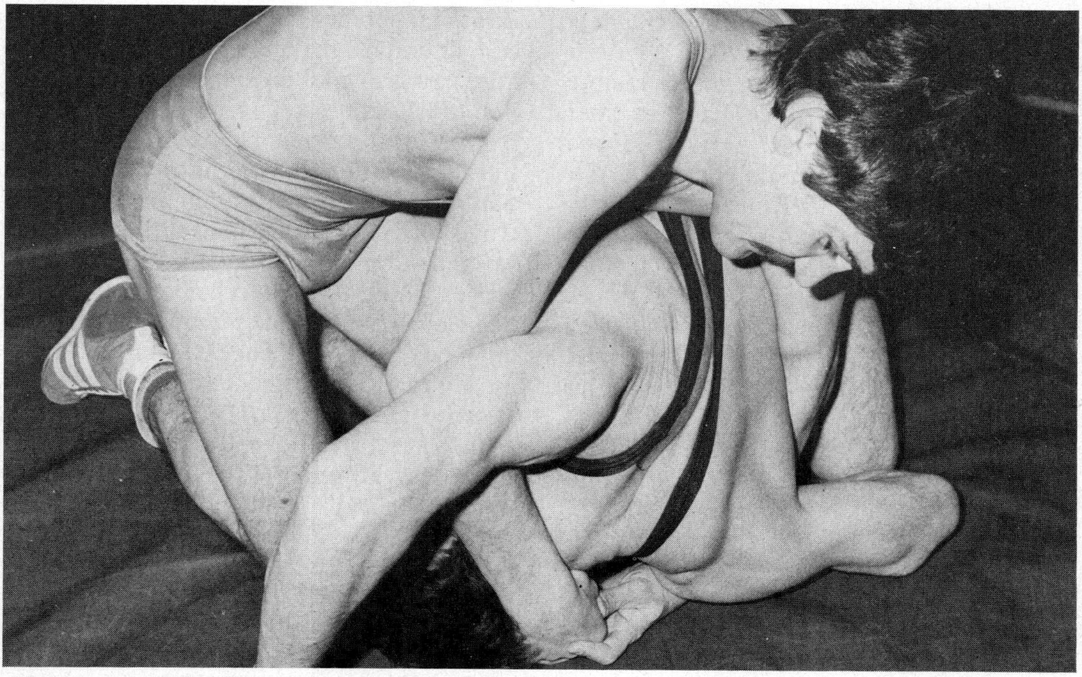

Abb. 3b Regelrechte Griffausführung mit Druck zur Seite.

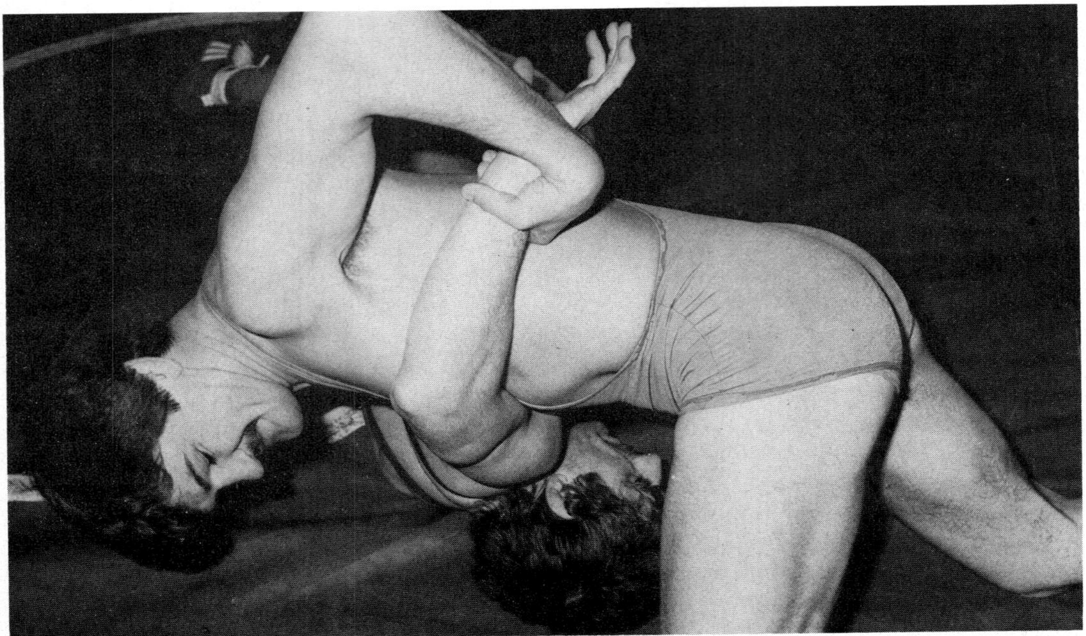

Abb. 4a Der Druck des griffausführenden Ringers richtet sich mit Oberkörper und Arm auf das gleiche Ziel: Fixierung der linken Schulter des unterlegenen Ringers auf der Matte. Kein Verletzungsrisiko für das Schultergelenk.

Ringer die Halswirbelsäule seines Gegners mit beiden Händen in maximaler Ventralflexion. Aus dieser Situation heraus könnte ein zusätzlicher ruckartiger Druck zu einer Überbeugeverletzung der HWS führen (Abb. 3a); in dieser Situation hat der in der Unterlage befindliche Ringer kaum eine Chance, zu reagieren. Anders verhält es sich bei der regelgerechten Griffausführung mit Druck zur Seite (Abb. 3b); hier kann der Ringer reagieren: Das Abrollen über die rechte Schulter bei gleichzeitiger Befreiung der HWS aus der Überstreckung ist möglich.

Neben den geschilderten, durch Druck oder Schub aktiv ausgelösten HWS-Verletzungen kommt es jedoch vor allem auch bei explosiv ablaufenden Aktionen zu Stauch- und Überstreckverletzungen der Halswirbelsäule, die teilweise in der aktiv ausgeführten Aktion vorprogrammiert sind oder durch unzureichende Reaktionsfähigkeit des unterlegenen Ringers, zumeist auf der Basis mangelnder Flexibilität, unzureichenden Trainings, mangelhafter Technik oder durch zu große Überlegenheit des Gegners zustandekommmen.

BWS-Verletzungen: (s. Beitrag Ringen II).

Für die im Bereich der **Lendenwirbelsäule** beobachteten „Verletzungen" ist der Ringsport in den allermeisten Fällen nicht Ursache, sondern nur Anlaß: Auf der Basis vorgeschädigter Bandscheiben kommt es beispielsweise beim Krafttraining, jedoch auch bei Wurf- und Zugaktionen, nicht nur zu akuten Lumbalgien, sondern auch zu Discusprotrusionen und Discusprolapsen mit Wurzelirritationen und Wurzelkompressionssyndromen. Wegen der ausgeprägten belastungsabhängigen Rezidivneigung dieses Krankheitsbildes führt es meist auf Dauer zur Beendigung des aktiven Ringens.

Bei den Verletzungen des **Schultergelenks** stehen die Überdehnungen mit Kapselzerrungen durch aktive Einwirkung des

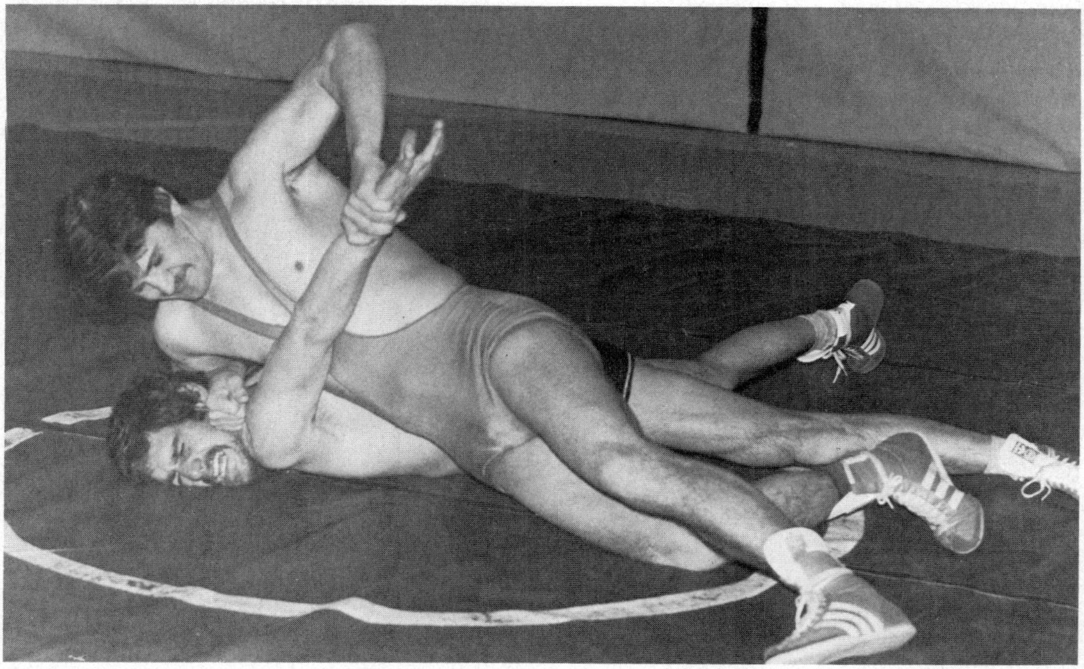

Abb. 4b Der Druck des griffausführenden Ringers richtet sich mit dem Oberkörper auf eine Fixierung der linken Schulter des unterlegenen Ringers ventralseitig auf der Matte, wohingegen dessen Arm im Schultergelenk nach dorsal gedrängt wird: Gefahr der Überstreckverletzung.

Gegners etwa gleich häufig wie Kontusionen mit Quetschungen vor allem der Supraspinatussehne, durch Sturz auf die Schulter, an der Spitze; in das verbleibende Restviertel der behandlungsbedürftigen Schulterverletzungen teilen sich mit etwa gleicher Häufigkeit Klavikulafrakturen, Sprengungen des Schultereckgelenks, Schulterluxationen und Rupturen der langen Bizepssehne.

Zu den Zerrungen des Schultergelenks kommt es außer durch eine sehr intensive Leistungsanforderung beispielsweise bei der amerikanischen Wende vor allem durch zumeist ruckartige Überdehnung „gegen das Gelenk“, diese können aus regelwidriger Griffausführung (Abb. 4a, b und 5a, b) resultieren oder im Rahmen regelgerechter Griffausführung entstehen, wenn der unterlegene Ringer seinen aktiven Widerstand bei einer gegen sein Schultergelenk gerichteten Aktion erst dann aufgibt, wenn er den blitzartig auftretenden Schmerz der jetzt erfolgenden und von ihm teilweise auch akustisch wahrgenommenen Kapselzerrung bemerkt. Bei den Kontusionen des Schultergelenks sind mit Ausnahme der Stürze über den Mattenrand hinaus vor allem unzureichende Technik und mangelhaftes Training der aktionsspezifischen Stürze als Ursache zu nennen. Im Training muß das blitzschnelle Abrollen über die Schulter statt des Sturzes auf die Schulter erlernt und geübt werden.

Neben den Othämatomen könnte man die häufigen Distorsionen und Kontusionen der **Ellenbogengelenke** als „sportartspezifisch“ für das Ringen nennen. Sie entstehen vor allem durch kraftvolle Abstützreaktionen in der Bodenlage, durch federndes Abfangen von Stürzen auf die Hände sowie schließlich durch zumeist blitzschnell

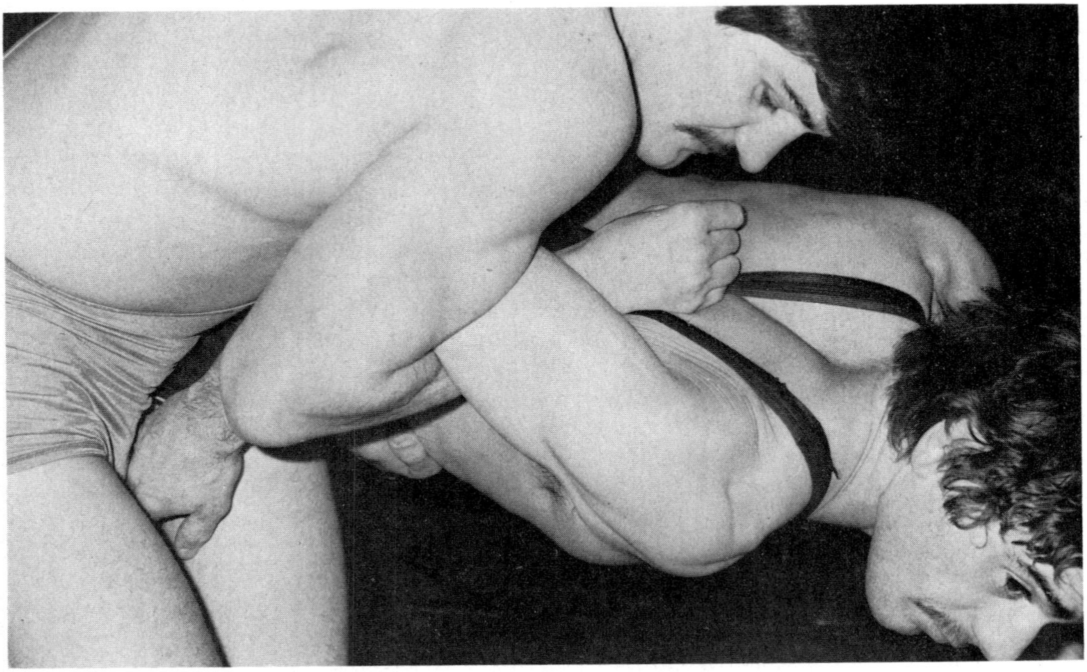

Abb. 5a Die Wahl des „kurzen Hebels“ beinhaltet kein Verletzungsrisiko für das Schultergelenk.

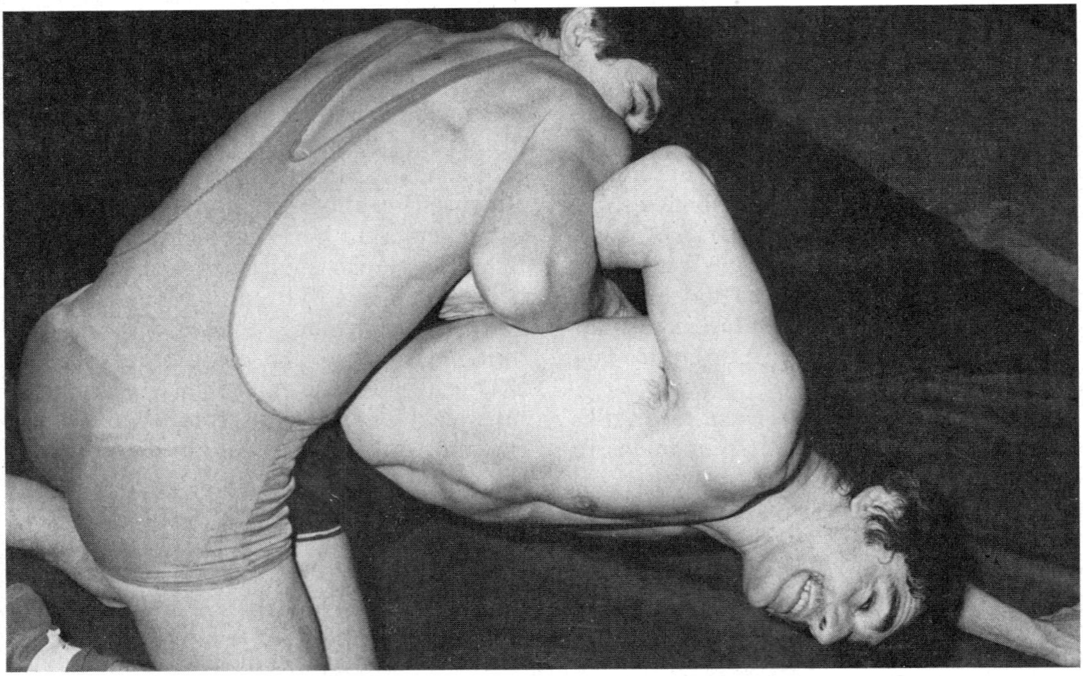

Abb. 5b Durch Wahl des verbotenen „langen Hebels“ besteht akute Verletzungsgefahr für Schulter- und Ellenbogengelenk.

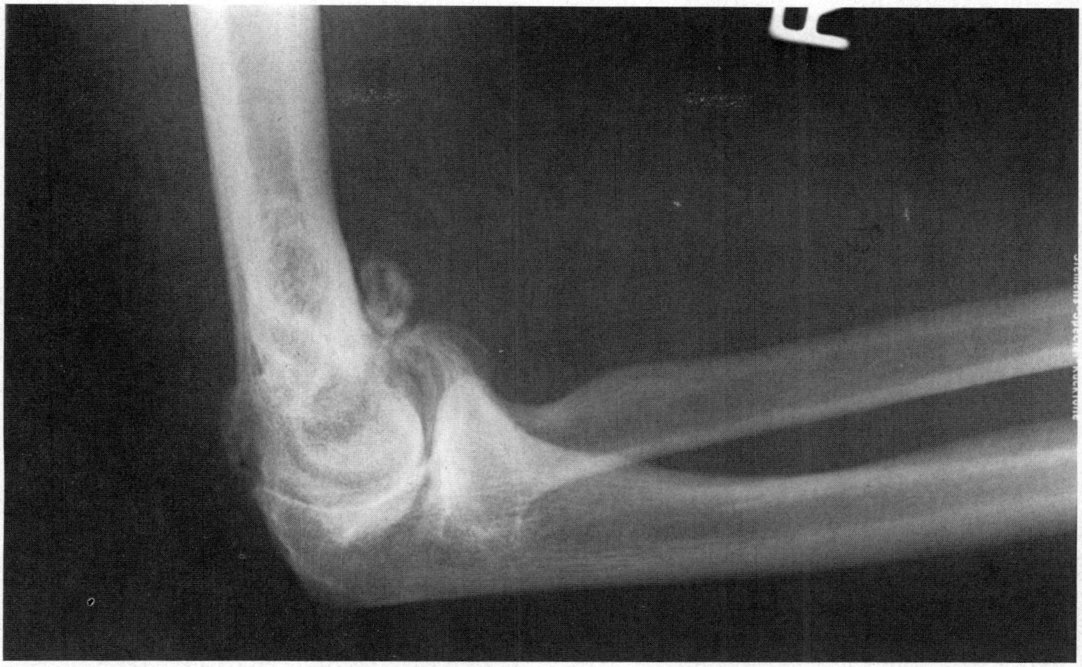

Abb. 6 Ellenbogengelenk eines in der höchsten Gewichtsklasse zur Ringerelite zählenden Aktiven.

durchgeführte regelwidrige Überstreckreaktionen durch den Gegner. Besonders in den höheren Gewichtsklassen führen die rezidivierenden Abstützaktionen bei zum Teil unkontrollierten Stürzen zu Chondropathien und schließlich zu schweren Arthrosen (Abb. 6: Ein Ellenbogengelenk eines in der höchsten Gewichtsklasse zur Ringerelite zählenden Aktiven).

Durch Stürze auf das Ellenbogengelenk — speziell über den Mattenrand hinaus — kommt es zur traumatischen Bursitis olecrani; hierbei, aber auch durch abrupte Überbeugetraumen, kommt es zu Kontusionen oder Luxationen des Nervus ulnaris und nachfolgend zum posttraumatischen Sulcus-ulnaris-Syndrom.

Ellbogenfrakturen und Ellbogenluxationen s. Beitrag Ringen II.

Da alle gegen die **Finger** des Gegners gerichteten Aktionen verboten sind, entstehen die häufigen Distorsionen der Langfinger und im Daumengrundgelenk vor allem durch Ungeschicklichkeit bei aktiver Griffausführung, speziell durch „Danebengreifen" oder durch Hängenbleiben am Trikot des Gegners. Durch Überstreckung der bei Abstützreaktionen auf der Matte fixierten Langfinger kommt es immer wieder zu teilweise sogar offenen Luxationen im Bereich der Grund- und Mittelgelenke nach volar. Weitere Fingerverletzungen s. Beitrag Ringen II.

Von etwa 1/4 aller Verletzungen des Ringers ist sein **Kniegelenk** betroffen. Bei den in der Praxis behandlungsbedürftigen Verletzungen finden sich in etwa 30 % operationsbedürftige Meniskusrisse, wobei bemerkenswerterweise die Laesionen der Außenmenisken gegenüber denen der Innenmenisken leicht überwiegen. In der Häufigkeit der Kniegelenkverletzungen folgen Zerrungen der Menisci und der Seitenbänder sowie traumatisch hervorgerufene Knorpeldefekte, vornehmlich der Kniescheibenrückfläche und der medialen Femurcon-

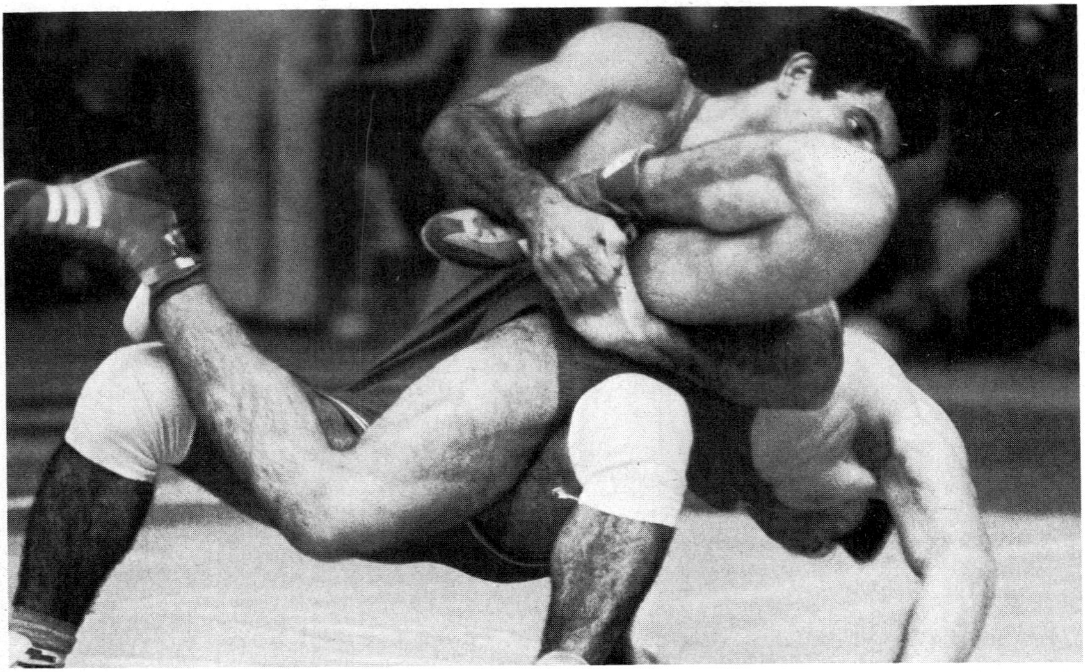

Abb. 7 Regelrechte Aktion: Arm-Beinhebel.

dyle. In etwa 15 % der behandlungsbedürftigen Kniegelenkverletzungen bestehen operationsbedürftige komplexe Band-, Meniskus- bzw. Kapselverletzungen. In den meisten dieser Fälle muß der aktive Ringsport postoperativ verletzungsbedingt aufgegeben werden. Schließlich ist noch auf die traumatische Bursitis prae- und infrapatellaris hinzuweisen, die durch Stürze — teilweise über den Mattenrand hinaus — entsteht.

Auffälligerweise werden die meisten der operationsbedürftigen Kniegelenkverletzungen sowie Zerrungen der Menisken und Seitenbänder nicht durch adäquate einmalige Traumen ausgelöst; vielmehr kommt es zumeist in einer zuvor schon häufig „unbeschadet" durchgemachten Situation zur Ruptur. Die Ursache liegt in einer chronischen funktionellen Überlastung und deren hieraus resultierenden Meniskusdegeneration und Lockerung des Bandapparats. Zwangsläufig kommt es zu rezidivierenden und zumeist unterschwelligen Traumen in Überbeuge-, Rotations- und Abduktionsbelastung der Kniegelenke. Diese entstehen sowohl bei regelgerechten Aktionen wie beispielsweise bei Arm-Beinhebeln (Abb. 7) oder Standbeinbelastungen; aber auch in Situationen, in denen der unterlegene Ringer einer gegen sein Kniegelenk gerichteten Aktion zulange aktiven Widerstand entgegensetzt, statt sich geschlagen zu geben, aber auch durch verbotene Griffausführung wie beispielsweise Außenrotation des im Kniegelenk überbeugten Unterschenkels (Abb. 8). Die häufig beobachteten Knorpeldefekte vor allem an der Kniescheibenrückfläche sind vor allem bei Ringern mit dysplastischen oder lateralisierten Kniescheiben mehr im Sinne eines Überlastungsschadens (Krafttraining) zu deuten; daneben kommt es jedoch auch zu traumatischen Knorpelprellherden durch Sturz auf den harten Hallenboden neben der Matte.

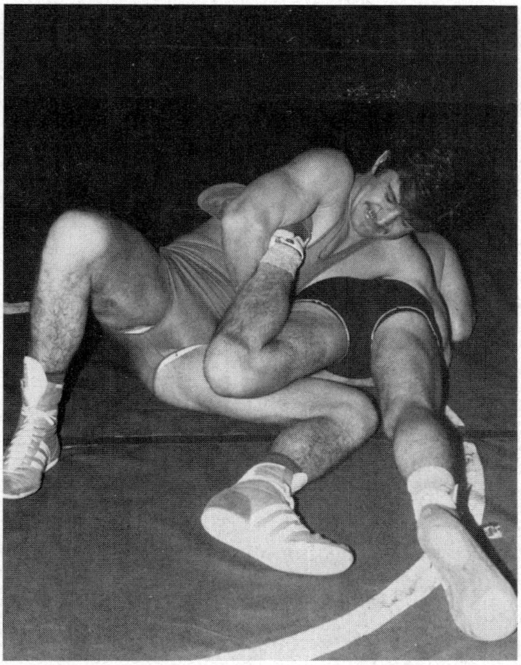

Abb. 8 Verbotene Griffausführung: Außenrotation des im Kniegelenk überbeugten Unterschenkels.

Bei den Verletzungen am **Kopf** handelt es sich nahezu ausschließlich um akute und rezidivierende Othämatome. Weitere Kopfverletzungen s. Beitrag Ringen II.
Neben diesen, aus medizinischer Indikation behandlungsbedürftigen Verletzungen sind für den Ringer die häufig kampfentscheidenden „Bagatellverletzungen" von großer Bedeutung: Durch mit akuter Kraftanwendung verbundenes Pressen kommt es bei den hierfür prädestinierten Sportlern (Locus Kiesselbachi) immer wieder zum Nasenbluten. Dieses kann ebenso wie stärker blutende Zungen- und Lippenbisse (ausgelöst durch Ringen mit offenem Mund und Abrutschen am schweißglatten Gegner) oder Platzwunden an der Augenbraue (hauptsächlich durch Kopfstöße oder kleinere Platz- und Rißwunden (z. B. an der Dorsalseite der Ellenbogengelenke) zum vorzeitigen Kampfabbruch durch den Mattenleiter führen. Schließlich sei noch der sog. „Mattenbrand" genannt: Es handelt sich um besonders infektionsgefährdete Schürfwunden, z. B. über der Kniescheibe und dem Olecranon, die durch druckvolles Reiben speziell über die früher verwendeten Segeltuchmatten hervorgerufen wurden.

Diagnostik

Im Idealfall wird die Diagnose direkt im Anschluß an die Verletzung, also noch auf der Matte, gestellt. Dies ist bei guter Kenntnis der Verletzungsmöglichkeiten und Mechanismen sowie gelegentlicher taktischer Feinheiten (die Verletzungszeit wird von konditionsarmen Ringern gern als Atempause mißbraucht) zumeist ohne technische Hilfsmittel möglich:
Für die Beurteilung der Schwere einer **Halswirbelsäulenverletzung** ist neben der schmerzhaften Bewegungseinschränkung vor allem die Angabe des Ringers wichtig, er habe plötzlich einschießende, heftige, teilweise elektrisierende Schmerzen in einen oder beiden Armen (segmental) verspürt. Pelzigkeitsmißempfindungen werden seltener spontan angegeben; ihre Feststellung ist jedoch durch vergleichende Prüfung der Oberflächensensibilität mit den Fingerkuppen rasch und zuverlässig möglich; man sollte hierauf bei keinem HWS-Trauma verzichten! Die Notwendigkeit zur Röntgenuntersuchung ist neben der Beobachtung oder Schilderung des Unfallhergangs von den subjektiven Beschwerden und den klinischen Befunden abhängig zu machen. Die gleichen Diagnoseprinzipien gelten für Verletzungen der Brust- und Lendenwirbelsäule.
Thoraxkontusionen sind zumeist außerordentlich schmerzhaft; die Differentialdiagnose zur beim Ringen relativ seltenen Rippenfraktur ist mit klinischen Mitteln (Krepitation?) nicht ausreichend sicher. Die Schmerzhaftigkeit der Verletzung führt jedoch meist zur Kampfaufgabe, so

daß eine Gefährdung des Sportlers bei einer eventuell doch bestehenden Rippenfraktur nicht gegeben ist.
Mit Ausnahme der eindeutigen Befunde bei Schultergelenkluxationen, Schultereckgelenksprengungen, Klavikulafrakturen und Rupturen der langen Bizepssehne ist der Unfallhergang von entscheidender Bedeutung für die Diagnosefindung an der **verletzten Schulter.** Die Suche nach dem Hauptdruckschmerz (Schultereckgelenk? Kapselanteile?) sowie die Differenzierung besonders schmerzhafter aktiver oder passiver Bewegungsausschläge (lange Bizepssehne? Supraspinatussehne?) ist bei der Untersuchung von besonderer Wichtigkeit. Röntgenuntersuchungen sind bei allen kontusionsbedingten Verletzungen der Schulter notwendig.
Bei der klinischen Untersuchung verletzter **Ellenbogengelenke** ist neben den allgemeinen Verletzungszeichen besonders auch die Prüfung der Sensibilität im Versorgungsbereich des Nervus ulnaris und seine Palpation im Sulcus von Bedeutung. Röntgenuntersuchungen erbringen bei frisch verletzten — mit Ausnahme der wenigen Fälle schwerer Traumen wie beispielsweise bei Stürzen über den Mattenrand oder bei Luxationen — zumeist unauffällige Befunde. Ihre Bedeutung liegt mehr bei der Objektivierung von Folgeschäden wie periarticulären Verkalkungen und Arthrosen zumeist mit Corpora-libera-Bildung.
Nicht verzichtet werden sollte auf Röntgenuntersuchungen bei distalen **Unterarmverletzungen** jüngerer Ringer (Radiusbasisfrakturen?), bei Handgelenksverletzungen (Navicularefrakturen?), bei Distorsionen und nach Luxationen an den Langfingern (Kantenabsprengungen?) sowie auf gehaltene Bandaufnahmen bei Verletzungen am Daumengrundgelenk und im Bereich des Außenbandapparats der oberen Sprunggelenke.
Die Differenzierung von **Kniegelenkverletzungen** ist mit den bekannten klinischen Untersuchungsmethoden allein — also auch auf der Matte — gut möglich. Die ergänzende Röntgenuntersuchung korrigiert oder ergänzt die klinisch gestellte Diagnose selten, notwendig ist sie vor allem praeoperativ sowie aus versicherungstechnischer Sicht.

Therapie — Praevention

Im Idealfall beginnt die Behandlung des verletzten Ringers auf der Matte; dabei wird der Sportarzt bei aktiven Betreuern und Publikum besonders dann Anerkennung finden, wenn es ihm gelingt, die häufig kampfentscheidenden Bagatellverletzungen innerhalb der drei Minuten Verletzungszeit soweit in den Griff zu bekommen, daß der Kampf ohne entscheidende Behinderung fortgesetzt werden kann. Hierfür sollte neben Verbandsstoffen, einem flüssigen Wundpflaster und Tamponaden vor allem eine Kühlbox mit Kältepackungen, geeisten Tüchern und Eiswürfeln sowie ein Kältespray bereit gehalten werden.
Die oft kampfentscheidenden Bagatellverletzungen wie stärker blutende Riß- und Platzwunden lassen sich durch selbst auf schweißnasser Haut gut haftende Kompressionsverbände (Leukospray und Tape!) meist notdürftig, aber ausreichend versorgen; Nasenbluten erfordert eine abstopfende Tamponade mit bereitgehaltener Watte. Da allerdings immer die gleichen Ringer von diesem lästigen Übel betroffen sind, sollte der Patient bei Rezidivneigung HNO-fachärztlich weiterbehandelt werden. Bei Zungen- und Lippenbissen scheiden Verbände naturgemäß aus; zur Vermeidung eines Kampfabbruchs muß das austretende Blut abgeschluckt werden.
Die meisten Zerrungen, Verstauchungen und Prellungen sind — soweit durch orientierende klinische Untersuchung eine schwerere Verletzung ausgeschlossen werden kann — durch den analgetischen Soforteffekt der Cryotherapie soweit beeinflußbar, daß der Kampf zu Ende geführt

werden kann. Nach Kampfende wird durch nochmalige Kälteanwendung und Anlegen eines Kompressionsverbandes der Schwellungsneigung entgegengewirkt. Bei Verletzungen der Halswirbelsäule ist unter strikter Vermeidung jeder Manipulation ein dicker, gut mit Watte abgepolsterter Schanzscher Halskrawattenverband anzulegen.

Die weitere Therapie von HWS-Verletzungen ist im Kapitel „Allgemeine Diagnostik und Therapie" beschrieben.

Behandlung der häufigen Ellenbogengelenkkontusionen und Distorsionen ist zumeist frustrierend: diese Verletzungen treten in zumindest geringerem Ausmaß so gehäuft auf, daß man sich bei einer Behandlung auf initiale Kälteanwendungen und anschließendes Anlegen eines Kompressionsverbandes für 1—2 Tage begnügen muß. Wer längerfritig aktiv ringt, nimmt mehr oder minder zwangsläufig das Risiko chronischer Knorpelschäden in Kauf.

Ein problematisches Kapitel ist auch die Behandlung der häufigen Finger- und Daumenverletzungen: da selbst in der unmittelbar posttraumatischen Phase von Ringern eine Ruhigstellung auf der Schiene oder im Gipsverband nicht toleriert wird, bietet sich als Ersatz die Fixierung des verletzten, an den benachbarten Langfinger durch schmale Leukotapestreifen unter Freilassen der Gelenke an. Schwellungsneigung und subjektive Beschwerden werden vom Ringer als unvermeidliches Übel in Kauf genommen; wesentliche Spätschäden treten kaum auf.

Als Behandlungsprinzip bei Kniegelenkverletzungen sollte gelten, daß alle Meniskusrisse sowie komplexen Kniebinnenverletzungen einer möglichst raschen operativen Revision und einer intensiven krankengymnastischen Nachbehandlung zugeführt werden müssen; allerdings ist damit zu rechnen, daß zumindest in den Fälle kombinierter Kniegelenkverletzungen ein Fortführen der aktiven Ringerlaufbahn zumindest in leistungsbezogenen Klassen in der Regel nicht mehr möglich ist. Bei Band- und Meniskuszerrungen reicht bei mäßig ausgeprägter Symptomatologie zumeist ein für 10 Tage angelegter verstärkter Zinkleimverband, bei intensiverer Symptomatologie sollte für 3—4 Wochen ein Gipshülsenverband angelegt werden. Während dieser Zeit ist auf ein regelmäßiges und intensives isometrisches Training der Oberschenkelmuskulatur zu dringen, um so die sportliche Wiedereingliederung nach der Ruhigstellung zu beschleunigen.

Die Verletzungen am Außenbandapparat des oberen Sprunggelenks können — sofern sie nicht operationsbedürftig sind — mit Tape-gezügelten Verbänden auch ohne Gipsruhigstellung ausreichend behandelt werden; zumeist reicht hier eine Sportpause von 10 Tagen.

Wohl über die Hälfte aller Ringer der oberen Leistungsklassen haben ein chronisches Othämatom, ein „Blumenkohlohr". Es handelöt sich dabei um die Folgen entweder nicht oder unzureichend behandelter akuter Othämatome. Lege artis sollte das akute Othämatom spätestens binnen 24 Sunden abpunktiert, die Ohrmuschel innenseitig mit angepaßten Kompressen ausgelegt und ein straff sitzender, zirkulärer Kopfverband angelegt werden; Verbandswechsel erfolgen im Abstand von 2 Tagen für etwa 8—10 Tage. Nicht mehr ganz frische, jedoch noch nicht bindegewebig organisierte Othämatome sollten beim HNO-Arzt vorgestellt und dort nach Inzision entleert werden. Evtl. muß in diesen Fällen der durch das Hämatom angegriffene Knorpel der Ohrmuschel angefrischt werden. Neben der Entleerung ist eine ausreichend lange Trainings- und Wettkampfpause das wichtigste Behandlungsprinzip: vor Ablauf von frühestens 6, besser 8 Wochen darf keinesfalls wieder gerungen werden, da sonst das Rezidiv vorprogrammiert ist. Bei chronischen Othämatomen kommt — sofern sie nicht nur kosmetisch stören, sondern zu sekundärer Schwerhörigkeit führen — nur eine plastisch operative Revision in Betracht.

Praevention

Zur Frage der Praevention muß zunächst festgehalten werden, daß Sportartspezifisch der aktive Ringkampf ganz ohne Verletzungen nicht möglich ist; entsprechend muß sich das Hauptaugenmerk auf die Reduzierung von Häufigkeit sowie auch Schwere der Verletzungen richten.

Dabei gilt: Je besser der Ringer seinen Sport beherrscht, desto geringer ist das Verletzungsrisiko für ihn und seinen Gegner. Hierfür sind neben angeborenen Eigenschaften wie Körperbau, Bewegungsgefühl, Intelligenz und Mut auch das Training von Kraft, Schnelligkeit, Ausdauer, Gewandtheit und Beweglichkeit sowie das regelgerechte Erlernen der Grifftechniken Grundvoraussetzung. Ringer, denen die genannten Eigenschaften ganz oder teilweise fehlen, greifen und reagieren „unorthodox" und gefährden damit sich und ihre Gegner vermehrt; gleiches gilt für Aktive mit fehlender Kondition — sei es auf der Basis eines unzureichenden Trainings, sei es durch das viel praktizierte „Abkochen" (kurzfristige Gewichtsreduktion durch Wasserverlust unter Einwirkung von Medikamenten oder exzessive Saunagänge). Hier könnten durch Änderung des Reglements zumindest die ärgsten Auswüchse beschnitten werden; auch unter Berücksichtigung der Akzeleration sollte man zumindest bei den Senioren die Papiergewichtsklasse bis 48 kg Höchstgewicht endlich abschaffen.
In der Praevention kommt auch den Mattenleitern eine nicht zu unterschätzende Bedeutung zu: Durch energisches Ein- und Durchgreifen bei regelwidriger Griffausführung und Unsportlichkeit kann Wesentliches zur Verletzungsprophylaxe beigetragen werden.
Schließlich kommt dem Sportarzt nicht nur in der Behandlung eine wichtige Rolle zu: Er sollte sich vor allem weder durch den Wunsch des Aktiven, noch den des Trainers oder der Vereinsleitung von seinen als richtig erkannten Behandlungsprinzipien abbringen lassen und vor allem auf einer ausreichenden Ruhigstellung verletzter Körperpartien, auf der Durchführung für notwendig erachteter operativer Revisionen und auf einer ausreichend langen Trainings- und Wettkampfpause bestehen. Die Kortisoninjektion in frisch verletzte Gelenke zur Ermöglichung einer Teilnahme an selbst bedeutsamen Wettkämpfen sollte nicht als mögliche Therapiemaßnahme ins Kalkül gezogen, sondern als Körperverletzung abgelehnt werden.

Ringen II

K. Steinbrück

Geschichte

Ringen, ein Zweikampf ohne Waffen, ist eine der ältesten Sportarten überhaupt. Bekannt sind die ägyptischen Ringkampfszenen auf den Fresken der Königsgräber von Beni Hasan um 2000 v. Chr. Im klassischen Griechenland gelangte der Sport zu höchster Blüte und war eine der Hauptübungen im Pentathlon, dem olympischen Fünfkampf (Abb. 1). Durch die Verbindung von Ringen und Boxen (Pankration) kam es in späteren Jahren durch Fehlen der Regeln und damit Verrohung der Kampfweise zum Niedergang. Bei den Römern fand der Sport lediglich im Rahmen der brutalen Gladiatorenkämpfe statt, bis ihn Kaiser Theodosius um 393 n. Chr. verboten hat. Im Mittelalter zählte Ringen zu den „ritterlichen Behendigkeiten“ und zu den „Raufspielen“ der Volksfeste. Gegen Ende des 19. Jahrhunderts kam es besonders in den

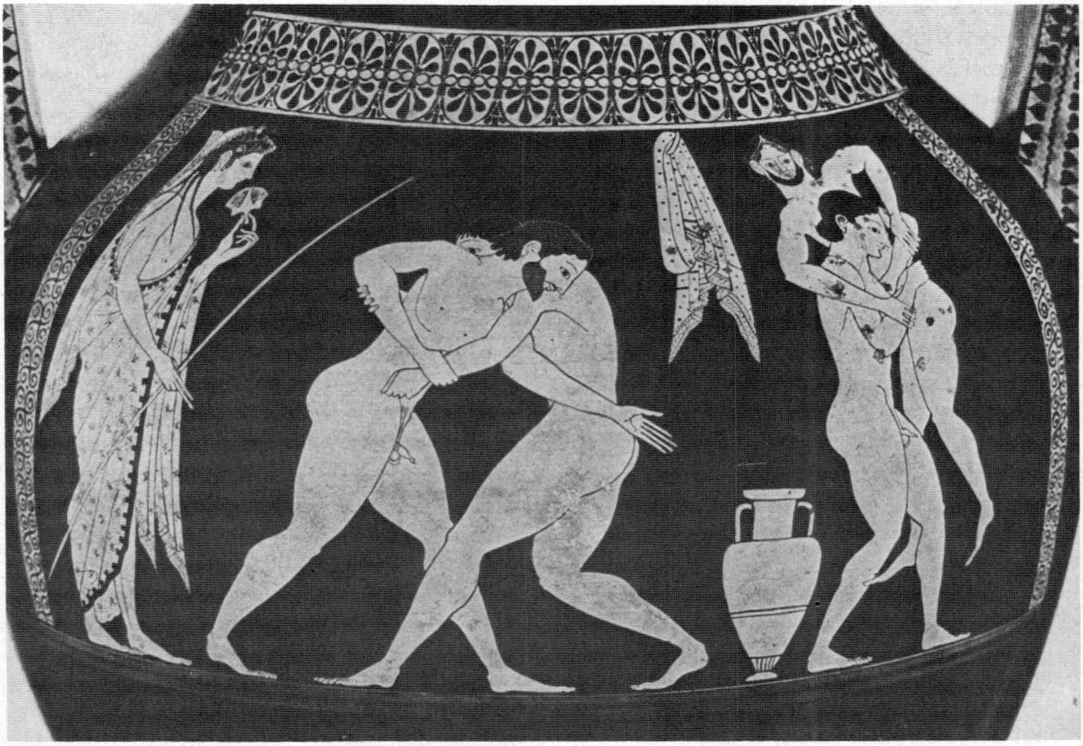

Abb. 1 Ringkampfszene auf einer altgriechischen Vase.

angelsächsischen Ländern zu einer erneuten Blüte des professionellen Ringertums. Bei den Olympischen Spielen wird seit 1896 der „klassische Stil“ und seit 1904 Freistilringen ausgetragen.

Regeln und Technik

Die Regeln und die Technik der Sportart Ringen sind im Beitrag Ringen I beschrieben.

Verletzungen — Ursachen, Therapie und Prophylaxe

Allgemeine Analysen

Ringen ist eine Sportart, die Schnelligkeit, Geschicklichkeit, Kraft, Ausdauer und nicht zuletzt eine große Hingabe erfordert. Das Messen der Kinder bei Balgereien wie das Streben nach Stärke sind Anreize für ein frühes Erlernen. 1980 waren im DSB 68 109 (0,4 %) Ringer in Vereinen organisiert. Mit dieser Mitgliederzahl rangiert Ringen an 28. Stelle.

Die Analyse der im Rahmen der Sportambulanz der Orthopädischen Universitätsklinik Heidelberg (1972—1978) betreuten Sportverletzten ergab 37 Verletzungen beim Ringen (Tab. 1). Diese Sportart steht mit 0,7 % an 19. Stelle der Verletzungsskala. Die weiteren Erfahrungswerte stammen aus den Tauglichkeitsuntersuchungen von über 2000 Leistungssportlern (1974—1980), unter denen insgesamt 115 orthopädische Untersuchungen an Kaderathleten im Ringen vorgenommen wurden. Dieser Sport hatte einen Verletzungsfaktor (Sportverletzungen im Verhältnis zur Anzahl organisierter Sportler im Einzugsbereich) von 1,4 und liegt gemeinsam mit der Leichtathletik und dem Fußball an 7. Stelle.

5504 Sportverletzungen (1972—1978)			
Sportart	Anzahl	%	organ. Sportler Nordbaden in %
1. Fußball	1983	36,0	29,1
2. Skilauf	504	9,2	3,4
3. Turnen	406	7,4	26,4
4. Handball	381	6,9	7,1
5. Leichtathletik	355	6,4	5,0
6. Basketball	289	5,3	1,1
7. Volleyball	206	3,8	1,5
8. Tennis	201	3,7	9,0
. . . .			
17. Trampolin	40	0,7	—
: :			
19. Ringen	37	0,7	1,5
. . .			
50. Casting	1	0,02	

Tab. 1 Häufigkeitsverteilung der Sportverletzungen in den einzelnen Disziplinen (Sportambulanz Orthop. Univ.-Klinik Heidelberg).

Die Verteilung der einzelnen Verletzungen auf die Körperregionen ist aus Abbildung 2 zu entnehmen.

Spezielle Diagnosen und Therapie

Kopfverletzungen: Verletzungen, die diese Region betreffen, können ganz verschiedenartig sein. Häufig sind Prellungen von Auge, Nase oder Zähnen durch direkte Gegnerkontakte. Nicht selten können diese Verletzungen im Gesicht auch durch Reiben an der Matte oder am Gegner entstehen.

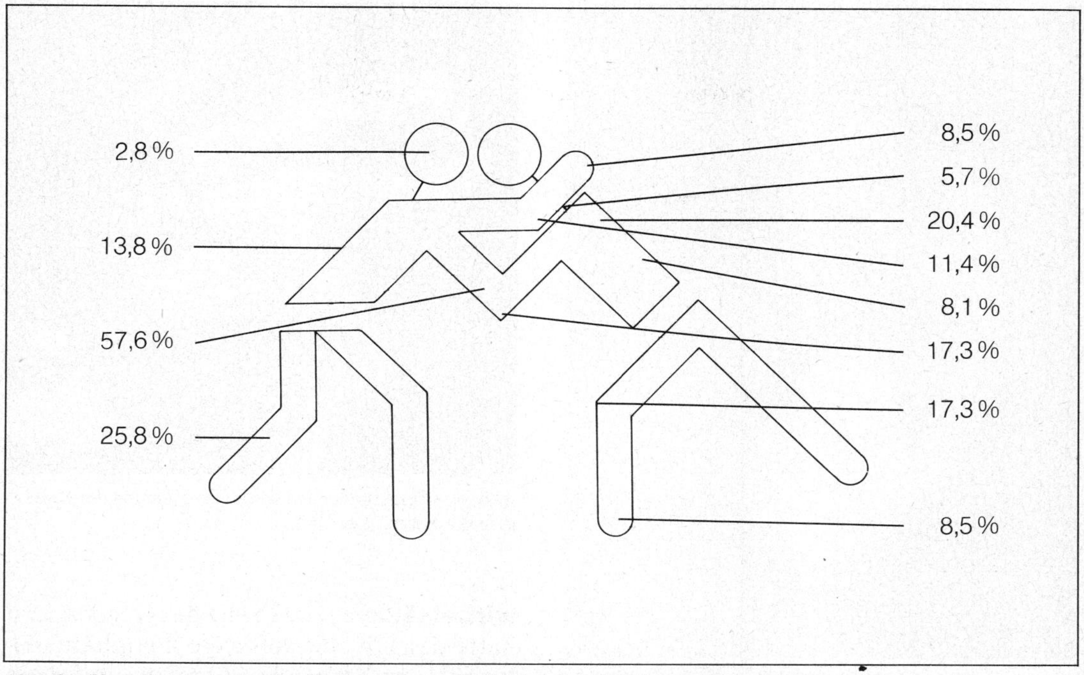

Abb. 2 Verteilungsmuster der Verletzungen auf die einzelnen Körperregionen bei Ringern.

Nasenbluten oder Nasenbeinbrüche haben ähnliche Ursachen. Die Behandlung erfolgt an der Matte durch Kompression mit Eis. Offene Verletzungen werden mit steriler Gaze komprimiert und mit Butterflies verschlossen. Nach dem Kampf erfolgt dann die endgültige Versorgung, evtl. mit chirurgischen Wundnähten. Nasenbeinverletzungen können durch ihre Schmerzhaftigkeit vielfach ein Ende des Kampfes bedeuten und eine fachärztliche Konsultation erforderlich machen.

Eine typische Ringerverletzung ist das Othämatom, in dessen Folge es zur Ausbildung eines „Blumenkohl- oder Pankratiastenohres" kommen kann. Direkte Traumatisierungen durch verbotene Kopfstöße und Schläge speziell mit der Handkante sowie (ohne Regelverstoß!) durch mit Zug oder Druck verbundene Aktionen mit dem Arm gegen den Kopf des Gegners bei nach unten oder vorne umgeklappter Ohrmuschel, insbesondere bei den „Nelson-Griffen" und den „Nackenmassagen", können eine Verschiebung der Haut und des Perichondriums gegen den Ohrknorpel bewirken. Dabei kann besonders im oberen Drittel an der Ohrmuschel zwischen den genannten Schichten ein lymphatisch-hämorrhagischer Erguß entstehen. Dieser kann sehr schmerzhaft sein und unbehandelt nach caudal absacken. Werden diese Hämatome nicht frühzeitig durch Punktion mit folgender Kompression (z. B. Silikon) entleert und treten sie wiederholt auf, dann kann es zu Wucherungen von Bindegewebe zwischen Haut und eingeschmolzenem oder gebrochenem Ohrknorpel kommen. Diese oft erhebliche Verunstaltung bezeichnet man auch als Blumenkohlohr (Abb. 3). Therapie siehe Beitrag Ringen I.

Nackenfurunkulosen können beim „Einmassieren" von schweißgetränktem Mattenstaub entstehen. Heute werden sie kaum noch gesehen. Als Prophylaxe dieser Verletzungen sind strenge hygienische Anforde-

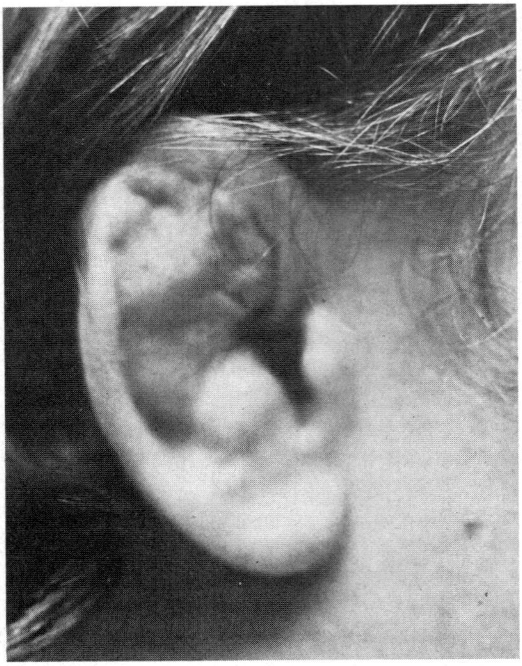

Abb. 3 „Blumenkohlohr“ bei einem Leistungsringer.

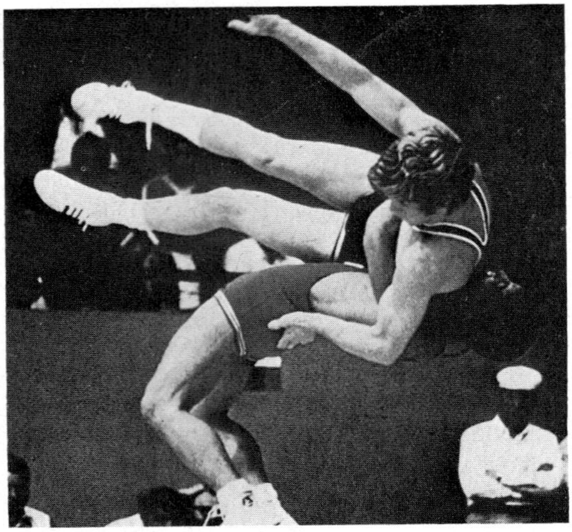

Abb. 4 Belastungen der Lendenregion und der Kniegelenke beim Überwurf.

rungen beim Training und Wettkampf notwendig. Kurze Haare, geschnittene Fingernägel mit Kontrolle durch den Kampfrichter, saubere Kampfstätten sowie obligates Duschen nach dem Kampf sind wichtig. Die Ohrveränderungen können durch die allerdings recht unbeliebte Schutzkappe vermieden werden. In den letzten Jahren sind sie durch eine Änderung der Kampfweise mit größerer Distanz in Häufigkeit und Ausmaß zurückgegangen.

Die **Wirbelsäule** ist beim Ringen in den einzelnen Abschnitten ganz unterschiedlichen Belastungen ausgesetzt. Kontusionen oder Frakturen können entstehen, wenn ein Ringer zu heftig evtl. zusammen mit dem Gegner nach hinten in die Brücke fällt und dabei mit dem Nacken aufkommt. Auch Einzelfälle von Tetraplegien nach Verletzungen beim Überwurf sind bekannt.

Ein in unserer Klinik behandelter Sportler fiel in maximaler Retroflexion der **Halswirbelsäule** auf das Knie des Gegners und hatte danach eine sofortige komplette motorische und sensible Lähmung unterhalb C 6.

Zahlreiche Distorsionen und Zerrungen der Halsmuskulatur haben ähnliche Ursachen. Die in früheren Jahren körpernähere Kampftechnik kann mit eine Ursache der oft ausgeprägten Uncovertebralarthrosen bei Ringern sein. Dehnungen des Plexus brachialis können durch eine Seitneigung des Kopfes in die eine und der Schulter in die gegensätzliche Richtung entstehen.

Im **BWS-Bereich** fiel bei Leistungssportlern häufig ein leichter Rundrücken auf. Abrisse von Dornfortsätzen sind in dieser Region ebenso bekannt wie Querfortsatzabrisse im **LWS-Bereich.** Auffällig hoch erschien bei unseren Untersuchungen von Leistungssportlern der Prozentsatz von Spondylolysen. Mit 23,8 % (10 von 42 Kanderathleten) stehen Ringer an 3. Stelle (siehe auch Leichtathletik Kompositorische Disziplinen). Inwieweit dabei mechanische Faktoren im Sinne der trophodynamischen Entstehung in Frage kommen, muß weiter abgeklärt werden. Bestimmte Überwurftechniken jedoch erfordern eine

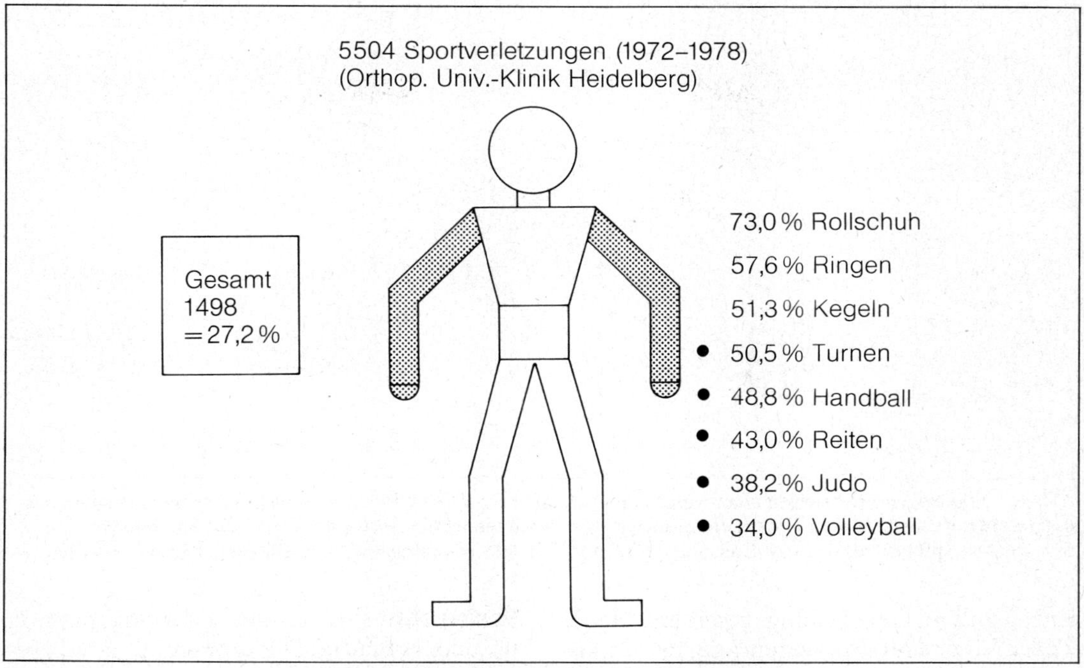

Abb. 5 Sportarten mit überwiegenden Verletzungen der oberen Extremitäten.

ganz erhebliche Hohlkreuzbildung mit oft gleichzeitiger Torsion (Abb. 4). Therapeutisch kommen Lockerungsmassagen der oft verspannten Rückenstreckmuskulatur sowie eine Kräftigung der geraden und schrägen Bauchmuskeln zur weiteren Stabilisierung in Betracht. Bei Leistungssportlern ist eine frühzeitige Tauglichkeitsuntersuchung mit Röntgenkontrollen der Lumbosacralregion anzuraten.

Rippenfrakturen entstehen durch Sturz auf oder besonders außerhalb der Matte, auf den Arm oder das Knie des Gegners. Es kann zu oft zwei bis drei Rippen betreffenden Frakturen kommen. Eine sofortige Einstellung des Kampfes ist zur Vermeidung weiterer Komplikationen zu empfehlen. Inwieweit stützende Pflasterzügeverbände zur Anwendung kommen, ist vom Ausmaß der Beschwerden abhängig zu machen.

Um schwere Wirbelsäulenverletzungen zu vermeiden, sind Würfe außerhalb der Matte ebenso verboten, wie ein Niederwurf des Gegners ohne vorher ins Knie zu gehen. Untersagt sind auch Griffe, bei denen das Rückgrat unter Spannung gesetzt wird. Dies ist beim „Doppel-Nelson", Doppelhammerlock oder dem Überroller möglich, insbesondere, wenn sie nach vorne und nicht wie üblich zur Seite ausgeführt werden. Näheres s. Beitrag Ringen I.

Obere Extremität: Die Arme sind mit 57,6 % beim Ringen am meisten gefährdet. Dies geht aus Abb. 6 deutlich hervor. Ringer hatten dabei die zweithäufigste Zahl an Armverletzungen überhaupt (Abb. 5).

Schultergelenkverletzungen sind im Beitrag Ringen I beschrieben.

Verletzungen des Akromioklavikulargelenks in Form von Kontusionen, Subluxationen oder Luxationen sind beim Ringer besonders häufig. Sie ereignen sich, wenn der Sportler beim Niederwurf auf die Schulter fällt. Besonders beim Freistilringen ist hier

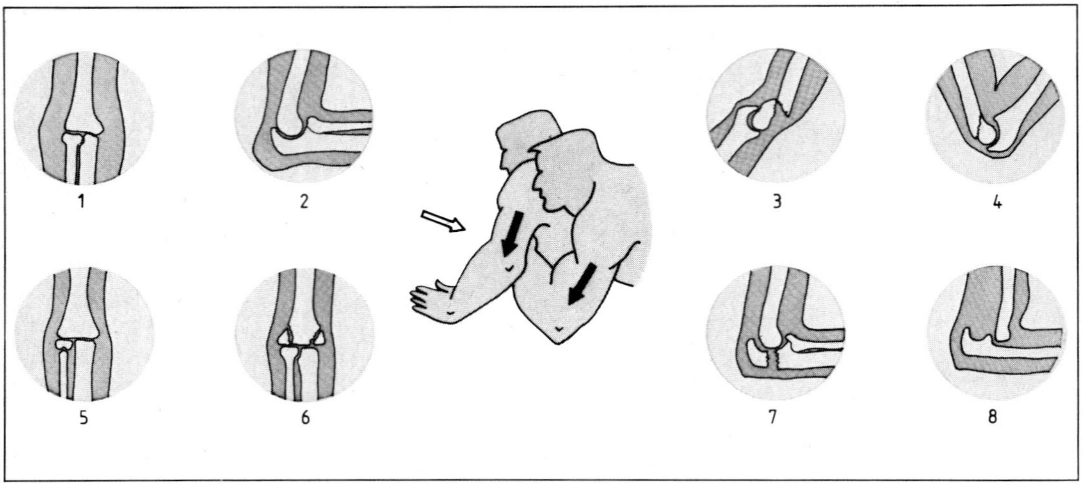

Abb. 6 Ellenbogenverletzungen beim Ringen (nach *Arndt*). 1 = Distorsion, 2 = Bursitis olecrani, 3 = supracondyläre Humerusfraktur vom Hyperextensionstyp, 4 = supracondyläre Humerusfraktur vom Flexionstyp, 5 = Radiusköpfchenfraktur, 6 = Epicondylenfraktur, 7 = Olecranonfraktur, 8 = Ellenbogengelenkluxation.

eine größere Gefährdung gegeben. Nach *Tossy* sind drei Schweregrade zu unterscheiden (siehe Beitrag „Allgemeine Diagnostik und Therapie").

Ellenbogen- und Unterarmverletzungen (s. a. Beitrag Ringen I): Verletzungen der Ellenbogenregion widerfahren besonders den Anfängern oder jugendlichen Ringern, die in ihrer Grifftechnik noch weniger erfahren sind und Befreiungsversuche und Hebel vorwiegend mit Kraft ansetzen. Die Verletzungen sind außerdem auch altersspezifisch insoweit, als sich in jüngeren Jahren häufig supracondyläre Humerusfrakturen, bei älteren mehr Luxationen ereignen (Abb. 6). Alle Verletzungen bedeuten eine Einschränkung der Kampfesleistung, da eine Schonung des Armes kaum möglich ist.

Distorsionen treten bevorzugt bei Stützversuchen oder Armhebeln auf. Wenn es neben einer Überdehnung des Kapsel-Band-Apparates auch zu einem Gelenkerguß kommt, sollte der Arm zunächst mit Kälte behandelt und anschließend ruhiggestellt werden. Physiotherapeutische Maßnahmen sollten wie üblich erst nach dieser Akutbehandlung einsetzen.

Frakturen sind in der Ellenbogenregion besonders häufig. Die supracondylären Humerusfrakturen treten überwiegend im jugendlichen Alter auf. Sie können einerseits durch Sturz auf den gestreckten Arm oder durch Fall nach hinten auf das gebeugte Ellenbogengelenk entstehen. Komplikationen können dabei Beteiligungen von Nerven oder Gefäßen sein. Im Rahmen der Erstversorgung sollte beim Verdacht auf eine derartige Verletzung lediglich eine Schienenlagerung für den sofortigen Transport in die Klinik vorgenommen werden. Hier ist in Abhängigkeit vom radiologischen Befund eine möglichst exakte primäre Reposition mit Gipsfixation vorzunehmen. Fehlstellungen können später eine erhebliche Funktionseinschränkung des Ellenbogengelenks bedeuten. Eine funktionelle Nachbehandlung ist unter Anleitung vorzunehmen. Brüche am Radiusköpfchen entstehen meist beim Fall auf den gestreckten Ellenbogen. Hierbei kann bei stärkerer Dislokation ebenfalls eine Operation notwendig sein. Weitere, beim Ringen auftretende Frakturen sind Absprengungen der Epicondylen oder Abrisse am Olecranon. Diese Verletzungen treten vor allem auf,

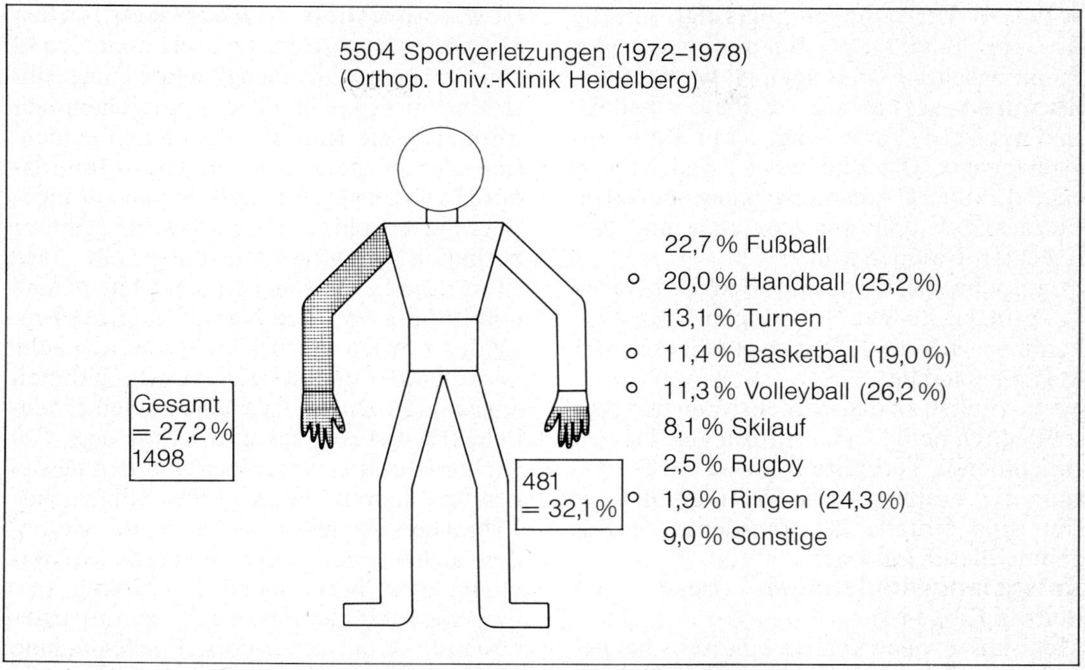

Abb. 7 Fingerverletzungen im Sport. Relativ prozentual hoher Anteil bei Ringern.

wenn der Sportler mit gebeugtem Arm außerhalb der Matte landet. Auch hier sollte die endgültige Behandlung in der Klinik erfolgen, da zur anatomiegerechten Refixation oft operative Maßnahmen, wie Kirschnerdrahtspickungen erforderlich werden.

Die Ellenbogengelenkluxationen treten bevorzugt beim älteren Sportler auf. Ursache hierfür sind häufig ein Überstrecktrauma oder die gleichzeitige Gegnereinwirkung beim Sturz auf den Arm. Während die Diagnose durch die erhebliche Fehlstellung sofort zu stellen ist, kann die Reposition vielfach nur in Narkose vorgenommen werden. Da meist eine ausgiebige Verletzung der Gelenkkapsel oder auch des Bandapparats besteht, ist eine mindestens dreiwöchige Immobilisation im Gipsverband zu empfehlen. Die zu frühe Übungstherapie kann die Ausbildung einer Myositis ossificans fördern.

Mehrere Ringer wiesen auch Befunde am Unterarm auf. Es handelte sich dabei um Kontusionen, eine Fraktur sowie um muskuläre Überlastungssyndrome.

Die von uns relativ selten beobachteten Distorsionen im **Handgelenkbereich** entstehen durch unkoordinierte Abstützversuche. Navicularefrakturen infolge Fallens auf den fälschlicherweise auswärtsgedrehten Arm sind bei Ringern ebenfalls weniger zu finden.

Sehr häufig hingegen sind **Fingerverletzungen,** die relativ-prozentual denjenigen in einigen Ballsportarten entsprechen (Abb. 7). Es kommt dabei vorwiegend zu Distorsionen, einerseits, wenn die Finger vom Gegner verdreht oder umgebogen werden, und andererseits, wenn ein Halt oder eine neue Stellung gesucht wird. Vielfach entstehen dabei auch Teilzerreißungen des Bandapparats. Eine ausreichend lange Ruhigstellung in Funktionsstellung ist bei

schweren Verletzungen angezeigt, um die oft lang anhaltenden Schwellungen oder Funktionseinschränkungen zu vermeiden.
Rupturen des ulnaren Kollateralbandes sind typische Verletzungen am Daumengrundgelenk. Diese können entweder Folge einer direkten Gegnereinwirkung oder eines Sturzes auf den abgespreizten und gestreckten Daumen sein.
Strecksehnenabrisse am Endglied eines Langfingers können beim ungünstigen Aufkommen mit den Fingerspitzen auf die Matte entstehen.
Verletzungen an den Beinen treten fast ausschließlich beim Freistilringen auf. Dessen zunehmende Verbreitung sowie die Steigerung der Trainings- und Wettkampfintensität sind Gründe für eine deutliche Zunahme dieser Läsionen.
Kniegelenkverletzungen (siehe auch Beitrag Ringen I)
Meniskusläsionen können einerseits bei bestimmten Griffausführungen wie z. B. dem Einsteiger entstehen. Andererseits kommt es bei Würfen mit fixiertem Unterschenkel oft zu erheblichen Verdrehungen des gebeugten Kniegelenks. Hierdurch kann es zu Zerrungen, Quetschungen des Meniskus sowie zu Einrissen im Vorder- und Hinterhorn oder zu Korbhenkelrissen kommen (Therapie siehe Kapitel „Allgemeine Diagnostik und Therapie").
Vielfach können auch kombinierte Innenmeniskus-Bandverletzungen auftreten. Dies ist besonders häufig der Fall, wenn der Gegner auf ein schräg gestelltes Bein fällt oder wenn dieses von außen eingedrückt wird. Kreuzbandläsionen hingegen sind selten und entstehen nur durch ganz erhebliche, über den Mechanismus der Innenmeniskusverletzung hinausgehende Gewalteinwirkungen.
Distorsionen im **Sprunggelenk** ereignen sich ebenfalls vorwiegend beim Freistilringen. Das Umknicken nach außen ist eine Ursache, andere Möglichkeiten sind Körperdrehungen beim auf der Matte fixierten Fuß.

Gewichtmachen — „Abkochen": In fast allen Kampfsportarten ist aus dem Grund einer größeren Chancengleichheit eine Einteilung in Gewichtsklassen vorgenommen worden. Viele Kämpfer versuchen jedoch, sich eine günstigere Ausgangsposition dadurch zu verschaffen, daß sie in einer niedrigeren Gewichtsklasse starten, als es ihrem normalen Körpergewicht entspricht. Dies ist nur durch ein sogenanntes „Abkochen" unmittelbar vor dem Kampf zu erreichen. Leider werden hierbei auch vielfach sehr unorthodoxe und schädliche Maßnahmen angewandt. Diuretika können einen erheblichen Wasserverlust und damit eine Gewichtsreduktion in wenigen Stunden bewirken. In anderen Fällen wurde willkürliches Erbrechen ausgelöst, wobei beide Methoden sicher nicht ohne generelle Schwächung zu verkraften sind. Langfristig werden Appetitzügler oder auch Laxantien angewandt. Um vom Sportler schädigende Nebenwirkungen abzuwenden, sollte daher in diesen Kampfsportarten eine ständige ärztliche Überwachung erfolgen. Die Ernährung ist nach einem entsprechenden Kalorienplan langfristig zu gestalten. Zwischen den Wettkämpfen sollten auch häufiger offizielle Wiegungen stattfinden, um eine bessere Beurteilungs- und Kontrollmöglichkeit zu haben.

Literatur

1. *Arndt, K. H.:* Unfallmechanismen und Verletzungen am Ellenbogengelenk beim Ringen. Med. und Sport 10 (1970), 153

2. *Büttner, K.:* Das Othämatom, Prophylaxe und Therapie. Med. und Sport 10 (1970), 155

3. *Franke, K.:* Traumatologie des Sports. VEB-Verlag Volk und Gesundheit, Berlin 1980

4. *Groh, H., P. Groh:* Sportverletzungen und Sportschäden. Luitpoldwerke 1975

5. *Gross, C. G.:* Treating „cauliflower ear“ with silicone mold. American Journal of Sportsmed. 6 (1978), 4

6. *Heiss, F.:* Unfallverhütung beim Sport. Karl Hoffmann Verlag, Schorndorf 75 (1971), 62

7. *Hoheisel, P.:* Die Kniegelenksverletzungen beim Ringkampfsport. Med. und Sport 10 (1970), 147

8. *Snook, G. A.:* The injury problem in wrestling. American Journal of Sportsmed. 4 (1976), 184

9. *Snook, G. A.:* Sports medicine problems in wrestlers. American Journal of Sportsmed. 8 (1980), 448

10. *Steinbrück, K., V. Paeslack:* Paraplegie durch Sport- und Badeunfälle. Z. Orthop. 116 (1978), 631

11. *Steinbrück, K., A. K. Martini:* Sportverletzungen der Finger. Dtsch. Zeitschr. für Sportmed. 4 (1980), 105

12. *Steinbrück, K., G. Rompe:* Sportschäden und -verletzungen am Schultergelenk. Dtsch. Ärzteblatt 77 (1980), 443

13. *Wheeler, C. E., W. H. Cabaniss:* Epidemic cutaneous herpes simplex in wrestling. Jama 194 (1965), 993

14. *Whitaker, J. H.:* Arm wrestling fractures – a humerus twist. American Journal of Sportsmed. 5 (1977), 67

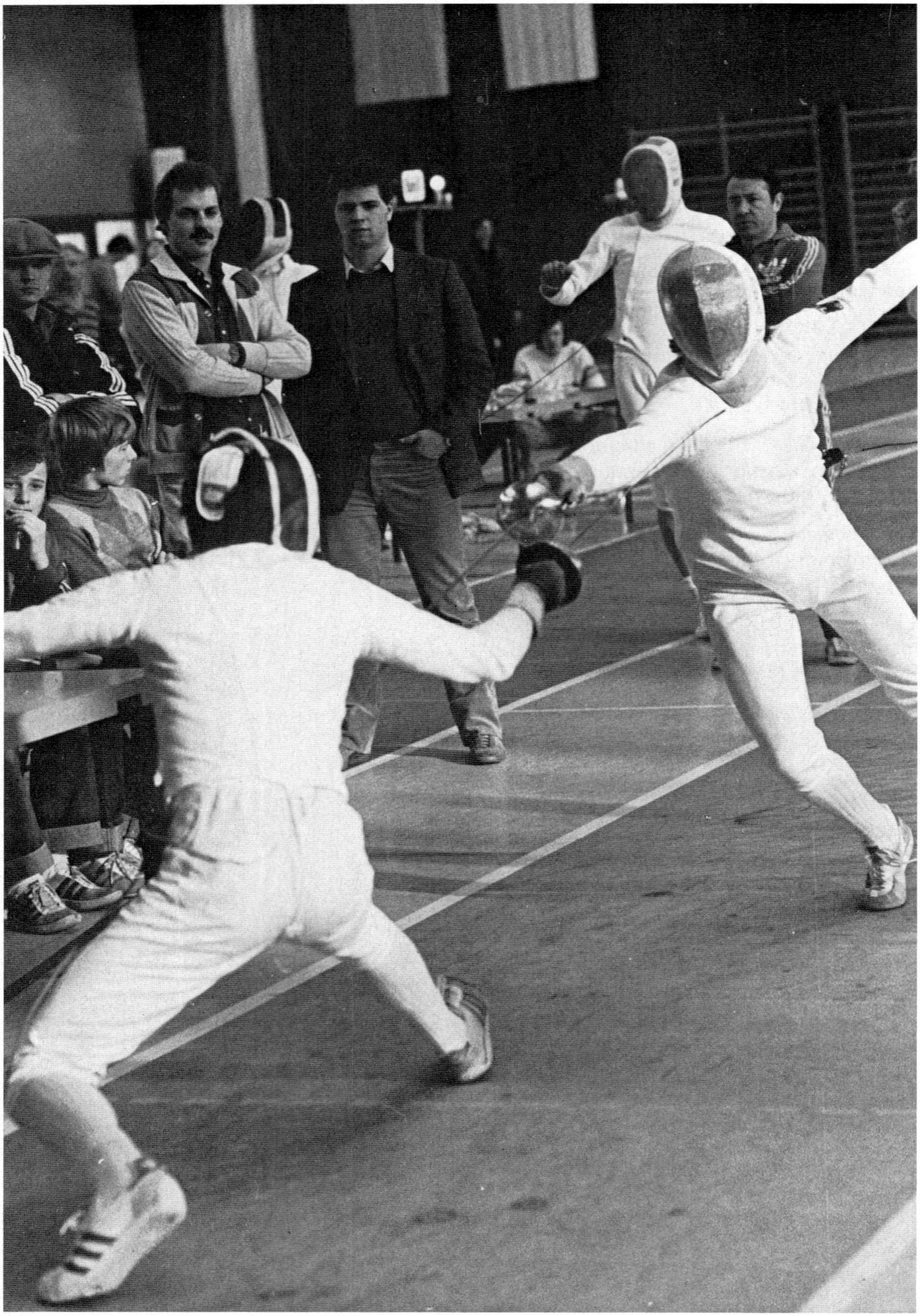

Sportfechten

W. Küsswetter, K. Hobeck

Obwohl das Sportfechten auf eine lange Tradition zurückblicken kann, gehört es nicht zu den massenwirksamen Sportdisziplinen, was die Zahl von nur etwa 30 000 Mitgliedern des Deutschen Fechtbundes belegt. Trotzdem ist Deutschland zur Zeit hinter der Sowjetunion Fechtnation Nummer zwei in der Welt.

Man unterscheidet die drei Disziplinen **Florett-, Degen- und Säbelfechten,** die sich durch Waffe und Reglement unterscheiden. Florettfechten ist die einzige Disziplin, in der Damen zugelassen sind.

Das Florett ist eine Waffe mit gewölbtem Handschutz (Glocke). Länge maximal 110 cm, Klingenquerschnitt rechteckig, Gewicht unter 500 g. Gültige Trefferfläche ist der Oberkörper.

Der Degen ist eine Stoßwaffe. Länge maximal 110 cm, Klingenquerschnitt dreieckig, Gewicht unter 770 g. Gültige Trefferfläche ist der ganze Körper. Zum Schutz der Waffenhand hat der Degen deshalb eine vergrößerte Glocke.

Der Säbel ist Hieb- und Stichwaffe zugleich. Länge maximal 105 cm, Klingenquerschnitt dreikantig, zur Griffhöhe vierkantig auslaufend. Gültige Trefferfläche ist der Rumpf bis zur Gürtellinie, sowie Kopf und Arme.

Zur elektrisch angezeigten Trefferauslösung ist beim Florett ein Spitzendruck von 500 g, beim Degen von 750 g nötig. Treffer beim Säbelfechten werden von einem Kampfgericht beurteilt. Während beim Florett- und Säbelfechten das Treffervorrecht nach der Regel „Treffen, ohne selbst getroffen zu werden“ gilt, sind beim Degenfechten Treffer beider Fechter zur gleichen Zeit (Doppeltreffer innerhalb 1/20 Sek.) möglich. Durch diese Regelung ergibt sich ein besonders hoher körperlicher Einsatz für das Degenfechten. Gefochten wird auf einer Fechtbahn (Planche); Länge 14 m, Breite 1,80—2,0 m.

Die Schutzkleidung besteht aus der Maske, zerreißfester Fechtjacke mit langen Ärmeln und Stehkragen, Plastron, Kniehose, Kniestrümpfen, Fechtschuhen und Handschuh für den Fechtarm.

Methodik, Training und Fechtstil haben sich in den letzten Jahren gewandelt. Der ursprünglich mehr statische Fechtstil wurde in Anlehnung an *E. Becks* Tauberbischofsheimer Fechtschule international inzwischen wesentlich beweglicher. So stehen heute dynamische und athletische Bewegungsabläufe bei Beherrschung einer komplizierten Technik im Vordergrund (Titelfoto). Dies erfordert den Trainingsbeginn bereits im frühen Schulalter mit Ausbildung der Grundkondition und allgemeiner Körperschulung als Voraussetzung der dann zu trainierenden komplizierten Bewegungsfolge mit Beherrschung der arhythmischen, azyklischen und asymmetrischen, sportspezifischen Abläufe (*Stewart* et. al. 1977, *Beck* 1979).

Typische Verletzungsursachen und Überlastungsschäden

Im Vergleich zu anderen Sportarten ist das Verletzungsrisiko beim Fechtsport verhält-

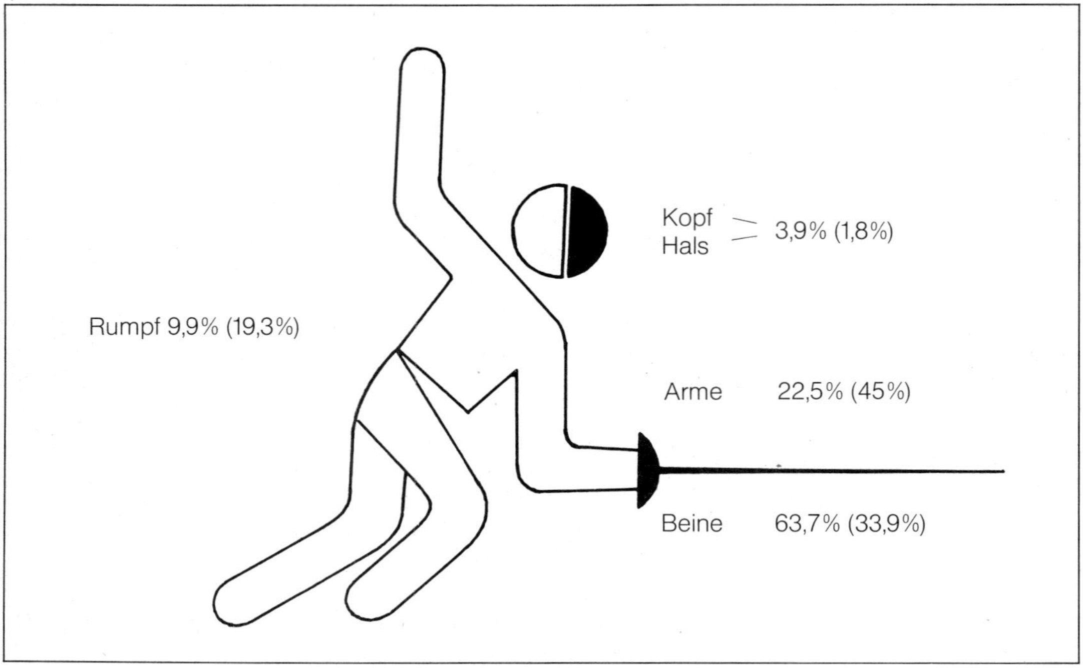

Abb. 1 Häufigkeitsverteilung behandlungsbedürftiger Fechtverletzungen — in Klammern Überlastungsschäden — bei 140 untersuchten Fechtern.

nismäßig gering. So konnten *Menge* und *Rech* (1980) unter 60 000 Sportunfallmeldungen für Verletzungen beim Fechtsport eine Häufigkeit von nur 0,67 % ermitteln.
Verletzungen beim Fechten entstehen in erster Linie durch Einwirkung der Waffe (Klinge, Glocke) und durch Zusammenprall mit dem Gegner. Der durch die Dynamisierung des Fechtstils zunehmende körperliche Einsatz spiegelt sich in einem Anstieg der Verletzungshäufigkeit wider (*Wössner* 1966, *Menge* und *Rech* 1980).
Materialfehler an der Waffe begünstigen ebenso wie fehler-, schadhafte oder ungenügende Schutzkleidung das Verletzungsrisiko (*Barth* 1975). Ungünstige äußere Verhältnisse, wie unzulängliche Befestigung der Kupfernetze auf Bahnen, Erhöhung der Fechtbahn oder zu wenig Sturzraum in deren Umgebung sind häufig unmittelbare Ursachen von Verletzungen. Da dem Fechter vom Gegner in einem besonders hohen Maß Aufmerksamkeit, Reaktionsschnelligkeit, Bewegungskoordination und Beherrschung der Technik abverlangt werden, können bei zunehmender Ermüdung, besonders bei längeren Turnieren, durch Häufung von Fehlern Verletzungen entstehen (*Singer* 1968, *Dordevič* 1979, *Groth* 1979).
Behandlungsbedürftige Fechtverletzungen zeigen eine überwiegende Beteiligung der unteren Extremitäten, wie wir dies bei Nachuntersuchungen von 140 aktiven Fechtern verschiedener Leistungsklassen bestätigen konnten. Demgegenüber sind von den Überlastungsschäden im überwiegenden Maße die oberen Extremitäten und hierbei besonders der Waffenarm betroffen (Abb. 1).
Durch unmittelbare Einwirkung der gegnerischen Waffe (Glocke, Klinge, Klingenspitze) ergeben sich als fechtspezifische Bagatellverletzungen striemen- und punkt-

förmige Hämatome und Schürfwunden, überwiegend im Bereich der Extremitäten. Diese Verletzungen bedürfen meist keinerlei Behandlung. Ausnahmen sind derartige Verletzungen im Brustbereich bei Frauen und im Hodenbereich der Männer, bei denen es über die Hämatombildung zu lokaler Entzündung kommen kann.
Durch Einwirkung der gegnerischen Waffe, besonders beim Säbelfechten, entstehen Distorsionen an den Fingergelenken und am Handgelenk der Waffenhand, Platzwunden am Ellenbogen und Hinterkopf sowie schwerwiegende Weichteilkontusionen.
Durch Bruch der Klinge werden Florett, Degen oder Säbel zu dolchartigen Stichwaffen. Kommt es während einer Aktion zu einem Klingenbruch, so gelingt es dem Angreifer meist nicht mehr, den geführten Stoß abzufangen. Besonders gefährdet für Stichverletzungen ist die ungeschützte Achselhöhle, wo es zu Gefäß- und Nervenläsionen kommen kann, wenn kein Plastron getragen wird. Über die Axilla können auch intrathorakale Stichverletzungen entstehen (Abb. 2). Bei unzureichender oder defekter Schutzkleidung (Maske, Plastron) werden zum Teil tödlich verlaufende Verletzungen wie Herz- und Lungenstiche, Stiche in den Kopf, Leistenbeuge oder Bauch beobachtet. Stichverletzungen durch abgebrochene Klingen treten auch an den Extremitäten auf.
Die Beinarbeit beim Fechten mit extremen Streck-, Beuge- und Rotationsbewegungen, vor allem im Kniebereich, beinhaltet eine erhebliche Beanspruchung der Bänder und Gelenke, besonders der des Standbeines. Distorsionen des Sprunggelenks und Kniegelenks, kombinierte Meniskus-Band-Verletzungen sowie Muskelzerrungen und Muskelrisse der Oberschenkel- und Wadenmuskulatur bei ungenügender Vorbereitung gehören zu den häufigeren spezifischen Verletzungen beim Fechtsport.
Seltenere Verletzungen sind Frakturen im Bereich der Waffenhand sowie Verletzungen durch abspringende Metallsplitter bei Klingenbruch.

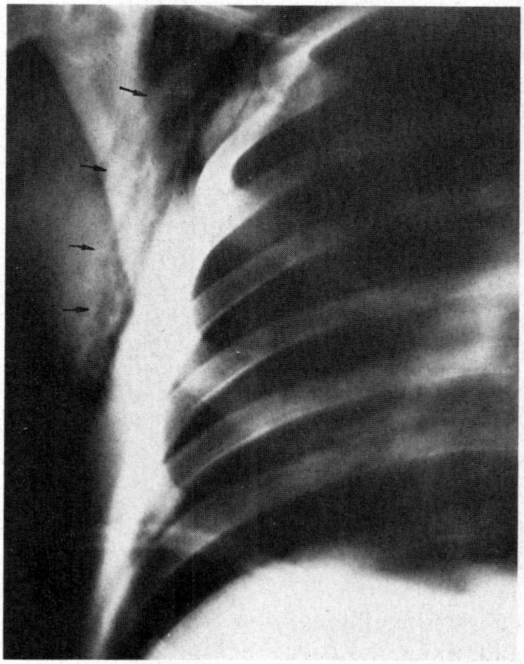

Abb. 2 Stichverletzung re. Axilla nach Klingenbruch bei 24jährigem Florettfechter.
Röntgen: Axilläres Hautemphysem (Pfeile). Bluthusten, Kollaps, offene Revision, Lungennaht, Thoraxdrainage.
(Mit freundlicher Genehmigung von Frau Dr. med. *Holler*, Kreiskrankenhaus Tauberbischofsheim).

Für Überlastungsschäden kommen schlechter Trainingszustand, einseitige Fehlbelastungen und Überschreitung der individuellen Maximalbelastbarkeit in Betracht (*Waterloh* et. al. 1978). Die häufigsten Überlastungsschäden sind Insertionstendopathien, wobei die Epicondylitis humeri radialis, der sog. „Fechterellenbogen" des Waffenarmes, an erster Stelle zu nennen ist. Häufigere Prädilektionsstellen der Insertionstendinosen sind der untere Patellapol, im Insertionsgebiet des Ligamentum patellae, der Ansatz der Rotatorenmanschette am Tuberculum majus sowie der Adduktorenansatz im Bereich der Schambeinäste.

Die Tendovaginitis crepitans an Unterarm und Handgelenk des Waffenarmes stellt ebenso wie die Achillodynie des Standbeines und die Chondropathia patellae des Ausfallbeines in vielen Fällen einen leistungslimitierenden Faktor dar. Seltener treten rezidivierende Cervalgien oder Lumbalgien auf. Die früher häufig beschriebene Fechtmeisterkrankheit, ein Druckschaden des Nervus medianus durch den Waffengriff konnten wir in dem von uns untersuchten Fechterkollektiv nicht beobachten.

Platzwunden, Stichwunden

Die Mitbeteiligung von Nerven, Muskeln und Sehnen ist durch Überprüfung der Funktion auszuschließen. Starke Blutungen sind zu berücksichtigen. Stichwunden sind manchmal schwer zu diagnostizieren, da sie vom Verletzten mitunter nicht beachtet werden und wenig bluten. **Bei Verdacht auf eine Stichwunde der Körperhöhlen oder Mitbeteiligung von Nerven oder Gefäßen sollte unbedingt die sofortige Klinikeinweisung erfolgen,** damit die Diagnostik (Röntgenaufnahmen, Parazenthese etc.) durchgeführt werden kann.

Therapie

Platzwunde

Soforttherapie: Desinfektion, vorübergehende Versorgung durch Steristrips o. ä., steriler Kompressionsverband, ggf. Wettkampfabbruch.
Weiterführende Therapie: Chirurgische Wundversorgung, Tetanusprophylaxe.

Stichverletzung

Wettkampfabbruch bei Höhlen-, Axilla-, oder Gefäß-Nerven-Verletzungen. Sofortige Einweisung in die Klinik. Soforttherapie: Bei Verletzung größerer Gefäße Kompressionsverband bzw. Tamponade, ggf. Schockbehandlung.

Distorsion

Soforttherapie: Eisbehandlung, Kompressionsstützverband. Bei starker Hämatombildung bzw. Gelenkerguß Wettkampfabbruch. Weiterführende abschwellende Maßnahmen (lokal, medikamentös), Sportphysiotherapie.

Bandruptur

Wettkampfabbruch.
Konservativ: Gipsruhigstellung für 6 Wochen.
Operativ: Bandnaht mit anschließender 6wöchiger Gipsruhigstellung. Anschließend Sportphysiotherapie und langsamer Trainingsaufbau.
Therapiefehler: Ungenügend lange Ruhigstellung.

Muskelzerrung

Soforttherapie: Eisbehandlung. Kompressionsstützverband. Weiterführende Therapie: Sportpause, Sportphysiotherapie. Nach ca. 8 Tagen langsamer Trainingsaufbau.

Muskelriß

Wettkampfabbruch.
Soforttherapie: Eisbehandlung. Kompressionsstützverband. Weiterführende Therapie: Kompressionsschaumgummiverbände

für 3 Wochen. Danach Sportphysiotherapie, langsamer Trainingsaufbau.

Prävention

Folgende Präventivmaßnahmen haben sich zur Vermeidung von Verletzungen sowie Überlastungsschäden beim Fechtsport bewährt:
— Striktes **Einhalten des Reglements** der FIE (Féderation Internationale d'Escrime).
— Intakte und korrekt angelegte Sportkleidung einschließlich Plastron. Als zusätzlicher individueller Schutz: Brustschutz bei Frauen, Genitalschutz bei Männern.
— Förderung der allgemeinen Grundkondition unter Berücksichtigung eines gezielten Ausgleichstrainings aufgrund der asymmetrischen Belastung (Fechtarm rechts oder links) und Muskelentwicklung des Bewegungsapparates.
— Sportärztliche und fechtspezifische, orthopädische Untersuchung in Anlehnung an die Kaderuntersuchung des Deutschen Sportbundes.
— Frühzeitige Diagnostik und rechtzeitige Therapie mit Trainingspause, auch bei leichten Verletzungen, zur Vermeidung von chronischen Überlastungsschäden. Entsprechende Aufklärung der Athleten und Trainer.
— Wegen der fechtspezifisch besonders einseitigen Belastung des Binde- und Stützgewebes begleitende Sportphysiotherapie und -massage in Training und Wettkampf.

Literatur

1. *Beck, E.:* Talentsuche. Bundestrainerseminar des Bundesausschusses Leistungssport, 2.—5. 4. 1979 in Köln

2. *Barth, B.:* Fechten. Sportverlag, Berlin 1971

3. *Dordevic, R.:* Verletzungen bei der VIII. Balkanmeisterschaft im Fechten und statistische Auswertung. SMO—SMJ 14 (1979), 4

4. *Groth, K. H.:* Verletzungen im Fechtsport. Physiotherapie 7 (1979), 544

5. *Menge, M., R. Rech:* Orthopädische Probleme im Fechtsport. DGOT-Kongreß 17.—20. 9. 1980 in Münster

6. *Singer, R. N.:* Speed and Accuracy of Movement as Related to Fencing Success. Res. Q. Am. Assoc. Health Phys. Educ, 39 (1968), 1080

7. *Stewart, K. J., A. R. Peredo, C. M. Williams:* Physiological and Morphological factors Associated with Successful Fencing Performance. J. Hum. Ergol. (Tokyo) 6 (1977), 53

8. *Waterloh, E., B. van Dam, G. Schloemer:* Die fechtspezifischen Belastungen und ihre Auswirkungen auf Kinder und Jugendliche. IV. Sportmedizin. Kongreß der FIE, Aachen, November 1978

9. *Wössner, V.:* Über Sportverletzungen. Tübingen: Inaugural-Dissertation 1966

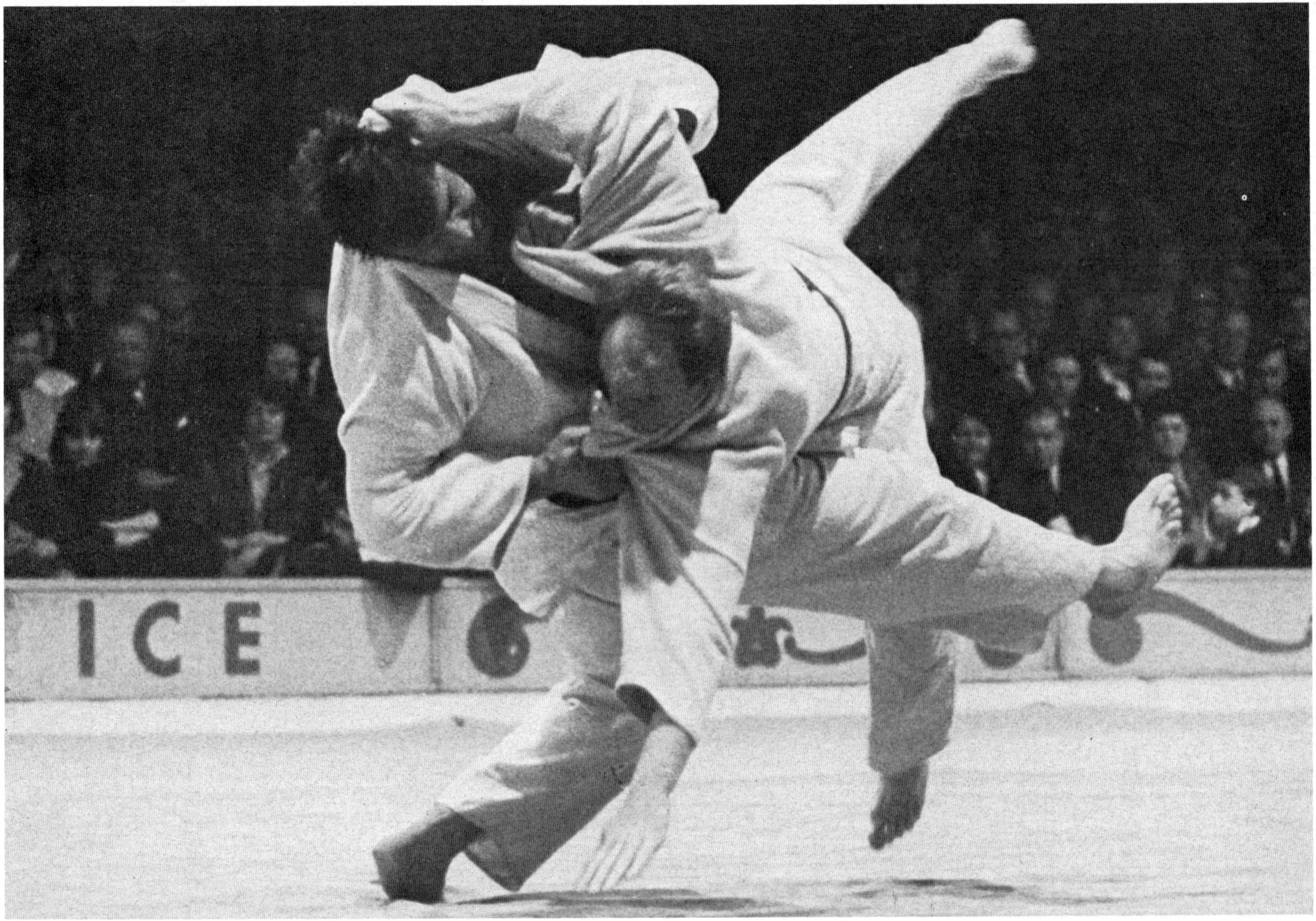
ICE

Judo

M. Menge

Judo wurde von Professor *Jigoro Kano Shihan* (1860—1938) aus verschiedenen traditionellen Selbstverteidigungssystemen entwickelt. *Kano* lehnte die Härte und die Einseitigkeit der in vielen kleinen „Schulen" überlieferten Kampftechniken ab und betonte in seiner 1882 gegründeten Schule das **Prinzip des Siegens durch Nachgeben** (*Judo* = Sanfter Weg). Über die körperliche Ertüchtigung hinaus sollte Judo eine Bildung von Charakter und Persönlichkeit bewirken.
Die erste Judo-Schule in Deutschland wurde bereits 1906 von *E. Rahn* gegründet. Die Sportart gewann schnell an Bedeutung, besonders seit Judo 1964 olympisch wurde (Mitgliederzahlen im Deutschen Judobund: 1955: 5500, 1979: 187 000).

Prinzipien des Judo

1. Jede Technik hat dem Prinzip der größtmöglichen Wirksamkeit im jeweiligen Moment zu gehorchen. Erzielt wird diese Wirksamkeit durch geplantes Nachgeben oder gezielten Angriff, Störung des gegnerischen Gleichgewichts und durch rationellen, d. h., durch **kleinstmöglichen Einsatz der eigenen Kräfte.**

2. Das Prinzip des gegenseitigen Helfens und Verstehens soll die Persönlichkeitsentwicklung fördern: Die Übungen werden nicht gegen einen Gegner, sondern mit einem Partner durchgeführt.

Die Befolgung dieses Prinzips stellt höchste Anforderungen an die physische und psychische Leistungsfähigkeit und Leistungsbereitschaft der Kämpfer und hebt Judo über das Niveau eines bloßen Zweikampfes hinaus. Jahrelanges Training ist zur Erreichung dieser höchsten Stufe des Judo Voraussetzung. Geschult werden die beiden Prinzipien des Judo im *Randori* (Übungskampf ohne Wertung) und vor allem im *Kata,* der hohen Schule der Technik. Im *Shiai* (Wettkampf) liegt naturgemäß der kämpferische Erfolg über den Wettkampfgegner im Vordergrund.

Techniken im Judo

Ziel der Übungen ist es, den Partner unter Beachtung der Prinzipien des Judo durch **Würfe oder Griffe** (Abb. 1—3) zu überwinden. Zur Verringerung des Verletzungsrisikos der Kämpfer sind besonders gefährliche Handlungen (z. B. Angriff auf die Wirbelsäule, Genickhebel, „Kamikaze-Uchi-mata") verboten. Auf die Kampfregeln der Internationalen Judo-Föderation (insbesondere Abschnitt 30: Verbotene Handlungen) kann hier nur hingewiesen werden.
Im Wettkampf wird ein Sieg vor Ablauf der offiziellen Kampfzeit durch *Ippon* (Punkt) errungen. *Ippon* wird z. B. für einen Wurf von beträchtlicher Kraft, Anheben des Kampfgegners von der Matte bis in Schulterhöhe, einen guten Würgegriff oder Armhebel und bei Aufgabe des Gegners durch Abklopfen erzielt. Kann ein Kampf nicht

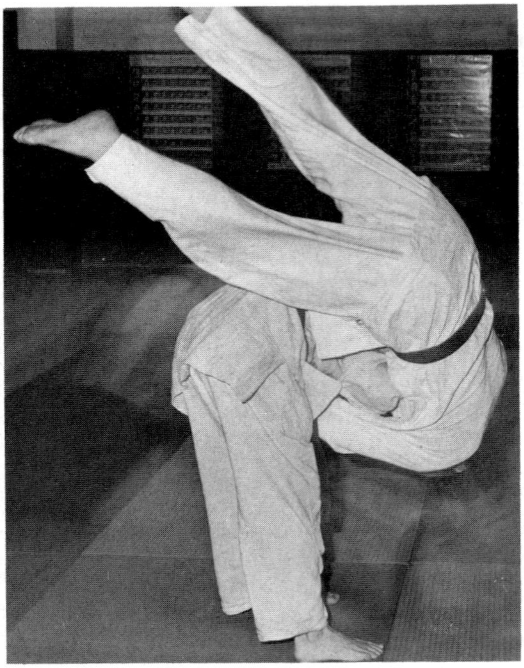

Abb. 1 Schulterwurf.

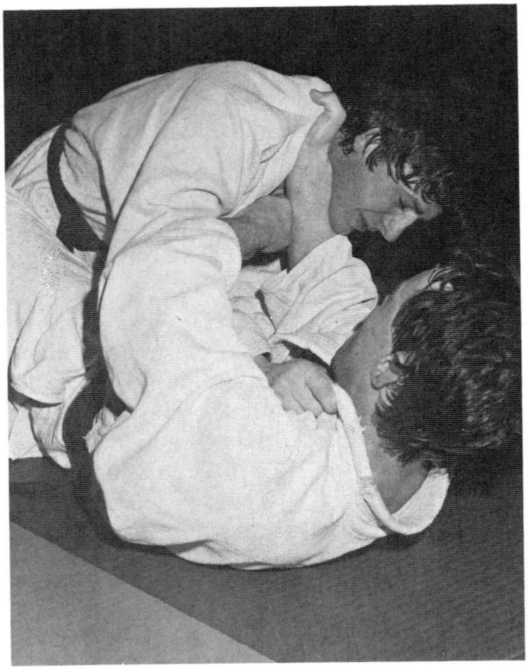

Abb. 3 Beispiel eines Würgegriffs.

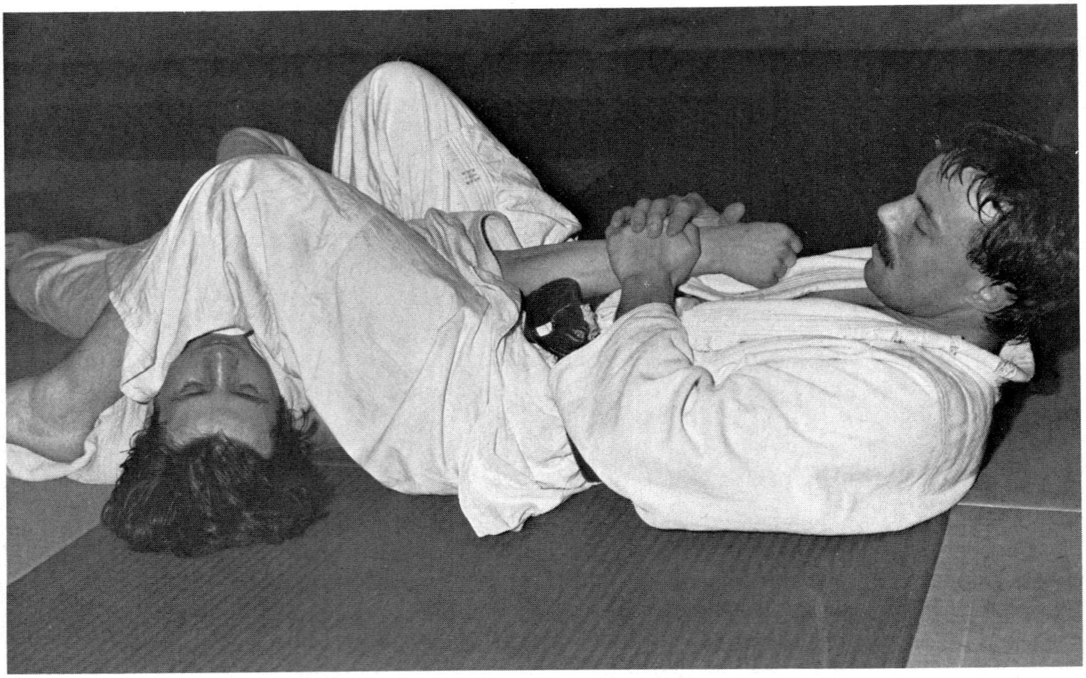

Abb. 2 Beispiel eines Armhebels:

durch *Ippon* entschieden werden, wird nach Ablauf der Kampfzeit der Sieg durch den Kampfrichter durch differenzierte Bewertung (*Waazari, Yuko, Koka*) der einzelnen technischen Leistungen zugesprochen.

Technische Ausrüstung

Die Übungshalle (*Dojo*) ist mit speziellen Judo-Matten (*Tatami*) ausgelegt. Die üblichen Turnmatten sind zu weich und bieten eine zu hohe Oberflächenhaftung, so daß sie im Judo nicht verwendet werden sollten. Es ist darauf zu achten, daß die Matten nicht verrutschen können, da die Spalten eine Verletzungsquelle darstellen.
Die **(in 7 Gewichtsklassen eingeteilten) Judoka** (Judo-Kämpfer) tragen strapazierfähige weiße Judo-Anzüge (Judogi), die aus einer weiten langen Hose, einer weiten Jacke und einem Gürtel bestehen. Die Gürtelfarbe entspricht dem Stand der Weiterbildung im Judo; man unterscheidet fünf Schülergrade (Kyu) und (z. Z. in Deutschland) acht Meistergrade (Dan). Für die Prüfungen zum nächsthöheren Grad sind neben der kampftechnischen Weiterbildung Wettkampferfolge, Kenntnisse der Wettkampfregeln und auch ein Mindestalter vorgeschrieben.

Sportartspezifische Verletzungshäufigkeit 63 520 Unfallmeldungen (1978 und 1979)	
Sportart	Unfälle/100 Versicherte
1. Volleyball	4,2
2. Basketball	4,0
3. Rugby	3,6
4. Radfahren	2,9
5. Handball	2,9
9. Budo-Sportarten	1,7
35. Schach	0,068
LSB NRW	

Tab. 1 Sportartspezifische Verletzungshäufigkeiten nach Schadensmeldungen (LSB NRW).

Budo-Unfallmeldungen 1979	
Judo	829
Karate	91
Taekwon-Do	69
Ju-Jutsu	42
Hapkido	5
Shaolin Kempo	1
Kung Fu	1
Aikido	1
	1039
LSB NRW	

Tab. 2 Budo-Unfallmeldungen 1979: Ca. 80% der Unfälle geschehen im Judo.

Verletzungen

Verletzungshäufigkeit

Einen Einblick in die sportartspezifische Verletzungshäufigkeit und in das für die Sportart typische Verletzungsmuster kann man aus den Schadensmeldungen der Sportversicherungen erhalten. Beim Landessportbund Nordrhein-Westfalen wurden in den Jahren 1978 und 1979 insgesamt 63 520 Schadensmeldungen registriert. Vergleicht man die Zahl der Schadensmeldungen in einer Sportart mit der Zahl der versicherten Sportler, so läßt sich eine Rangfolge der Sportarten nach jeweiliger Gefährlichkeit erstellen. Judo erscheint in dieser Statistik innerhalb der Gruppe der Budo-Sportarten (Tab. 2) an neunter Stelle (Tab. 1). Von 59 Budo-Sportlern verunfallt jährlich einer derart, daß eine Schadensmeldung erstellt wird. „Bagatellunfälle" (s. u.) sind in dieser Aufstellung allerdings fast nicht enthalten, andererseits werden außer den eigentlichen Sportverletzungen auch Wegeunfälle, Unfälle bei sportart-

Sportverletzungen — Judo		
1. Schultergürtel	170	98 Klavikulafrakturen 17 Schulterluxationen 10 Sprengungen des Schultereckgelenks
2. Mittel- und Vorfuß	109	64 Frakturen
3. Kopf	108	33 x Commotio 23 Zahnverluste 14 Frakturen 2 Netzhautablösungen
4. Hand	88	56 Frakturen
5. Knie	88	2 Frakturen 7 Luxationen 8 Bänderrisse
6. Sprunggelenke	83	4 Frakturen 12 Bänderrisse
7. Unterarm u. Handgelenk	50	41 Frakturen
8. Ellbogen	45	13 Luxationen 11 Frakturen
9. Verschiedene	88	
	829	
LSB NRW 1979		

Tab. 3 Aufschlüsselung von 829 Schadensmeldungen im Judo nach verletzter Region mit Angabe besonders häufiger Diagnosen.

fremden Tätigkeiten (z. B. Fußball zum Aufwärmen) und Unfälle bei Vereinsfeiern oder gar Sachschäden mit erfaßt. Die Auswertung der Unfallmeldungen von 1979 (Tab. 3, s. u.) erfaßt nur die eigentlichen Sportverletzungen.

Verletzungsmuster

Eine Auswertung der 1979 in NRW gemeldeten 829 Judo-Unfälle ergab ein deutliches Bild des sportartspezifischen Verletzungsmusters (Tab. 3):
Am häufigsten wurde der Schultergürtel betroffen. Unter den 170 Verletzungen in diesem Bereich wurden 98 Klavikulafrakturen, 10 Sprengungen der Schultereckgelenke und 17 Schulterluxationen vermerkt. In den übrigen Fällen handelte es sich um Weichteilverletzungen, deren exakte Natur aus den Schadensmeldungen nicht genau herauszulesen war. Ursächlich wurden meist Stürze auf die Schulter angegeben.
An zweiter Stelle standen die Verletzungen im Vorfußbereich. Ursache der 64 Zehenbrüche waren Kollisionen mit dem Gegner beim typischen „Fußfegen“, Tritte auf den Fuß oder Hängenbleiben mit dem Fuß in einer Mattenritze. Sehr häufig waren neben den Frakturen Prellungen und Distorsionen der Großzehengrundgelenke.
Etwa gleiche häufig wie Vorfußverletzungen wurden Kopfverletzungen gemeldet.

Häufigste Verletzungen im Judo (Angaben von 51 Braun- und Schwarzgurtträgern)		
1. Fußverletzungen	60	13 Zehenfrakturen und Luxationen
2. Verletzungen des Schultergürtels	20	5 Sprengungen des Schultereckgelenks 5 Klavikulafrakturen
3. Handverletzungen	18	je 1 Daumenluxation bzw. -fraktur
4. Thoraxtraumen	12	6 Rippenbrüche
5. Ellbogenverletzungen	11	1 Luxation
6. Knieverletzungen	12	5 Bandverletzungen 3 Meniskusverletzungen
7. Andere	8	
	141	

Tab. 4 Häufigste Verletzungen in der Anamnese von 51 Judoka. Prellungen wurden in der Aufstellung nicht berücksichtigt.

Durch Sturz auf den Kopf bzw. durch unbeabsichtigten Schlag gegen den Kopf entstand in 33 Fällen eine Commotio cerebri. Zahnschäden oder Frakturen im Gesichtsschädel entstehen ebenfalls durch Sturz auf den Kopf, durch unbeabsichtigte Schläge oder Tritte oder durch falsch angesetzte Würgegriffe. Die beiden Netzhautablösungen entstanden der Meldung nach durch direkten Schlag auf den Augapfel. Fingerbrüche und Fingergelenkverrenkungen sind durch den festen Griff in den Anzug des Partners oder durch Verletzungen im Bodenkampf zu erklären.
Bei den Knieverletzungen dominieren die Distorsionen. Patella-Luxationen wurden 7mal gemeldet. Ursache dafür war fast immer ein tangentiales Trauma im Bodenkampf.
Ebenfalls relativ häufig wurden schwere Verletzungen des Unterarmes (41 Frakturen) und Ellbogengelenkverletzungen (Hebelfolgen, s. Abb. 2) mit 13 Luxationen und 11 Gelenkbrüchen vermerkt (zum Verletzungsmuster siehe auch Tab. 4).
Frakturen und Luxationen eines großen Gelenkes stellten als schwere Verletzungen etwa $1/3$ der gesamten gemeldeten Judoverletzungen. Damit erleidet jährlich etwa jeder 200. Judoka einen schweren Sportunfall mit dubiöser Prognose. Die Zahl der kassenärztlich behandelten Verletzungen ist nicht zu ermitteln, vermutlich liegt die Dunkelziffer sehr hoch.

Bagatellunfälle

Größere Verletzungen sind in der Praxis also relativ selten. Die Behandlung hat meist in traumatologischen Ambulanzen bzw. stationär zu erfolgen.
Fast jeder Judoka kann sich aber an mehrere Bagatellverletzungen aus der letzten Zeit erinnern. Diese Verletzungen sind es, mit denen der Betreuer am Mattenrand laufend konfrontiert wird. Das Training umfaßt neben den begleitenden Maßnahmen (Kraft- und Konditionstraining) Übungskampf und Techniktraining. Verletzungen sind hier relativ selten, der Sportarzt wird in der Regel mit Fragen zu chronischen Überlastungssyndromen (Tab. 5) oder mit dem Wunsch nach Verbänden oder Kältespray beansprucht.

Belastungsbeschwerden (Judo) Angaben von 51 Braun- und Schwarzgurtträgern		
1. Kniegelenke	22	(43 %)
2. Wirbelsäule	13	(25 %)
3. Schulter	6	(12 %)
4. Ellbogen	5	(10 %)
5. Handgelenk	4	(8 %)
6. Hüfte	4	(8 %)
7. Sprunggelenk	4	(8 %)
8. Finger	4	(8 %)

Tab. 5 Häufigste Belastungsbeschwerden im Judo nach Angaben von 51 Judoka, nach Regionen und Häufigkeit geordnet. Kniegelenke und Lendenwirbelsäule bereiten die meisten Probleme.

Anders ist das bei Turnieren. Als Beispiel der ärztlichen Inanspruchnahme sei die Behandlungsstatistik einer Internationalen Deutschen Einzelmeisterschaft aufgeführt (Tab. 6 und 7): 33mal wurde der Arzt auf die Matte gerufen. Die schwereren Verletzungen (Schulter- und Patellaluxation) wurden zwar auf der Matte reponiert, führten aber zum Abbruch des Kampfes. Zumeist handelte es sich um Bagatellverletzungen wie Nasenbluten, Platzwunden im Gesicht, Schürfwunden an den Händen, Ot- und Lidhämatome. In diesen Fällen wurde nach einer kurzen Behandlung der Wettkampf wiederaufgenommen. Auch bei Prellungen und Distorsionen erfolgte nur eine kurze klinische Untersuchung zum Ausschluß einer schwereren Verletzung. Die exakte Stellung der Diagnose auf der Matte ist oft schwierig, da einerseits die Kämpfer gegen Schmerzen mitunter recht unempfindlich sind (ein ehemaliger Deutscher Meister errang seinen Titel trotz einer frischen Klavikulafraktur), andererseits eine Wettkampfunterbrechung (bis zu 5 Min. möglich) aus „taktischen" Gründen für einen Kämpfer von Vorteil sein kann. Neben den Einsätzen auf der Matte erfolgten Konsultationen wegen chronischer Belastungs-

IDEM A-Jugend weibl. 7. 6. 80 350 Teilnehmer — 900 Einzelkämpfe Kampfunterbrechungen wegen	
Verletzungen	33
Konsultationen wegen Sportverletzungen	18
Andere Konsultationen	2
	53

Tab. 6 Inanspruchnahme des Mattenarztes während eines Judo-Turniers als Beispiel für die Praxis. Jeder 7. Teilnehmer wurde behandelt, etwa jeder 30. Kampf wegen einer Verletzung unterbrochen.

Kopfverletzungen (Nasenbluten, Platzwunden, Lidhämatome)	15
WS-Distorsionen	3
Rumpfprellungen	3
Schulterverletzungen (1mal Luxation)	2
Ellbogen- und Handgelenkverletzungen	2
Muskelzerrungen am Oberschenkel	2
Knieverletzungen (1mal Patellaluxation)	4
Andere	2
	33

Tab. 7 Einzeldiagnosen zu den Verletzungen auf der Matte (siehe Tab. 6).

beschwerden, Nachwirkungen von zu harten Griffen oder wegen allgemeiner medizinischer Probleme (Schnupfen, Kopfschmerz u. a.)

Therapie

Die Sofortmaßnahmen bei schweren Verletzungen sowie die traumatologischen Behandlungsrichtlinien bei Verletzungen im Bereich des Bewegungsapparates können und sollen hier nicht wiederholt werden. Einige sportartspezifische Themen sollen kurz angerissen werden:
Für alle stumpfen Traumen gilt als Sofortmaßnahme: Kälte und Kompression. Für

die Kältebehandlung haben sich die diversen Kältesprays auf dem Markt als äußerst brauchbar erwiesen.
Für Prellungen, z. B. des Schienbeins, sind sie als alleinige Behandlungsmethode oft ausreichend.
Beim Anlegen eines Kompressionsverbandes dürfen keine Metallklammern verwendet werden (Reglement), der Verband darf nur durch Pflaster fixiert werden.
Tape-Verbände haften gewöhnlich nicht auf schweißnasser Haut, auch ein Klebespray nützt hier nicht viel. Helfen kann man sich mit einer dünnen Fixierbinde als Unterlage, auch wenn dadurch der stabilisierende Effekt des Verbandes etwas vermindert wird. Bewährt hat sich die Schienung eines verletzten Fingers oder Zehs mit Tape an den Nachbarfinger bzw. -zeh.
Das häufige **Nasenbluten** wird gewöhnlich mit einer Tamponade behandelt. Empfehlenswert ist die **„japanische" Behandlungsmethode:** Mit einem einfachen Gummiband wird das zur blutenden Nasenseite kontralaterale Kleinfingerendglied bis zur lividen Verfärbung (ca. 20—30 s) abgeschnürt und dann wieder freigegeben. In etwa ¾ der Fälle steht danach die Blutung. Der Wirkungsmechanismus dieser Therapie ist nicht ganz einleuchtend, der Trick spart aber Material und Zeit.

Nachbehandlung

H. Metzler prägte den Satz: „Jede Verletzung bringt eine neue Technik." Hier stellt sich die Diskrepanz zwischen der üblichen Nachbehandlung nach Verletzungen und den besonderen Bedürfnissen der aktiven Sportler dar. Der Sportarzt sieht sich oft in einer Zwickmühle der Entscheidung: Soll der Aktive nach einer Verletzung aussetzen oder darf er trotz Fortbestehens der Symptomatik weitertrainieren?
Im allgemeinen gilt, daß bei relativ geringer Verletzung eines Gelenks die Funktionsbewegung ohne Belastung gestattet werden soll. Die Dauer der Rehabilitationszeit verkürzt sich dadurch erheblich. Andererseits besteht gerade im Judo durch die Vielzahl der einzelnen Techniken die Möglichkeit, unter Schonung des verletzten Gelenks weiterzutrainieren. Das Ausweichtraining stellt meist für den Judoka einen technischen Gewinn dar, nach einer Knieverletzung z. B. ist er gezwungen, die Technik mit der anderen Seite zu trainieren usw.
Besteht ein guter Kontakt zwischen Arzt, Trainer und verletztem Aktiven, sollte statt der Empfehlung, den Sport an den Nagel zu hängen, ein alternatives Programm ausgearbeitet werden.

Ausrüstung der Arzttasche

Allgemeine Medikamente: Schnupfen- und Grippemittel, Kopfschmerztabletten, Papiertaschentücher.
Kältespray: für einen größeren Wettkampf braucht man etwa zwei große Dosen.
Verbandsmaterial: Verbandspflaster, Fingerkuppenpflaster in verschiedenen Größen, Tape, straffe Kurzzugbinden oder Klebebinden (vor allem in den Breiten 8, 10 und 12 cm). Flüssiger Wundverband oder Desinfektionsmittel.
Salben: Vor allem als Muster zum Ausgeben, aber auch für Verbände.
Geräte: Nagelschere und Nagelfeile (die Nägel reißen beim Greifen und Abrutschen von der gegnerischen Jacke oft ein).
Stethoskop und Blutdruckmeßgerät (gelegentlich muß man die Sporttauglichkeit bei Jugendlichen überprüfen, z. B., wenn sie den Paß vergessen haben).
Für Notfälle sollte ein Analgetikum, ein Tranquilizer und evtl. ein Lokalanästhetikum in injizierbarer Form mitgeführt werden.
Mattenschuhe: Die *Tatami* dürfen nicht mit Straßenschuhen betreten werden. Daher sollten entweder Slipper, aus denen man

am Mattenrand herausschlüpfen kann, getragen werden oder ein Paar Turnschuhe mitgebracht werden.

Sportschäden

Typische Sportschäden wurden für Judo bisher nicht berichtet.

Die von *Prokop* et al. (1980) berichteten Beschwerden fanden sich nicht in unserem Kollektiv (Tab. 5). Bei einer Befragung und Untersuchung von 51 Judoka wurde in 43 % das Kniegelenk als Problemgelenk empfunden. In allen diesen Fällen fand sich der für das Patellaspitzensyndrom typische Druckschmerz am unteren Patellapol. Drei der 51 Judoka waren meniscektomiert, Beschwerden vom operierten Kompartment des Kniegelenks wurden jedoch nicht geklagt. Ursächlich für die häufigen Patellaspitzensyndrome dürften das Krafttraining aus der tiefen Kniebeuge sowie die starke Belastung des Patellagleitlagers und des unteren Patellapols bei Hebungen und der Bodenarbeit sein.

Ein Viertel der befragten Judoka klagte über zeitweise Belastungsbeschwerden im Bereich der unteren Lendenwirbelsäule. Von den meisten wurde die starke Belastung unter Hohlkreuzbildung mit nachfolgender Kyphosierung beim Schulterwurf (Abb. 1) für die Beschwerden angeschuldigt.

Jeder zehnte klagte über Schulter- oder Ellbogengelenkbeschwerden. Bei der Untersuchung stellten sich die Schulterbeschwerden meist als Supraspinatussehnensyndrome, die Ellbogengelenkbeschwerden als Tendopathien der volaren und medialen Kapselbänder heraus.

Auch im Bereich der anderen Gelenke waren die Seitenbänder gelegentlich belastungsschmerzhaft.

Gravierende Sportschäden fanden sich in unserem Kollektiv von Braungurten (letzter Schülergrad) und Schwarzgurten (Meistergrade) noch nicht.

In einer kleinen Gruppe ehemaliger Hochleistungssportler (2mal 7. Dan, 2mal 6. Dan, 1mal 5. Dan) waren die Dauerschäden jedoch nicht zu übersehen. Vor allem im Kniegelenkbereich bestanden chronische Beschwerden in Form von Retropatellararthrosen (6 Knie), beginnenden Gonarthrosen nach Meniscektomien (3 Knie) und chronisch rezidivierenden Ergüssen (2 Knie). Auch die Schulter- und Ellbogengelenke bereiteten gelegentlich schon bei Alltagsbelastungen Beschwerden. In einem Fall bestand eine beidseitige Kontraktur mit den Bewegungsausmaßen 0/30/90 bzw. 0/20/120°. Das Auftreten von derartigen Sportschäden schien in Zusammenhang mit der Dauer der Wettkampfzeit zu stehen: je länger die Phase als aktiver Wettkämpfer, desto gravierender die Schäden. War die Wettkampfphase kurz, führten auch weitere 30 Jahre als Judo-Lehrer zu keinen weiteren Schäden. Um allerdings diese Aussagen statistisch zu sichern, dafür ist das Kollektiv zu klein. Die Tendenz läßt aber erkennen, daß die **Gefährdung durch Judo vor allem im Wettkampf** liegt. Langjährige Wettkampfbelastungen auf hohem Leistungsniveau führen trotz Entschärfen durch Verbot gefährlicher Handlungen in hohem Maße zu Sportschäden. Um so wichtiger ist die medizinische Betreuung der Judoka nicht nur in Form der Ersten Hilfe an der Matte, sondern in der regelmäßigen Untersuchung, Beratung und gegebenenfalls Behandlung. Es darf nicht vergessen werden, daß Hochleistungssport nicht nur die Gesundheit nicht fördert, sondern sogar gefährdet. Das Risiko kann nur dann getragen werden, wenn der Gefahr durch intensive Zusammenarbeit von Sportarzt, Trainer und Sportler so weit wie möglich begegnet wird.

Literatur

1. Das Judo-Abc. Herausgegeben vom Budo-Verlag, Sport-Rhode, Dreieich-Sprendlingen 1980

2. *Hofmann, W.:* Judo. Grundlagen des Stand- und Bodenkampfes. Falken-Verlag, Niedernhausen 1978

3. *Kano, J.:* Der Beitrag des Judo zur Erziehung. In: Das Judo-Abc, Budo-Verlag 1980

4. *Menge, M., Ch. Nick, P. Niessen:* Sportverletzungen und Sportschäden bei zwei Budo-Sportarten (Judo und Karate). Vortrag auf dem Deutschen Sportärztekongreß Saarbrücken 1980. In: Sportmedizin für Breiten- und Leistungssport, Kongreßband. Demeter Verlag, Gräfelfing 1981

5. *Prokop, L., R. Jelinek, R. Suckert:* Sportschäden. Gustav-Fischer-Verlag, Stuttgart 1980

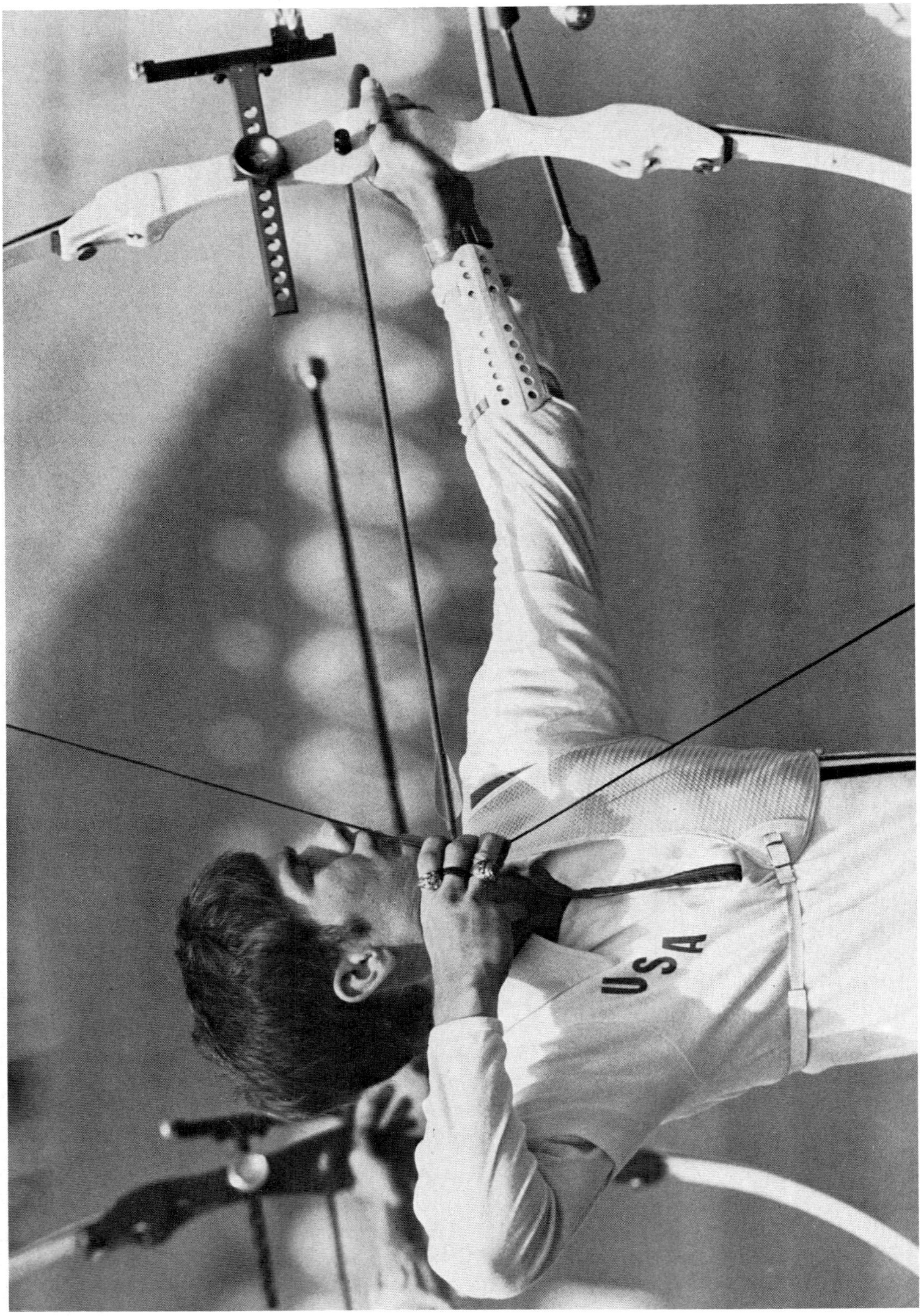
USA

Schießsport

H. Lösel

Während die ungewöhnlich hohe psychosensorische Belastung beim Sportschießen allgemein bekannt ist, wird die für die Erbringung von Spitzenergebnissen erforderliche physische Leistungskapazität vielfach weit unterschätzt.
Um mit einem 7 Kilogramm schweren und nahezu 1,20 Meter langen Gewehr zunächst in 75 Minuten 40 Schuß liegend, anschließend in 105 Minuten 40 Schuß stehend, unmittelbar danach in 90 Minuten weitere 40 Schuß kniend auf eine 50 Meter entfernte Scheibe, deren innerster Ring etwa dem Durchmesser eines Kleinfingernagels entspricht, treffsicher abgeben zu können, bedarf es des Trainingszustands eines Athleten.
Körperverletzungen infolge unachtsamen Bedienens der Waffen spielen eine untergeordnete Rolle. Aber auch makrotraumatische Schädigungen durch Überschreiten des physiologischen Bewegungslimits der Gelenke haben in dieser vorzugsweise statischen Sportart, wo weder abrupt einsetzende, noch extrem starke Muskelkontraktionen abverlangt werden, einen geringen Stellenwert. Abgesehen von Läsionen im Rahmen eines der allgemeinen und speziellen Kondition dienenden Trainings sind es sportspezifische Fehl- und Überbelastungen im Rumpf-Gliedmaßen-Bereich, aus denen funktionelle Störungen und strukturelle Veränderungen resultieren. Ein weiteres Gefahrenmoment bilden die bei der Abgabe des Schusses erzeugten **gehörschädigenden Schallereignisse.** Von der Waffe auf den Körper übergeleitete niederfrequente mechanische Schwingungen dagegen sind nach unseren heutigen Erkenntnissen als Risikofaktor auszuschließen.

Schäden im Rahmen der Ausübung des Schießsports

Gewehr, Anschlag liegend

Der in Bauchlage befindliche Sportler hält das Gewehr mit der linken Hand, wobei der Unterarm mit der Horizontalen einen Winkel von etwa 30 Grad bildet. Durch das Gewicht der Büchse und die entstehende Hebelwirkung wird der Ellbogen mit ca. 20 Kilogramm auf die Unterlage gepreßt. Obwohl eine gepolsterte Schießjacke die Auflagefläche des Ellbogens verbreitert, reicht dies bei den bisher üblichen Pritschenbelägen nicht aus, um die Ellbogenspitze vor einer Mikrotraumatisierung zu bewahren (Abb. 1). Bei intensiv trainierenden Schützen, vor allem bei jenen, die sich auf den Kleinkaliber-Liegendkampf (English Match) spezialisiert haben, lassen sich unter diesen Gegebenheiten umschriebene Durchblutungsstörungen mit Epidermisveränderungen, Bursitiden (Bursitis olecrani subcutanea, subtendinea) und Periostreizungen nicht sicher vermeiden. Außer Hauterosionen und Ulzerationen werden Schleimbeutelergüsse und Schleimbeutelverkalkungen beobachtet (Abb. 2).
Einen Schritt in Richtung gezielter präventiver Maßnahmen bedeutet die vor kurzem von der Gewehrkommission der UIT (Inter-

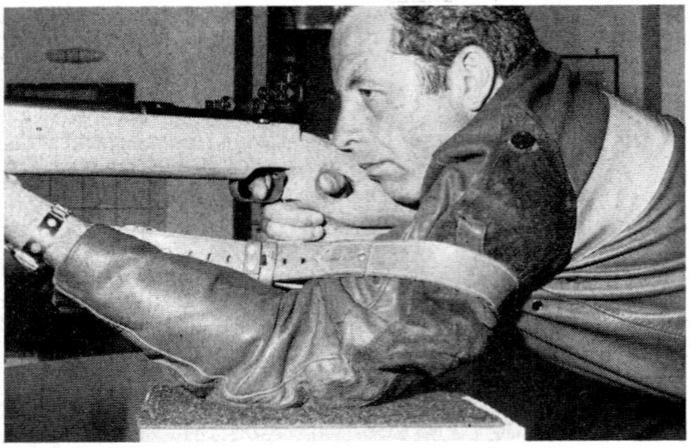

Abb. 1 **Bei Verwendung einer gut gepolsterten Schießjacke und Benutzung einer Kombinationsmatte wird der Druck des Ellbogenknochens und der Weichteile auf eine genügend breite Fläche verteilt, so daß eine mikrotraumatische Schädigung des Ellbogens weitgehend ausgeschlossen ist.**

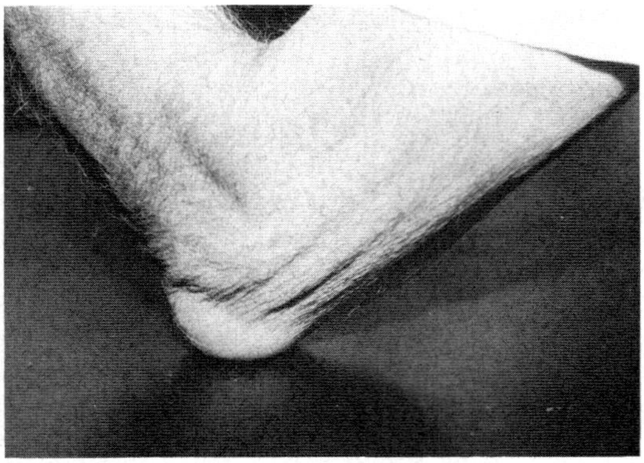

Abb. 2 **Bursitis olecrani mit Schleimbeutelerguß.**

nationale Schützenorganisation) veranlaßte Änderung des Reglements dahingehend, daß die Elastizität und Polsterwirkung der Schießpritschenauflage einen definierten Wert nicht mehr unterschreiten darf. In diesem Zusammenhang angestellte Untersuchungen sprechen dafür, daß eine Neopolen®-Schaumstoffschicht kombiniert mit einem Nadelfilzbelag die Voraussetzungen ausreichend erfüllt.

Präventiv-kurative Maßnahmen

Liegend-Schützen sollen nur hochwertige Jacken tragen! Der Pritschenbelag muß bezüglich seiner Polsterwirkung den neuen internationalen Vorschriften entsprechen!
Läsionen oder Reizerscheinungen an den Weichteilen des Ellbogens bedürfen der ärztlichen Betreuung!
Bis zur völligen Abheilung der Entzündungsprozesse muß mit dem Schießen in dieser Position ausgesetzt werden! Der Hauptpflege des Ellbogens kommt eine besondere Bedeutung zu!

Gewehr, Anschlag stehend

Um hierbei die größtmögliche Stabilität zu erreichen, ist eine Kompensierung des durch Waffengewicht und davon ausgehender Hebelwirkung von der Mittellinie des Körpers weg verlagerten Schwerpunktes unter Entspannung der Rückenmuskulatur anzustreben. Dies läßt sich nur durch eine maximale Lordosierung der Lendenwirbelsäule bei gleichzeitiger Torsion und Lateralflexion erreichen. Es bedarf der langjährigen Übung, bis diese „unphysiologische" Stellung über einen langen Zeitraum hinweg toleriert werden kann (Abb. 3).
Was sportmedizinische Aspekte betrifft, bestehen gegen diese Position beim gesunden Erwachsenen keine Bedenken. Für die noch nicht voll ausgereifte Wirbelsäule jedoch ist eine solche Art der Körper-„Fehl"-Belastung nur unter gewissen Voraussetzungen akzeptabel:
1. Retardierte Jugendliche und Heranwachsende sollten prinzipiell mit dem Liegendschießen beginnen und erst dann zum Kniend- und insbesondere zum Stehendschießen übergehen, wenn durch vorbereitende sportliche Betätigung und gezielte Gymnastik der Halte- und Bewegungsapparat ihres Körpers die nötige Stabilität aufweist und das so erarbeitete Muskelkor-

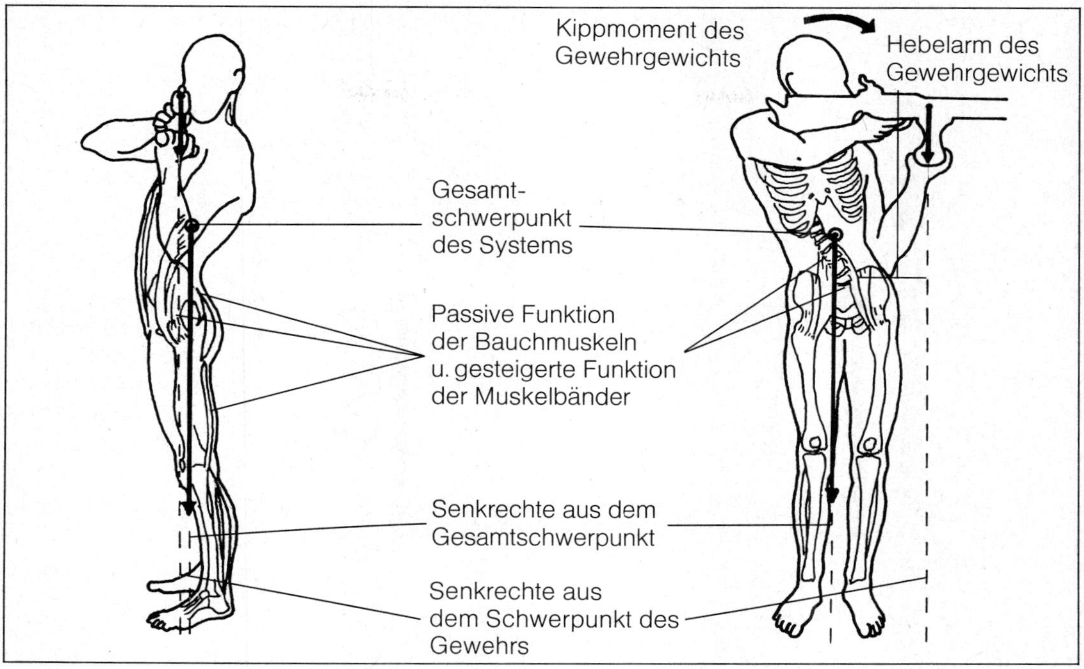

Abb. 3 Schema des Gewehranschlags stehend bei lordosiertem und seitlich-rechts gekrümmtem Oberkörper.

sett Fehl- und Überbelastungen der Wirbelsäule entgegenwirken kann.
2. Quantität und Qualität des Trainings sind auf die altersabhängige Belastbarkeit des Halte- und Bewegungsapparates abzustimmen.
3. Der muskulären Aufwärmung vor dem Schießtraining sowie Lockerungs- und Entspannungsübungen nach seiner Beendigung kommt eine besondere Bedeutung zu. Als Ausgleichssport sind Schwimmen, Dauerlauf, Radfahren, Skilanglauf sowie eine auf den Schießsport abgestimmte forcierte Körpergymnastik anzuraten.
4. Trainer und Betreuer müssen in der Lage sein, Frühsymptome funktioneller und struktureller Erkrankungen des Skelettsystems, wie Fehlhaltungen, Fehlstellungen und Fehlformen (Morbus Scheuermann, Skoliosen, Spondylolyse, Spondylolisthesis) rechtzeitig zu erkennen, um die notwendigen kurativen Maßnahmen veranlassen zu können.
5. Im Rahmen der Jugendbetreuung ist ein sportartbezogenes ärztliches Tauglichkeitszeugnis einzuführen, in dem u. a. die sportspezifische Belastbarkeit der Wirbelsäule kritisch beurteilt werden muß.

Gewehr, Anschlag kniend

Hier liegt die rechte Gesäßhälfte auf dem gleichseitigen Fuß auf. Brust- und Lendenwirbelsäule sind je nach individuellen Gegebenheiten mehr oder minder stark kyphosiert. Das rechte Knie ist maximal gebeugt. Da ein Großteil des Gewichts auf die Ferse verlagert wird, hat man zur Entlastung des rechten Unterschenkels und Fußes eine hartgepolsterte Rolle unter dem Rist erlaubt (Abb. 4).
Während in der Alters- und Seniorenklasse bei vorgeschädigten Kniegelenken der Grenzbereich der Gewebstoleranz leicht überschritten wird und bei larvierten arte-

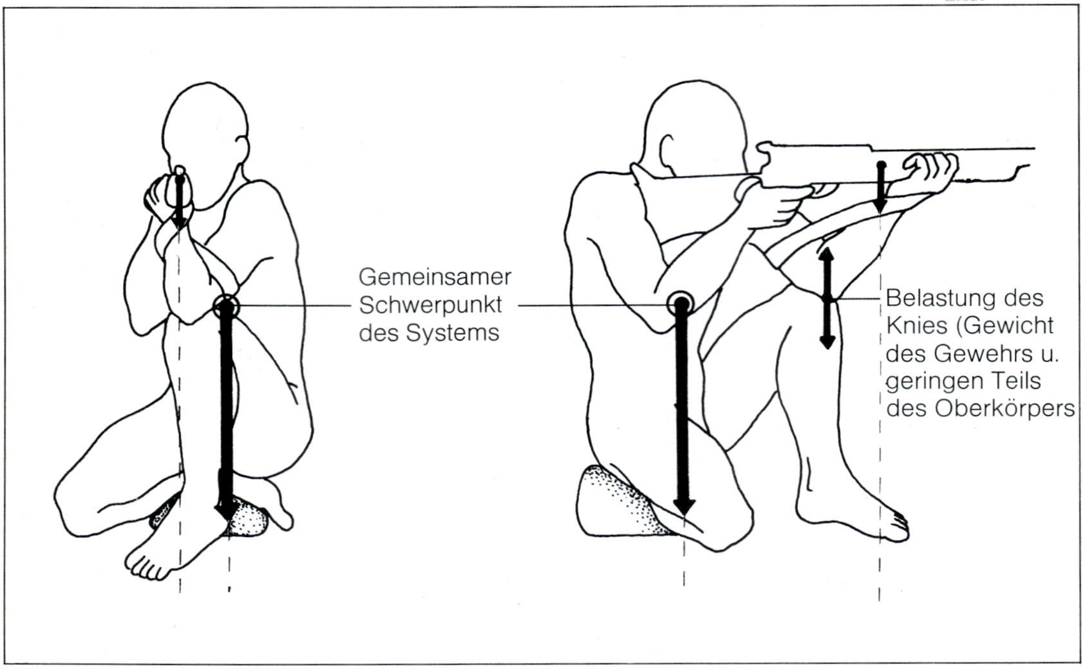

Abb. 4 Anschlag kniend (nach *Jurjew*).

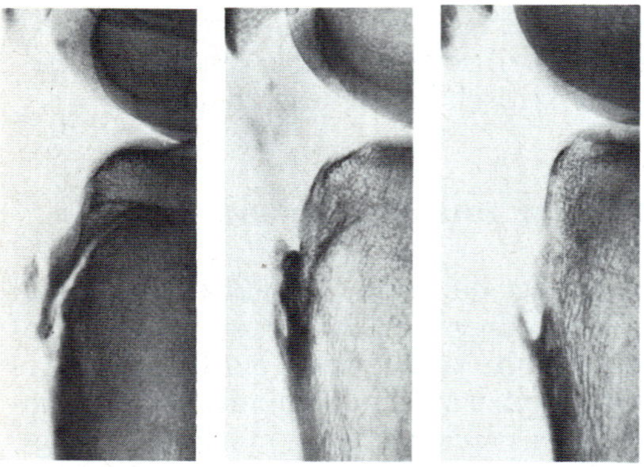

Abb. 5 Ausgeprägte Schlatter-Osgoodsche Erkrankung bei einem Jugendlichen (nach: Handbuch der medizinischen Radiologie, Bd. IV, Teil 2).

riellen Durchblutungsstörungen durch Abknicken der Arteria poplitea die Zirkulation im distalen Bereich des Beins in Frage gestellt werden kann, muß in der Schülerklasse vor Abschluß des Reifungsprozesses der Knochenkerne der Tuberositas tibiae mit der Entwicklung eines Osgood-Schlatter-Syndroms gerechnet werden (Abb. 5).

Präventiv-kurative Maßnahmen

Erwachsene mit ausgeprägten Gonarthrosen, palpablen Osteophyten am Kniegelenk, Einengung des Bewegungsbereiches bzw. abnormer Beweglichkeit, vor allem aber mit Neigung zu Reizergüssen, sollten das Kniendschießen unterlassen. Dasselbe trifft beim Vorliegen thromb-angiitischer bzw. atherosklerotischer Prozesse im Bereich der unteren Gliedmaßen zu.

Beim floriden Morbus Schlatter ist wegen der Gefahr der Exostosenbildung ein striktes **Sportverbot** indiziert.

Nach Abklingen der subjektiven Beschwerden und einer röntgenologisch dokumentierten knöchernen Heilung (erfahrungsgemäß nach etwa einem Jahr) kann unter Verwendung eines dünnen Schaumgummikniekissens das sportliche Training wieder aufgenommen werden. (Bei Wettkämpfen ist ein derartiges Hilfsmittel nicht zulässig.)
Das medizinische Komitee der Internationalen Schützenorganisation (UIT) strebt hier eine Änderung der Sportordnung dahingehend an, daß bei Heranwachsenden eine stärkere Polsterung der Sporthose in Höhe der Kniegelenke bzw. die Verwendung eines dünnen Kniekissens erlaubt wird und außerdem, wie Spitzensportler (Weltmeister Gottfried Kustermann) immer wieder fordern, vergleichbar dem Armbrustschießen, ein Kissen zwischen Gesäß und Ferse gelegt werden darf.

Laufende Scheibe

In den speziellen Regeln für das Schießen auf die laufende Scheibe ist vorgeschrieben, daß diese in einer Entfernung von 50 Metern über eine 10 Meter breite Schneise, beim Normallauf in 5,0 Sekunden und beim Schnellauf in 2,5 Sekunden bewegt wird. Im 60-Schuß-Programm werden bei beiden Laufarten jeweils 30 Schuß abgegeben.
Die Ringbreite der Zehn macht 60 Millimeter aus. In dieser Disziplin hat der Schütze bei fixiertem Fußstand mit gering flektierten Knie- und Sprunggelenken das Ziel allein durch Drehen des Rumpfes zu verfolgen. Sportschäden im Bereich des bradytrophen Gewebes sind beim Fehlen primärer Verschleißerscheinungen nicht zu befürchten.

Wurftauben

Beim Wurftaubenschießen (synonyme Bezeichnung: Tontauben) unterscheidet man zwischen Trap und Skeet. In beiden Disziplinen wird mit Schrotmunition auf maschinell abgeschleuderte Tonscheiben (Durchmesser 110 Millimeter bei einem Gewicht von 100 Gramm) geschossen. Im Rahmen der Deutschen Meisterschaft besteht das Programm aus 200 Tauben in zwei Durchgängen.
Vergleichbar mit der laufenden Scheibe sind in dieser dynamischen Sportart die unteren Gliedmaßen und der Lendenwirbelbereich einer besonderen Drehbelastung ausgesetzt. Darüber hinaus bewirkt der beim Abfeuern großkalibriger Schrotpatronen auftretende Rückstoß eine Makro-Mikrotraumatisierung des Schultergelenkes. Bei mangelhafter Polsterung der Weichteile des Schultergürtels oder fehlerhafter Technik des Gewehrhaltens werden intra- bzw. subkutane Hämatome, gelegentlich auch Blutergüsse im Musculus pectoralis beobachtet.
Bei unfallbedingter Instabilität des Akromioklavikulargelenkes können im Rahmen ausgeprägter Schießprogramme subjektive Beschwerden auftreten und die Entwicklung arthrotischer Veränderungen dieser Gelenksverbindung begünstigt werden.

Präventiv-kurative Maßnahmen

Weichteilhämatome sind primär einer Kältebehandlung zuzuführen. Mit dem Auftragen von resorptionsfördernden Blutegelsalben muß aufgrund deren pharmakodynamischen Wirkung bis zum Abschluß der Blutgerinnung gewartet werden.
Um Haltungsschäden vom Tragen der schweren Ausrüstung vorzubeugen, empfiehlt sich die Benutzung eines Kofferkulis oder Gewehrkoffers mit Rädern.

Pistole

Man unterscheidet zwischen den statischen Disziplinen freie Pistole bzw. Luftpistole,

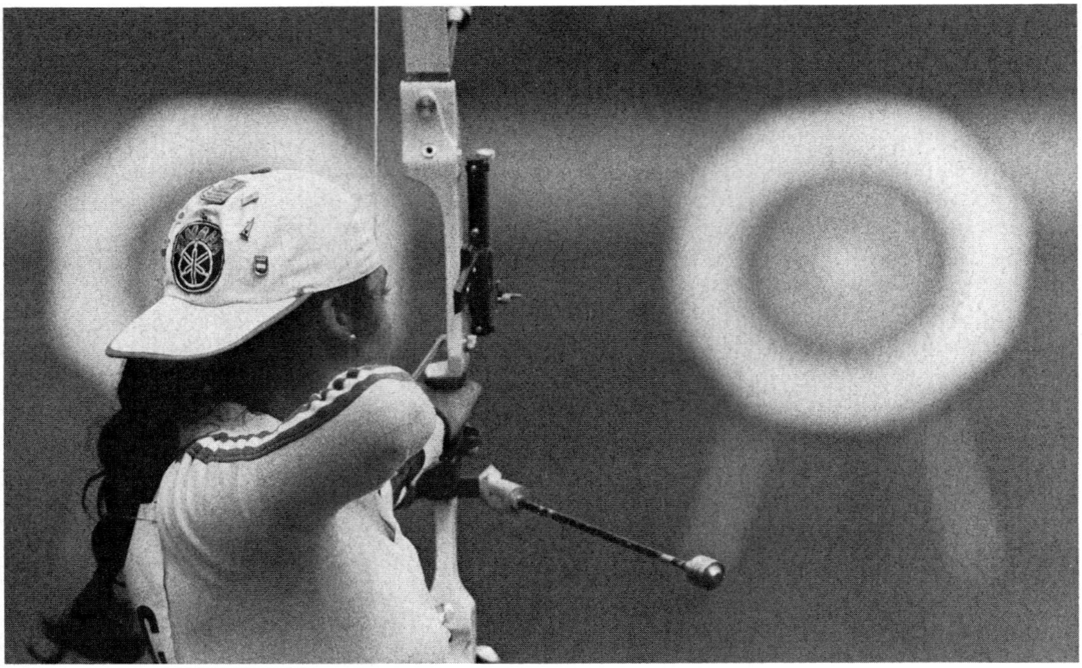

Abb. 6 Für das Bogenschießen typische Haltung mit maximal gestrecktem linken und gebeugtem rechten Arm.

der dynamischen Disziplin Schnellfeuerpistole und der „gemischten“ Disziplin Sportpistole, wobei die Schüsse in der ersten Hälfte des Programms auf eine feststehende, in der zweiten Hälfte auf eine drehbare Figurenscheibe abgegeben werden. Bei der freien Pistole z. B. sind in 150 Minuten 60 Schuß auf eine 50 Meter entfernte Scheibe, deren Zehn einen Durchmesser von 50 Millimeter hat, bei der Schnellfeuerpistole je 30 Schuß in zwei Durchgängen auf fünf nebeneinander stehende Figurenscheiben (25 Meter Entfernung) abzufeuern. Dazu stehen für jeweils 5 Schuß 8 Sekunden, bzw. 6 Sekunden, bzw. 4 Sekunden zur Verfügung.

Während beim Pistolenschießen — normale Verhältnisse des Halte- und Bewegungsapparates vorausgesetzt — durch das Training mit der Waffe Überbelastungen nicht zustande kommen, führen die zur Verbesserung der speziellen Kondition übliche Hantelarbeit, Betätigen von Handexpandern oder die Erschwerung des Halte- und Zielvorgangs mittels Bleibändern am Arm durch ein Mißverhältnis zwischen Belastung und Belastbarkeit bei einem Fünftel unserer Leistungssportler zu **Insertionstendopathien.**

Eine relativ geringe Rolle spielen Styloiditis ulnae und Korakoiditis. Häufiger wird im Rahmen einer Periarthropathia humero-scapularis über Schmerzen und Funktionsstörungen im Schulterbereich, vor allem an der Sehneninsertion des Musculus deltoideus geklagt. Den größten Stellenwert nimmt jedoch die Epicondylitis radialis (lateralis) humeri ein.

Schmerzen in der Gegend des Radiusköpfchens sind meist Folgen einer Läsion des Radio-humeral- oder Radio-ulnar-Gelenkes mit Schrumpfung des Ligamentum anulare.

Bogen

In den internationalen Bedingungen (FITA-Runde) des Bogenschießens ist die Abgabe von jeweils 36 Pfeilen auf eine 90, 70, 50 und 30 Meter entfernte Scheibe festgelegt.
Die den Bogen haltende Schulter muß so weit nach innen und unten gedreht werden, daß der bei Dehnung und Streckung des Bogenarmes auftretende Druck in Richtung des Schlüsselbeingebiets wirksam wird (Abb. 6). Voraussetzung für das Spannen des Bogens und die Abgabe des Pfeils sind neben einer ausgefeilten Technik überdurchschnittliche Kraft und Ausdauer. Nur durch letzteres wird gewährleistet, daß die unökonomische Beteiligung von Hilfsmuskeln unterbleibt, und somit die Automatisation feinstkoordinativer Bewegungsabläufe nicht gestört wird.
Da hier vornehmlich die Extensoren des einen und die Flexoren des anderen Armes beansprucht werden, was die Statik der oberen Wirbelsegmente bezüglich der Torsion einer hohen Belastung aussetzt, nehmen bei den heranwachsenden Bogenschützen Ausgleichsgymnastik und Ausgleichssport einen besonderen Stellenwert ein.
Als echte sportspezifische Verletzungen sind durch das Spannen des Bogens auftretenden Quetschungen der oberen Hautschichten anzusehen.

Präventiv-kurative Maßnahmen

In dieser Sportart sind „Bagatellverletzungen" der Finger ärztlich zu behandeln. Besondere Beachtung verdient die erhöhte Vulnerabilität der Haut durch die im Leistungssport immer häufiger werdenden **Dermatomykosen.**
Da das Bogenschießen hauptsächlich im Freien, auf Wiesen und in Wäldern ausgeübt wird, ist auf eine Vollimmunisierung gegen Tetanus besonderer Wert zu legen.

Kontraindikationen therapeutischer Maßnahmen

Forcierte Ganzmassagen vor Wettkämpfen sind kontraindiziert. Bei reaktiven Muskelverspannungen bieten sich die in der Sportmedizin üblichen detonisierenden Massagen an, neuerdings auch eine aus dem Fernen Osten stammende Behandlungstechnik, als *Shiatsu* bzw. Akupressur bekannt (*Shimo*).
Bezüglich der Allgemeinbehandlung wird man von Gaben solcher antiphlogistisch-analgetisch wirkender Substanzen Abstand nehmen, welche die sensorisch-sensumotorischen Funktionen verschlechtern und Qualitäten wie Wachsein, Konzentrationsfähigkeit, emotionale Stimmungslage ungünstig beeinflussen.
Von analgetisch wirkenden Injektionen (Procainhydrochlorid) in Weichteile und Gelenke unmittelbar vor Wettkämpfen ist wegen ihrer nicht sicher überblickbaren Einwirkung auf feinstkoordinative Bewegungsmuster abzusehen.

Schädigung des Gehörvermögens durch Knalltraumen

Länger andauernde intensive Schallereignisse bergen je nach Sprengladung, Kaliber und Höhe der Druckspitze die **Gefahr einer Innenohrschädigung** in sich. Dabei ist der eigentlich traumatisierende Anteil des Knalles — physikalisch gesehen — ein exzessiv kurzer Stoß sogenannten **weißen Rauschens,** d. h. eine Schalldruckwelle, die nahezu alle Frequenzen in fast gleicher Intensität enthält (*W. Ey*). Nach den von *Pfander* angestellten Messungen entsteht bei der Schußabgabe mit einem Großkalibergewehr am linken Ohr des Schützen für die Dauer von einer Millisekunde ein Lärmpegel von 161 dB. Bei Großkaliberpistolen liegt der Wert für die doppelte Zeitspanne etwas darüber. Wenn wir von 70 Schuß großkalibriger Munition pro Schießprogramm ausgehen, bewegt sich nach dem von *Pfander* entwickelten „Grenzpegeldiagramm" die Gesamtwirkzeit für Knalle in einem Bereich, in dem das Gehör ohne ausreichenden Schutz gefährdet ist. Was den Kleinkaliber-Dreistellungskampf betrifft, überschreitet auch hier die Knallbelastung mit 150mal 2,2 Millisekunden = 330 Millisekunden und 136 dB Geräuschpegel die kritische Zone und kann bei wöchentlich mehrmals durchgeführtem Training — aufgepfropft auf Berufs- und Freizeitlärm — das Cortische Organ schädigen.

Die Lärmschwerhörigkeit manifestiert sich klinisch zunächst in einer als „vorübergehende Schwellenabwanderung" (Temporary Threshold Shift = TTS) bezeichneten Höreinbuße im umschriebenen Frequenzbereich von 4000 Hertz, der sogenannten C^5-Senke. Die Rückbildungsdauer dieses Phänomens ist von der Intensität der vorangegangenen Traumatisierung abhängig. Es darf als gesichert angesehen werden, daß die endgültige Hörschädigung, die „permanente Schwellenabwanderung" (Permanent Threshold Shift = PTS) aus einer Summation von Schwellenabwanderungen resultiert, nachdem während der Lärmpausen eine vollständige Regeneration nicht mehr zustande gekommen ist. Bei einem sogenannten schallüberempfindlichen „vulnerablen" Ohr haben bereits wesentlich geringere Intensitäten und kürzere Einwirkzeiten einen temporären, gegebenenfalls auch bleibenden Gehörschaden zur Folge.

Präventiv-kurative Maßnahmen

Von den auf dem Markt befindlichen schalldämmenden Erzeugnissen bewirken **Gehörschutzstöpsel** aus Wachs, Gummi oder Plastik und Gehörschutzwatte eine Dämmung bis zu 30 dB (A), Kapsel-Gehörschützer mehr als 40 dB (A).

Für Schützen und betreuendes Personal empfiehlt sich das Tragen von **Kapsel-Gehörschützern.** Das Verstopfen der Ohren mit Verbandswatte ist ein nur wenig wirksamer Notbehelf. Abzulehnen ist das gelegentlich praktizierte Einstecken von Patronenhülsen in den Gehörgang.

Bei Wettkämpfen sollte auch den Besuchern Gehörschutzwatte zur Verfügung gestellt werden.

Ein akuter knalltraumatisch bedingter Gehörschaden macht eine sofortige stationäre Behandlung in einer Fachklinik notwendig.

Sportspezifische niederfrequente Schwingungen — keine Gefahr für den Schützen

Im Rahmen arbeitsmedizinischer Forschungen hat sich gezeigt, daß dem menschlichen Körper aufgezwungene — über Gliedmaßen und Rumpf übertragene mechanische Schwingungen — nicht nur zu Schädigungen des Bewegungsapparates, sondern auch der inneren Organe (Kreislauf- und Nervensystem) führen können.

Es muß davon ausgegangen werden, daß vor allem **Frequenzen zwischen 5 und 10 Hertz eine traumatisierende Wirkung** haben. Allerdings sind unter besonderen Voraussetzungen, etwa lange Einwirkungsdauer und hohe Intensität, Schwingungen bis zu mehreren hundert Hertz noch in der Lage, Gefäßläsionen, unter anderem Durchblutungsstörungen der Finger (Raynaud-Syndrom) auszulösen. Von Vibrationen, die über 1000 Hertz liegen, kann der Organismus nicht mehr in Resonanz versetzt werden. Gesundheit, Leistungsfähigkeit und Wohlbefinden werden nicht mehr beeinträchtigt.

Was das Sportschießen betrifft, wurden folgende Werte gemessen:

Beim Kleinkalibergewehr finden sich nennenswerte Beschleunigungsanteile bis ca. 1,5 kHz, bei der Kleinkaliberpistole bis ca. 4 kHz und bei der Großkaliberpistole (Wadcutter-Munition) bis zu 14 kHz. An der Waffe selbst liegen sie unter 10 m/s^2 und sind beim KK-Gewehr nach 50 ms, bei

der KK-Pistole und Großkaliberpistole nach ca. 4 bis 6 ms abgeklungen.
Auf dem Weg von der Waffe zum Körper werden die hochfrequenten Vibrationsanteile der Impulse sehr viel stärker gedämpft als die tieffrequenten, wobei sich die Maxima der Beschleunigungen am Körper zu tiefen Frequenzen hin (< 100 Hz), meist — wie die Spektren ausweisen — auf Werte unter 10 Hz verschieben.
Die Schwingungsdauer am menschlichen Körper ist wesentlich länger als an der Pistole oder am Gewehr selbst, liegt unter einer Sekunde und schwankt zwischen 50 und 800 ms. Die Höhe der Schwingungsbeschleunigungen beträgt am Körper je nach Meßstelle und Sportwaffe zwischen 0,06 und 1 m/s^2.
Die maximalen Beschleunigungen am Körper werden gegenüber den Referenzwerten an der Sportwaffe je nach Ankopplungspunkt der Vibrationsaufnehmer, Waffenart und Munition um den Faktor 2 bis 20, die hochfrequenten Anteile sogar mehr als um den Faktor 1000 abgeschwächt. Die beim Gebrauch von Sportwaffen unmittelbar auf den Körper übertragenen mechanischen Einwirkungen sind in bezug auf Intensität, Frequenzverteilung und Zeitdauer nach *Ziegenruecker* und *Magid* ohne schädigenden Einfluß auf die menschlichen Organsysteme und haben darüber hinaus auch keine schießsportrelevanten Konsequenzen.

Literatur

1. *Dolezel, J., M. Humplik, L. Kryl:* Über die Wirkung des Schießsports auf die Statik der Wirbelsäule. Medicine, psychology, pedagogy in sport shooting. Thun, 1974.

2. *Dupuis, H.:* Einwirkung berufsbedingter Vibrationen auf die Wirbelsäule. Die Wirbelsäule in Forschung und Praxis, Band 92 (1980), 40—50 (Sonderdruck).

3. *Heiss, S.:* Verhindert das Tragen von Hörschutzgeräten die Entstehung von Lärmschäden im Sportschießen. Medicine, psychology, pedagogy in sport shooting, Sonderausgabe, 1980.

4. *Hülse, M.:* Die Bedeutung der knalltraumatischen Hörschädigung im Schießsport. Medicine, psychology, pedagogy in sport shooting, Sonderausgabe, 1980.

5. *Jurjew, A. A.:* Liegend, stehend, kniend. Hrsg. vom Deutschen Schützenbund e. V.

6. *Kryl, L.:* Das Sportschießen und sein Einfluß auf das Gehörorgan. Medicine, psychology, pedagogy in sport shooting. Sonderausgabe, 1980.

7. *Lösel, H.:* „Aufwärmen" der Rückenmuskulatur, ein Bestandteil der Wettkampfvorbereitung des Sportschützen. Medicine, psychology, pedagogy in sport shooting. Hämmenlinna/Finnland, 1978.

8. *Lösel, H.:* „Standfest". Ein bedeutender Faktor im Schießsport. Dtsch. Schützenzeitung 8 (1979).

9. *Lösel, H.:* Gehörsinn, Gehörschäden und individueller Gehörschutz. Schießsportmedizin aktuell, 1980.

10. *Lösel, H.:* Überbelastungen der Ellbogengelenke beim Gewehrschießen sind vermeidbar. Dtsch. Schützenzeitung 8 (1980).

11. *Lösel, H.:* Zur Belastbarkeit der Wirbelsäule Jugendlicher und Heranwachsender. Dtsch. Schützenzeitung. 2 u. 3 (1981)

12. *Purisic, S.:* Das akustische Trauma bei den Schützen, Ethiopathogenesis, Evolution, Prophylaxe. Medicine, psychology, pedagogy in sport shooting. Hämmenlinna/Finnland, 1978.

13. *Lösel, H.:* Sportspezifische Schwingungsbelastungen . . . mit Sicherheit keine Risikofaktoren. Schießsportmedizin aktuell. Aug. 1981.

14. *Shimo, R.:* Physiotherapy for olympic marksman finger-pressure therapy. Vortrag während der med. Tagung der UIT. Moskau 1980.

Weitere Literatur beim Verfasser.

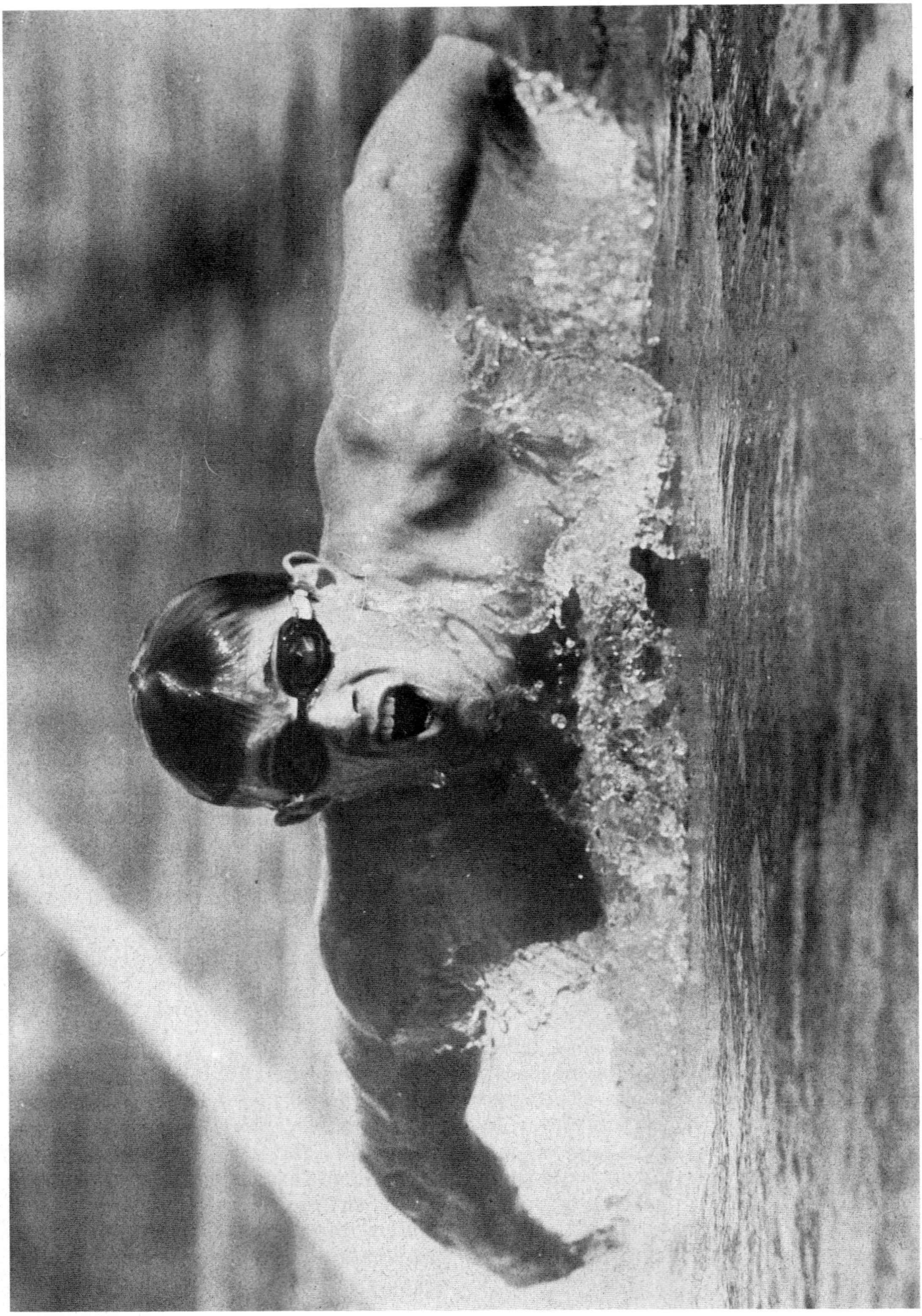

Norflex®

Bei Muskelverspannung, Spannungskopfschmerzen, Muskelhärten

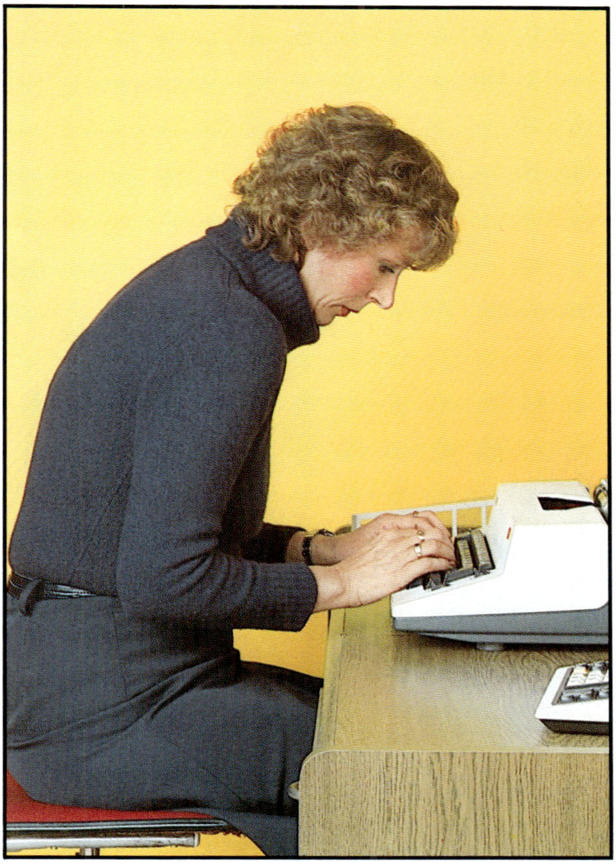

wenn die
'erspannung dominiert –
den Muskeltonus
normalisieren

lorflex® Ampullen, Depot-Tabletten, Suppositorien. **Zusammensetzung:** Orphenadrindihydrogencitrat (2-Dimethylamino-ethyl-2'-methylbenzhydrylether-citrat) Ampullen 60 mg, Depot-Tabletten 100 mg, Suppositorien 75 mg. **Anwendungsgebiete:** lettmuskelspasmen verschiedener Ursache, unabhängig von ihrer Lokalisation; WS-Syndrome und Bandscheibenschäden, Lumbago, Muskelspasmen nach eranstrengung (Wadenkrämpfe, Muskelkater); traumatische Ereignisse wie Frakturen, prä- und postoperative Maßnahmen, Luxationen, Verstauchungen, etschungen und Zerrungen; Unterstützung physikalischer Therapiemaßnahmen in der Chiropraxis; Singultus, Torticollis spasticus, Extrapyramidaler Rigor; stische Paresen bei Pyramidenbahnläsionen; zur Einsparung von Curare in der Großen Chirurgie. **Gegenanzeigen:** Myasthenia gravis. Vorsicht ist geboten Patienten mit Glaukom, Prostatahypertrophie mit Neigung zur Restharnbildung, mechanischen Stenosen im Bereich des Magen-Darm-Kanals, Megacolon und hyarrhythmie. **Nebenwirkungen:** Bei empfindlichen Patienten können trockener Mund, leichter Brechreiz, Akkommodationsstörungen und leichter Schwindel reten, Symptome, die praktisch ohne Bedeutung sind und schnell verschwinden. Diese Nebenwirkungen können insbesondere nach schnellen i.v. Injektionen reten; hierbei kann es zu einem kurzdauernden Blutdruckabfall kommen. Hinweis: Dieses Arzneimittel kann das Reaktionsvermögen z. B. im Straßenverkehr r bei der Bedienung von Maschinen beeinträchtigen; dies gilt in verstärktem Maße im Zusammenhang mit Alkohol. Hypotone Patienten sollten vor Verlassen Praxis einer Blutdruckkontrolle unterzogen werden. **Dosierungsanleitung:** Ampullen: Falls vom Arzt nicht anders verordnet, 2 ml Injektionslösung (1 Ampulle) sam (3-5 Minuten) i.v. oder tief i.m. Weitere Injektionen von je 2 ml in Abständen von 8-12 Stunden. Depot-Tabletten: Falls vom Arzt nicht anders verordnet, Tablette morgens und abends. In schweren Fällen spastischer Paresen mit Gehunfähigkeit und Automatismen, Beugesynergismen und Kloni können Tabletten täglich gegeben werden. Bei akuten Muskelspasmen Injektion von 2 ml Norflex Injektionslösung, anschließend 2 mal täglich 1 Depot-Tablette mbinationspackung mit 1 Ampulle und 8 Tabletten). Suppositorien: Falls vom Arzt nicht anders verordnet, je nach Schwere des Falles 1-3 mal täglich ppositorium einführen. **Art der Anwendung:** Um Nebenwirkungen zu vermeiden, empfiehlt es sich, die i.v. Injektion von Norflex **langsam** über einen Zeitraum 3-5 Minuten am liegenden Patienten vorzunehmen. Die i.m. Injektion sollte – ebenfalls am liegenden Patienten – mit langer Nadel **tief** in den oberen äußeren dranten der Glutäalmuskulatur erfolgen. **Darreichungsformen, Packungsgrößen und Apothekenverkaufspreise:** Packung mit 5 Ampullen DM 15,55, taltspackung; Kombinationspackung mit 1 Ampulle und 8 Depot-Tabletten DM 9,95; Packungen mit 20 Depot-Tabletten (N1) DM 18,75, 50 Depot-Tabletten DM 41,95, 100 Depot-Tabletten (N3) DM 77,20; Packung mit 5 Suppositorien DM 8,70, Anstaltspackung. Stand: September 1983

elhack Riker Pharma GmbH 4280 Borken, Westfalen

Schwimmen

D. Clasing

Beim Schwimmen müssen die Wirkungen des Wassers (hydrostatischer Druck, Temperatur, Auftrieb) auf den Organismus sowie die Bewegungen im Wasser betrachtet werden.
Es wird zwischen den beiden Wechselschlag**schwimmarten Kraul- und Rückenkraul** sowie den beiden Gleichschlagschwimmarten **Schmetterling und Brust** unterschieden.
Beim Kraulschwimmen (Abb. 1) wird durch die wechselseitige Bewegung der Arme ein gleichmäßiger Vortrieb erzielt. Die Beine schlagen aus den Hüftgelenken gleichmäßig aneinander vorbei. Sie bewirken im wesentlichen eine Stabilisierung der Rollbewegung des Körpers, die durch die Gelenkkonstruktion und den Einatmungsvorgang entsteht. Vornehmlich beim Sprint geht ein individuell unterschiedlicher Vortrieb von der Beinarbeit aus.
Beim Rückenkraulschwimmen liegt der Sportler auf dem Rücken mit leicht zur Brust geneigtem Kopf. Die Arme werden abwechselnd fast gestreckt in Schräghochhalte ins Wasser gebracht. Der Beinschlag dient hauptsächlich zur Stabilisierung mit individuell unterschiedlichem Vortrieb.

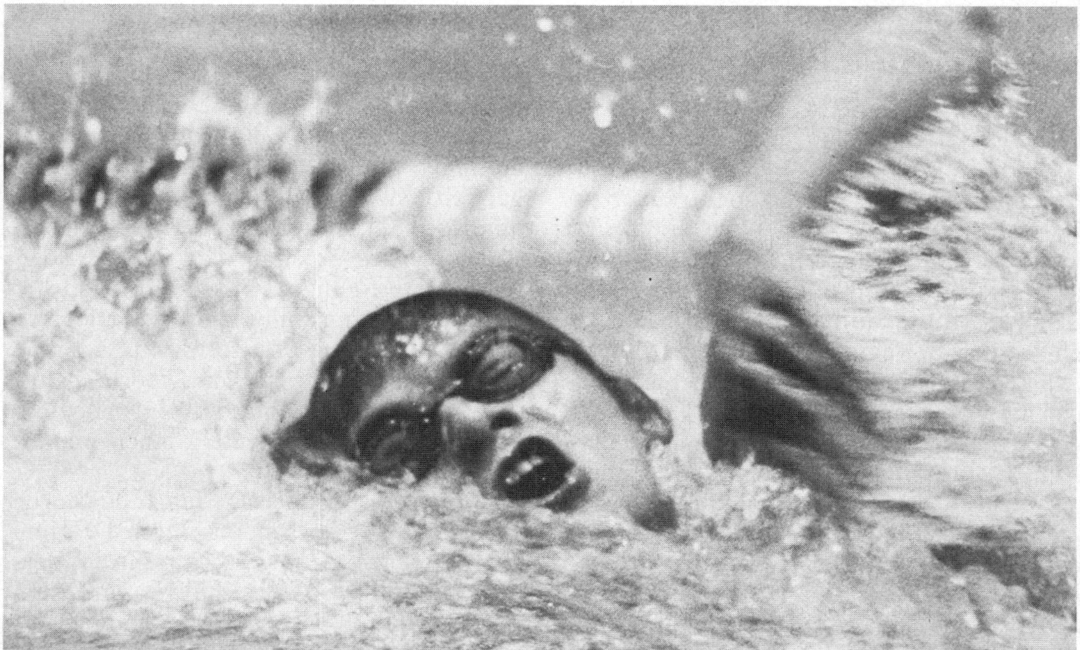

Abb. 1 Kraulschwimmer (Wechselschlagschwimmart) mit Schutzbrille.

Beim Brust- und Schmetterlingsschwimmen wird der Körper in der Brustlage gehalten. Die Schultern liegen parallel zur Wasseroberfläche. Beim Brustschwimmen werden jeweils die Bewegungen der Beine bzw. der Arme gleichzeitig und in der gleichen horizontalen Ebene ohne besondere Auf-und-Abbewegungen ausgeführt.
Das Schmetterlingsschwimmen (Delphin-) ist eine wellenförmige Bewegung des Körpers einschließlich der Beine, wobei die Arme gleichzeitig über Wasser nach vorn geschwungen werden (2).
Nach den Regeln der FINA sollen die Wassertemperatur 24—28° C, die Wassertiefe 180 cm betragen. Bei diesen Bedingungen sind gesundheitliche Gefahren durch Auskühlung ebensowenig wie Verletzungen durch Grundberührung zu erwarten.
Die Bewegungsabläufe beim Schwimmen, wie auch bei Start und Wenden, sind relativ langsam. Plötzliche abrupte Bewegungsänderungen gibt es ebensowenig wie Kontakt mit einem Mitschwimmer. Verletzungen beim „freien" Baden sind selten und als echte Zwischenfälle aufzufassen.

Sportschäden

Bei einer Umfrage unter 80 hochtrainierten US-Schwimmern gaben u. a. **66,3 % Schulterbeschwerden, 40 % Ohrinfektionen, 30 % Kniebeschwerden, 20 % Rückenschmerzen** an (3).
Durch den Bewegungsablauf beim Kraul-, Rückenkraul- und Delphinschwimmen können *Mikrotraumen im Bereich der Schulter* gesetzt werden, die zu einem Überbelastungssyndrom mit Entzündungserscheinungen führen. Vornehmlich sind der Bereich des Prozessus coracoideus und der des coracoakromialen Bandes betroffen (3).
Die Ursache der in den letzten Jahren beobachteten Zunahmen der Schulterbeschwerden wird auf den Einsatz von Paddles beim Training, vermehrtes Krafttraining mit den Zuggeräten sowie extreme Dehnübungen zurückgeführt.
Durch die Technik des Brustschwimmens kann es zu Mikrotraumen im Bereich der medialen Seitenbänder sowie der Menisken kommen. Der Beinschlag beginnt mit einem Beugen der Unterschenkel bei leicht geöffneten Knien und Füßen. Die Fersen werden möglichst nah an das Gesäß herangebracht. Dann werden die Füße weit nach außen gedreht. Aus dieser Abdruckstellung erfolgt eine halbkreisförmige Schlagbewegung der Unterschenkel und Fußsohlen über außen nach hinten in die Strecklage. Durch das Strecken in Valgusstellung kommt es zu wiederholten Mikrotraumen der Innenbänder (6, 7).
Ahrendt und Mitarbeiter (1) berichten über zwei Schwimmerinnen, bei denen sich bei der Arthrotomie völlig zermürbte, aufgefaserte Meniskusvorderhörner fanden. Durch eine Abweichung der Beinbewegung im Sinne eines quirlartigen Beinschlages wurde offensichtlich das Gewebe der Meniskusvorderhörner einer zusätzlichen Belastung unterzogen und schließlich mechanisch zermürbt.
Längeres wiederholtes Flossenschwimmen, besonders an der Wasseroberfläche und in Rückenlage, kann zu arthrotischen Veränderungen an den Fußgelenken führen. Es handelt sich um Überlastungsschäden durch häufige plantarwertige Überstreckung des Gelenkes und unphysiologische Befestigung großer und starker Schwimmflossen am Fuß. Röntgenologisch finden sich Talusveränderungen im Sinne der Exostosenbildung (Talussporn, Talusnase). Traumatisierung des Gelenkes und konstitutionelle Momente können mitverursachend sein (9).
Prokop (6) nimmt an, daß es durch Schwimmen — besonders durch Delphinschwimmen — zu einer Lockerung des Segmentgefüges der Wirbelsäule kommt. Ihm fiel bei der klinischen Untersuchung der Schwimmer im Kindesalter eine **Wirbelsäulenhypermobilität** auf. Die Locke-

rung des Bandapparates mag möglicherweise dem Gleitprozeß bei Spondylolysen Vorschub leisten. Es liegen Untersuchungen von *Pollähne* und *Albrecht* (5) vor, die zeigen, daß intensive sportliche Belastungen zu keinen höheren Spondylolyseraten führen. Sie fanden jedoch bei den jugendlichen Schwimmern, daß in **88 % der Fälle die Spondylolyse von einer Spondylolisthesis begleitet war.** Das hauptsächliche Auftreten der Spondylolysen war in der Altersgruppe der 10—12jährigen festzustellen und zwar bei beiden Geschlechtern annähernd gleich.

Ertrinken

Vom Medium Wasser droht die Gefahr des Ertrinkens. Beim sog. „klassischen" Ertrinken — dem unmittelbaren Ertrinken — handelt es sich um einen Erstickungstod, der in mehreren Phasen abläuft und rd. 3—5 Minuten dauert (4).

Beim Eintauchen in das Wasser erfolgt zuerst eine tiefe Inspiration, danach wird der Atem angehalten, um das Eindringen von Wasser zu verhindern. Dieser Zustand dauert ungefähr 30 (—60) Sekunden. Die Folge ist ein Anstieg des Kohlensäuredrucks im Blut und damit eine Reizung des Atemzentrums, die zwangsläufig Aus- und Wiedereinatmung bewirkt. Es treten Husten und Dyspnoe mit Aspiration von Wasser auf. Diesem Zustand schließt sich ohne scharfe Grenze ein Stadium mit tonisch-klonischen Krämpfen an, das in die präterminale Atempause mit nachfolgender Schnappatmung überleitet. Dann kommt es zum Atemstillstand, zur Lähmung und etwa 2 Minuten später zum Aussetzen der Herztätigkeit und zum Tod.

Unter der Bezeichnung „Badetod" werden das mittelbare Ertrinken im nervösen Schock (Stimmritzenkrampf, Kälteschock, Drehschwindel bei perforiertem Trommelfell, Schock durch Schmerzen u. a.), bei Kreislaufkollaps (Baden mit vollem Magen, „Schlappmachen", Preßatmung u. a.) sowie das zufällige Sterben im Wasser (Herzschlag, Herzanfall, Schlaganfall, epileptischer Anfall u. a.) zusammengefaßt.

Die Sicherung der Herz-Kreislauf-Funktion und der Atmung stellen die vordringlichen Aufgaben der Ersten Hilfe am Unfallort dar. Bei Aussetzen von Atmung und Herz-Kreislauf-Tätigkeit muß sofort mit der Atemspende und der extrathorakalen Herzdruckmassage begonnen werden.

Der **Sprung in unbekanntes Gewässer,** in flache Nichtschwimmerbecken oder in Swimmingpoole bietet ein nicht abzuschätzendes Risiko. Bei Kopfsprüngen mit Grundberührung können durch Hyperextension oder Hyperflexion Verletzungen mit **Plegien** zustandekommen.

An der Orthopädischen Klinik der Universität Heidelberg wurden von 1967—1976 2096 Querschnittsgelähmte behandelt.

8,4 % davon, also 176, fielen in die Rubrik Sport- und Badeunfälle. Unter den 109 beim „Baden" Verunglückten fanden sich 107 Tetraplegien (10). Die Ursache wurde in fast allen Fällen mit eigenem Leichtsinn angegeben. Nur 16 Unfälle ereigneten sich im Freibad, die übrigen in „unbekannten" Gewässern.

Bei der Bergung Wirbelsäulenverletzter aus dem Wasser ist darauf zu achten, daß durch die Manipulation keine weiteren Verschiebungen der Knochen zustandekommen. Die Verunglückten sollten durch Unterlegen einer Trage, eines Brettes u. ä. aus dem Wasser gehoben werden.

Beim Sprung ins Wasser kann durch die plötzliche Druckerhöhung bei vorgeschädigten, narbig veränderten oder auch atrophischen Trommelfellen eine Perforation auftreten. Durch den Reiz des eindringenden kalten Wassers kann es zu vestibulären Schwindelerscheinungen mit Orientierungslosigkeit und dadurch möglicherweise zum (mittelbaren) Ertrinken kommen (8).

Bei einer akuten Mittelohrentzündung ist die Gefahr der Perforation ebenfalls sehr groß. Wegen der Schmerzen und des stark

beeinträchtigten Allgemeinbefindens wird eine sportliche Betätigung jedoch nicht möglich sein.
Bei einer Tympanoplastik ist zu beachten, daß die Membran des plastisch ersetzten Trommelfelles bei weitem nicht so widerstandsfähig gegen einwirkenden Druck des Wassers (Vorsicht beim Tauchen) ist wie das normale Trommelfell. Auch das Verschließen des Gehörganges mit eingefetteter Watte sowie einer dichtanliegenden Badekappe bietet keinen sicheren Schutz vor eindringendem Wasser.
Eine frische Trommelfellruptur äußert sich in Schmerzen, einer mehr oder weniger starken Blutung aus dem Gehörgang und, je nach Sitz der Perforation, ausgeprägter Schwerhörigkeit. Als erste Maßnahme sollte der Gehörgang mit steriler Watte abgedeckt und der Sportler baldmöglichst einem HNO-Arzt vorgestellt werden.

Prophylaxe

Zur **Vermeidung der Traumatisierung der medialen Seitenbänder beim Brustschwimmen** empfiehlt es sich, beim Beugen der Unterschenkel die Knie weit geöffnet zu haben und die Beine entgegen der Schwimmbewegung zu strecken. Dadurch wird der Zug auf die medialen Seitenbänder geringer. Darüber hinaus sollten bei der spezifischen Gymnastik Dehnübungen vermieden werden, bei denen die medialen Seitenbänder in extremer Valgusstellung belastet werden.
Zur Vermeidung von Rückenbeschwerden sollte das Delphintraining nur als Techniktraining eingesetzt werden und maximal 10 % des jeweiligen Trainingsumfanges beanspruchen. Delphinbeinschlagtraining mit dem Schwimmbrett sollte mit Kindern und Jugendlichen nie durchgeführt werden. Vor Beginn eines gezielten Delphintrainings sollten der allgemeinen gymnastischen Durchbildung sowie einer Kräftigung der Rücken- und Bauchmuskulatur besondere Beachtung geschenkt werden.

Bei einer chronischen Mittelohrentzündung ist aufgrund des bestehenden Trommelfelldefektes (die Größe spielt keine Rolle) von jeglichem Schwimmsport abzuraten, da kein Schutz des Mittel- und Innenohres gegeben ist.

Literatur

1. *Ahrendt, E., H.-G. Ehricht, H. Wuschech:* Meniskusläsion ohne Trauma. Med. u. Sport, 9 (1969), 179

2. *Counsilman, J. E.:* Handbuch des Sportschwimmens. Schwimmsportverlag Fahnemann, Bockenam 1980

3. *Hall, G.:* Hand Paddles may cause Shoulder Pain. Swimming world 1980, 9 (1980), 9

4. *Mueller, B.:* Ertrinken und Veränderungen an Wasserleichen. In: Gerichtliche Medizin. *Mueller, B.* (Hrsg.). Springer Verlag, Berlin - Heidelberg - New York 1975

5. *Pollähne, W., W. D. Albrecht:* Die Spondylolisthesis vera bei jugendlichen Sportlern. Med. u. Sport 17 (1977), 38

6. *Prokop, L., R. Jelinek, R. Suckert:* Sportschäden. Gustav Fischer Verlag, Stuttgart - New York 1980

7. *Richardson, A.:* The Knee in Swimming. Swimming world 1979, 11 (1979), 18

8. *Rotermundt, F., K. Behncke:* Gesundheitssport und Erkrankungen im Hals-, Nasen- und Ohrenbereich. Med. u. Sport 20 (1980), 53

9. *Seemann, K., M. Sonntag:* Fußgelenkschäden bei Flossenschwimmern. Wehrmed. Mschr. 15 (1971), 33

10. *Steinbrück, K., V. Paeslack:* Querschnittslähmung durch Sport. Sportarzt 28 (1977), 317

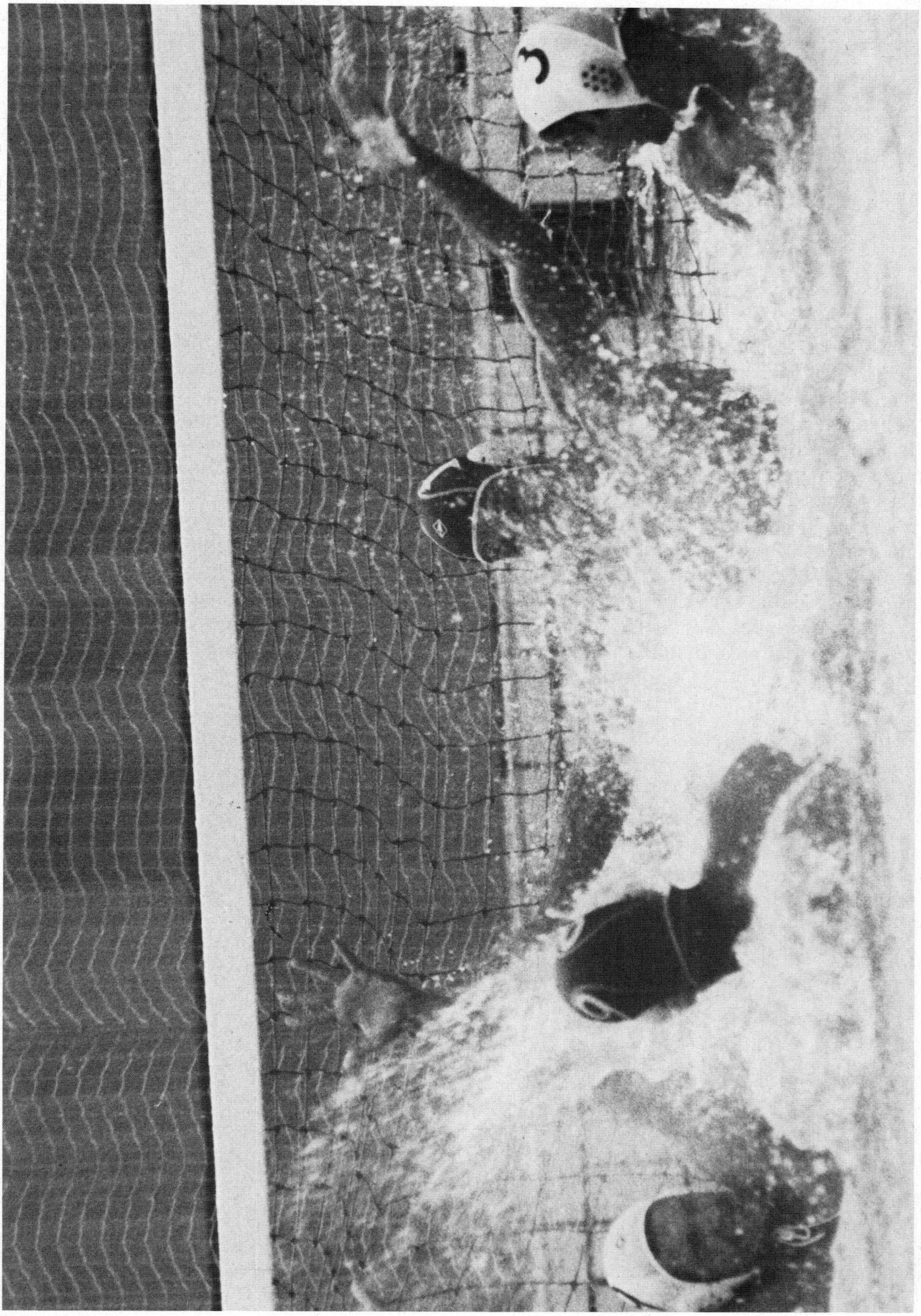

Wasserball

W. Groher

Obwohl Leistungssport Wasserball als eine der härtesten Kampfsportarten nach Eishockey gilt, sind *Verletzungen* schwerwiegender Art in dieser Sportart *relativ selten.* Im Gegensatz zu vielen anderen Sportarten entstehen in diesem Ballspiel Verletzungen fast immer durch *Einwirkung des Gegners,* also eines Menschen, und nicht durch das Sportgerät. Das umgebende Medium Wasser dämpft Schläge und Tritte und bremst die einwirkende Gewalt ab (Abb. 1).
Verletzungen des Schädels treten auf in Form von Platzwunden des Gesichtsschädels, evtl. in seltenen Fällen auch einmal unter Mitbeteiligung eines oder mehrerer Zähne.
Verletzungen der Trommelfelle sind seltener geworden, seitdem Kappen mit eingearbeiteten Kunststoffohrenschützern getragen werden.
Die auftretenden Platzwunden, meistens im Gesichtsschädel, werden in seltenen Fällen chirurgischer Intervention bedürfen.
Verletzungen der Fingergelenke sind im Gegensatz zu anderen Ballsportarten wie Basketball und Handball deutlich seltener,

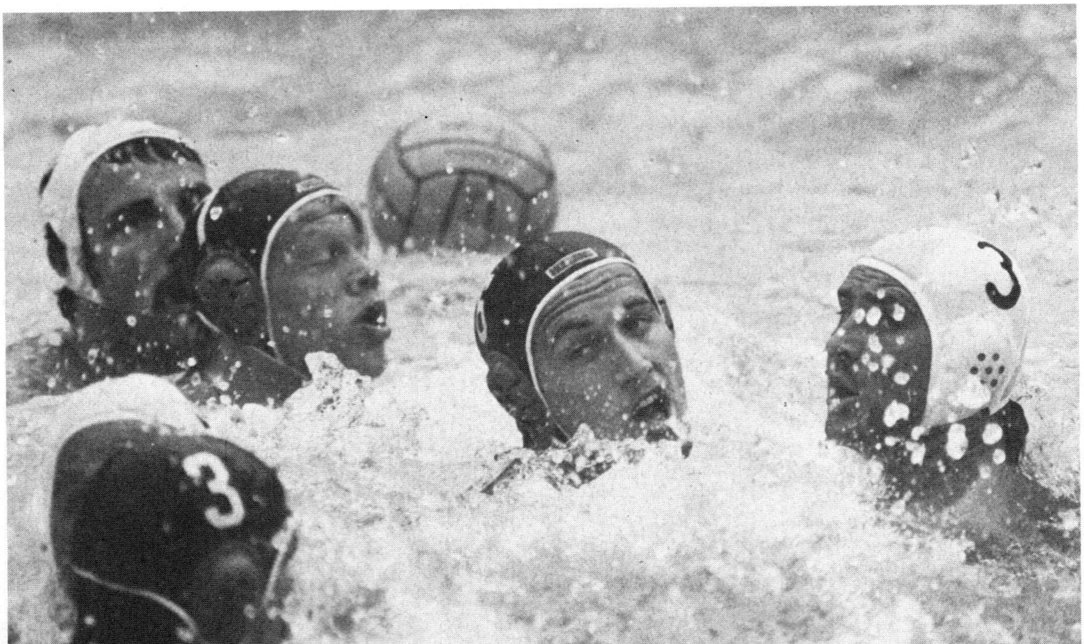

Abb. 1 Typische Kampfszene beim Wasserball.

es handelt sich dann in den allermeisten Fällen um Distorsionen der Mittel- und Endgelenke, die nur in Ausnahmefällen einer Ruhigstellung im Gips bedürfen.
Im Bereich des Rumpfes sind es vor allen Dingen stumpfe Traumen, die als Folge von Tritten durch den Gegner gelegentlicher ärztlicher Behandlung bedürfen.
Besonders schmerzhaft sind allerdings die Kontusionen eines oder beider Hoden, wobei durch entsprechenden Schutz auch diese Verletzungen in den letzten Jahren reduziert worden sind.
Bleiben als Verletzungen noch Rißwunden im Thorax- und Abdominalbereich, hervorgerufen durch Finger- oder Fußnageleinwirkungen des Gegners. Auch diese Verletzungen bedürfen praktisch niemals einer chirurgischen Intervention.
Parallel zum Brustschwimmerknie werden bei Torwarten, noch seltener allerdings bei Feldspielern, Innenmeniskusschäden bzw. Zerrungen des medialen Kapsel-Band-Apparates beobachtet.

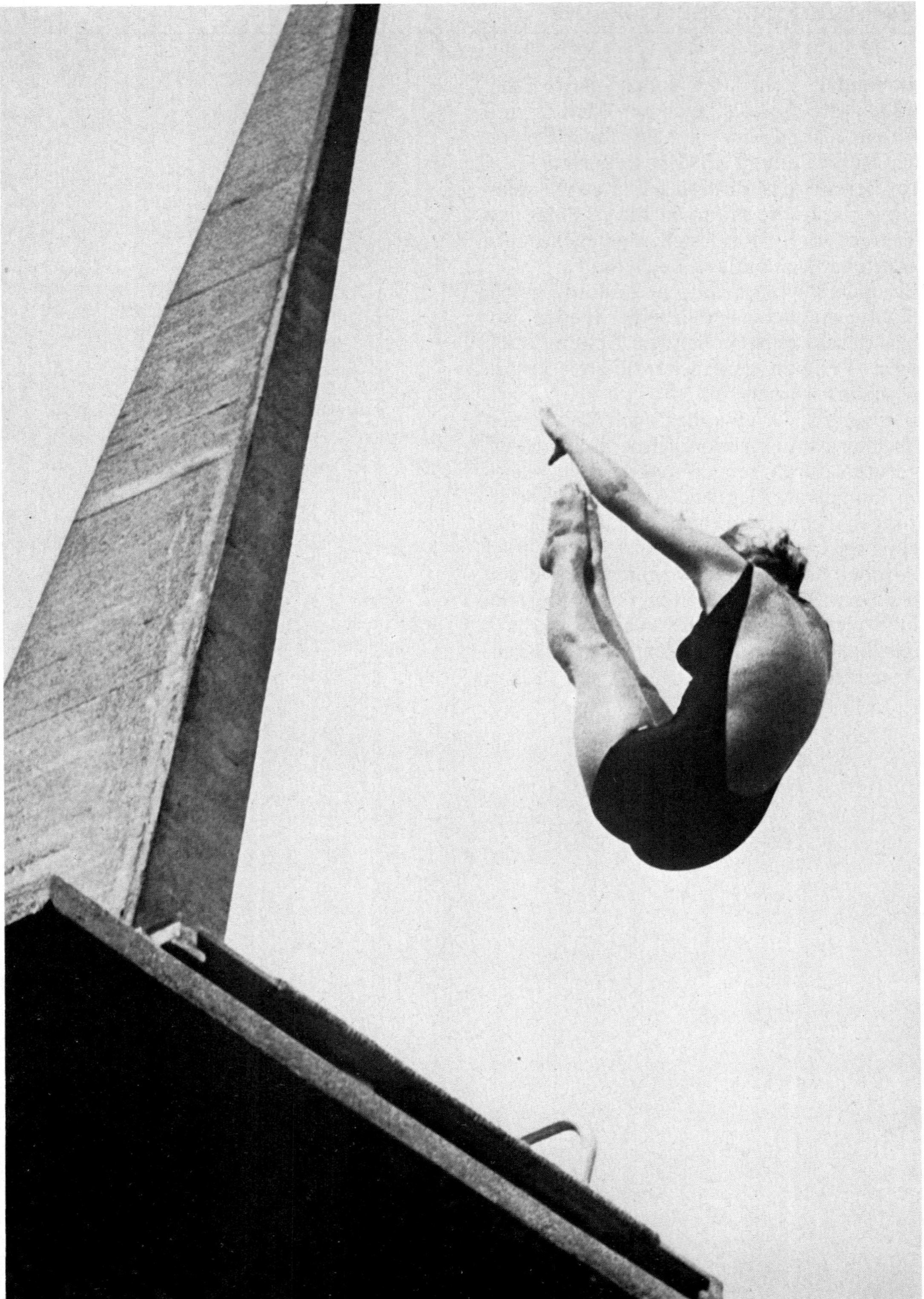

Wasserspringen

W. Groher

Im Gegensatz zum Wasserball und insbesondere auch zum Schwimmen sind die medizinischen Probleme bei der Sportart Wasserspringen etwas differenter, es kommt auch gehäuft zu kleineren medizinischen Problemen, die sich im Bereich vieler medizinischer Fachgebiete abspielen.
Den Sportmediziner und sportmedizinisch orientierten Arzt interessieren primär die auftretenden Verletzungen und Schäden sowie die bei dieser Sportart gelegentlich beobachteten Erkrankungen. Ebenso wie bei Schwimmern und Wasserballspielern sind es auch beim Springer die chronischen Reizzustände und Erkrankungen des Hals-Nasen-Rachenraumes, die gelegentlich ärztlicher Hilfe bedürfen. Dabei liegen die Ursachen sicher zu einem Teil im ständigen Temperaturwechsel zwischen Luft und Wasser, zum zweiten aber auch in den chemischen Detergentien, die zur Wasseraufbereitung Verwendung finden.
Gelegentliche Harnwegsinfektionen im Sinne einer Cystitis, Cystopyelitis sind sicher ebenfalls im Sinne der wechselnden Unterkühlungen zu erklären.
Die Hauptprobleme bei Wasserspringern sind allerdings im Bereich des Haltungs- und Bewegungsapparates zu suchen.
Die ständige Absprungbelastung auf den stark federnden Brettern erfordert neben der allgemeinen Körperbeherrschung sehr stark ausgebildete Beinmuskulatur, um die auftretenden Druckbelastungen abzufangen. Dabei kommt es trotz gut ausgebildeter Muskulatur zu gelegentlichen Distorsionen der oberen Sprunggelenke, schwerere Verletzungen sind allerdings nur in äußerst seltenen Fällen im Bereich der Sprunggelenke zu beobachten. Auch Kontusionen der Mittelfußbereiche werden nur in äußerst seltenen Fällen beobachtet.
Die hohen Druckbelastungen der Patellagelenkflächen bzw. des Patellagleitlagers bei Sprüngen vom Brett lassen in letzter Zeit gehäuft klinische Erscheinungen der Chondropathia patellae zur Beobachtung gelangen.
Inwieweit hier das erforderliche Trockentraining auf dem Boden oder auch auf dem Trampolin ein weiterer begünstigender Faktor ist, kann nicht in allen Fällen mit letzter Sicherheit entschieden werden.
Im Rahmen dieses Trockentrainings auf dem Minitrampolin treten allerdings Verletzungen des gesamten Bewegungsapparates auf, vergleichbar den Verletzungen, die beim Trampolinspringen beobachtet werden.
Eine zweite Möglichkeit von Verletzungen des Haltungs- und Bewegungsapparates beim Wasserspringen besteht spezifisch beim Absprung vom Brett, in selteneren Fällen vom Turm. Es kann hier zu mehr oder weniger ausgeprägten Verletzungen durch Touchieren des Absprunggerätes kommen. Von Prellungen über Schürfungen bis zu Frakturen im Hand- oder Fußbereich bis zu Querschnittslähmungen in Ausnahmefällen durch Aufschlagen mit dem Schädel sind möglich, aber relativ selten (Abb. 1).
Die dritte Möglichkeit den Haltungs- und Bewegungsapparat beim Wasserspringen zu schädigen, besteht in der Phase des Eintauchens in das Element Wasser.
Dabei sind es besonders beim Turmspringen die Hand- und Fingergelenke, die aus

der Gesamtachse beim Eintauchen heraus gebogen werden können. Es entstehen dabei Distorsionen und Kontusionen und als Folge hiervon häufig chronische Reizzustände der Hand- und Fingergelenke. Gleiches gilt für die Schultergelenke, wo Distorsionen Reizzustände der Rotatoren zur Folge haben können.

Technisch mißlungene Sprünge führen daneben zu starken Hyperlordosierungen der Lendenwirbelsäule, die primär eine Kontusion der Dornfortsatzspitzen mit sich bringen können. In seltenen Fällen wird auch einmal bei gegensinnigem Mechanismus eine Kontusion der Bauchdecke beobachtet, wenn der Springer mehr oder weniger plan auf der Wasseroberfläche landet. Die Mehrzahl der geschilderten Verletzungsmechanismen ist allerdings relativ selten, und bleibende Veränderungen, sieht man von Frakturen der Halswirbelsäule ab, sind nur in den allerseltensten Fällen zu erwarten.

Röntgenologische Veränderungen der Lendenwirbelsäule, in Form von vorzeitigen Arthrosen der Wirbelgelenke, Arthrosen der Dornfortsatzspitzen und auch von wahrscheinlich exogen entstandenen Spondylolysen, sind Veränderungen, die bei Wasserspringern nach langer Trainings- und Wettkampfbelastung ebenfalls zur Beobachtung gelangen.

Rezidivierende Mikro- und Makrotraumatisierungen bei ruckartigen *Hyperlordosierungen* bedingen nicht nur die Berührung und Stauchung der Dornfortsatzspitzen der Lendenwirbelkörper, sondern auch eine solche der Wirbelgelenke. Die begleitenden *Torsionsbewegungen* dürften im Bereich der Wirbelgelenke ebenfalls einen ursächlichen Faktor darstellen.

Die gehäufte Beobachtung von *Spondylolysen* bei Wasserspringern, die den Wettkampfsport länger als 5—6 Jahre ausüben, sind in der Deutung schwierig. Statistiken im Rahmen durchgeführter Reihenuntersuchungen ergaben eine Häufung bis zu 25 % bei normaler Spondylolyserate von 5—6 % der Durchschnittsbevölkerung.

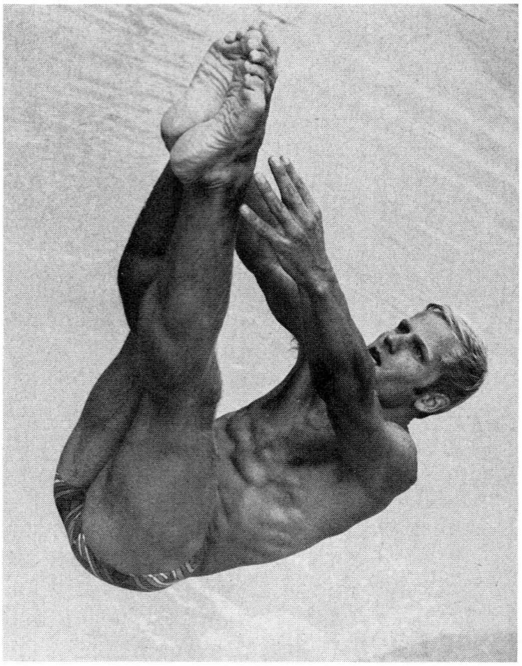

Abb. 1 Gehechteter Sprung ohne Torsion.

Der Versuch, experimentell Spondylolysen an Wirbelsäulenpräparaten zu erzeugen, mißlang, so daß die Theorie der Spondylolyse als Ermüdungsbruch nicht aufrecht erhalten werden konnte. Ätiologisch ist vielmehr anzunehmen, daß durch die gehäuften Hyperlordosierungen und Rotationsmechanismen eine Irritation der versorgenden Gefäße mit nachfolgender Mangeldurchblutung und hieraus resultierender aseptischer Nekrose vorliegt.

Röntgenaufnahmen lassen diese Deutung zu, da hier ein typischer scholliger Zerfall in vielen Fällen zu beobachten ist. Inwieweit allerdings diese röntgenologischen Veränderungen einen Krankheitswert besitzen, hängt vor allen Dingen von der Rumpfmuskulatur ab. Kräftig ausgebildete Rückenstrecker, ein kräftiger Iliopsoas und gute Bauchmuskulatur sind geeignet, entstehende Instabilitäten bei vorhandener Spondylolyse vollständig zu kompensieren.

Die vorhandene Instabilität in dem betroffenen Bewegungssegment bereitet im allgemeinen nur dann Beschwerden, wenn eine relative muskuläre Insuffizienz vorhanden ist. Die erhobenen röntgenologischen Befunde wurden deshalb auch nicht aufgrund von Schmerzzuständen, sondern aufgrund einer durchgeführten Reihenuntersuchung erhoben.

Literatur

Groher, W.: Rückenschmerzen bei Kunst- u. Turmspringern. Sportarzt u. Sportmedizin, 11 (1979), 261—263

Groher, W.: Rückenschmerzen u. röntgenologische Veränderungen bei Wasserspringern. Zeitschr. f. Orthop. u. ihre Grenzgebiete, 108, 1 (1970), 51—61

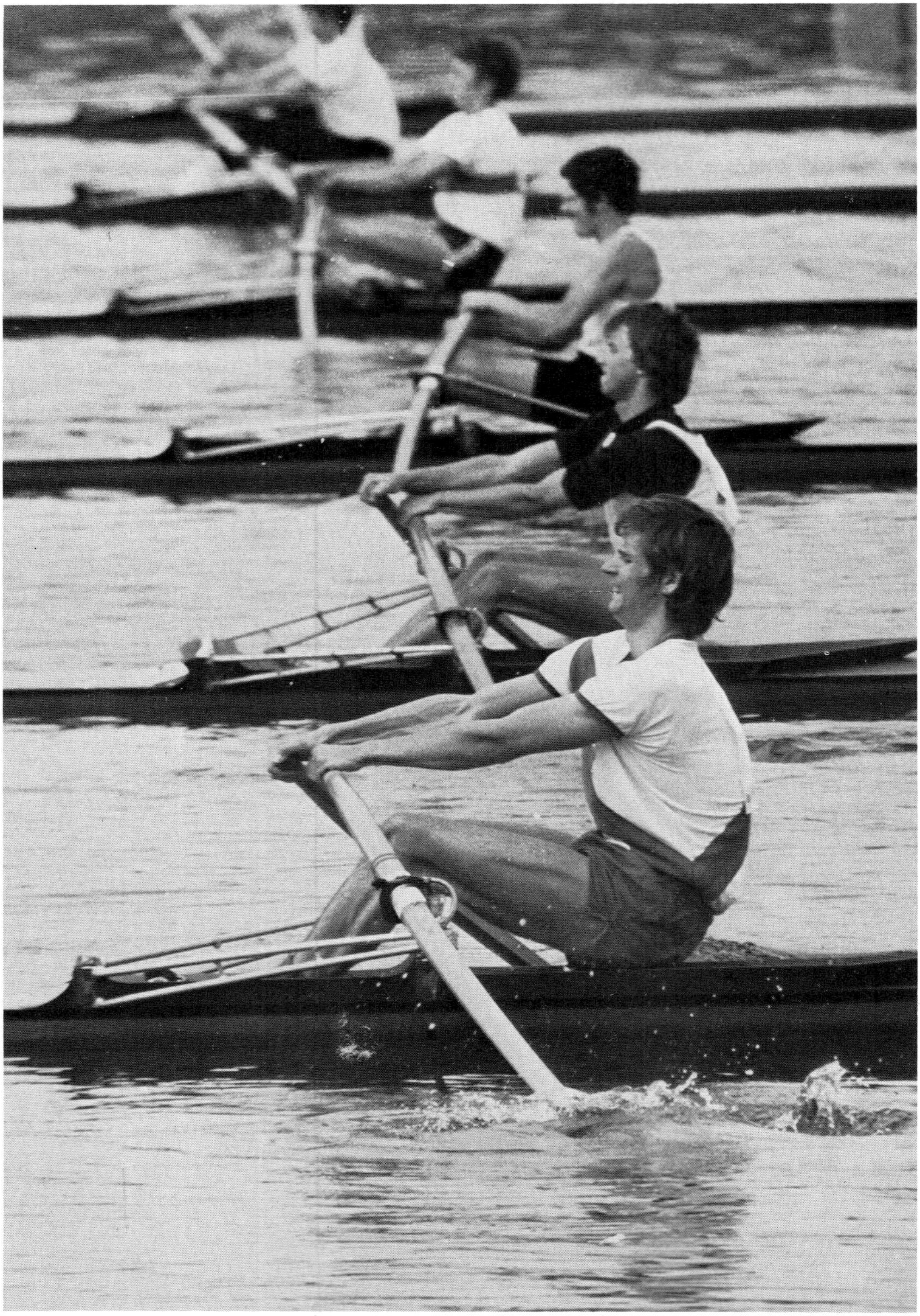

Rudern

P. Hertel

Rudern ist eine rhythmische, zyklische Ausdauersportart. Einsatz, Anriß, Durchzug, Endzug, Aushebeln und Rückführen des Ruderblattes werden durch Armzug, Beinstoß und Rumpfschwingung bei beweglichem Rollsitz ermöglicht (Abb. 1). Rudern erfordert besonderes Balancegefühl und Koordinationsfähigkeit, beides ist besonders für Kinder leicht zu erlernen (11). Die Leistungsfähigkeit eines Ruderers wird mit von der Länge des Blattdurchzuges bestimmt, deshalb sind langgliedrige Menschen für das Rudern besonders geeignet. Eine Leichtgewichtsklasse mit eigenen Meisterschaften erweitert das Betätigungsspektrum. Das Frauenrudern ist in den letzten Jahren durch den internationalen Ruderverband auch auf Riemenbootsklassen ausgedehnt worden.

Für das Rennrudern stehen spezielle schmale, glattwandige und leichte Boote aus Holz oder aus Kunststoff zur Verfügung. Auch Riemen und Skulls werden in Holz- und Kunststoffversionen angeboten. Im ruderischen Breitensport (Wanderrudern) werden breitere kräftige, gespantete Holzboote verwendet.

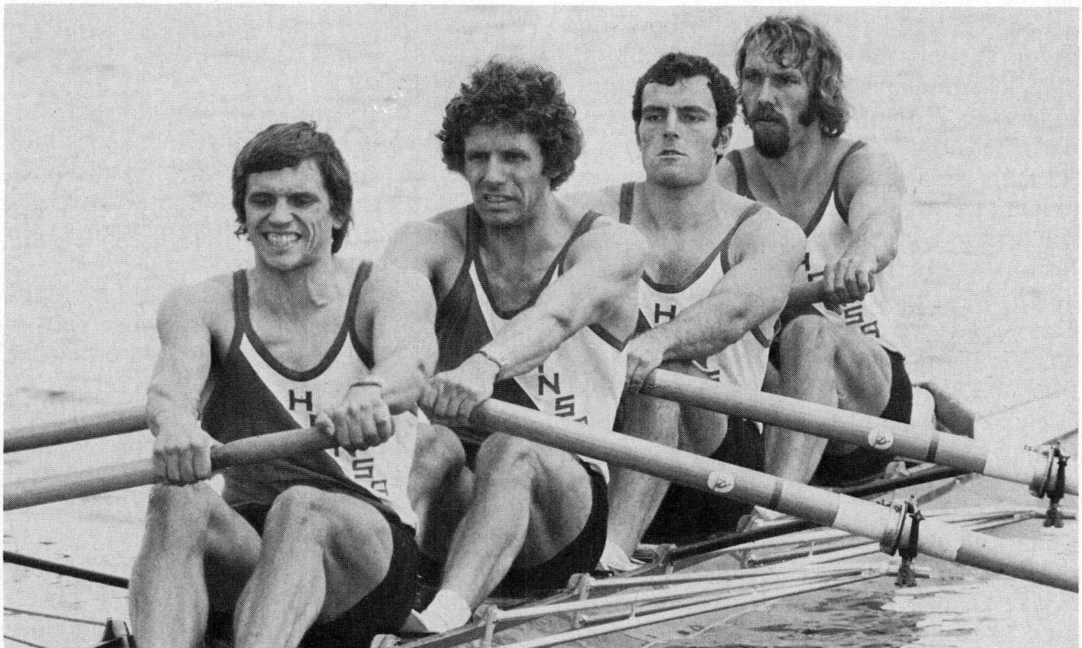

Abb. 1 Ruderszene im Vierer ohne Steuermann.

Beim Rennrudertraining wird nach einer Wintertrainingsphase (mit Kastenrudern, Hanteltraining, Zirkeltraining, Ballspielen, Waldlauf, Skilanglauf) im Frühjahr sobald als möglich mit dem Wassertraining begonnen, welches sich teils als Langstreckentraining an der aerob-anaeroben Schwelle oder als Fahrtspiel bzw. Meßstreckenfahren im anaerob-laktaziden Bereich abspielt.

Sportverletzungen

Verletzungen beim Rudersport sind selten. Verletzungen durch Mannschaftskameraden oder Gegner als direkte Kontaktverletzungen kommen praktisch nicht vor. Immer sind Rudergeräte oder äußere Hindernisse beteiligt.

Kontusionen und Rißwunden

Kontusionen und Rißwunden werden beobachtet, wenn durch Versteuern Boote ineinander, gegen andere Wassersportboote oder gegen Pfeiler, Stege und Wehre geraten. Dabei werden meistens die seitlichen Oberschenkel-, Rumpf- und Brustkorbpartien betroffen. Die Verletzungen werden durch Riemen, Ausleger oder die Bootsspitze verursacht. **Trotz Schutz der Bootsspitze mit einem Gummiball (Abb. 2) sind tödliche Unfälle beobachtet worden.**
Nach derartigen Verletzungen ist sofort eine genaue Diagnostik bezüglich knöcherner Verletzungen (Beckenfraktur, Rippenfraktur, Wirbelsäulenverletzungen) und Weichteilverletzungen (stumpfes Bauchtrauma, Nierenverletzungen, Lungenverletzungen) durchzuführen. Beim Verdacht auf ein stumpfes Bauchtrauma ist eine stationäre Beobachtung notwendig. Der Verdacht einer Nierenverletzung macht zumindest ein Urogramm, der Verdacht auf eine Thoraxverletzung zumindest Thoraxröntgenaufnahmen in 2 Ebenen erforderlich.

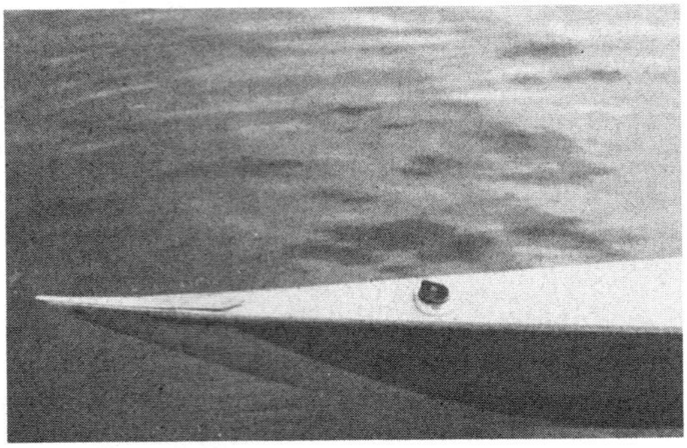

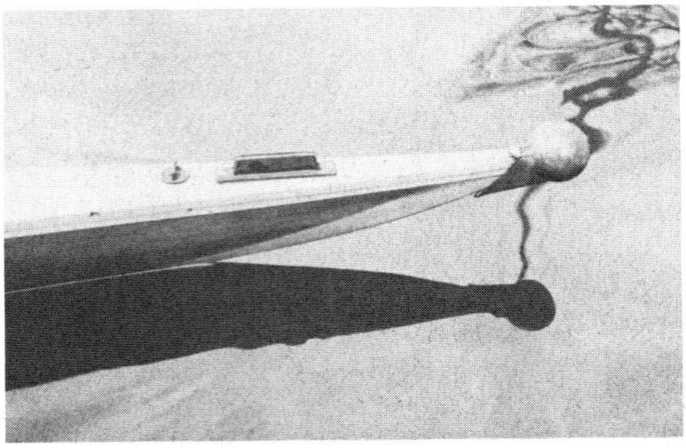

Abb. 2 Schutz der Bootsspitze mit einem Gummiball.

Platzwunden

Platzwunden können durch unachtsames Hantieren mit Riemen oder Skulls oder beim Überkopfwurf des Bootes zum geschulterten Transport durch Bootskante oder Ausleger entstehen.
Eine Platzwunde zwingt zum Abbruch des Rudertrainings, nach chirurgischer Versorgung kann u. U. einige Tage später wieder mit dem Training begonnen werden.
Bei allen offenen Wunden ist auf ausreichende **Tetanusimmunisierung** zu achten. Als Grundimmunisierung gilt: 2x0,5 ml Tetanol (Tetanusadsorbatimpfstoff) im Abstand von 4 bis 8 Wochen, eine 3. Injektion nach 6—12 Monaten: Auffrischimpfungen sind alle 10 Jahre oder im Verletzungsfalle notwendig. Bei fehlender oder unvollständiger Grundimmunisierung ist neben der aktiven Immunisierung mit Te-

tanol eine passive Immunisierung mit Tetagam (humanes Hyperimmunglobulin) 250 E notwendig (Simultanimpfung).

Quetschungen

Daumenquetschungen (Abb. 3) werden durch Einklemmung zwischen den Skullgriffen verursacht. Es können subunguale Hämatome, Nagelablösungen, offene Wunden, Frakturen oder Kombinationsverletzungen auftreten. Am Unfallort wird lediglich ein steriler Verband angelegt, danach sind Frakturen durch Röntgenuntersuchung auszuschließen. Tiefreichende Wunden sind chirurgisch zu versorgen. Subunguale Hämatome sind wegen ihrer Schmerzhaftigkeit durch Nagelrepanation oder subunguale Nagelteilablösung vom Fingernagelrand her zu entlasten. Je nach Befund muß für einige Tage bis Wochen mit dem Training ausgesetzt werden.
Eine weitgehende Prävention derartiger Quetschungen ist durch korrekte Führung der Skulls möglich, wobei die Skulls konsequent voreinander (11) geführt werden. Bei plötzlichen Bootsschwankungen ist die Verletzungsgefahr jedoch auch dann gegeben.

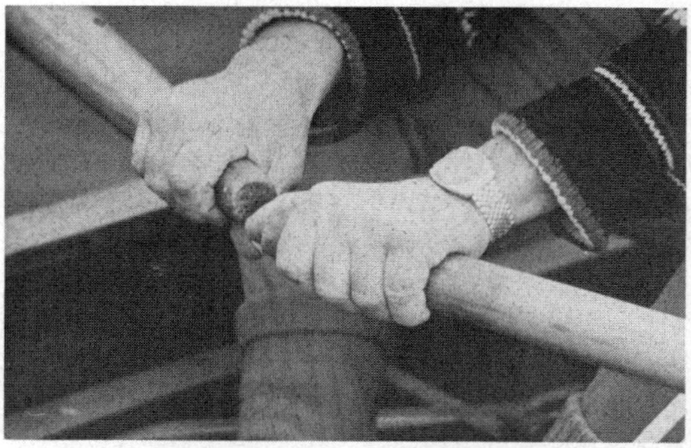

Abb. 3 Gefahr der Daumenquetschung durch Einklemmen zwischen den Skullgriffen.

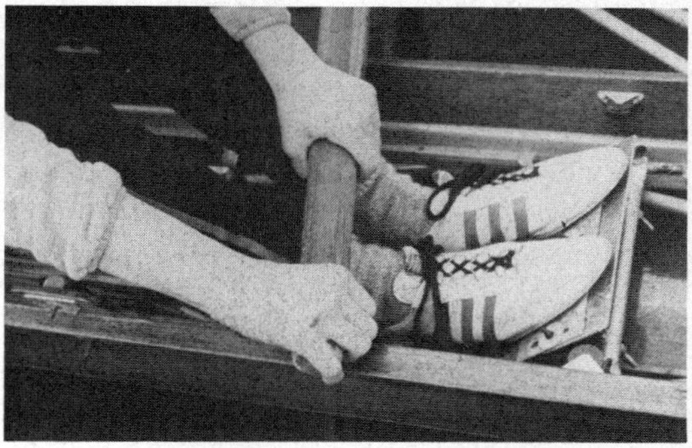

Abb. 4 Gefahr der Fingerverletzung an der gegenseitigen Bordwand.

Abschürfungen

Sie sind zu beobachten bei Langfingern und Daumen, wenn in der Mitte des Durchzuges durch Balanceschwierigkeiten der Riemen tief in das Boot hineingedrückt werden muß, und die Finger über die gegenseitige Bordwand scheuern (Abb. 4). Begünstigt wird diese Verletzung durch flache Auslegerhöhe und langen Innenhebel. Eine Prävention ist nicht möglich. Auch ein Abbruch des Ruderzuges ist nicht denkbar. Der **Durchzug muß trotz Verletzung vollendet werden,** da sonst „Krebs“, Kenterung oder Verletzung des Vordermannes drohen. Mit Pflasterverbänden ist meist eine Fortsetzung des Trainings möglich.

Stumpfes Bauchtrauma

Wenn das Ruderblatt während des Durchzuges durch unsichere Führung zu tief in das Wasser einsinkt und am Ende des Durchzuges nicht mehr schnell genug aus dem Wasser gehebelt werden kann, wird durch die Fahrt des Bootes der Riemen an den Rumpf des Ruderers gedrückt („Krebs“, Abb. 5). Dadurch kann das Boot zum Kentern gebracht werden bzw. der Ruderer aus dem Boot geschleudert werden. Bei tiefer Kontaktstelle kann eine innere Bauchverletzung (Leberruptur, Milzruptur, Darmruptur) entstehen, die bei ent-

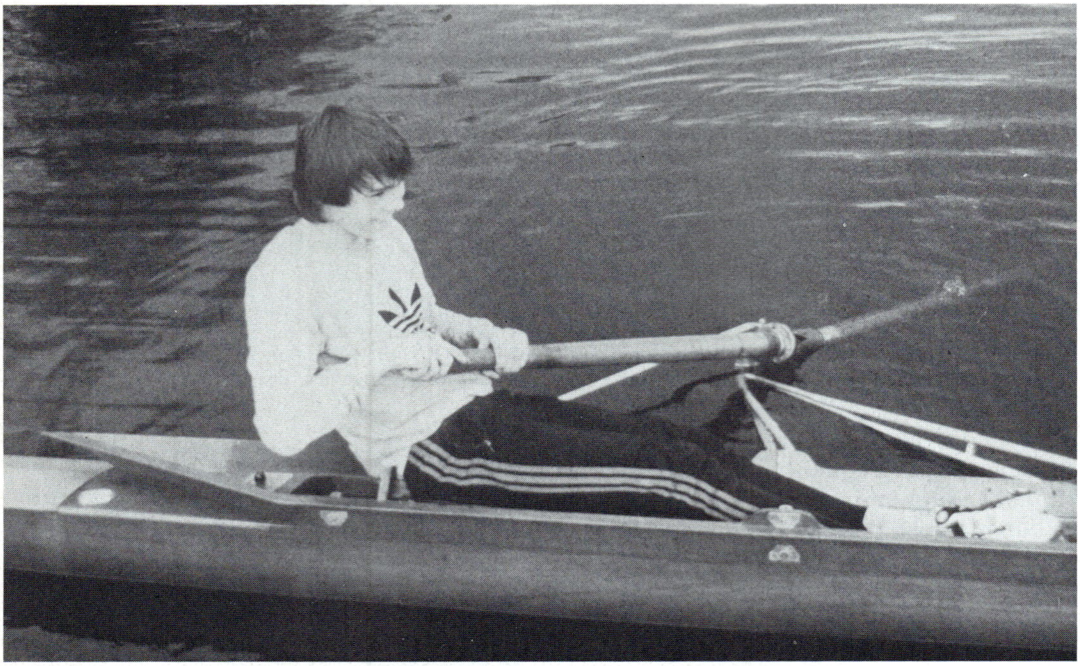

Abb. 5 Gefahr einer Abdominalverletzung durch zu tiefes Einsinken des Ruderblattes (s. Text).

sprechender Abwehrspannung durch intensive Diagnostik (Lavage) ausgeschlossen werden muß. Bei höherliegendem Kontaktpunkt können Rippenfrakturen, Brustbeinverletzungen sowie Herzkontusionen auftreten.

Kenterunfall

Bei rauhem Wetter, durch „Krebse" oder Zusammenstöße kann das Ruderboot kentern (jeder Ruderer muß Schwimmer sein). Die Fußhalterung im Stemmbrett muß deshalb den Fuß schnell freigeben. Fest eingeschnürte Füße können Ursache des Ertrinkungstodes sein.

Bei Kenterung werden Umgebung des Bootes und Riemen bzw. Skulls nur dann verlassen, wenn Unterkühlung droht.

Ansonsten sollte das Boot schwimmend in seichtes Gewässer gezogen werden. Ein gekentertes und vollgeschlagenes Boot wieder aufzurichten und zu entleeren ist im tiefen Wasser mit erheblichen Schwierigkeiten verbunden.

Unterkühlung

Durch Kenterungen sind allgemeine Unterkühlungen, durch unzureichende Bekleidung allgemeine und lokale Unterkühlungen möglich. Besonders die Rückenpartien sind durch das ständige Vorneigen des Rumpfes und durch Spritzwasser gefährdet. Infektionserkrankungen sind die häufige Folge. Nierenschoner, durchlaufende Trainingsanzüge oder querverlaufende Reißverschlußverbindungen zwischen Trainingsjacke und Trainingshose sind bei rauhem Wetter als Prophylaxe dagegen sehr geeignet. Nach Trainingsabschluß und Versorgung des Bootsmaterials ist schnell der Duschraum aufzusuchen, zumindest aber die verschwitzte Kleidung unverzüglich zu wechseln.

Akute Überlastungsschäden

Akute Überlastungsschäden sind von typischen Verletzungen durch einen mehr zögernden Beginn und von chronischen Sportschäden durch ihre kurze Dauer zu unterscheiden.

Blasenbildungen

Besonders im Bereich zwischen distaler Hohlhandbeugefalte und Grundgliedbeugefalte der Langfinger sind zu Beginn der Rudersaison Blasenbildungen die Regel. Eine Fortsetzung des Trainings ist zwar schmerzhaft, aber ungefährlich. Die Blasen sollen distal (zur Fingerspitze hin) eröffnet werden, um den Schutz der Epidermis so lang als möglich zu erhalten. Die gelöste Epidermis wird zunächst belassen und erst nach einigen Tagen abgetragen, wenn sich eine neue Epidermisschicht gebildet hat. Bis dahin ist eine spezielle Verbandsanordnung während des Trainings nützlich. Der Verband muß zirkulär um die Mittelhand geführt werden, damit eine Lösung während der Trainingsbelastung vermieden wird. Eine Verstärkung durch einen Lederschutz der Handinnenfläche, wie man ihm beim Geräteturnen benutzt, ist sinnvoll (Abb. 6).

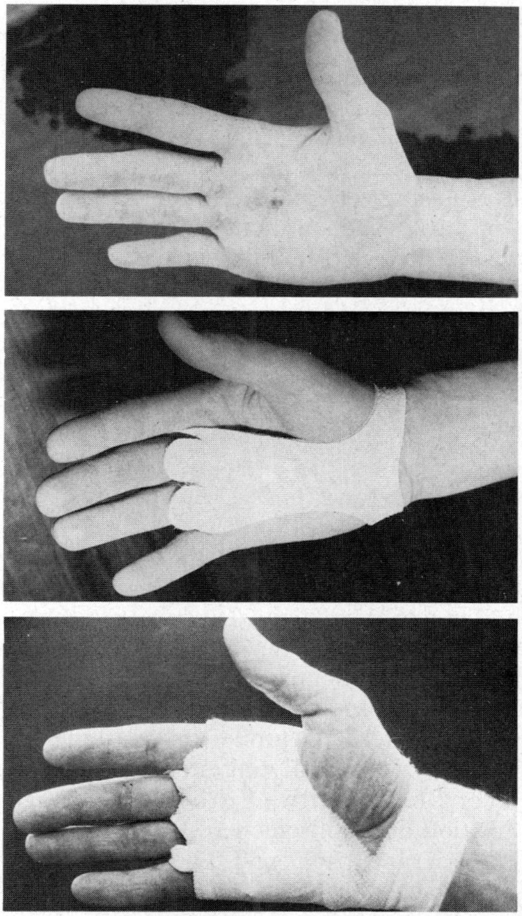

Abb. 6 Schutz der Handinnenfläche durch ein Lederband.

Scheuerstellen

Die vorstehenden Enden der Rollbahn verursachen beim Durchstrecken der Beine Scheuerstellen an den Waden, die durch Abpolsterung der Rollbahn und ausgedehnte Schutzverbände an den Waden vermieden werden können. Veränderungen der Stemmbretteinstellung und der Anordnung der Rollbahnen sind notwendig, um langanhaltende Reizzustände zu vermeiden. Ähnliche Scheuerstellen können am Brustkorb (Anschlag beim Endzug), in der Leiste und in der Gesäßfalte (Trainingshose) entstehen. Bei sachgemäßer Abpolsterung bzw. Abdeckung der Scheuerstellen ist eine Fortsetzung des Trainings meist möglich.

Druckstellen

Besonders über den Sitzbeinhöckern treten häufig Druckstellen auf. Sie können durch Veränderungen des Rollsitzes (Aussparungen, Vertiefungen) und geeignete Schaumstoffpolster vermieden werden. Polsterungen dürfen jedoch nicht zum Abschieben des Rollsitzes führen. Aus Druckstellen über den Sitzbeinhöckern bzw. aus Scheuerstellen können sich Abszesse (Furunkel) entwickeln, die dann inzidiert werden müssen und zu einem mehrwöchigen Aussetzen Anlaß geben.

Muskelhärten

Muskelhärten treten bei Ruderern an Unterarmen, in der Rückenstreckmuskulatur und in den Waden auf. Die lokale Pathologie der Muskelhärten ist nicht völlig geklärt. Ursächlich sind häufig einseitige Dauerbelastung, falsche Grifftechnik (Abb. 7 a und b), zu großer Griffumfang des Riemens, fehlerhaft eingestellte Dolle, falscher Stemmbrettwinkel oder ungünstige Position der Rollschienen. Prophylaktisch und therapeutisch sind Lockerungsübungen, Ausgleichssport, Trainingsreduktion, Umfangsreduktion der Riemengriffe, Korrektur der Anlage, Abänderung des Stemmbrettwinkels, Saunabesuch, Fangopackungen, warme Bäder sowie vorsichtige Lockerungsmassage und Salbeneinreibungen zu nennen. Vor Anwendung allzu intensiver physikalischer Maßnahmen, wie Druckstrahlmassage, Heißluftmassage, Tiefenmassage, ist zu warnen, da der Reizeffekt dieser Maßnahmen noch mehr reflektorische Muskelanspannung auslösen kann.

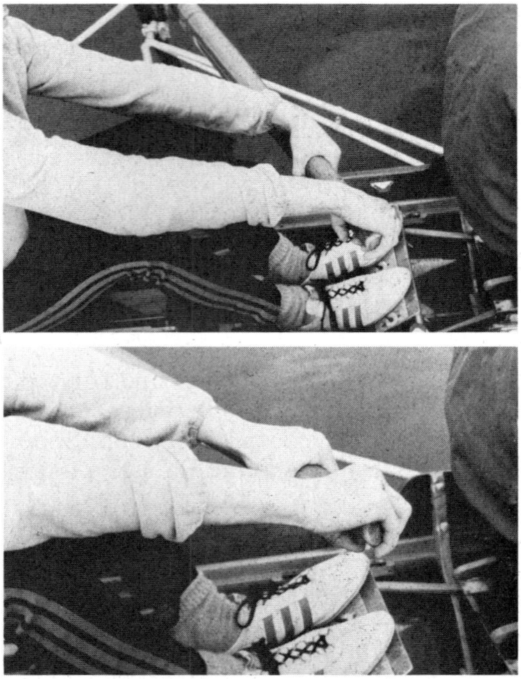

Abb. 7 a und b Falsche und richtige Grifftechnik.

Transitorisches Karpaltunnelsyndrom

Durch Abwinkelung des Handgelenkes während des Durchzuges und während des Aushebelns des Ruderblattes kann es bei maximaler Anspannung der Unterarmmuskulatur in der Enge des Karpalkanales durch Kompression den N. medianus zu einem vorübergehenden Carpaltunnelsyndrom kommen. Dies äußert sich in Wärmegefühl bzw. pelzigem Gefühl an den ersten 3 Fingern der Hand („eingeschlafener Arm“) und ist wenige Minuten nach Trainingsende vorbei. Eine Kraftminderung ist selten vorhanden, da die Innervation der Fingerbeuger am Unterarm nicht betroffen ist und die kleinen Handmuskeln und die Daumenballenmuskulatur vom N. ulnaris mitversorgt werden. Therapeutisch ist eine Abänderung der Unterarmhaltung während des Durchzuges sowie eine Umfangsverminderung des Riemengriffes durch Abhobeln zu empfehlen.

Sehnenscheidenreizungen

Sie haben eine ähnliche Ätiologie wie die Muskelhärten oder das transistorische Carpaltunnelsyndrom. Diagnostisch findet man lokale Schmerzen über den handgelenksnahen Sehnenscheiden, meist auf der Beugeseite, bisweilen auch eine typische Crepitatio bei der aktiven Bewegung. Therapeutisch sind eine mindestens einwöchige Trainingspause, Gipsruhigstellung und Verordnung von Antiphlogistika notwendig.
Technische Korrekturen des Armzuges bzw. des Griffes sind sinnvoll.

Chronische Sportschäden

Sportschäden bei Ruderern sind ähnlich selten wie akute Verletzungen. Rudern ist bezüglich chronischer Schädigungen eher als eine Präventivsportart, ähnlich wie z. B. Waldlauf, zu betrachten.

Bandscheibenschäden, Wirbelsäulenschäden

Schädigungen der Wirbelsäule durch Rudern werden seit längerer Zeit diskutiert. *Beim Rudern ist der Bandscheibendruck erhöht* (3, 7). Die Anspannung während des Durchzuges führt zu einer Bandscheibenpressung von ca. 1 mm Höhenminderung pro Bandscheibe (3). Diese Pressung ist jedoch weitgehend gleichmäßig auf die Deckplatten der Wirbelkörper verteilt, da Rückenstrecker und Bauchmuskulatur sich gleichzeitig kontrahieren und der Nucleus pulposus an der Bandscheibe Druckspitzen verteilt. Trotz widersprüchlicher Angaben in der Literatur kann zur Frage von Wirbelsäulenschädigungen durch den Rudersport folgendes festgehalten werden:

Akute Bandscheibenvorfälle

Akute Bandscheibenvorfälle während des Ruderns sind extrem selten. Die Mitglieder der Sportärztekommission des Deutschen Ruderverbandes, die schon über Jahre hinweg Rudermannschaften oder Rudermeisterschaften betreuen oder selbst als Ruderer aktiv waren, haben nur zweimal akute Lumbalgien im Ruderboot beobachtet. Diese Ereignisse zwingen zum sofortigen Abbruch des Ruderns, liegendem Transport, neurologischer Diagnostik bezüglich eines Wurzelkompressionssyndroms, Bettruhe mit Rückenflachlagerung und Rechtwinkellagerung der Beine (Unterpolsterung der Waden mit mehreren Kissen) sowie zur Verordnung von Analgetika. *Bandscheibenvorfälle nach dem Rudern wurden nicht häufig beobachtet.*
Bei 136 ehemaligen Spitzenruderern war keine Bandscheibenoperation notwendig (5). Lediglich bei zwei ehemaligen Hochleistungsruderern der letzten Dekade wurde eine Bandscheibenoperation erforderlich (bzw. wurde überhaupt bekannt).

Chronische Rückenbeschwerden

Chronische Rückenbeschwerden mit und ohne ischialgiforme Symptomatik treten bei Ruderern nicht häufiger als bei der Normalbevölkerung auf. Eine Umfrage bei 136 Meisterschaftsruderern (5) hat dies bestätigt. Nach Angaben von *Wagenhäuser* (12) beträgt die Morbidität von Kreuzschmerzen in der Normalbevölkerung 53,5 %, zwischen dem 20. und 30. Lebensjahr liegt bereits eine Morbidität von 30 bis 40 % vor. Ungünstig wirkten sich bei Ruderern eine ungenügende Technik bei der Hantelarbeit während des ruderischen Wintertrainings sowie eine überwiegend einseitige Tätigkeit als Riemenruderer aus.

Morbus Scheuermann

Ob eine Scheuermannsche Erkrankung bei Ruderern häufiger als in der Normalbevölkerung (röntgenologisch ca. 25 %, klinisch ca. 1 bis 5 %, 9) auftritt, ist umstritten. Es wurde sowohl eine Erhöhung der Scheuermann-Rate (8, 10) als auch eine normale Häufigkeit (6) bei Ruderern beobachtet. Bei 13 jugendlichen Rennruderern wurde während einer zweijährigen Beobachtungszeit in keinem Fall eine Auslösung oder Verschlimmerung eines M. Scheuermann, in 2 Fällen jedoch ein Rückgang der Deckplattenunruhen und der subjektiven Beschwerden festgestellt (5).

Spondylolyse bzw. Spondylolysthesis

Eine Spondylolyse bzw. Spondylolysthesis wird durch Rudern nicht provoziert. *Querg* und *Schröder* sahen bei 113 Rennruderern nur 3 Spondylolysen. In der Normalbevölkerung ist die Spondylolyse mit 5 bis 6 % vertreten (2). Es sind Fälle bekannt, die mit einer jahrelang unerkannten Spondylolysthesis nationale und internationale Meisterschaften gewonnen haben. Bei einer jungen Ruderin hatte sich während eines Rennrudertrainings ein Wirbelgleiten manifestiert, ohne daß Beschwerden bestanden hätten. Die Fortsetzung des Trainings wurde erlaubt, wobei das Hanteltraining eingeschränkt wurde (5).

Fehlhaltungen

Funktionell unbedeutende Fehlhaltungen durch andauernde asymmetrische Belastung beim Riemenrudern sind möglich. Neben einer Auskrümmung der Wirbelsäule zur Gegenseite sind Minderungen der Schulterhöhe auf der Ruderseite beobachtet worden.

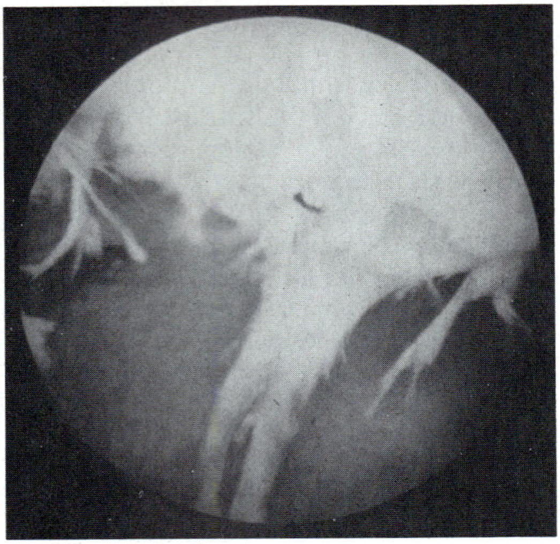

Abb. 8

Ausschlußgründe

Ausschlußgründe im Bereich des Achsenorgans Wirbelsäule für ein Rennrudertraining sind im allgemeinen schwere Formveränderungen, im besonderen ein Morbus Scheuermann, der bei lokalen Beschwerden zu einer verstärkten Brustkyphose geführt hat. Therapeutisch ist Wanderrudern auch in diesen Fällen zur Verstärkung der Rumpfmuskulatur erwünscht.

Chondropathie des Kniegelenkes

Ruderer klagen bisweilen über uncharakteristische Kniebeschwerden, teils in Höhe der Gelenklinien, teils retropatellar. Überwärmung oder Ergußbildung sind nicht vorhanden, gelegentlich findet sich ein verstärktes Reibegeräusch. Ursächlich ist häufig eine asymmetrische Belastung durch schiefe Kniehaltung während des Durchzuges, meist jedoch eine Überlastung durch Lauftraining, Hantelarbeit, Beinstoßgerät und Rudern. Finden sich Fehlbildungen der Kniescheibe (*Wiberg* III/IV) oder der Femurcondylen, Kniescheibenhochstand,

Genu recurvatum, Genu varum oder Genu valgum, so ist an eine Chondromalazie (Abb. 8) als Ursache zu denken. Therapeutisch kommen im wesentlichen eine Umstellung des Trainingsprogrammes (Radfahren statt Laufen), geringere Gewichtsbelastung bei häufigeren Wiederholungen, Trainingspause, Wärmeanwendungen, jedoch nur in den seltensten Fällen intraarticuläre Injektionen oder operative Behandlungen in Frage. Vor einschneidenden Maßnahmen sollte das Ausmaß der Schädigung arthroskopisch geklärt sein (4).

Literatur

1. *Braun, W.:* Sport und lumbaler Bandscheibenvorfall. Sportarzt und Sportmedizin (1972), 238—242

2. *Groher, W.:* Auswirkungen des Hochleistungssports auf die Lendenwirbelsäule. Wiss. Schriftenreihe des Deutschen Sportbundes. Schorndorf 1975

3. *Hertel, P.:* Wirbelsäulenschäden und Rudersport, S. 313—321. In: Handlungsmuster Leistungssport. *Lenk,* H. (Hrsg.), Verlag Karl Hofmann, Schorndorf 1977

4. *Hertel, P., L. Zwank:* Entzündungen und Degenerationsprozesse bei Sportlern — Arthroskopie. Langenbecks Arch. Chir. 349, (1979), 381—384

5. *Lauer, J.:* Die Auswirkung des Leistungssports Rudern auf das Achsenorgan Wirbelsäule. Dissertation, Medizin. Fakultät der Universität des Saarlandes, Homburg/Saar, 1981

6. *Liebau, J., H. Wulkenhaar:* Die Scheuermannsche Erkrankung bei Ruderern. Beitr. Orthop. 21 (1974), 220—227

7. *Nachemson, A., J. M. Morris:* In vivo measurements of intradiscal pressure. J. Bone Jt. Surg. 46 A (1964), 1077—1092

8. *Querg, H., G. Schröder:* Röntgenologisch-klinische Untersuchungen der Wirbelsäule an Ruderern(-innen). Sportmedizin 9 (1958), 169—177

9. *Rübe, W., W. Hemmer:* Ist der Morbus Scheuermann eine seltene Erkrankung? Fortschr. Röntgenstr. 96 (1962), 489—495

10. *Rücker, K., K.-H. Kobbe:* Röntgenologische Untersuchungen über das Vorkommen des Morbus Scheuermann bei einer größeren Anzahl von Sportlern. Med. u. Sport 5 (1965), 8—11

11. *Schröder, W.:* Moderne Ruderanfängerausbildung — Voraussetzung für ein modernes Rudertraining. In: Rudertraining. *Adam, K., H. Lenk, P. Nowacki, M. Rulffs, W. Schröder* (Hrsg.). Limpert-Verlag, 1977

12. *Wagenhäuser, F. J.:* Die Rheumamorbidität. Hans Huber, Bern 1969

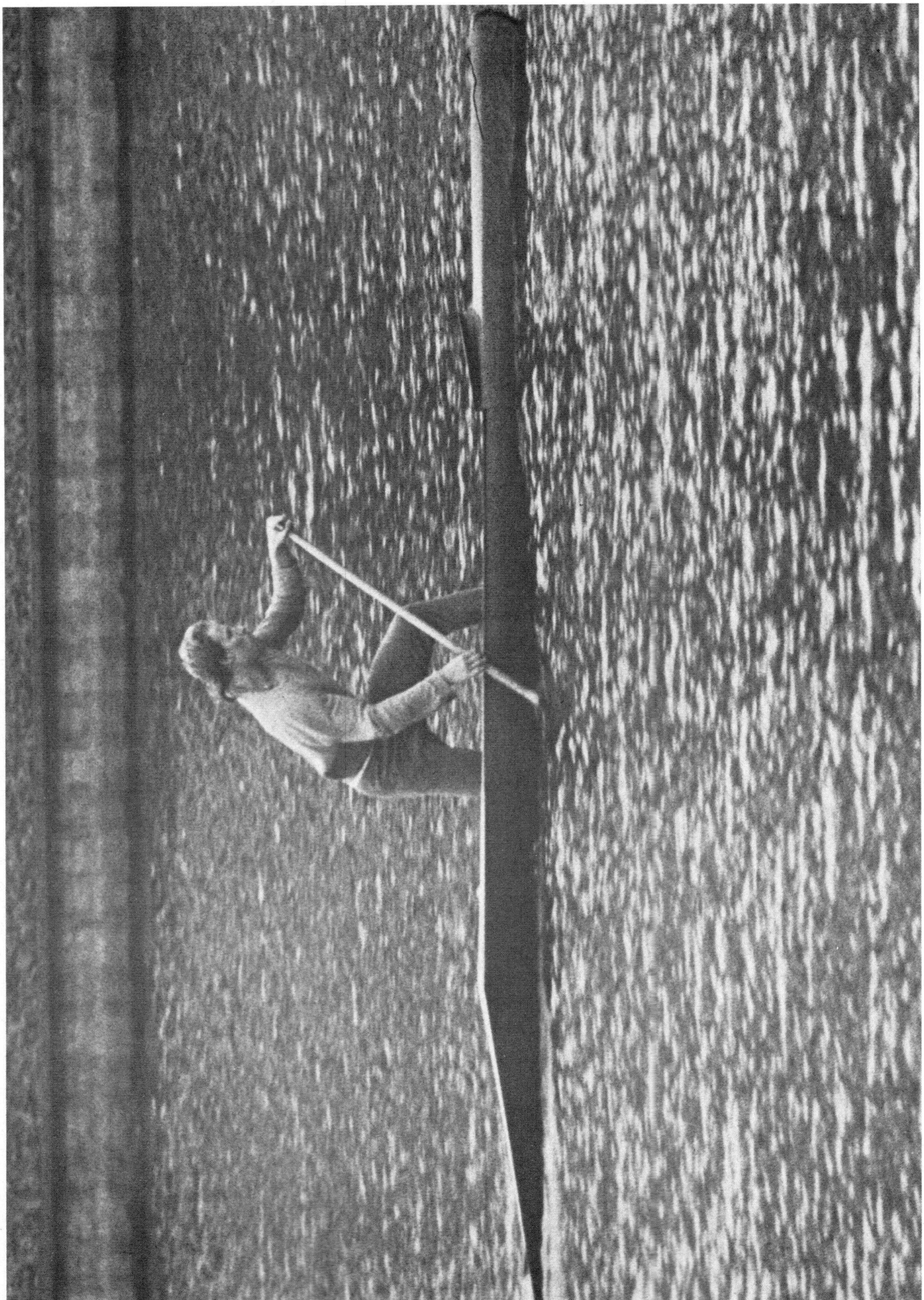

Kanusport

P. Schürch, B. Rosemeyer

Sportarten

Im Kanusport werden 2 Disziplinen unterschieden, das Kajak und der Canadier.

Kajak (Einer, Zweier und Vierer)

Beim Kajak sitzt der Sportler mit angewinkelten Beinen im Boot (Abb. 1), stützt sich an einem Fußbrett ab und verklemmt den Körper zusätzlich seitlich im Boot. Zur Fortbewegung dient ein weitgehend normales Paddel. Es wird auf beiden Seiten des Bootes ins Wasser getaucht und symmetrisch benutzt. Das Boot ist sehr labil, und die Kajakfahrer werden trotz Tragens von Spritzdecken regelmäßig naß.

Canadier (Einer, Zweier)

Beim Canadier kniet der Sportler im Boot (Abb. 2, Titelphoto). Ein Bein wird mit

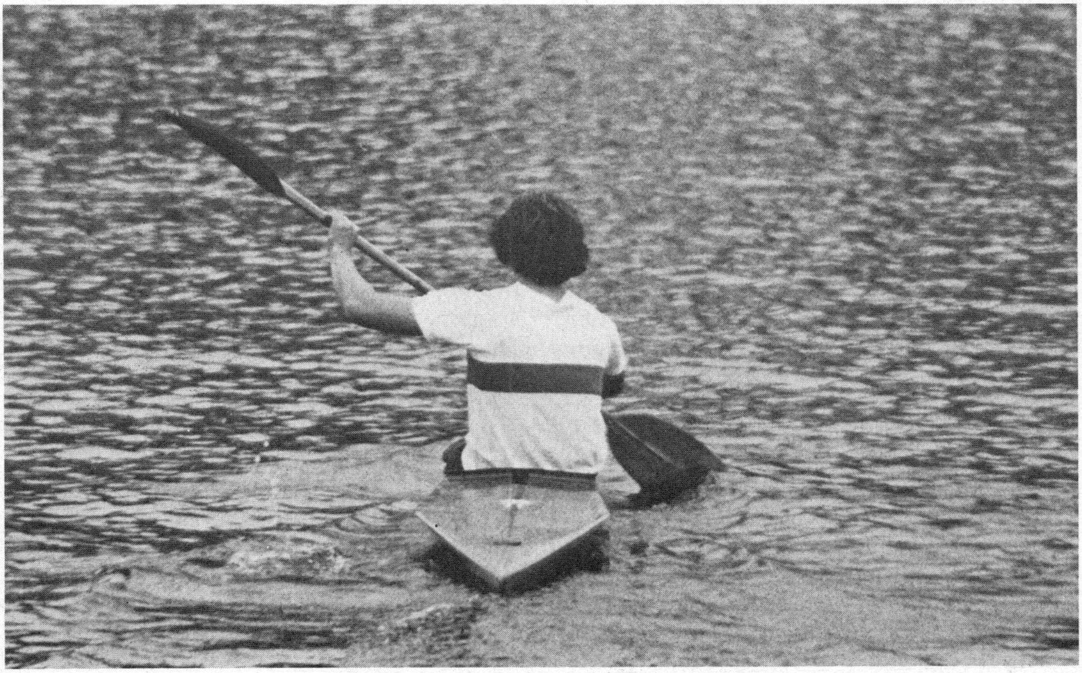

Abb. 1 Sitzposition im Einer-Kajak. Der Sportler sitzt mit angewinkelten Beinen, verklemmt sich im Boot. Zur Fortbewegung dient ein normales Paddel.

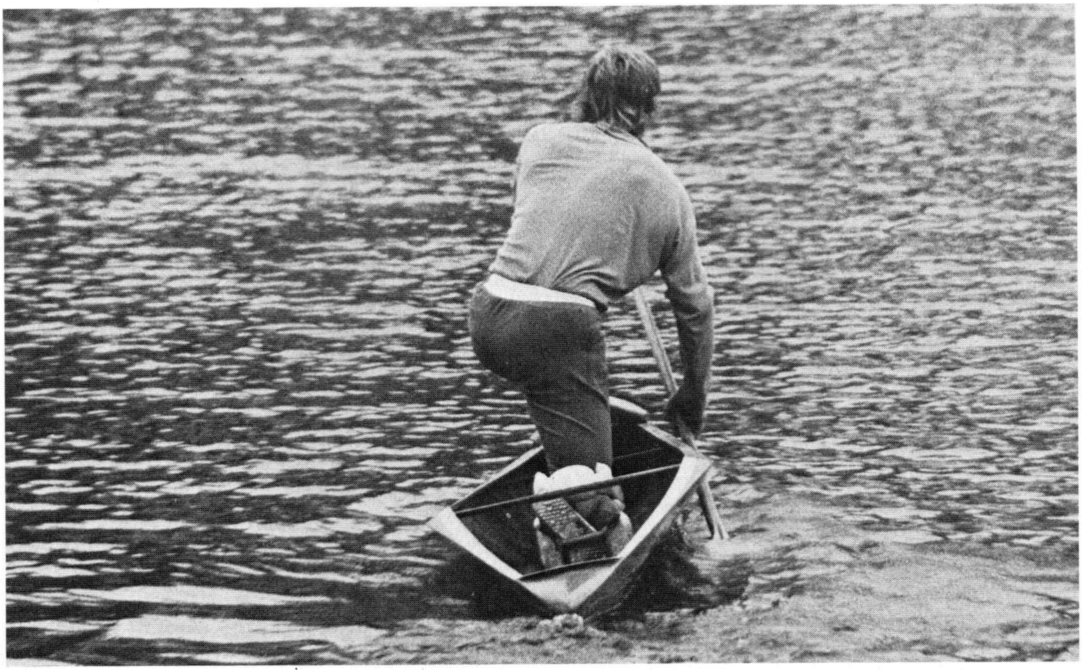

Abb. 2 Kniende Stellung des Sportlers im Einer-Canadier. Meist wird auf dem rechten Bein gekniet, das linke ist mit gebeugtem Kniegelenk aufgestellt. Zur Fortbewegung dient ein Stechpaddel, das auf einer Seite des Bootes ins Wasser getaucht wird.

stark gebeugtem Kniegelenk aufgestellt, auf dem anderen wird gekniet (im Kanu-Slalom und der Kanu-Abfahrt knien die Fahrer auf beiden Knien). Zur Fortbewegung dient ein Stechpaddel, welches nur auf einer Seite des Bootes ins Wasser getaucht wird. Das Boot ist ebenfalls sehr labil, der Fahrer kniet jedoch, so daß er weniger durchnäßt wird wie der Kajakfahrer.

Wichtige Wettbewerbe

1. **Rennpaddeln:** Olympiadisziplin 500 m und 1000 m, außerdem 10 000 m. Die Rennen werden auf Ruderstrecken ausgetragen und unterscheiden sich nicht wesentlich von den entsprechenden Ruderdisziplinen.
2. **Kanu-Slalom:** Diese Sportart ist nur im Jahre 1972 olympische Disziplin gewesen.
3. Die nichtolympische Disziplin der sog. **Kanu-Abfahrt.** Hierbei handelt es sich um Wildwasserfahrten, meist über eine Distanz von etwa 6 km. Die für die Kanu-Abfahrt und den Kanu-Slalom benutzten Boote sind breiter und stabiler als beim Kanu-Rennsport.

Das Rennpaddeln entspricht im Skilauf etwa der Langlaufdisziplin, die Kanu-Abfahrt den alpinen Konkurrenzen.

Typische Verletzungsursachen

Akute Verletzungen sind im Kanusport sehr selten. Sie kommen am ehesten beim direkten Zusammenstoß von Booten zustande. Auch Muskelrisse sind selten, da sich die Sportler im allgemeinen konsequent vor der vollen körperlichen Beanspruchung aufwärmen und in der Regel keine abrupten Bewegungen auftreten.

Überlastungsschäden

Die Kälteexposition insbesondere des Kajakfahrers bedingt eine erhöhte Anfälligkeit gegenüber grippalen Infekten. Sie hat jedoch auch eine Wirkung auf die Muskulatur der Extremitäten und der Wirbelsäule.

Schultergelenk

Im Bereich des Schultergelenkes treten Muskelverspannungen am Gelenk selbst und am Schultergürtel auf. Die geklagten Beschwerden gelten jedoch in ihrer Ausprägung als nicht spezifisch für den Kanusport und neigen auch nicht dazu, chronisch zu werden. Sie sind als Ausdruck der starken Belastung von Knochen, Bändern und Muskeln im Bereich der oberen Extremität zu sehen.

Wirbelsäule und paravertebrale Muskulatur

Beschwerden und Veränderungen treten auch an der Wirbelsäule und an der paravertebralen Muskulatur auf. Hier liegen durch gezieltes Training ausgeprägt hypertrophierte Muskelgruppen vor, die schon durch diese Tatsache eher zu Verspannungen neigen. Bei der Untersuchung finden sich ohne Unterschied bei Kajak- und Canadier-Fahrern Verhärtungen hauptsächlich im Bereich der Hals- und Brustwirbelsäule und weniger an der Lendenwirbelsäule. Erst in neuerer Zeit wurde bei Röntgenreihenuntersuchungen festgestellt, daß hauptsächlich bei Canadier-Fahrern **skoliotische Veränderungen** an der Wirbel-

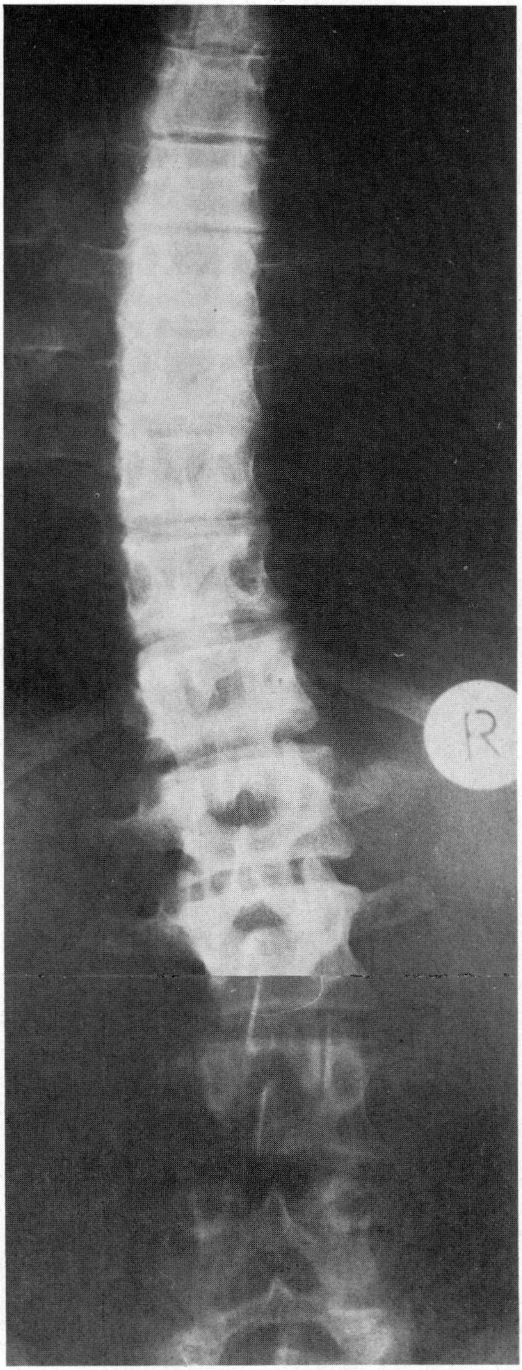

Abb. 3 18jähriger Kajak-Fahrer mit einer aktiven Laufbahn über 7 Jahre. Ausgeprägte thorakale Skoliose mit geringer Torsion.

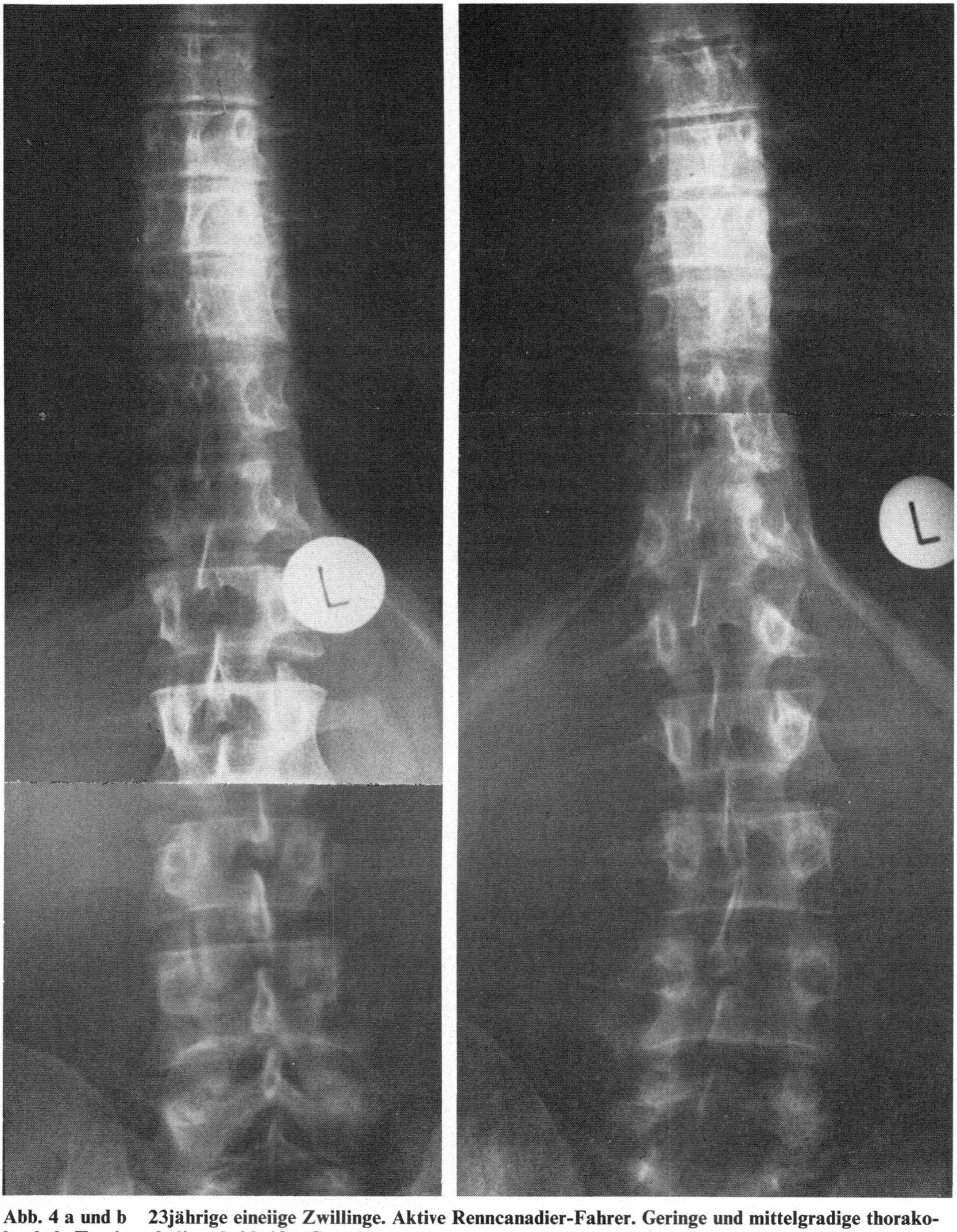

Abb. 4 a und b 23jährige eineiige Zwillinge. Aktive Renncanadier-Fahrer. Geringe und mittelgradige thorakolumbale Torsionsskoliose bei beiden Sportlern.

säule beobachtet werden können (Abb. 4 a und b). Skoliosen finden wir jedoch auch bei Kajak-Fahrern (Abb. 3), wobei in diesem Zusammenhang erwähnenswert ist, daß diese in der Regel eine leicht asymmetrische Sitzposition einnehmen.
Skoliosen treten fast ohne Ausnahme nur bei stark belasteten Kanuten auf.

Patellagleitlager

Die Hauptüberlastungsbeschwerden liegen im Bereich des Patellagleitlagers. Hier treten bei praktisch allen Kanusportlern Symptome im Sinne einer Chondropathia patellae beidseits auf.
Besonders zu Beginn der Saison klagen darüber hinaus alle Kanufahrer über das Auftreten von Blasen an den Händen sowie über ein Wundscheuern am Gesäß (Kajak). Diese Beschwerden sind durch das Sitzen auf dem harten und kleinen Sitz und die beim Paddeln auftretenden Drehbewegungen zu erklären.

Therapie von Überlastungsschäden

Die Beschwerden im Bereich der Muskulatur werden im wesentlichen durch eine intensive Massagebehandlung mit Wärmeanwendung behoben. Hier müssen Masseure eingesetzt werden, die mit der spezifischen Belastung beim Kanusport vertraut sind und ihr Massageprogramm entsprechend variieren können.

Prävention

Körperliche Voraussetzungen

Kanusportler sollten bestimmte körperliche Voraussetzungen erfüllen. Daher ist es vernünftig, nur körperlich vollständig gesunde und von der Statur her geeignete Menschen für den Kanuspitzensport zuzulassen. Wie z. B. beim Rudern ist auch für den Kanusport eine überdurchschnittliche Körpergröße (mindestens ca. 180 cm) notwendig. Kanuten müssen darüber hinaus kräftig und ausdauernd sein.
Vor Beginn des intensiven Trainings sollte eine Wirbelsäulenganzaufnahme angefertigt werden, ebenso eine Aufnahme der Patellagleitlager. Nur so können disponierende Faktoren für die Zunahme einer Skoliose oder einer ausgeprägten Chondropathia patellae festgestellt werden. Die spezifische Belastung der Wirbelsäule und der Patellagleitlager beim Kanusport kann sehr leicht zu einer richtunggebenden Verschlimmerung einer anlagebedingten Erkrankung führen. Nur durch das Aussieben von körperlich ungeeigneten Kandidaten können Enttäuschungen zu einem Zeitpunkt vermieden werden, an dem der Sportler schon viel Zeit und Mühe in den Trainingsaufbau gesteckt hat.

Trainingsaufbau

Der Aufbau des Trainings muß in seiner Aufteilung so beschaffen sein, daß weniger Beschwerden und damit auch weniger Schäden auftreten. Wie wichtig dieser Punkt ist, ergibt sich aus der Tatsache, daß Spitzensportler 3000 km und mehr pro Jahr im Boot zurücklegen (Ruderer 5000—6000 km). Die sog. Trainingseinheiten sollten in ihrer Zusammensetzung auch daraufhin angepaßt werden, daß statische Dauerbelastungen vermieden werden (eine Trainingseinheit besteht z. B. aus 20 km Bootfahren, Intervallfahren mit schnellen und langsamen Strecken, Gewichtstraining, Dauer- und Krafttraining). Spitzensportler erfüllen etwa 10—12 Trainingseinheiten pro Woche.
Spezielle Übelastungen des Patellagleitlagers sind zu vermeiden. Um dieses zu erreichen, wird das Training so aufgebaut, daß

nach einer Belastung im Boot von 1/2 Stunde die Bewegungsphase angeschlossen wird. Die Sportler legen mit ihrem Boot an, steigen aus und traben für ca. 5 Minuten vor der nächsten Bootsfahrt.
Neben der Massagebehandlung auch im Rahmen der Prävention sollte der Sportler eine intensive Muskellockerungsgymnastik betreiben. Im Winter und im Sommer bietet sich das Schwimmen in möglichst warmem Wasser als am besten geeigneter Ausgleichssport an.

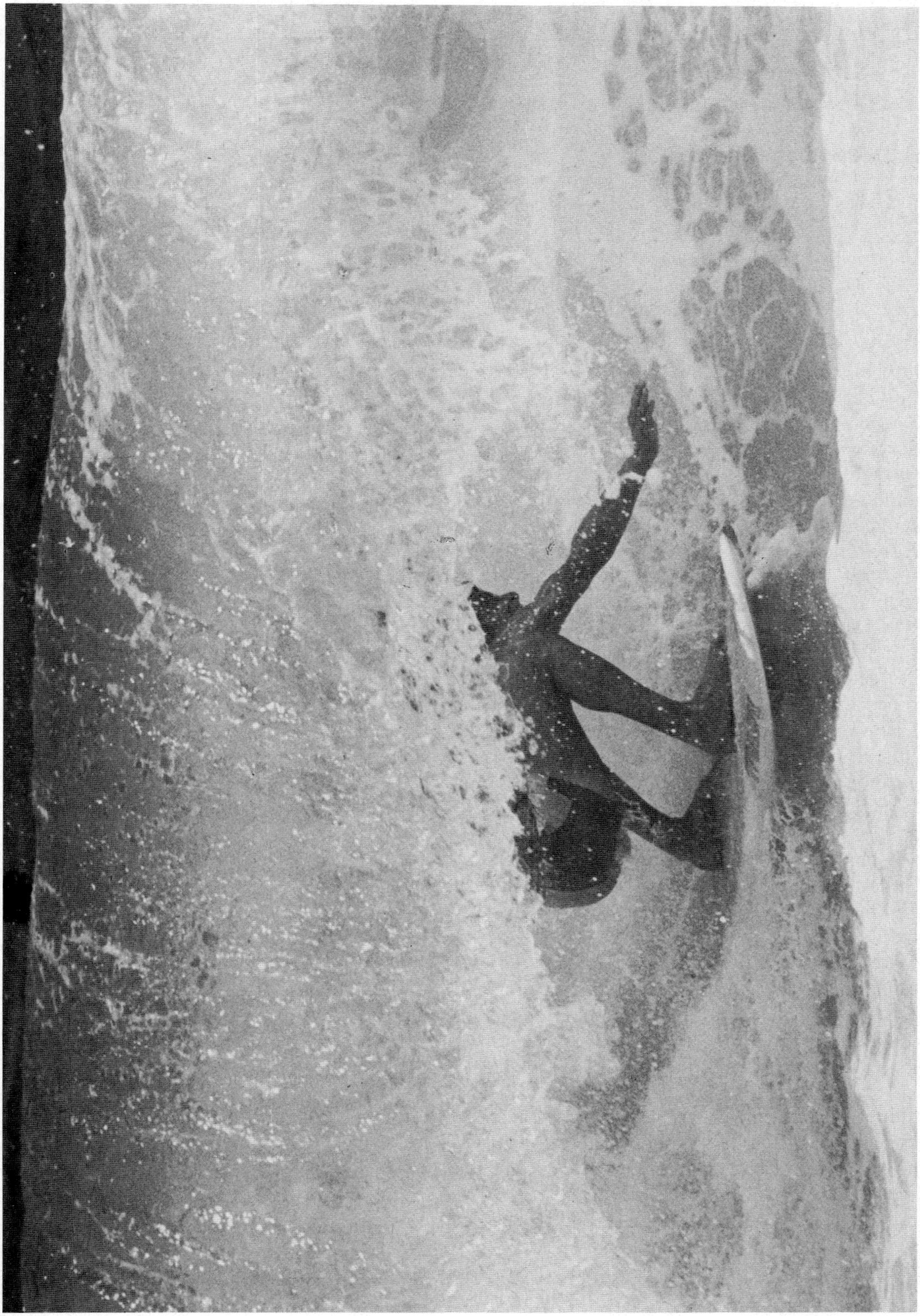

Surfen

B. Rosemeyer

Das Wellenreiten oder Surfen wurde in ähnlicher Form zum ersten Mal 1777 von den Polynesiern beschrieben. Nachdem dieser Sport in der zweiten Hälfte des 19. Jahrhunderts wieder in Vergessenheit geraten war, erlebte er etwa ab 1912 einen kontinuierlichen Anstieg seiner Popularität. Diese Tatsache gründet sich im wesentlichen auf eine Zunahme des Hawaii-Tourismus, des **Tourismus** überhaupt und auf den heutigen technischen Möglichkeiten, **leichte Surfbretter** zu bauen.

Für jeden, der diesen Sport jemals betrieben hat, stellt das Surfen eine der faszinierendsten Sportarten dar. Bei ihr werden 2 Bewegungen miteinander verbunden. Der Surfer vollführt eigenständige Gleitbewegungen auf dem mobilen Element der Welle. Diese Tatsache macht klar, daß das Surfen im allgemeinen faszinierender ist, als das in weiterem Sinne vergleichbare Skilaufen, da hier eine Bewegung nur auf einem statischen Untergrund ausgeführt werden kann.

Mit der Zunahme der Begeisterung im Hinblick auf diesen Sport und mit der Erleichterung des Tourismus können sich auch deutsche Sportler dem Surfen widmen. In Europa ist dieses möglich an der Atlantikküste von England, Frankreich und Spanien. Durch die heute verwendeten leichten und kurzen Boards sind auch Flugreisen nach Hawaii und Kalifornien kein Problem mehr. Auch ohne Verwendung eines Surfboards verliert der Sport beim sog. Bodysurfen nicht viel von seiner Faszination.

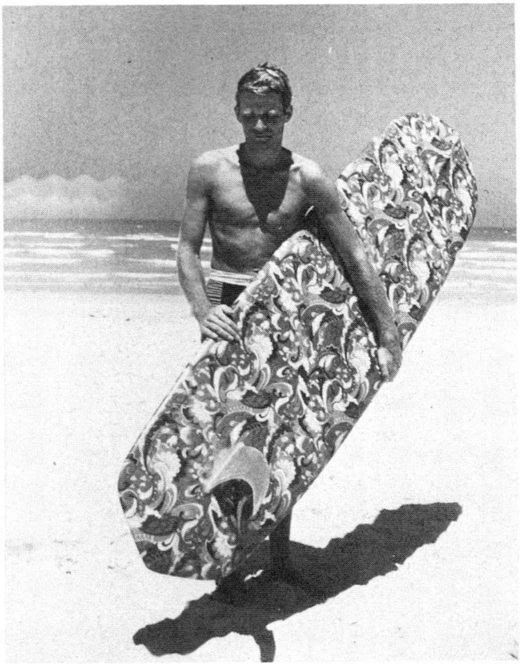

Abb. 1 **Ausrüstung des Surfers. Die Surfbretter sind an der Unterseite häufig mit phantasievollen Mustern versehen. An der Oberseite muß das normale Surfboard durch regelmäßiges Auftragen einer Wachsschicht aufgerauht werden, um ein Abgleiten des Surfers zu verhindern.**

Wenn auch das Verletzungsrisiko beim Surfen und Bodysurfen im Vergleich zum Skilauf und zu Körperkontakt-Sportarten relativ gering ist, besteht doch wie bei jedem Bewegungssport, bei dem relativ hohe Energien freigesetzt werden, ein Verletzungs- und Überlastungsrisiko.

Typische Verletzungsursachen

Bodysurfing

Bodysurfen wird im allgemeinen an Sandstränden und nicht über Korallenriffen betrieben. Damit besteht die Hauptgefahr dieser Sportart darin, von der Welle in flachem Wasser auf den Sand geschleudert zu werden. Nur ⅓ der Verletzungen beim Bodysurfen kommen durch andere Ursachen zustande.
Da je nach Wellengröße erhebliche Energien frei werden, und der Bodysurfer im Augenblick des Aufpralls auf dem sandigen Untergrund die Orientierung im Raum verloren hat und sich nicht entsprechend abstützen kann, besteht in erster Linie die Gefahr einer Verletzung der Halswirbelsäule. Hier sind Distorsionen, Subluxationen und Frakturen beschrieben worden.
Wenn der Surfer nicht mit dem Kopf, sondern mit der Schulter auf den Sand geschleudert wird, kann es zu Akromioklavikulargelenkluxationen kommen.

Verletzungen beim Surfen unter Verwendung eines Surfbretts

Bei Verwendung eines Surfboards (Abb. 1) besteht die Verletzungsgefahr besonders darin, vom eigenen Surfbrett oder von dem eines Mitsurfers getroffen zu werden. Diese Möglichkeit ist für ⅘ der Surfboardverletzungen verantwortlich zu machen. Wie beim Bodysurfen kann auch der Brettsurfer nur in den seltensten Fällen ein außer Kontrolle geratenes Surfbrett abfangen. Der Surfer wird im allgemeinen selbst in einer Welle herumgewirbelt, während sein Surfbrett meterhoch aus dieser Welle geschleudert wird und unkontrolliert meist mit der Spitze voraus wieder herunterfällt (Abb. 2). Das herunterfallende Brett verursacht in erster Linie Schädelverletzungen.
Verletzungen der Halswirbelsäule sind demgegenüber relativ selten.
Durch den vergleichsweise geringen Hebelarm des Fußes sind Verletzungen des Kapsel-Band-Apparates des Kniegelenkes relativ selten, sie kommen jedoch vor.
Durch Ausrutschen auf dem Brett kann es zu Adduktorenzerrungen und Verletzungen der Schamgegend kommen.

Überlastungsschäden

Da der Surfer nur die wenigste Zeit stehend auf seinem Brett verbringt, sind Überlastungsschäden als Folge seiner spezifischen Körperhaltung beim Paddeln auf dem Surfbrett die Regel. Der Surfer bewegt sich auf seinem Board in einer knienden oder liegenden Position und paddelt sein Brett durch die brechenden Wellen, bis er im Bereich vor der brechenden Wellenfront eine ideale Welle findet, auf der er strandwärts surft. Die Kniegelenke sind bei der Paddelhaltung stark gebeugt. Der Surfer kniet auf der Tuberositas tibiae. Die Füße sind extrem plantarflektiert und berühren mit dem Fußrist unter erheblichem Druck das harte und durch die Wachsschicht rauhe Surfbrett.

Tuberositas tibiae

An der Tuberositas tibiae kommt es zur Ausbildung der typischen „Surfer-Knoten". Hierbei handelt es sich um eine chronische Schwellung der Bursa infrapatellaris, die im allgemeinen doppelseitig auftritt und sich bei etwa 80 % der Surfer entwickelt, die intensiv surfen. Diese Surfer-Knoten können exulzerieren und in 10 % zu sehr langwierigen und schmerzhaften Geschwüren führen. Im Bereich der Tuberositas tibiae liegen Veränderungen fast ausschließlich in den Weichteilen. Knochen- und Gelenkmitbeteiligungen werden im allgemeinen nicht festgestellt. Kalkeinlagerungen in den Weichteilen fehlen.

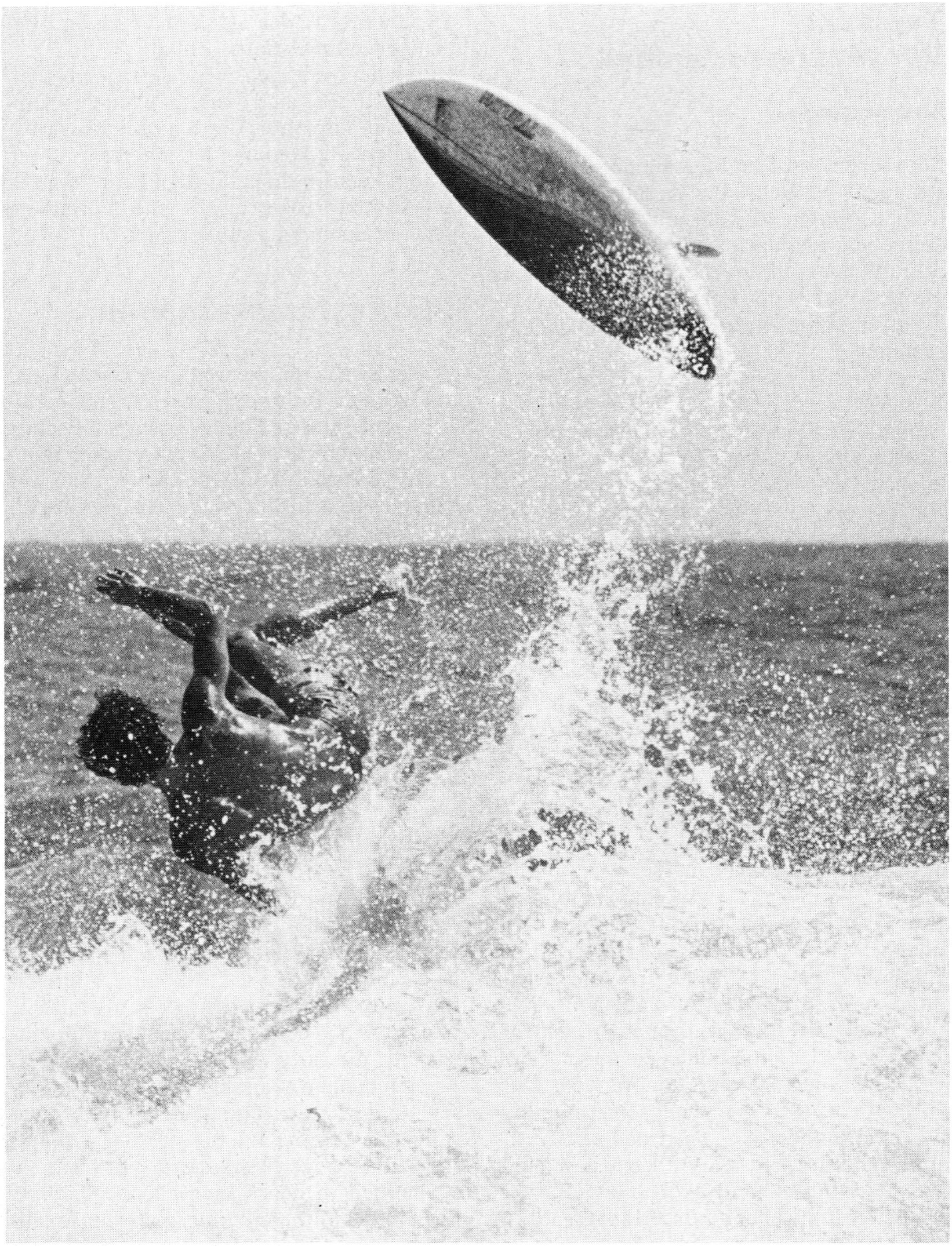

Abb. 2 Surfer in einer sich brechenden Welle. Beim Sturz wird das Surfboard meterhoch aus dem Wasser geschleudert.

Fußrist

Durch fortgesetzten Druck auf den sehr schlecht weichteilgepolsterten Fußrist entwickeln sich **auch hier Surfer-Knoten.** Während jedoch die Tuberositas tibiae durch die Beschaffenheit der Haut und des Unterhautgewebes eher zur Druckaufnahme befähigt ist, kann lang anhaltender hoher Druck am Fußrist zu sehr unangenehmen Überlastungsschäden führen. So kommt es hier bei Sportlern, die sehr viel surfen, fast regelmäßig über die Weichteilverdickung hinaus zu **Knochenveränderungen.** Ohne daß im allgemeinen ein isoliertes Trauma in der Anamnese zu finden ist, kommt es durch den konstanten Druck zu Kantennekrosen des Os naviculare pedis mit anschließender Sequestrierung und kleinen avaskulären Knochenfragmenten. Darüber hinaus werden als Folge des ausgeprägten Druckes osteophytäre Randzacken beobachtet, wie sie bei degenerativen Veränderungen als Folge einer chronischen Irritation der Mittelfußgelenke gefunden werden.

Obere Extremität

Auch wenn die Belastung durch den Surfsport im wesentlichen den Bereich der unteren Extremität betrifft, werden auch der Schultergürtel und die Arme einer erheblichen, jedoch eher aktiven Belastung ausgesetzt. Durch die Notwendigkeit viel zu schwimmen, durch ruhiges Wasser und brechende Wellen zu paddeln und das großflächige Surfboard in diesen Wellen festzuhalten, sind auch Überlastungsschäden im Bereich der oberen Extremität festgestellt worden. Im Bereich des Schultergürtels kommt es hier zur vorzeitigen Ermüdung ohne direkte Schädigung, und am Ellenbogen sieht man Veränderungen, wie sie als Epicondylitis radialis humeri und gelegentlich als Insertionstendinopathie des M. trizeps brachii beschrieben werden.

Therapie von Verletzungen und Überlastungsschäden

Die Therapie von direkten Surfverletzungen besteht in konservativer Behandlung mit Weichteil- oder skelettärer Extension der Halswirbelsäule und in direkter chirurgischer Intervention, um etwa eine Schädelimpressionsfraktur zu beheben.

Andere Frakturen und Kapsel-Band-Schäden des Kniegelenks werden den allg. Richtlinien entsprechend behandelt. Überlastungsschäden müssen durch Verbesserung der Technik und Wahl eines geeigneteren Brettes vermindert werden.

In Zukunft werden zunehmend Surfboards mit relativ weicher und doch rutschfester Oberfläche Verwendung finden können. Sie brauchen damit nicht dauernd durch das Aufbringen einer Wachsschicht aufgerauht werden.

Prävention

Zur Prävention von Verletzungen gehören neben einer Verbesserung der psychischen und physischen Fitneß mehrere Punkte, die vom Surfer beachtet werden müssen:

Der Surfer sollte immer den Strand eine längere Zeit beobachten, an dem er surfen möchte. Er sollte versuchen, an Sandstränden und weniger über Riffen zu surfen und seine eigenen Grenzen zu erkennen und einzuhalten.

Ein gewissenhafter Surfer sollte nie allein, sondern immer in Begleitung surfen. Beim Hinauspaddeln hinter die brechende Wellenfront muß er versuchen, anderen Surfern auszuweichen. Ist dieses nicht möglich, so sollte vor dem ankommenden Surfer weggetaucht werden. Dabei ist es wichtig, länger unter Wasser zu bleiben, als man es für notwendig hält. Ist ein Sturz beim Surfen nicht zu vermeiden, so sollte man versu-

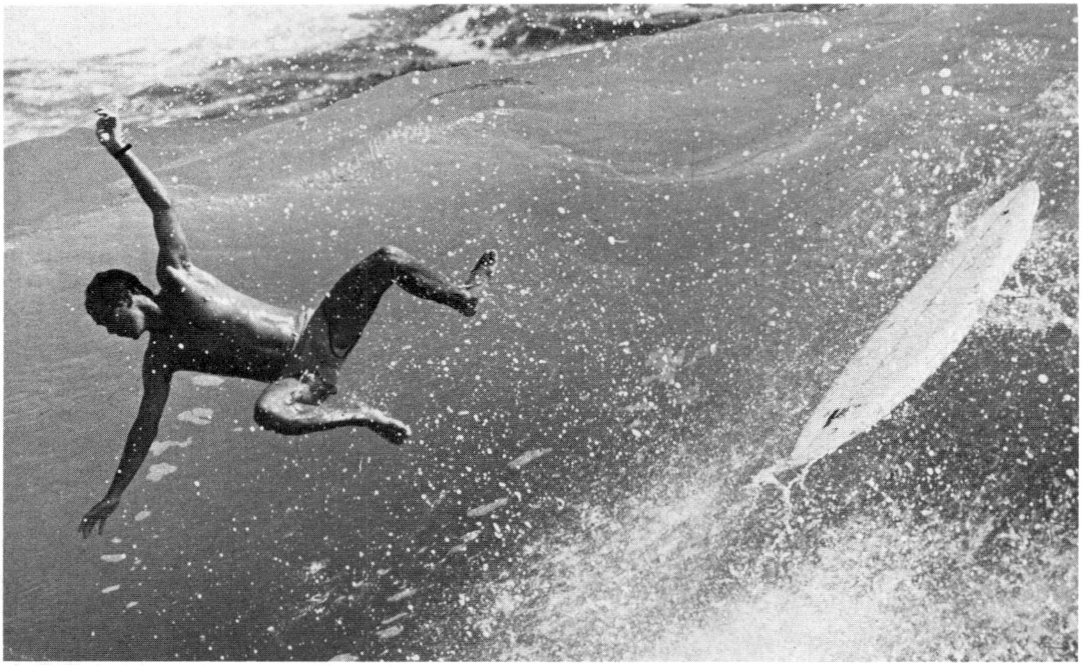

Abb. 3 Ist ein Sturz unvermeidlich, sollte der Surfer versuchen, hinter dem Surfboard ins Wasser zu fallen und das Brett möglichst nach vorne wegzuschleudern.

chen, nicht vor, sondern hinter sein eigenes Surfbrett zu fallen (Abb. 3). Nach dem Auftreffen auf das Wasser sollte so tief als möglich und so lange als möglich getaucht werden. So kann die Gefahr vermindert werden, daß das Surfboard, das oft meterhoch aus der Welle herausgeschleudert wird, gerade dann wieder auf die Wasseroberfläche auftrifft, wenn der Surfer auftaucht. Beim Auftauchen sollte der Kopf mit den Armen geschützt werden.

Die Gefahr von lose herumfliegenden Surfboards kann durch Verwendung von Fangleinen, die am Knöchel und am Surfbrett befestigt werden, vermindert werden. Der Bodysurfer sollte Strände vermeiden, auf denen sich viele Brettsurfer befinden. Er sollte in der Welle mit rekliniertem Kopf gleiten und bei Gefahr seitwärts abrollen. Es ist weniger gefährlich, in relativ tiefem Wasser als in relativ flachem Wasser zu surfen. Ganz allgemein ist wichtig, und das gilt für beide Sportarten, daß der Sportler das Wasser dann verläßt, wenn er müde wird und die Muskeln sich zu verkrampfen beginnen.

Das Bodysurfen und das Surfen unter Verwendung eines Brettes sind faszinierende Sportarten. Sie fordern sowohl den Ungeübten wie den Experten, sind jedoch für beide gleichermaßen befriedigend. Die Sportarten waren früher einem kleinen Kreis von Küstenbewohnern vorbehalten. Durch die Steigerung des Tourismus kann sich jedoch heute jeder Feriengast in diesen Sportarten versuchen.

Unter Beachtung einiger Grundregeln und unter Einhaltung der eigenen Grenzen handelt es sich um relativ risikoarme Sportarten.

Literatur

1. *Allen, R. H., B. Eiseman, C. J. Straehley, B. G. Orloff:* Surfing injuries at Waikiki. Jama 237 (1977), 668—670

2. *Cragg: J.,* Surfers' nodules. Brit. J. Clin. Pract. 27 (1973), 118

3. *Dixon, P. L.:* The complete book of surfing. S. 11—13, Ballantine Books, New York 1965

4. *Erickson, J. G., G. R. v. Gemmingen:* Surfer's nodules and other complications of surfboarding. Jama 201 (1967), 134—150

5. *Gelfand, D. W.:* Surfer's knots. Associated bone changes and medical problems. Jama 197 (1966), 189

6. *Klein, A. H.:* Surfing. S. 21—22, J. B. Lippincott Co., New York 1965

7. *McDanal, C. E., B. Anderson:* Surfer's Elbow. Hawaii Med. J. (1976) Seite 3

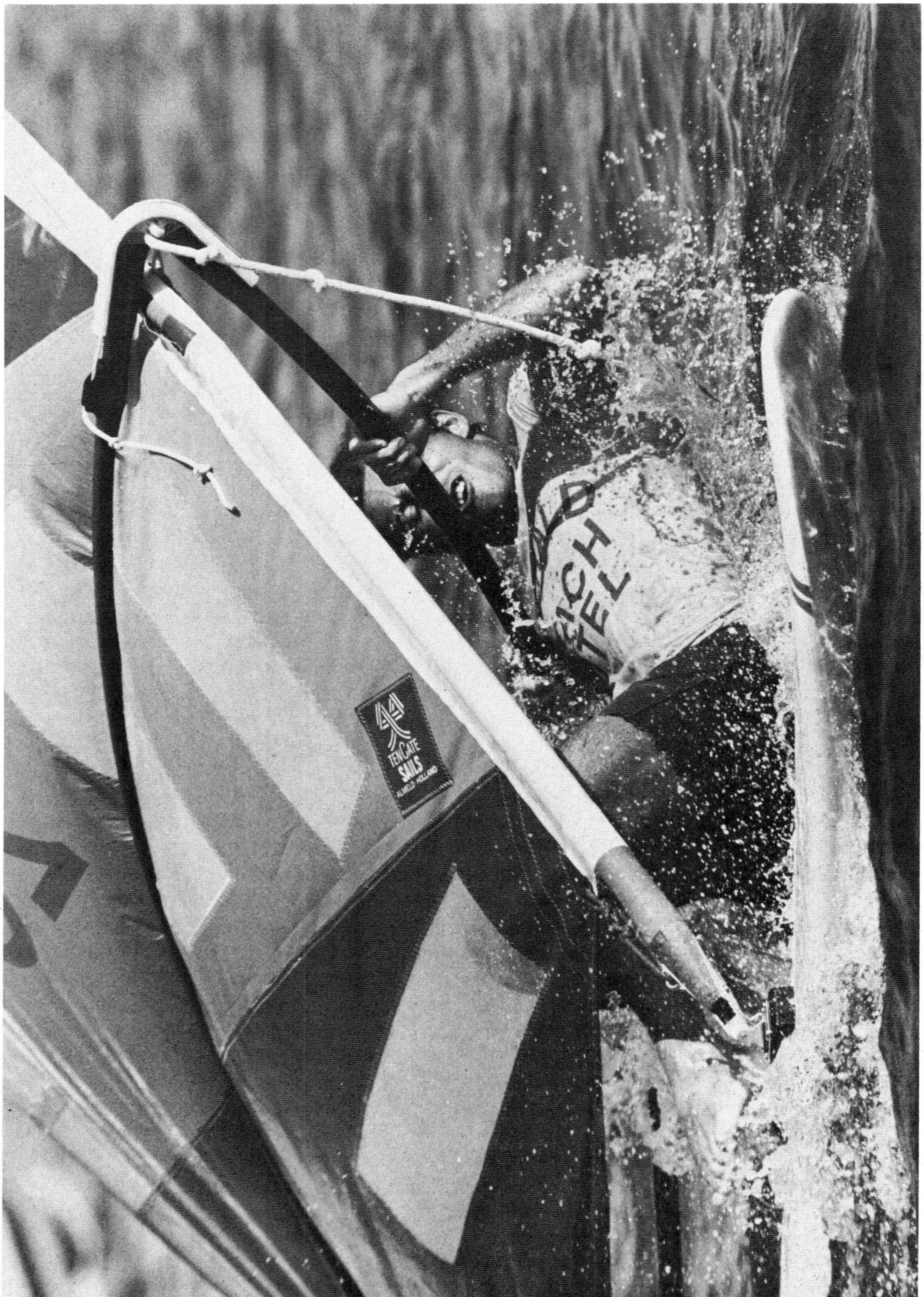
TEN CATE
SAILS

Windsurfen

B. Rosemeyer

Das Windsurfen ist eine noch junge Sportart. Ihre Bedeutung stieg aber in den letzten Jahren so rapide an, daß sie in das olympische Segelprogramm aufgenommen wurde. Nach Einführung dieser Sportart in Deutschland hat sie einen kontinuierlichen und sehr intensiven Aufschwung genommen. Unterstützt durch die Industrie, die heute eine Vielzahl von z. T. spezialisierten Surfbrettern mit entsprechender Besegelung anbietet, kann heute jeder für relativ geringe Kosten diesem Sport nachgehen.

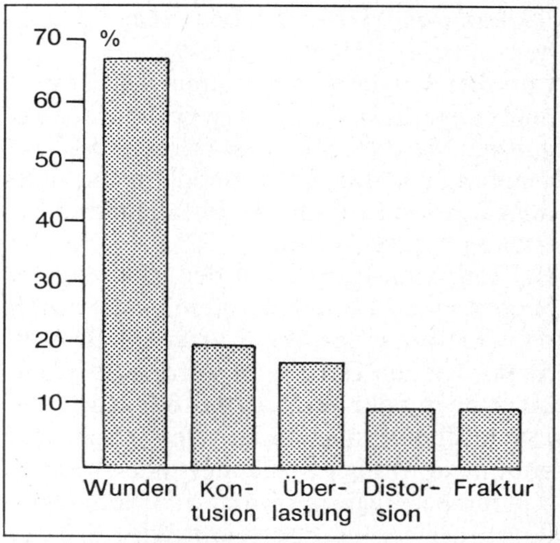

Tab. 1 Verletzungsarten.

Verletzungsarten

Wenn auch der Windsurfer mit seinem Brett zu den schnellsten nicht motorgetriebenen Fahrzeugen zählt (bis 45 km/h), sind doch schwere Stürze selten. Da der Windsurfer, wenn er nicht auf Regatten segelt, im allgemeinen allein ist, fällt er bei Stürzen meist ins Wasser. Befindet er sich auf dem Brett, so kann er sich im allgemeinen nur an seinem eigenen Sportgerät verletzen. Durch die starke Verbreitung des Windsurfens steigt jedoch auch die Verletzungsgefahr durch Kollisionen — nicht nur bei Regatten.
Aufgrund einer Umfrage (zit. nach *Krueger* und *Mang*) standen an erster Stelle aller Verletzungen beim Windsurfen Wunden mit 67 % (siehe Tab. 1). Zum überwiegenden Teil handelte es sich dabei um relativ harmlose Schürfungen und Quetschungen an den unteren Extremitäten (siehe Tab. 2). Die Verletzungen waren im allgemeinen so gering, daß sie nicht ärztlich behandelt werden mußten.

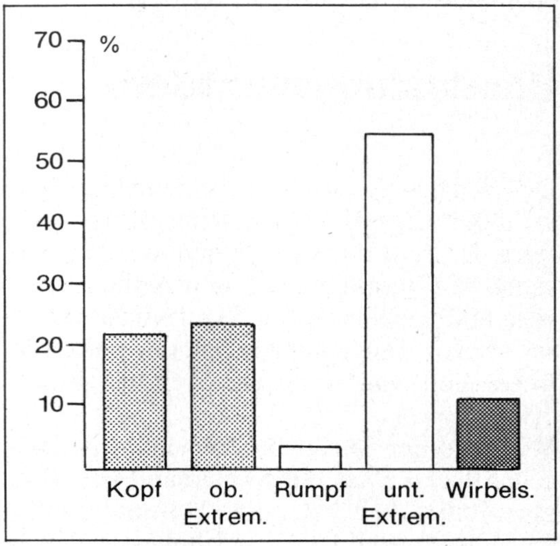

Tab. 2 Verletzungsregion.

Am zweithäufigsten sind Kontusionen, überwiegend im Bereich des Kopfes. Sie resultieren aus einem Anprall des Sportlers auf sein Brett mit Mast und Gabelbaum beim einfachen Abrutschen oder bei Schleuder- und Kenterstürzen.
In Einzelfällen kommen auch schwere Kopfverletzungen vor. Unterschenkel und Fuß können zwischen Mast und Brett eingeklemmt und frakturiert werden. Dieses Verletzungsrisiko schließen neue Sicherheitsmastfüße nicht völlig aus.
Für den Ungeübten ist auch das Trapez nicht ungefährlich. Er kann bei Stürzen gegen den Mast geschleudert werden. Bei Verwendung früherer Trapezmodelle, die nicht leicht ausklinken, sind Todesfälle durch Ertrinken vorgekommen.
Bei Regatten kann es an der Luv und der Raumtonne zu Stürzen kommen, die durch das Gedränge der Windsurfer im Bereich dieser Tonnen verursacht werden. In Kombination mit der bei Regatten ausgeprägten psychischen Belastung des Sportlers kommt es wie bei Schleuder- oder Kenterstürzen häufiger zu direkten Verletzungen durch das eigene Sportgerät oder das der Konkurrenten. Nasenbeinfrakturen und Verletzungen der Hände sind nach direktem Kontakt beschrieben worden.

Überlastungsschäden

Der Windsurfer steht auf seinem Sportgerät überwiegend in statischer Körperhaltung. Er muß mit den Beinen, der Wirbelsäule und besonders mit den Armen statische Haltearbeit leisten. Die Intensität dieser Arbeit hängt neben anderen Faktoren wesentlich von der herrschenden Windstärke ab.
Während der Surfer bei Windstärken zwischen 1 und 3 auf der Skala nach Beaufort die Möglichkeit hat, seine Haltung häufig zu ändern, ergibt sich bei höheren Windstärken die Notwendigkeit, eine einmal gewählte günstige Körperhaltung mit großem Kraftaufwand bis zum nächsten Richtungswechsel durchzuhalten.

Beschwerden treten in erster Linie im Bereich der Wirbelsäule auf, da sie als Gesamtorgan gegenüber jeder statischen Körperhaltung empfindlich ist. Schmerzen sind hier überwiegend im lumbosakralen Bewegungssegment lokalisiert mit reaktiver Verspannung der paravertebralen Muskulatur und schmerzhafter Bewegungseinschränkung. Ischialgiforme Beschwerden mit Ausstrahlung in die Beine kommen vor.
An der oberen Extremität sind Ellenbogen-, Hand- und Fingergelenke besonders betroffen und an der unteren Extremität überwiegend das Patellofemoralgelenk, da der Windsurfer sein Kniegelenk in leicht gebeugter Stellung belastet.

Bei mangelhafter Technik oder bestehendem Vorschaden können die Überlastungsbeschwerden so ausgeprägt werden, daß das Windsurfen nach kurzer Zeit zumindest vorübergehend abgebrochen werden muß.

Kälteexposition

Wie bei anderen Sportarten auch tritt beim Windsurfen zuerst eine sogenannte Arbeitshyperthermie auf. Nachfolgend kommt es durch Wärmeverlust zum Absinken der Kerntemperatur. Die Kerntemperatur sinkt um so schneller, je geringer die Außentemperatur ist, je länger der Surfer ungeschützt der kalten Luft ausgesetzt ist, je mehr er mit dem Wasser in Berührung kommt und je höher die Windgeschwindigkeit ist. Deshalb ist das Tragen von Gummianzügen auch bei warmem Wetter dringend zu empfehlen. Überlastungsbeschwerden und -schäden werden durch eine sorgfältige Beachtung des Wärmehaushalts vermindert.

Das Windsurfen ist eine relativ ungefährliche und sehr faszinierende Sportart. Wenn auch durch die zunehmende artistische Beeinflussung das Verletzungsrisiko eher ansteigen wird, sind doch heute wie bei anderen Sportarten auch neben einem ungenügenden Trainingszustand die mangelhafte Technik, eine Fehleinschätzung der äußeren Umstände und der eigenen Leistungsgrenzen für die größte Zahl von Verletzungen und Überlastungsbeschwerden und -schäden verantwortlich zu machen.
Insbesondere durch die Verbesserung der Windsurftechnik und der Ausrüstung kann das Verletzungsrisiko weiterhin gering gehalten werden.

Literatur

1. *Krueger, P., W. Mang:* Verletzungen beim Windsurfen, Skateboard und Drachenfliegen. Langenbecks Archiv Chir. 349. Kongreß (1979), 396

2. *Schönle, Ch., W. Klaunig, A. Rieckert:* Die körperliche Belastung beim Windsurfen. Mat. Med. Nordm. 33 (1981), 117

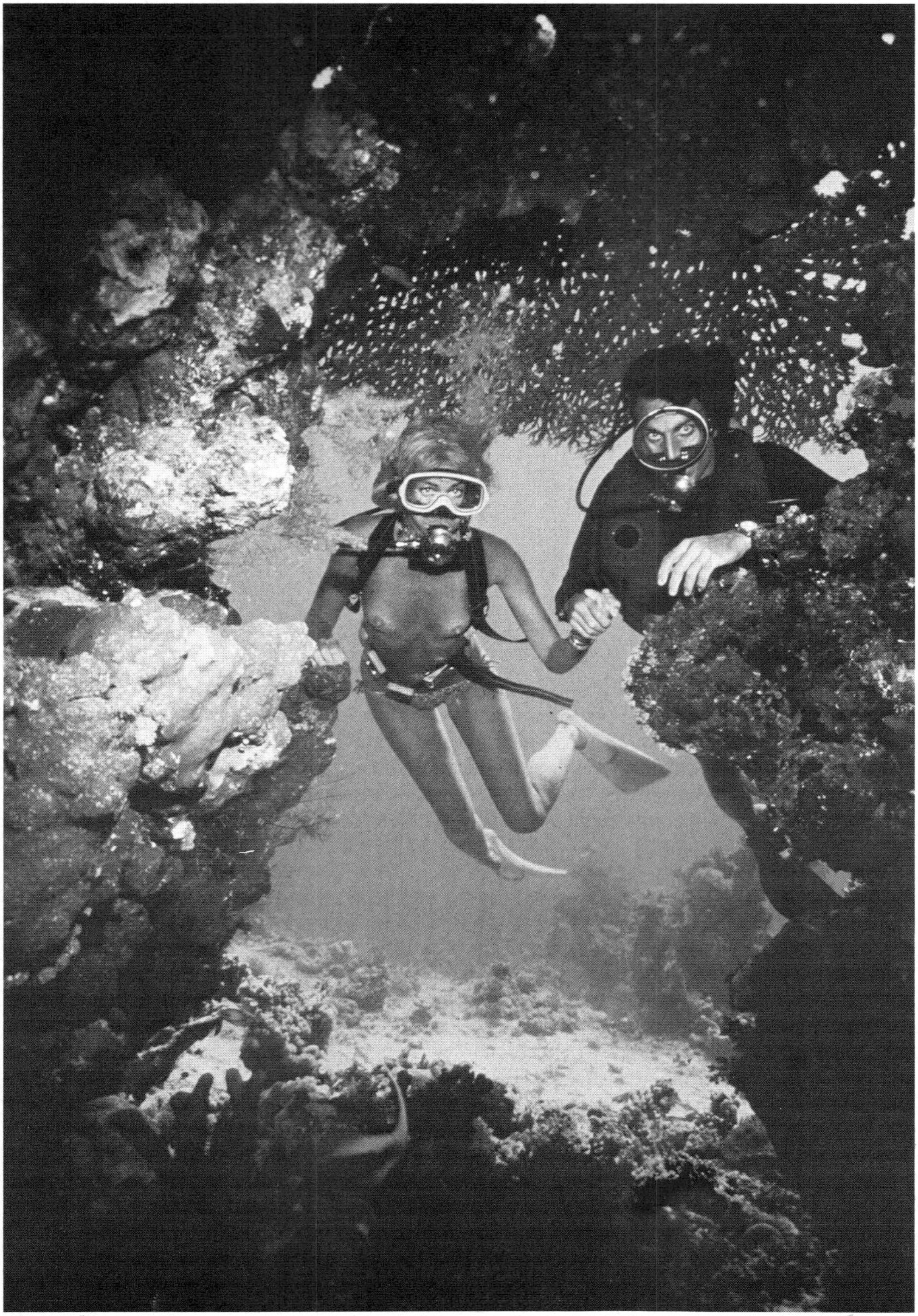

Tauchsport

H. Dittmer

Unter „Tauchen" verstehen wir hier entweder das Freitauchen oder sog. Apnoetauchen — d. h. einfaches Abtauchen ohne Hilfsmittel von der Oberfläche — oder Gerätetauchen. Hierbei wird entweder aus einem Helm Preßluft eingeatmet oder aus einer mitgeführten Preßluftflasche über einen sog. Lungenautomaten, der die Preßluft auf den Umgebungsdruck reduziert (= Scuba-Tauchen).

Tauchunfälle

Pro Jahr werden etwa 2—4 tödliche gemeldet. Dabei weist der Verband deutscher Sporttaucher ca. 16 000 Mitglieder auf. Auch die Zahl schwerer Dekompressionsunfälle beim Sporttauchen ist gering.

Ursachen

Abgesehen von Verletzungen an Steinen oder Tieren entstehen die Tauchunfälle durch den Aufenthalt im Wasser und die Notwendigkeit, Luft unter höherem Druck einzuatmen. Wichtig sind:
— das Barotrauma:
hervorgerufen durch Druckeinwirkung auf luftgefüllte Körperhöhlen;
— der Dekompressionsunfall:
Ausperlen von gelöster Luft aus Körperflüssigkeiten bei zu raschem Druckverlust;
— Kälteschäden;
— Atemgasvergiftungen.

Bei Analysen schwerer Tauchunfälle läßt sich fast immer **Mißachtung elementarer Regeln** konstatieren: schlechte Planung, Nichtbeachtung der Auftauchstufen, waghalsiges Tieftauchen Ungeübter evtl. noch bei schlechter Sicht, Alkoholmißbrauch oder gar Verstoß gegen die **Regel Nr. 1: Tauche nie allein!**

Das Barotrauma

Unter einem Barotrauma versteht man die Schädigung des Tauchers aufgrund von Druckunterschieden zwischen der Umgebung und seinen lufthaltigen Körperhöhlen sowie ausrüstungsbedingten Hohlräumen *(Matthys)*.

Barotraumen im Mittelohrbereich

Am häufigsten entstehen Barotraumen im Mittelohrbereich. Beim Abtauchen erfolgt der Druckausgleich im Mittelohr durch aktives Einpressen von Luft durch die Tuba eustachii, beim Auftauchen passiv durch Abströmen des Überdruckes. Ist z. B. durch eine Erkältungskrankheit die Tube verstopft, ist der Druckausgleich nicht möglich. Der Wasserdruck wölbt das Trommelfell schmerzhaft nach innen. Wird trotz des stechenden Schmerzes tiefer getaucht, kann es zur Trommelfellruptur mit Einströmen von Wasser in das Mittelohr kommen. Es resultiert eine Labyrinthreizung mit Gleichgewichtsverlust (Drehschwindel,

Übelkeit, Nystagmus). Bei Trommelfellnarben genügen relativ geringe Drucke für eine Ruptur (unter 0,5 atü).
Verstopft ein undurchlässiger Stöpsel den äußeren Gehörgang, so entsteht ein nicht ventilierter Hohlraum vor dem Trommelfell in den sich dieses bei bestehendem Druckausgleich im Mittelohr vorwölbt. Ist der Stöpsel beweglich, so kann er gegen das Trommelfell gepreßt werden.
Die Behandlung der stattgehabten Trommelfellruptur besteht in Infektionsprophylaxe mittels antibiotischer Ohrentropfen und abschwellender Nasentropfen. Tauchverbot!

Barotraumen von Schädelhöhlen

Am zweithäufigsten beobachtet man Barotraumen der Stirnhöhlen, dann der Kieferhöhlen und der anderen lufthaltigen Schädelhöhlen: Warzenfortsatzzellen, Siebbeinzellen und Keilbeinhöhle.
Sind diese Höhlen wegen Schleimhautschwellung oder Sekreten nicht ventiliert, so entsteht hier beim Abtauchen ein relativer Unterdruck. Der Druckausgleich erfolgt unter starken Schmerzen, indem Blut und Sekret in die Nebenhöhlen austritt und später aus der Nase abfließt.
Die Behandlung besteht in abschwellenden Maßnahmen, Tauchverbot bis zum Abklingen des Infektes.

Barotraumen der Augen und Zähne

Der Vollständigkeit halber seien noch Barotraumen der Augen bei nicht belüfteten Brillen mit Einblutung erwähnt sowie bei kariösen Zähnen, die zu Zahnschmerzen führen können.

Barotraumen der Lunge

Das Barotrauma der Lunge entsteht durch akute Überblähung beim Wiederaufstieg. Der Luftabfluß kann in einzelnen Bronchien verlegt sein (etwa durch Glottisverschluß z. B. bei Panikaufstieg). Der zunehmende Überdruck führt zur Lungenruptur. Liegt die Rupturstelle zentral, entweicht die Luft in das Mediastinum. Das Mediastinalemphysem erscheint dann am Hals und Gesicht und ist hier zu tasten. Kommt es zu einer bedrohlichen Einflußstauung, kann man durch collare Drainage im Jugulum entlasten.
Bei peripherer Ruptur entsteht ein (Spannungs-)Pneumothorax mit seiner typischen Symptomatik (Luftnot, hypersonorer Klopfschall, aufgehobenes Atemgeräusch). Die Erste Hilfe besteht in Punktion mit einer dicken Kanüle, die mit einem eingeschnittenen Fingerling armiert ist. In der Klinik wird eine Bülaudrainage gelegt.
Bei Miteröffnung größerer Gefäße kann es zu bedrohlichen Luftembolien (Tab. 1) kommen. Die Symptome sind abhängig vom Ort der Embolie: Hirn (Krämpfe, Lähmungen, Bewußtlosigkeit), Coronarien (Herzinfarkt), Peripherie (akute Ischämie). Theoretisch müßte die Behandlung in sofortiger Rekompression bestehen, wobei die Gasblasen in Lösung gehen. Dies scheitert daran, daß die zusätzlich nötige intensive Behandlung in Druckkammern gewöhnlich nicht möglich ist *(Matthys)*. So behandelt man mit Sauerstoffbeatmung, Therapie der jeweiligen Komplikationen (z. B. Herzstillstand) und versucht durch Kopftieflage die Gasblasen in „weniger gefährliche" Gegenden des Körpers zu lenken.

Dekompressionsunfälle

Ein Dekompressionsunfall entsteht dadurch, daß bei zu rascher Abnahme des Außendruckes die im Blut und Gewebe gelösten Inertgase unter Blasenbildung ausperlen (kritische Übersättigung).
Die Menge der gelösten Gase ist ein Produkt aus Tauchtiefe (Druck) und Zeit. Je länger und tiefer ein Tauchgang

gewesen ist, um so längere Dekompressionsaufenthalte sind beim Auftauchen zu beachten. Besonders gefährlich sind Bergseen.

Gasblasen in Haut, Knochen, Muskeln, Gelenken

In leichteren Fällen entstehen die Gasblasen in der Haut („Taucherflöhe") oder in Knochen, Muskeln und Gelenken („Bends"). Die Symptome sind Hautjucken und oft heftige Gliederschmerzen. Die einzige Behandlung und Prophylaxe schwerer Schäden ist die schnellstmögliche Rekompression, wodurch die Gasblasen wieder in Lösung gehen, und langsame Dekompression entsprechend den hierfür vorliegende Tabelle. Ist keine Überdruckkammer in der Nähe, kann man durch einen erneuten Tauchgang mit entsprechend verlängerten Dekompressionszeiten ebenfalls die Symptome zum Verschwinden bringen.

Gasblasen im Zentralnervensystem und Blut

In schweren Fällen entstehen die Gasblasen im Zentralnervensystem mit entsprechenden Symptomen oder im Blut, wo sie dann zu Embolien führen wie beim Barotrauma der Lunge. Hier handelt es sich um schwere, akute, lebensbedrohliche Bilder. Typisch für die **„Caisson-Krankheit"** (Tab. 1) des ZNS ist der Befall des Rückenmarkes, wo mit Vorliebe die weiße Substanz des Brustmarkes angegriffen wird. Die Folge sind meist bleibende Lähmungen. Außerdem wird aus unbekannten Gründen öfters das Innenohr befallen.
Die kausale Therapie besteht auch hier in **Rekompression.** Einschränkend gilt das gleiche wie bei den Barotraumen der Lunge, nämlich, daß die gleichzeitige Intensivbehandlung in der Überdruckkammer nicht immer möglich ist.

Cave Hubschraubertransporte! (Weiterer Druckabfall in der Höhe). Erste Hilfe im übrigen: Nato-Lage, O_2-Beatmung (Cave Sauerstoffvergiftung), niedermolekulares Dextran.

Zur Planung eines Tauchganges gehört die Kenntnis der Lage der nächsten Überdruckkammer. Zumindest der betreuende Arzt sollte ein aktuelles Verzeichnis besitzen.

Kälteschäden

Wasser ist der beste Wärmeleiter und das kalte Wasser der Tiefe entzieht dem Körper rasch große Wärmemengen. Ein guter Schutz ist außer geeigneter Kleidung ein kräftiges Unterhautpolster. Deshalb frieren Dicke weniger als Magere. Man kann die Unterkühlung in drei Phasen einteilen: Bei Unterkühlungen von 37° bis 34° beobachtet man Kältezittern, Schmerzen, Krämpfe. In der zweiten Phase (33°—25°) läßt die Schmerzempfindung nach, die Muskeln werden steif. In der dritten Phase (unter 25° Kerntemperatur) tritt unter Lähmungserscheinungen der (Herz-)Tod ein. Bei Personen, die an Kälteexpositionen gewöhnt sind, gibt es eine symptomlose Unterkühlung, deren erste Anzeichen Herzrhythmusstörungen sind. Vielleicht ist hier die Ursache für manchen ungeklärten Unfall. Die Behandlung Unterkühlter besteht in rascher Wiedererwärmung des ganzen Körpers, Gaben von angewärmten Rheomakrodex, Behandlung der Rhythmusstörungen.
Vorsicht vor brüsken Bewegungen Unterkühlter: „Bergungstod" bei Vermischen kalten Schalenblutes mit warmem Kernblut.

Zeile \ m WS	50	42	36	30	24	18	15	12	9	6	3	Gesamt-Zeit*)
1	—	—	—	30	12	(30)	(30)	(30)	< (5) >			2 h 37 min
1a	—	—	—	30	12	30	30	30	60	60	120	6 h 52 min
2	30	12	12	12	12	(30)	(30)	(30)	(60)	< (5) >		4 h 33 min
2a	30	12	12	12	12	30	30	30	120	120	240	11 h 43 min
3	30	12	12	12	12	30	30	30	720	120	120	19 h 43 min
4	30 bis 120	30	30	30	30	360	360	360	720 oder 660 + (60)	120 oder 60 + (60)	120 oder 60 + (60)	38 h 55 min
5	—	—	—	—	—	(20) + 5 + (20)	< (30) >		5 + (20) + 5	< (30) >		2 h 15 min
5a	15	< 4 >				(20) + 5 + (20)	< (30) >		5 + (20) + 5	< (30) >		2 h 34 min
6	—	—	—	—	—	(20) + 5 + (20) + 5 + (20) + 5	< (30) >		15 + (60) + 15 + (60)	< (30) >		4 h 45 min
6a	30	< 4 >				(20) + 5 + (20) + 5 + (20) + 5	< (30) >		15 + (60) + 15 + (60)	< (30) >		5 h 19 min

Alle Zeiten in Minuten. Zahlen im Kreis: Sauerstoffatmung — *) zuzügl. Abstiegszeit

Tab. 1 Behandlungstabelle für Caissonkrankheit und Luftembolie (aus *Seemann, K.*: Ärztliche Hilfe bei Taucherunfällen, Mat. Med. Norden. 33 [1981]).

Atemgasvergiftungen

Sauerstoff-Vergiftung

Sauerstoff-Vergiftungen treten beim Gebrauch von O_2-Kreislaufgeräten auf, die nur in Tiefen bis 10 m benutzt werden dürfen. Es kommt zu Reizungen der Bronchialschleimhäute, zum interstitiellen Lungenödem mit blutig-schaumigem Auswurf und besonders zu Krampfanfällen. Deren Vorboten sind Kribbeln, eingeengtes Gesichtsfeld, Zuckungen im Gesicht. Die Therapie besteht in Atemluftexposition bzw. Abbruch der O_2-Beatmung oder O_2-Dekompression und Fortsetzung mit Atemluft.

Kohlenmonoxid-Vergiftung

Kohlenmonoxid-Vergiftungen können bei Verunreinigung der Preßluft mit Abgasen des Kompressors auftreten. Die Symptome sind Kopfschmerzen, Übelkeit, Schwindel, Bewußtlosigkeit. Behandlung: Sauerstoffbeatmung, am besten mit Überdruck.

Einwirkung von Öldämpfen

Öldämpfe können bei schadhaften Kompressoren in die Atemluft gelangen. Die Folgen sind Schleimhautreizungen der Atemwege, in wenigen Fällen schwere Pneumonien (Öllunge).

Verletzungen

Wunden aller Art heilen bei täglichem Aufenthalt in Salzwasser schlecht. Leicht kommt es zu Superinfektionen. Außerdem gibt es vielerlei Tiere und Pflanzen, die durch Gifteinwirkung lokale oder allgemeine Symptome hervorrufen können.
Schwere Allgemeinvergiftungen und anaphylaktische Reaktionen geht man mit Kortikoiden und Kreislaufmitteln an. Manche Tiere (z. B. Steinfische) verursachen durch ihren Stich stärkste Schmerzen. Antibiotische Salben, Kortikoide lokal und allgemein sowie Analgetika gehören in jede Taucherapotheke. Unfälle durch Haie und Barrakudas sind absolute Raritäten.

Chronische Schäden

Als Dauerfolge von Dekompressionsunfällen gibt es neben bleibenden Schäden am ZNS (Lähmungen) vor allem den Befall der großen Gelenke, für die der Begriff Caisson-Krankheit gebraucht wird. Befallen werden vor allem Hüfte, Knie und Schulter. Man findet Knocheninfarkte bis zur Hüftkopfnekrose, oft erst nach vielen Jahren. Zystische Aufhellungen in der Nähe der Gelenke, besonders der Hüfte, geben Anlaß zu mannigfacher Differentialdiagnostik. Hier muß man bei entsprechender Anamnese auch an Tauchschäden denken. Manchmal äußert sich der Dekompressionsschaden auch nur in einer sonst nicht erklärlichen Arthrose bei relativ jungen Patienten.

Prophylaxe

Wichtigste Vorbeugung von Tauchunfällen ist gute Schulung, die auf Vermeidung und Beherrschung von Gefahrensituationen abgestellt ist. Ebenso muß man in der Lage sein, Kameraden zu helfen. Der Ausbildungsstandard in Deutschland ist recht gut, es gibt aber in südlichen Ländern Urlaubskurse, die nicht diese Prioritäten setzen.
Voraussetzung neben der Ausbildung ist ein guter Gesundheitszustand. Eine ausführliche **Tauglichkeitsuntersuchung sollte alle zwei Jahre erfolgen.**
Für das Tauchen sind keine überdurchschnittlichen Fähigkeiten vonnöten, und es ist auch in vorgerücktem Alter durchaus möglich. Dennoch gibt es eine ganze Reihe von Krankheiten und Gebrechen, die das Tauchen ausschließen:

1. Im HNO-Bereich: Trommelfelldefekte, chron. Schleimhautschwellungen. Es wird daher ein Spiegelbefund erhoben und ein NNH-Röntgenbild angefertigt.
2. Erhebliche Störungen der Sehfähigkeit.
3. Gleichgewichtsstörungen, Krampfleiden, Psychosen und psychische Labilität.
4. Chron. obstruktive und restriktive Lungenerkrankungen sowie ausgedehnte Pleuraverwachsungen.
5. Herzrhythmusstörungen, Myokardschäden (Belastungs-EKG!)
6. Ulcusleiden und Colitis sowie ausgedehnte intraabdominelle Verwachsungen, Hernien.
7. Am Bewegungsapparat: Schäden, die die Beweglichkeit und Leistungsfähigkeit erheblich herabsetzen.

Literatur

1. *Cockett, A. T. K. et al.:* Pathophysiology of Bends. Decompression sickness. An Over-view with Emphasis on Treatment. Arch. Surg. 114 (296—301), 1979

2. *Ehm, O. F.:* Tauchen — noch sicherer. Albert Müller, Rüschlikon - Zürich - Stuttgart - Wien 1974

3. *Hagen, J.:* Erkrankungen durch Arbeit in Druckluft. In: Handbuch der ges. Unfallheilkunde. *Bürkle, H., de la Camp, M. Schwaiger,* (Hrsg.). Enke, Stuttgart 1965

4. *Hayward, M. G., W. R. Kearinge:* Progressive symptomless hypothermia in water, possible cause of diving accidents. Brit. med. J. (1979), 1162

5. *Kearinge, W. R.:* Survival in Cold water. The Physiology and Treatment of Immersion Hypothermia and Drowning. Blackwell science publications, Oxford 1969

6. *Strauss, R. H.* (Hrsg.): Diving medicine. Grune & Stratton, New York - San Francisco - London 1976

7. *Stanley, M.:* Underwatermedicine. Staples Press, London 1966

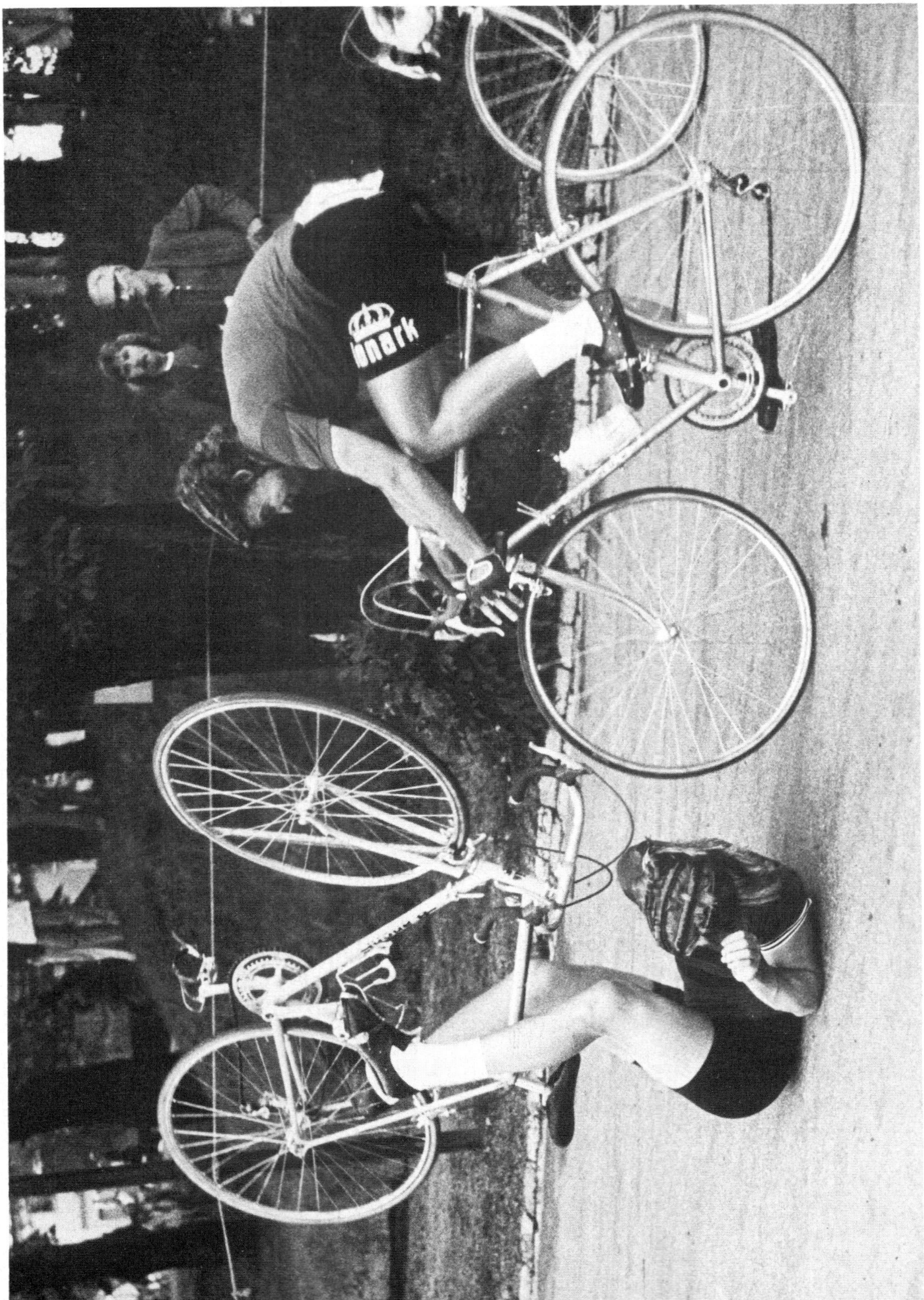

Radsport

D. Kukla

Radsportverletzungen gibt es zwar nicht erst, seitdem dieser Sport rennmäßig durchgeführt wird, aber der Rennsport hat zu einer Erhöhung der Verletzungsrate geführt und zu ganz typischen Verletzungsarten. Ich kenne keinen aktiven Radrennfahrer, Amateur oder Berufsfahrer, der nicht schon schwer gestürzt wäre. Die Siegerräder berühmter Radrennfahrer in der Kapelle der Madonna del Gisallo südlich des Comersees zeugen vom Dank der Spitzenfahrer an ihre Schutzpatronin *(Burki)*, und das hat gute Gründe.

Unfallursachen

Die schweizerische Unfallstatistik aus den Jahren 1963—1970 *(Burki)* zeigt eine Häufung von Radsportverletzungen bei Straßenrennen und bei Spitzenamateuren, wofür sicher die hohe Zahl der gefahrenen Kilometer entscheidend war, eine Häufung in den Monaten März bis Juli, wobei die zu Saisonbeginn geringere Fahrpraxis diskutiert werden könnte, und schließlich eine Häufung gegen Ende der Wettbewerbe infolge des Nachlassens von Kraft und Kon-

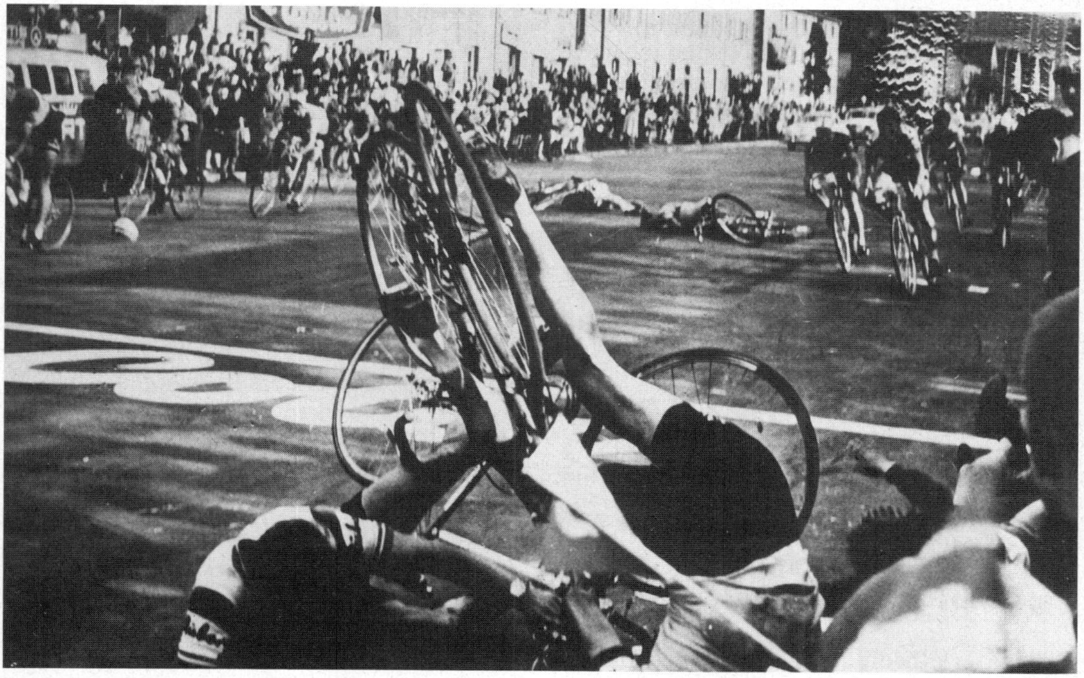

Abb. 1 Deutschlandrundfahrt 1961.
Massensturz am Etappenziel Trier, Todessturz von Alessandro Fantini (Archiv *Gronen*).

zentration, wahrscheinlich aber auch auf Grund erhöhter Risikobereitschaft vor dem Ziel. Die Tatsache, daß sich bei Kriterien die Unfälle über den ganzen Verlauf des Rennens verteilen, weil immer wieder Wertungsspurts ausgetragen werden, scheint diese Annahme zu bestätigen.

Die meisten Radsportunfälle ereignen sich auf der Straße, nur sehr wenige auf der Bahn. Dabei ist die Straßenbeschaffenheit keineswegs die häufigste Unfallursache, sondern — statistisch erwiesen — mit großem Abstand die Fahrweise des Fahrers. Das Material spielt dagegen nur eine untergeordnete Rolle, ebenso die übrigen Unfallursachen.

Fahrweise

Für die Fahrweise ist nur scheinbar der Fahrer selbst verantwortlich. Behinderung durch andere Rennfahrer und Massenstürze sind in Wirklichkeit die häufigsten Unfallursachen, die auf Fahrfehler zurückzuführen sind (Abb. 1). Beim Massensturz spielt sicher auch noch das psychologische Problem der Erwartungsangst der Fahrer eine Rolle, die den Sturz vor sich beobachten. Bei weniger Erfahrenen und Reaktionsschnellen kann das zu einer Blockade der Reaktionen führen oder zu Panikreaktionen, wie ich sie z. B. auch bei Verkehrsunfällen beobachtet habe. So wird das Hindernis zum Anziehungspunkt, zum Ziel, anstatt zum Orientierungspunkt für das Ausweichmanöver.

Straßenverhältnisse

Die Statistik weist eine Häufung der Unfälle bei der Kombination von Nässe, engen Kurven und Gefälle auf.

Materialbedingte Unfallursachen

Die materialbedingten Unfallursachen — in der Statistik von *Burki* sind es nur 10 Prozent — sind in erster Linie Reifendefekte, die am wenigsten voraussehbar und beeinflußbar sind. Schäden an den übrigen Radteilen treten dagegen in den Hintergrund (Abb. 2).

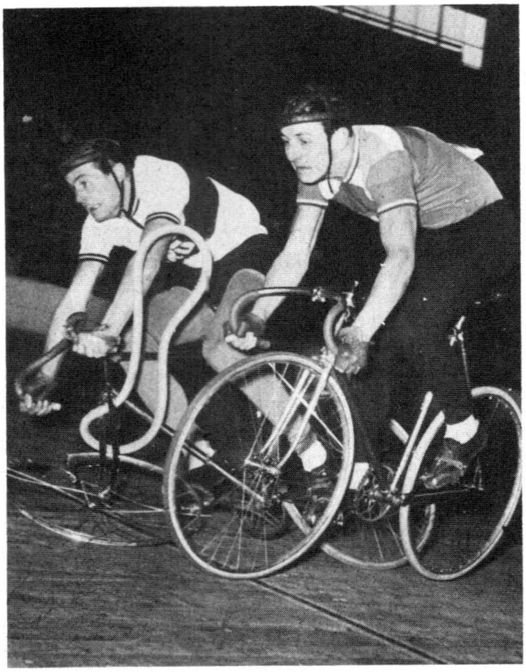

Abb. 2 Der fehlerhaft aufgeklebte Vorderreifen, in der Halle mit 12 bar aufgepumpt, springt ab. Gleich danach schwerer Sturz (Archiv *Gronen*).

Kollisionen

Selten, aber besonders schwerwiegend sind die Kollisionsunfälle, am häufigsten Zusammenstöße mit Personenwagen. Hierbei ereignen sich viele tödliche Radsportunfälle.

Spezielle Traumatologie des Radsports

Kopfverletzungen

Kopfverletzungen sind im Radsport wesentlich häufiger als allgemein bei Sport-

Die konzent

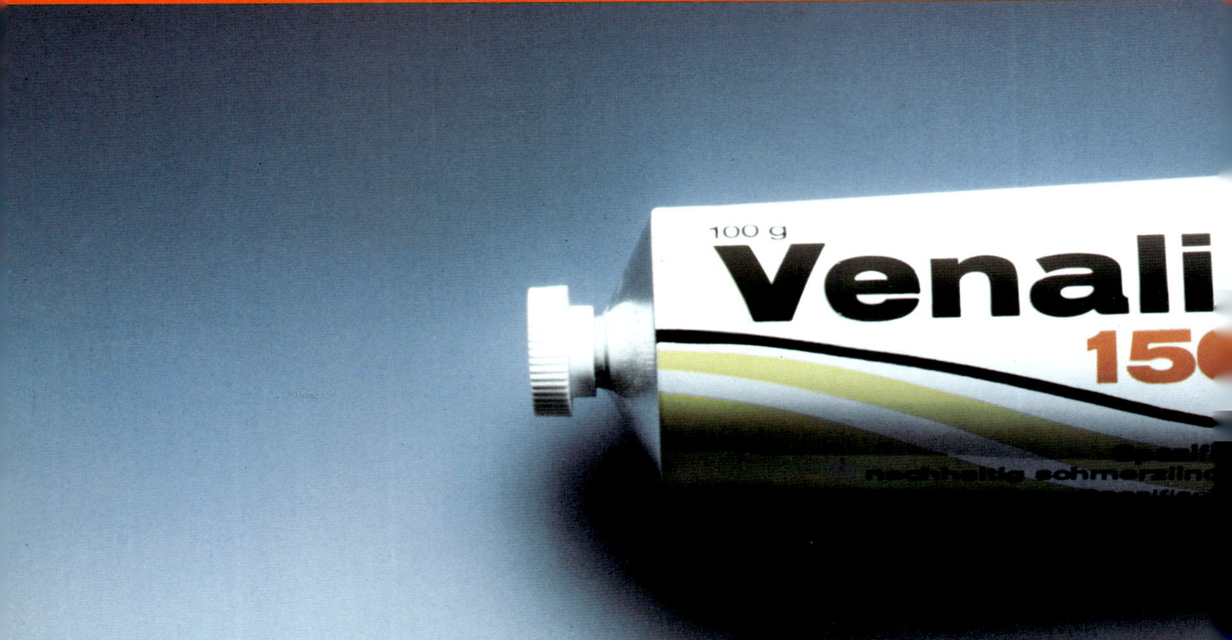

Die Salbe mit der höchsten Heparin-Konzentration

Venalitan® 150 000 Salbe
Zusammensetzung: 100 g Venalitan 150 000 Salbe enthalten: Heparin-Natrium (Mucosa) 150 000 USP-E. Nikotinsäurebenzyleste
50 mg. **Anwendungsgebiete:** Zur unterstützenden Behandlung bei Schwellungen und Entzündungen im Bereich oberflächliche
Krampfadern (variköser Symptomenkomplex). **Nebenwirkungen:** Die nach der Behandlung mit Venalitan 150 000 Salbe möglicherweis
auftretende Hautrötung ist ein Zeichen für die gewünschte gesteigerte Durchblutung. **Dosierungsanleitung:** Soweit nicht anders verorc
net, Venalitan 150 000 Salbe 2–3 mal täglich auf die Haut über den erkrankten Gebieten und deren Umgebung auftragen. **Art der Anwer
dung:** Venalitan 150 000 Salbe dünn und gleichmäßig auftragen oder leicht einmassieren. Bei allen akuten Entzündungen und besonder
schmerzhaften Erkrankungen wie Thrombose, Thrombophlebitis, Venenentzündung ist Einmassieren zu vermeiden. In solchen Fälle
soll Venalitan 150 000 Salbe aufgetragen und die betreffende Stelle mit Mull abgedeckt werden. Bei Ulcus cruris Venalitan 150 000 Salb
um das Geschwür herum auftragen. Nicht auf offene Wunden bringen!

Eigenschaften: Venalitan 150 000 Salbe dient als lokales Antithrombotikum und Antiphlogistikum zur äußerlichen Heparin-Behandlun

ierte Aktion

Bei Venenleiden, stumpfen Traumen und Hämatomen.

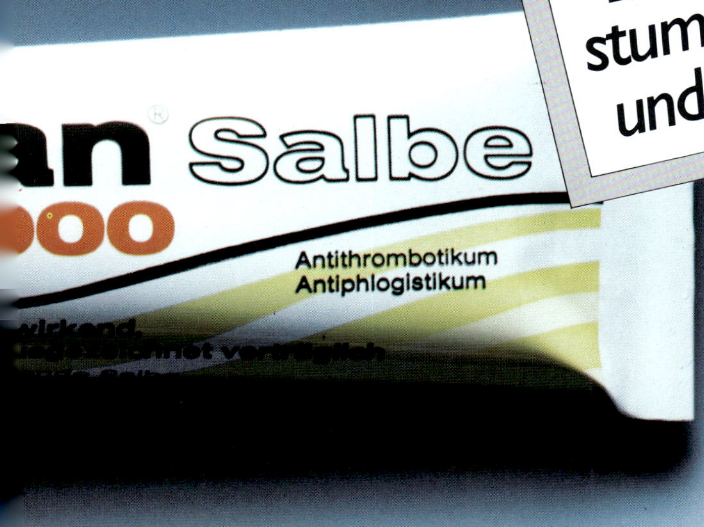

• *Hohes Wirkstoffangebot*
• *Eindrucksvolle Therapieergebnisse**

**vgl.: B. Komp/H. E. Wichmann, Therapiewoche 31, 2597–2608 (1981)*

Heparin ist ein gerinnungshemmendes Gewebshormon und zeichnet sich durch resorptionsfördernde, durchblutungssteigernde und entzündungshemmende Aktivität aus. Heparin lockert verhärtetes Gewebe durch Hydratation auf, beschleunigt die Resorption von Blutkoagula und hat blutzirkulationsfördernde Eigenschaften. Nikotinsäurebenzylester dringt aufgrund seiner Lipoidlöslichkeit rasch in die Haut ein und führt durch lokale Erweiterung der Kapillaren, Arteriolen, Arterien und Venen zur besseren Blutversorgung des Gewebes. Infolge erhöhter Gefäßpermeabilität wird eine vermehrte Resorption des Heparins und damit eine zusätzliche Steigerung der Heparin-Wirkung erreicht. Durch Venalitan 150 000 Salbe kommt es zu einem eindrucksvollen Rückgang des Begleitödems mit anschließender Erweichung der verhärteten Venenstränge und zum Abbau bereits gebildeter Mikrothromben in hautnahen Gefäßen, während die Entzündungserscheinungen abklingen. Die ziehenden Schmerzen und die Druckempfindlichkeit gehen schon kurz nach Behandlungsbeginn zurück. Die Zirkulationsverhältnisse normalisieren sich rasch. Äußerlich verabfolgtes Heparin wirkt nur lokal antikoagulierend; Gerinnungskontrollen sind daher nicht erforderlich. **Packungsgrößen und Apothekenverkaufspreise:** Tube mit 40 g DM 16,55, Tube mit 100 g DM 38,25.
Stand: September 1983

Kettelhack Riker Pharma GmbH
4280 Borken, Westfalen

Auffällig gute Behandlungserfolge

Die Höchstkonzentration von 150 000 Einheiten Heparin schafft höchstes Wirkstoffangebot und eindrucksvolle Therapieergebnisse.*

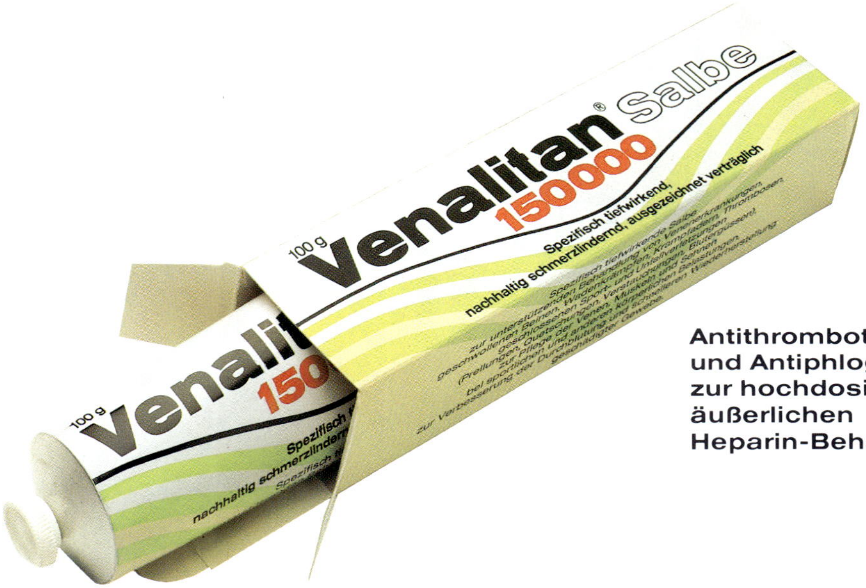

Antithrombotikum und Antiphlogistikum zur hochdosierten, äußerlichen Heparin-Behandlung

zur unterstützenden Behandlung von Venenerkrankungen, geschwollenen Beinen, Wadenkrämpfen, Krampfadern, Thrombosen, geschlossenen Sport- und Unfallverletzungen (Prellungen, Quetschungen, Verstauchungen, Blutergüsse), zur Pflege der Venen, Muskeln und Sehnen bei sportlichen und anderen körperlichen Belastungen, zur Verbesserung der Durchblutung und schnelleren Wiederherstellung geschädigter Gewebe. Niedrigste Dosiskosten: 1000 Einheiten nur DM 0,26.

Zusammensetzung: 100 g Venalitan 150 000 Salbe enthalten: Heparin-Natrium (Mucosa) 150 000 USP-E., Nikotinsäurebenzylester 50 mg. **Anwendungsgebiete:** Zur unterstützenden Behandlung bei Schwellungen und Entzündungen im Bereich oberflächlicher Krampfadern (variköser Symptomenkomplex). **Nebenwirkungen:** Die nach der Behandlung mit Venalitan 150 000 Salbe möglicherweise auftretende Hautrötung ist ein Zeichen für die gewünschte gesteigerte Durchblutung. **Dosierungsanleitung:** Soweit nicht anders verordnet, Venalitan 150 000 Salbe 2–3 mal täglich auf die Haut über den erkrankten Gebieten und deren Umgebung auftragen. **Art der Anwendung:** Venalitan 150 000 Salbe dünn und gleichmäßig auftragen oder leicht einmassieren. Bei allen akuten Entzündungen und besonders schmerzhaften Erkrankungen wie Thrombose, Thrombophlebitis, Venenentzündung ist Einmassieren zu vermeiden. In solchen Fällen soll Venalitan 150 000 Salbe aufgetragen und die betreffende Stelle mit Mull abgedeckt werden. Bei Ulcus cruris Venalitan 150 000 Salbe um das Geschwür herum auftragen. Nicht auf offene Wunden bringen! **Packungsgrößen und Apothekenverkaufspreise:** Tube mit 40 g DM 16,55, Tube mit 100 g DM 38,25.
Stand: September 1983

KETTELHACK RIKER PHARMA GMBH,
4280 BORKEN, WESTFALEN

* B. Komp und H. E. Wichmann, Therapiewoche 31, 2597 (1981)

unfällen (16—19 Prozent nach *Burki*), und sie sind vor allem die Ursache der meisten tödlichen Radsportunfälle. *Burki* registrierte bei 7 Todesfällen 5 Stürze auf offener Straße, eine Kollision mit einem entgegenkommenden Personenwagen und einen Massensturz auf offener Rennbahn mit Betonbelag. Betroffen waren nur Jugendfahrer und Amateure. Die Analyse der Unfallvorgänge ergab, daß manches schwere Schädelhirntrauma vermeidbar gewesen wäre, wenn an Stelle des üblichen Lederkopfschutzes ein **Sturzhelm** getragen worden wäre.
Die **Schädelprellungen, Schädelfrakturen und Gehirnverletzungen** (Commotio cerebri, Contusio cerebri, Compressio cerebri) sind im Kapitel „Allgemeine Diagnostik und Therapie von Sportverletzungen" beschrieben.

Gesichtsschädelverletzungen

Kieferbrüche

Im Radsport praktisch nur Unterkiefer betroffen. Schwellung, Formveränderung, Sprech- und Kaubehinderung.
Therapie: Notverband Kinn/Scheitel, fixiert durch Stirn/Hinterkopftouren. Kieferchirurgische Weiterbehandlung veranlassen.

Nasenbeinfraktur

Blutung, Deformation, Krepitation.
Therapie: Sterile Tamponade, fachärztliche Weiterbehandlung.

Wirbelsäulenverletzungen

Halswirbelsäulendistorsion

Lokale Druckempfindlichkeit, Muskeldehnungsschmerz, schmerzhafte Bewegungseinschränkung, gewöhnlich seitendifferent.
Diagnostik: *Sensibilität und Motorik der Arme mitprüfen* — Plexusläsionen kommen im Radsport vor.
Therapie: Kühlspray oder kühlende Verbände, kurzzeitige Ruhigstellung durch Halskrawatte. Vorsorglich Röntgen und orthopädische Weiterbehandlung veranlassen. Sportpause bis zum Abklingen der Schmerzen, sonst Gefahr langanhaltender Schmerzbilder.

Rückenkontusion

Umschriebener Druck- und Bewegungsschmerz, in Rippenhöhe an die Möglichkeit einer Rippenfraktur denken (Rippenbiegeschmerz, evtl. auskultatorisch oder palpatorisch Crepitation). An der Lendenwirbelsäule paravertebral an die Möglichkeit von Querfortsatzfrakturen denken, bei Nierenklopfschmerz an die Möglichkeit einer Nierenkontusion.
Diagnostik: In jedem Fall Röntgenaufnahme und bei Verdacht auf Nierenkontusion Urinuntersuchung veranlassen.
Therapie: Kühlung der Prellungsstelle, bei Rippenschmerzen elastischer Thoraxverband.

Verletzungen der oberen Extremitäten

Die oberen Extremitäten sind zu weit über 40 Prozent an allen Verletzungen beteiligt, stellen damit die häufigsten Verletzungen dar.

Klavikulafraktur

Stufe und Bewegungsschmerz, fühlbare Krepitation.

Diagnostik: *Immer neurologische Untersuchung des Armes, zum Ausschluß einer Armplexusschädigung.*

Zur Therapie siehe Kapitel „Allgemeine Diagnostik und Therapie von Sportverletzungen".

Akromioklavikulargelenksprengung

Die Akromioklavikulargelenksprengung ist im Kapitel „Allgemeine Diagnostik und Therapie von Sportverletzungen" beschrieben.

Schulterluxation

Die Schulterluxation ist im Kapitel „Allgemeine Diagnostik und Therapie von Sportverletzungen" beschrieben.

Radiusköpfchenfraktur

Beim Sturz auf die Hand und gestrecktem Ellenbogen an umschriebener Druckempfindlichkeit und dem Supinationsschmerz über dem Radiusköpfchen kenntlich. Immer an diese Möglichkeit denken.
Therapie: Bei geringstem Verdacht immer Röntgenaufnahme veranlassen. Solange Ruhigstellung mit Oberarmschienenverband.

Monteggiafraktur

Durch Sturz auf den abgewinkelten Unterarm, kenntlich am Vorspringen des Radiusköpfchens und an der Deformation der Ulna, mit fühlbarer Krepitation im proximalen oder mittleren Drittel.
Diagnostik: Prüfung der Sensibilität und des Radialispulses.
Therapie: Schonende Extension bei rechtwinklig gebeugtem Ellenbogengelenk und Anlegen eines leicht extendierenden Oberarmschienenverbandes. Wegen der Gefahr einer sekundären Radialisschädigung schnellstmögliche stationäre Aufnahme veranlassen zur Reposition in Allgemeinnarkose und Gipsruhigstellung.

Radiusschaftfraktur

Schwellung, Druckschmerz, evtl. Achsenknickung mit Krepitation.
Diagnostik: Prüfung des Radioulnargelenkes wegen der Gefahr der Gelenksprengung. Oberarmschienenverband. Veranlassung von Röntgenaufnahmen, Reposition, Anlegen eines Oberarmgipsverbandes.

Navicularefraktur

Navicularefraktur des Handgelenkes durch Sturz auf das überstreckte Handgelenk. Symptomatisch Schwellung und Druckschmerz über der Tabatière, Bewegungseinschränkung und vor allem Dorsalextensionsschmerz.

Bennettsche Fraktur

Bennettsche Fraktur durch Sturz auf den abgespreizten Daumen mit Luxationsfraktur des Daumensattelgelenkes. Kenntlich an der Subluxation des Metacarpale I nach radial-dorsal und an der schmerzhaften Oppositionsbehinderung des Daumens.
Therapie: Repositionsversuch am Verletzungsort sinnlos, da das Ergebnis im Schienenverband nicht zu halten ist. Möglichst baldige Reposition in Lokalanaesthesie unter Röntgenkontrolle und Ruhigstellung im Unterarmdaumengipsverband veranlassen. Ruhigstellungsdauer nicht unter 5 Wochen. Evtl. Operation.

Strecksehnenriß des Fingers

Der Strecksehnenabriß des Fingers ist im Kapitel „Allgemeine Diagnostik und Therapie von Sportverletzungen" beschrieben.

Untere Extremität

Verletzungshäufigkeit an der unteren Extremität etwa 25 Prozent.

Beckenrandbrüche

Schwellung und Druckempfindlichkeit am Beckenrand, dorsal der Spina iliaca ventralis mit Schwellung, rasch sich entwickelndem Hämatom, starkem Druck- und Bewegungsschmerz besonders bei Fragmentdislokation durch Muskelzug.
Therapie: Bei Verdacht Ruhigstellung und Röntgenaufnahme, bei Bestätigung einer Dislokation abduzierende Schienenlagerung. Gewöhnlich keine operative Reposition notwendig.

Luxation der Hüfte mit oder ohne Fraktur

Durch indirekte Gewalteinwirkung auf den Oberschenkel wie Knieaufprall bei hoher Geschwindigkeit. Symptomatisch Fehlstellung des Oberschenkels unter Verkürzung, in Innenrotation und Hüftbeugung bei dorsaler Luxationsfraktur, in Außenrotation unter geringer Verkürzung bei ventraler Luxationsfraktur, wobei der Kopf in der Leistenbeuge zu tasten ist. Eine federnde Fixation wie bei einer Hüftluxation braucht bei einer Luxationsfraktur nicht zu bestehen.
Diagnostik: Sofortige Prüfung der Nervenversorgung des Beines und der Durchblutung, vor allem des Femoralispulses, wegen Gefahr einer Verletzung der Arteria femoralis.
Therapie: **Reposition nur in Narkose möglich.** Unter provisorischer Extension schnellstmögliche stationäre Einweisung in geeignete Spezialabteilung, wegen der Gefahr der ischämischen Hüftkopfnekrose.

Kniegelenkverletzungen

Da die Füße mit dem Pedal fest verbunden sind, kommen sowohl Distorsionen wie Kontusionen, aber auch Patellafrakturen vor (Abb. 3).

Ein rasch entstehender intraartikulärer Erguß läßt einen Hämarthros bei intraartikulärem Blutungsherd vermuten, ein allmählich entstehender Erguß ist meist überwiegend serös.
Frische Meniskusläsionen können manchmal nur unter Vorbehalt diagnostiziert werden, da Begleitverletzungen des Kapsel-Band-Apparates klassische Meniskussymptome vortäuschen.
Diagnostik: Wenn es schonend möglich ist und die Zeit und die Umstände es erlauben, sollte der Versuch gemacht werden, zu einer exakten vorläufigen Diagnose zu kommen.
Gründe: Ist erst einmal ein Erguß eingetreten, verwischen sich die Symptome. Eine Patellaluxation mit Spontanreposition ist z. B. sofort leicht zu diagnostizieren, nach Eintritt eines Hämarthros wird sie häufig als Meniskusverletzung fehlgedeutet. Zum anderen können, vor allem bei langen Transportwegen, bereits die wirksamsten Sofortmaßnahmen ergriffen werden.

Kniegelenkdistorsion

Typische Schmerzlokalisation am proximalen Knieinnenbandansatz, Pes anserinus, auch am medialen Gelenkspalt in Innenbandhöhe. Schwellung, Druckschmerz, ohne ausgeprägten Streck- oder Kreiselschmerz im Gelenkspalt. Kein Gelenkerguß.
Therapie: Kältespray, Druckverband mit percutan wirksamen Salben oder Gelen. Für ambulante Beobachtung sorgen. Dauer der Sportpause entscheidet der weiterbehandelnde Arzt.

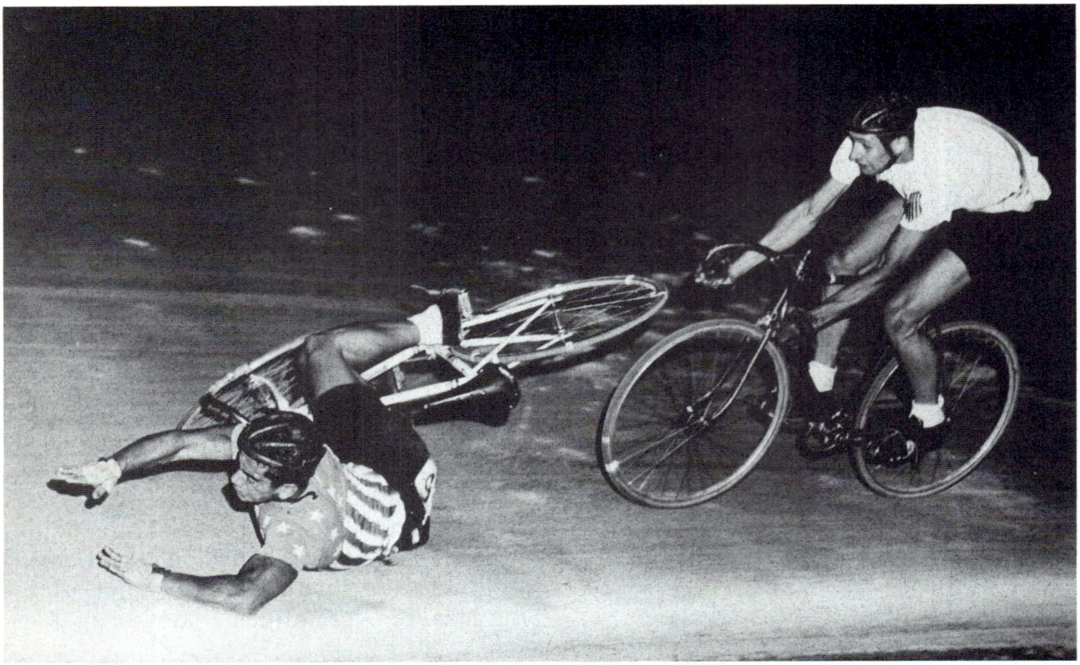

Abb. 3 Knieverletzungsgefahr durch die feste Verbindung der Füße mit dem Pedal. Die Handschuhe schützen vor Abschürfungen. Gute Beherrschung der Sturztechnik bei Bahnrennen (Archiv *Gronen*).

Kniegelenkkontusion

Therapie: Kältespray, Druckverband mit Salben oder Gelen. Ärztliche Überwachung, evtl. später Punktion bei Bursahämatom.

Beachte: Bei allen Einreibungen im Radsport die Dopingvorschriften berücksichtigen.

So enthalten z. B. manche Gele außer Heparin, Heparinoiden, Aescin unter anderem auch noch Phenylephrin, das in der Dopingliste aufgeführt ist. Solche Medikamente also erst nach dem Wettbewerb einsetzen.

Patellafraktur

Hämarthros, starker Druckschmerz der Patella, manchmal tastbare Stufenbildung. Streckbehinderung oder Streckunfähigkeit des Gelenkes.
Therapie: Schienung unter Streckstellung, dosierter Druckverband, rasche Weiterleitung in klinische Behandlung.

Mediale Meniskusläsion, komplexe Bandläsion

Die Meniskusläsionen und Bandläsionen sind im Kapitel „Allgemeine Diagnostik und Therapie von Sportverletzungen“ beschrieben.

Sprunggelenkdistorsionen, Bandverletzungen

Die feste Verbindung der Füße mit den Pedalen kann auch zu Sprunggelenkdistorsionen führen und zu Verletzungen des fibularen Bandapparates. Kennzeichnend die Schwellung über dem Ligamentum calcaneofibulare und talofibulare anterius. Eine Lockerung des Bandapparates ist palpatorisch nur im Vergleich zur gesunden Seite feststellbar.

Weitere Einzelheiten siehe Kapitel „Allgemeine Diagnostik und Therapie von Sportverletzungen".

Schürfwunden

Typische Sturzverletzung auf der Straße, meist mit Fremdkörpereinsprengungen.
Therapie: Bei starker Blutung steriler Druckverband, Hochlagerung. Bei verschmutzten Schürfwunden Reinigung mit Wasserstoffsuperoxyd, anschließend antibiotischer Fettgazeverband. Bei allen größeren Platzwunden, Schnitt- oder Stichverletzungen trockener steriler Verband. Sofortige chirurgische Wundversorgung veranlassen. Tetanusimmunisierung überprüfen — aktive Radsportler müssen ihren Impfpaß mit sich führen. (Siehe auch das Kapitel „Allgemeine Diagnostik und Therapie von Sportverletzungen".)

Verbrennungsähnliche Hautverschorfungen sind typische Winterbahnverletzungen, erzeugt durch die Reibungshitze des Holzbelages.

Behandlung: Trocken oder mit Fettgazeverbänden. Wird weiter am Wettbewerb teilgenommen, keine schnürenden Verbände. An den Gliedmaßen nur elastische Netzverbände, zur Vermeidung von Zirkulationsstörungen.

Prellungen

Die Prellungen sind im Kapitel „Allgemeine Diagnostik und Therapie von Sportverletzungen" beschrieben.

Sportschäden

Eine Abhandlung über Radsportverletzungen wäre ohne eine Aufstellung der häufigsten akuten Sportschäden im Radsport unvollständig.

Akute Myalgie

Im Radsport meist beeinflußt durch eine Störung der Durchblutung bei ungünstigen äußeren Bedingungen. Meist Rücken-, Oberschenkel- und Wadenmuskulatur betroffen.

Diagnostik: Umschriebener Muskelhartspann mit starker funktioneller Beeinträchtigung.
Therapie: Zur Krampflösung Dehnen der betroffenen Muskulatur, lokale Wärme und auflockernde Massage. Bei Rezidiv Sportpause und physikalische Therapie. Zur Vorbeugung hyperaemisierende Einreibungen, feuchtigkeitsdurchlässige Unterwäsche, Elektrolytpräparate.

Muskelriß

Der Muskelriß als häufige Sportverletzung ist im Kapitel „Allgemeine Diagnostik und Therapie von Sportverletzungen" beschrieben.

Akute Tendinosen

Treten unter plötzlicher oder andauernder Überbelastung auf bei gleichzeitiger Unterkühlung oder degenerativer Vorschädigung. Typisch hierfür der lokalisierte Druckschmerz und Anspannschmerz am Übergang vom Muskel zur Sehne und der Sehne an ihrem Ansatz. Typische Lokalisationen beim Radsport sind die Quadricepssehne und das Ligamentum patellae proprium an der Apex patellae.

Weitere Einzelheiten siehe Kapitel „Allgemeine Diagnostik und Therapie von Sportverletzungen“.

Paratenonitiden

Während typische Tendovaginitiden im Radsport kaum vorkommen, ist die Paratenonitis der Achillessehne nicht selten. Weiteres siehe Kapitel „Allgemeine Diagnostik und Therapie von Sportverletzungen“.

Bursitiden

Typisch für den Radsport ist die Bursitis praepatellaris, die häufiger bei langen Straßenetappen in Kälte und Nässe beobachtet wird.
Diagnostik: Tastbare Verdickung der Bursa praepatellaris, typische Krepitation, Druckschmerz, Dehnungsschmerz bei stärkerer Kniebeugung.
Therapie: Im akuten Zustand lokale Kälteanwendung, Einreibungen mit antiphlogistischen Gelen, Kompressionsverband, Wettkampfpause. Bei Entwicklung eines stärkeren Ergusses Punktion und Glucocorticoidinstillation. Wiederaufnahme des Trainings erst nach 2—3 Wochen, bei tastbarer Vernarbungstendenz und schmerzfreier Verschieblichkeit der Bursa auf der Unterlage.

Satteldruck am Damm

Die Crux der Radrennfahrer ist der Satteldruck am Damm. Durch chronischen Druck, aber auch beim Aufsitzen oder durch Fahrbahnstöße entstehen an der am höchsten druckbelasteten Stelle am Damm Risse, die unter der fast dauernden Belastung nur sehr langsam heilen, oder Furunkel infolge von Schwitzen oder Hautreibung. Meistens haben die Fahrer schon ihre eigenen Erfahrungen mit diesem Problem umzugehen. Adstringierende Sitzbäder, Vorlagen mit granulationsfördernden Salben, bei Entzündungen mit antibiotischen Salben. Bei akuten Schmerzen während des Wettbewerbs hilft eine anästhesierende Salbe. Typische Radfahrerkrankheiten sind in diesem Zusammenhang Prostatitiden und Urethritiden, letztere können sogar zu narbigen Stenosen führen. Der Rennarzt sollte sich vorsorglich auch auf derartige Komplikationen einstellen. Pflanzliche Präparate haben sich wegen ihrer guten Wirksamkeit und Problemlosigkeit bei Dopingkontrollen bewährt.

Hitzschlag

Kommt bei sommerlichen Straßenrennen vor, bei großer Hitze, hoher Luftfeuchtigkeit, bei Behinderung der Wärmeabgabe des Körpers.
Kennzeichen: Hohe Körpertemperatur — über 42° — Erbrechen, Krämpfe. Blutdruck kaum meßbar, Tachykardie, beschleunigte Atmung, Koma. Hohe Mortalität — bis 50 %.
Therapie: Kühl lagern, intensiv abkühlen (entkleiden, Zugluft, kalte Umschläge).
Infusionstherapie: **Wegen Lungenödemgefahr langsam infundieren!** Unter weiterer Abkühlung Eiltransport in Klinik.
Weitere Hinweise siehe Kapitel „Bergsteigen“.

Verletzungsvorbeugung

Schwere Unfälle mit tödlichem Ausgang könnten durch organisatorische Maßnahmen zum Teil vermieden werden, wie durch bessere Absperrung, Überwachung und Kennzeichnung der Strecken. Ein Rennarzt soll auch darauf achten und sofort bei der Rennleitung intervenieren.
Unkorrektes Verhalten der Rennfahrer, beabsichtigt oder unbeabsichtigt, müßte

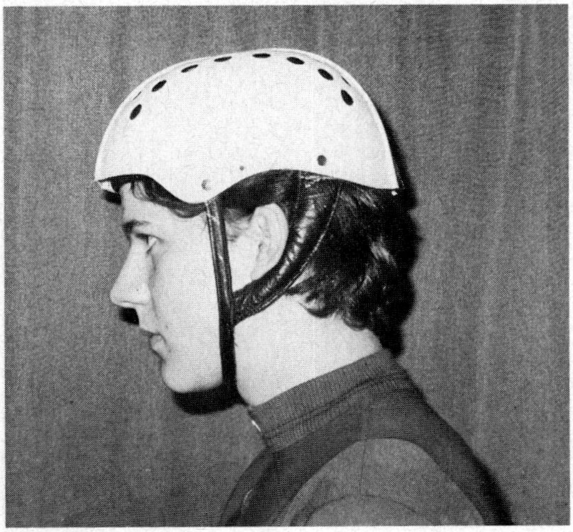

Abb. 4 Sturzhelm nach *Trott*.

durch Sperren geahndet werden. Die bisher für Bahnwettbewerbe, Kriterien und Querfeldeinrennen und für Junioren und Amateure vorgeschriebenen Ledersturzringe bieten keinen ausreichenden Schutz gegen Kopfverletzungen. Ein obligatorisches Tragen von Sturzhelmen wäre hier eine wirksame Verletzungsvorbeugung.
Solche Helme gibt es zwar (Abb 4), sie sind aber noch verbesserungsbedürftig. Schließlich würde eine gründlichere ärztliche Überwachung der Lizenzfahrer das Risiko mindern, das ein mangelhaft trainierter und vorzeitig erschöpfter Fahrer für die anderen darstellen kann, wenn er Fehler macht.

Literatur

1. *Burki, U.:* Dissertationsschrift. Med. Fakultät der Universität Zürich, 1974

2. *De Mondenard, J. P.:* La Consultation médicale du Cycliste. Editions Amphora, Paris 1979

3. Fédération Francaise Cyclisme, Colloque médicosportif, Paris 1971

4. *Suckert, R.:* Cycling. In: Encyclopedia of Sport Sciences and Medicine. The Macmillan Company, New York 1971

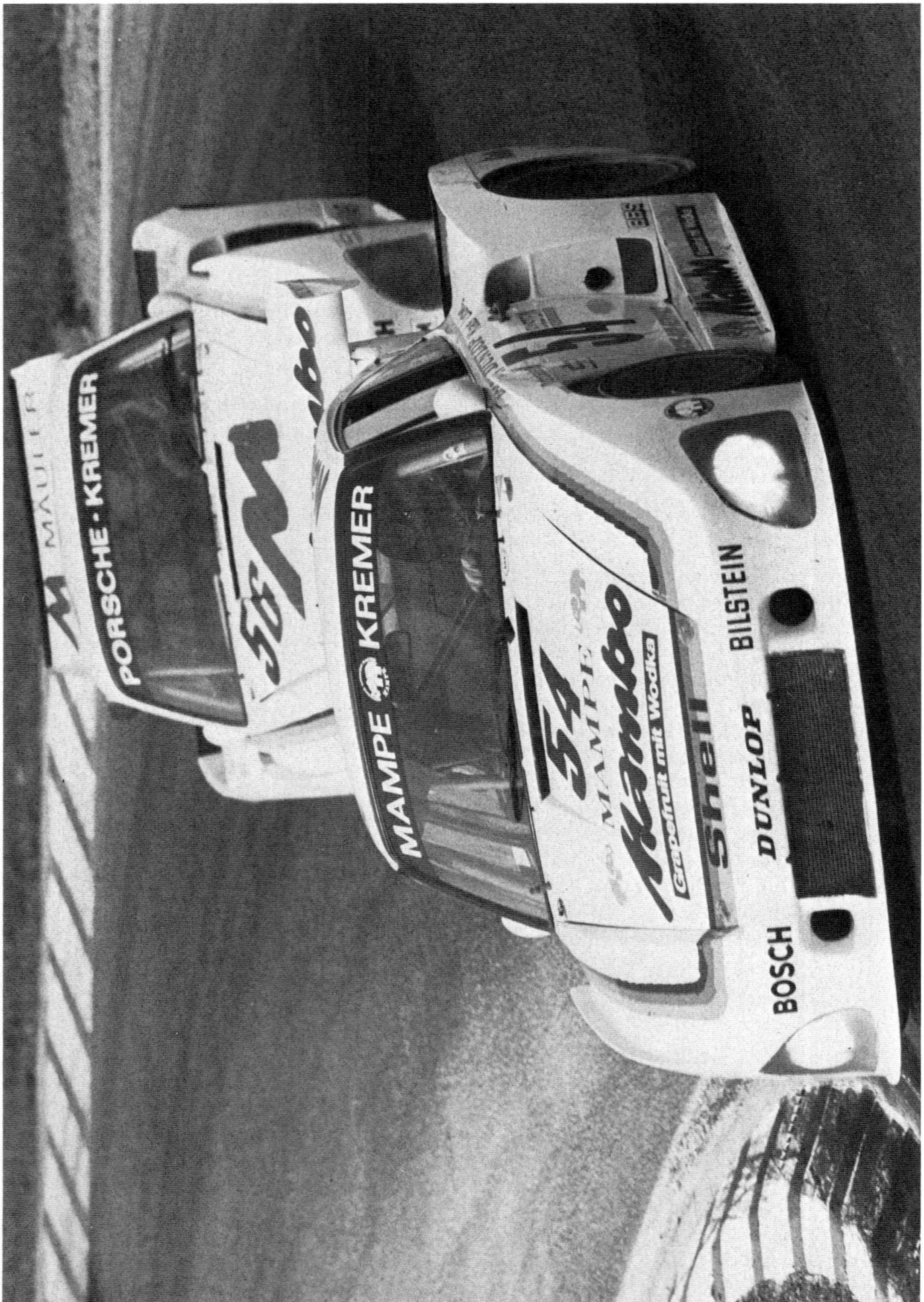
PORSCHE · KREMER
MAMPE
KREMER
54
MAMPE
Grapefruit mit Wodka
Shell
BILSTEIN
DUNLOP
BOSCH

Motorsport

B. Rosemeyer

Seit der Erfindung des Automobils erfreut sich der Motorsport zunehmender Beliebtheit. Einmal war und ist es für den Menschen eine Herausforderung, ein technisches Gerät optimal zu beherrschen, zum anderen liebt er das Spiel mit der Gefahr. Ähnliche Motivationen herrschen beim Publikum vor.

Um die Verletzungsgefahr für den Rennfahrer und das Publikum zu reduzieren, sind jedoch Sicherheitsmaßnahmen zu fordern. Durch sie wird die Auswirkung eines eventuellen Unfalles reduziert, ohne dem Sport seinen Reiz zu nehmen.

Sollte eine Verletzung eintreten, so muß ein gut funktionierendes Rettungssystem Folgeschäden so weit als möglich zu verhindern suchen. Darüber hinaus muß auch bei der Festlegung künftiger Rennformeln versucht werden, dem Sport seine Attraktivität zu erhalten, die Verletzungsgefahr jedoch möglichst zu vermindern.

Zur Wahrung der Wettbewerbsgleichheit werden Sport- und Rennwagen in die **Gruppen I bis VIII** eingeteilt. Die Einteilung reicht von der Gruppe I (Serienwagen, Mindestproduktion 5000 Stück in 12 Monaten, 4 Sitze) über die Gruppe V (Spezialproduktionswagen aus den Gruppen I bis IV, weitgehende Modifikationen erlaubt bei Erhalt der Silhouette und des Motorgehäuses wie in der Serie) bis zu den offenen zweisitzigen Sportwagen der Gruppe VI und den Rennwagen der Gruppe VII. Von den Rennwagen ist die **Formel 1** die wichtigste. Es handelt sich hier um einsitzige Rennwagen. Der Motor darf maximal 3 Liter Hubraum ohne oder 1,5 l mit Turboaufladung haben. Das Mindestgewicht des Wagens beträgt 575 kg.
Formel 2: Einsitzige Rennwagen, Motor maximal 2 l, keine Turboaufladung erlaubt, 6 Zylinder. **Formel 3:** Einsitzige Rennwagen, Motor maximal 2 l, 4 Zylinder von Serienwagen. In der Gruppe 8 sind nationale Formeln (CanAm etc.) zusammengefaßt.

Typische Verletzungsursachen

Rennwagen

Zu schwerwiegenden Verletzungen im Rennwagen kommt es durch den Aufprall des Wagens auf ein Hindernis. Dabei sind heute Beinverletzungen, Querschnittsverletzungen und Verletzungen des Daumens und der Mittelhand typisch.
Die Beinverletzungen kommen dadurch zustande, daß der Fahrer in der Monocoque-Zelle des Wagens, die ihm sonst sehr viel Sicherheit bietet, so weit nach vorne versetzt wurde, daß die Beine ungenügend geschützt sind (Abb. 1). Als unmittelbare Unfallfolge kommt es zu Frakturen der Beine und als mittelbare Unfallfolge wieder zu einem Anstieg der Zahl von Querschnittsverletzungen. Die Verletzungen des Daumens und der Mittelhand kommen durch Rückschlag des Lenkrades beim Auftreffen der Vorderräder auf ein Hindernis zustande.

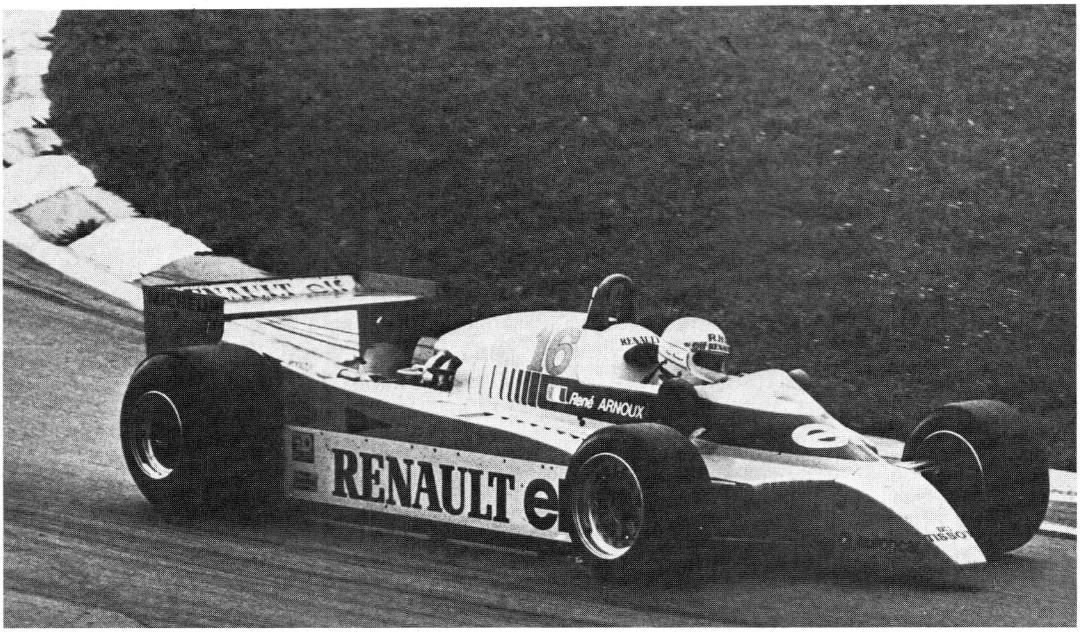

Abb. 1 Sitzposition des Fahrers im Formel-1-Rennwagen. Der Fahrer sitzt so weit vorne, daß die Beine durch die Rahmenkonstruktion des Rennwagens ungenügend geschützt sind.

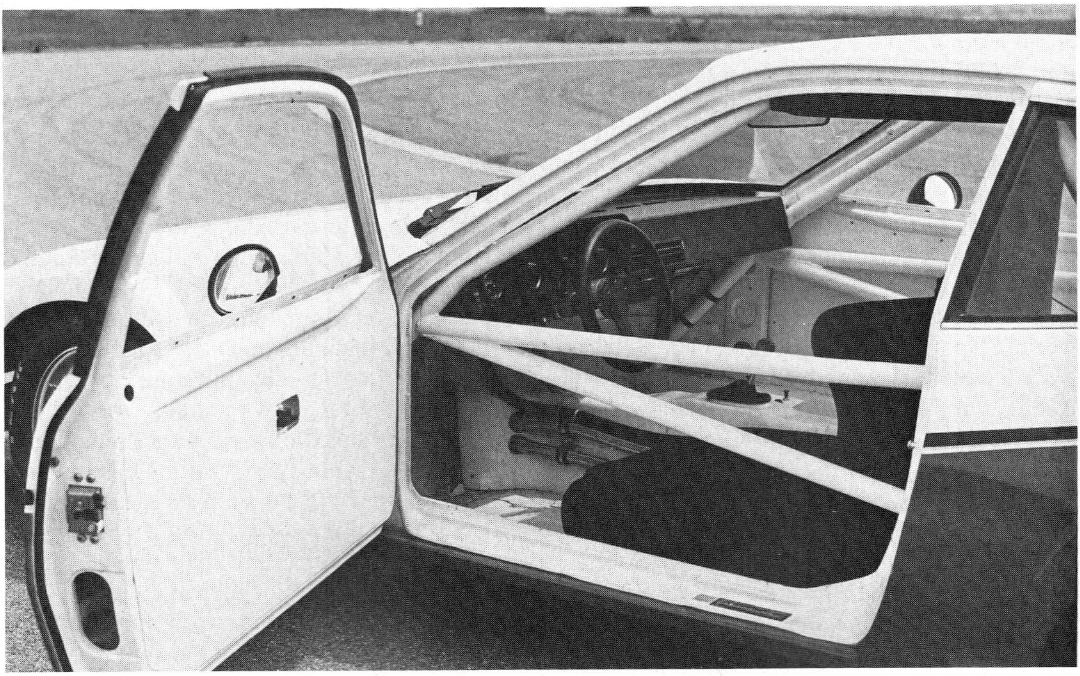

Abb. 2 Stabile Käfigkonstruktion eines Gruppe-V-Wagens. Der Fahrer ist durch diese Konstruktion bei Unfällen sehr wirksam geschützt.

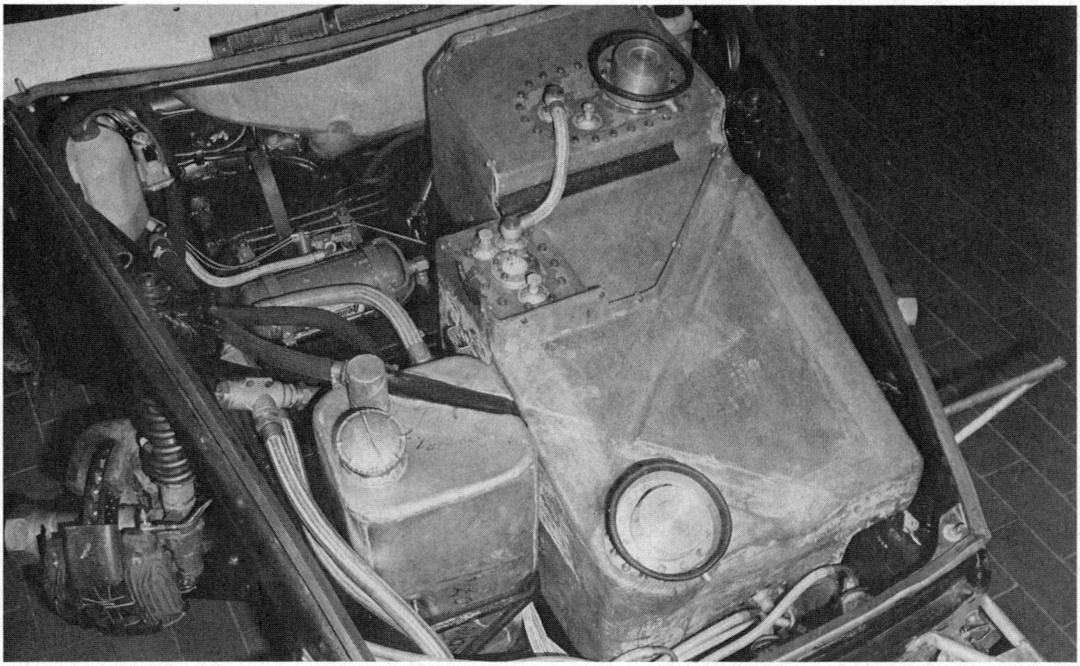

Abb. 3 Sicherheitstank in einem Gruppe-V-Wagen. Es handelt sich um einen aus dem Flugzeugbau abgeleiteten Tank aus Gummi mit speziellen selbstschließenden Kupplungen. Auch die Benzinleitungen sind in ihrer Konstruktion dem Flugzeugbau entnommen und extrem belastbar.

Tourenwagen

Beinverletzungen sind im Tourenwagen, in welchem der Fahrer einen geschlossenen Käfig um sich hat (Abb. 2), weniger häufig. Hier werden eher Frakturen der Arme beim Aufprall des Fahrers auf die Rohrkonstruktion des Käfigs beobachtet. Handverletzungen sind jedoch im Tourenwagen noch häufiger als im Rennwagen. Bei diesem werden durch einen Unfall die Räder häufig abgerissen, so daß die großen Lenkkräfte nicht direkt über das Lenkrad auf die Hand des Fahrers übertragen werden. Häufige Tourenwagenverletzungen betreffen den Arm des Fahrers, der bei Unfällen aus dem Fenster geschleudert wird. Hier treten Frakturen und Abschliffverletzungen auf.

Rallyewagen

Beim Rallyesport ist der Fahrer zusätzlich durch bei einem Unfall im Auto lose herumfliegende Teile gefährdet. Auch wenn Werkzeug, Ersatzbatterie und ähnliches mit Lederriemen festgezurrt sind, werden sie bei Unfällen durch die Aufprallwucht losgerissen und stellen eine akute und direkte Verletzungsgefahr für Fahrer und Beifahrer dar. Durch die extreme Querbeschleunigung des Autos bei unkontrollierten Drehbewegungen kann es zu direkten Verletzungen der Halswirbelsäule mit der Gefahr einer hohen Querschnittslähmung kommen.

Vor 4—5 Jahren wurden allgemein Sicherheitstanks in den Automobilrennsport eingeführt (Abb. 3). Nachdem vor Einführung dieser Sicherheitstanks kleinere und größere Verbrennungen zu den typischen Verletzungen des Motorsports gehört haben, ist durch diese Maßnahme die Zahl der Brandverletzungen erheblich zurückgegangen. Schwere Verbrennungen kommen heute nur noch selten vor.

Überlastungsschäden

Die auf den Fahrer einwirkenden hohen Kräfte sind für eine Vielzahl von Überlastungsschäden verantwortlich. Diese betreffen in erster Linie die Halswirbelsäule und den Schultergürtel.

Beschleunigung

Speziell bei Gruppe-V-Wagen und Formel-1-Rennwagen sind die erreichbaren Querbeschleunigungen durch den Saugeffekt der Karosserie und durch die Reifenbreite extrem hoch (bis über 2½ g; Abtrieb bei einem Gruppe-V-Wagen 400 bis 500 kg, beim Formel-1-Wagen 3 Tonnen).

Die mit Kopf und Helm zusätzlich belastete Halswirbelsäule wird damit bis an die Grenze ihrer Kompensationsfähigkeit beansprucht. Hohe Fliehkräfte ziehen die Hände vom Steuerrad weg und in schnellen Kurven können die Füße kaum noch auf den Pedalen gehalten werden.

Durch die Beschleunigungskräfte beim Anfahren werden Kniegelenke und Füße besonders belastet. Beim Gasgeben und Kuppeln muß eine gegen die Beschleunigungskraft gerichtete Bewegung ausgeführt werden mit starker Plantarflexion im oberen Sprunggelenk. Verstärkt durch Pedalkräfte bis zu 70 kg wird dabei das obere Sprunggelenk und das Patellagleitlager besonders stark belastet.
Beim Durchfahren von Senken in der Streckenführung wird der Fahrer bei den heute möglichen Geschwindigkeiten extrem gestaucht. Ein kurzer „black out“ mit vorübergehender Unfähigkeit, das Fahrzeug zu kontrollieren, kann die Folge sein.

Sitze

Eine weitere Überlastungsmöglichkeit ergibt sich durch schlecht konstruierte Fahrersitze. Sitze werden auch heute noch, wenn sie individuell angepaßt werden, ausschließlich nach subjektivem Bequemlichkeitsempfinden aufgebaut und abgepolstert. Die halb liegende Sitzposition früherer Formel-1-Fahrer führte durch Scherbelastungen der Wirbelsäule zu erheblichen Beschwerden. Dies vor allem auch deshalb, da die obere Brust- und Halswirbelsäule stark gebeugt werden mußte.
Heute kann der Fahrer die erforderlichen hohen Lenkkräfte überhaupt nur aufbringen, wenn er aufrechter sitzt (Abb. 4). Beschwerden werden damit mehr in den Bereich des Oberkörpers verlagert. Die Kopfhaltung wird zwar durch die aufrechte Sitzposition normaler, die jetzt erforderliche starke Beugung in den Ellenbogengelenken hat jedoch hier eine zusätzliche Belastungsregion geschaffen.

Totalkyphose der stark auf Stauchung belasteten Wirbelsäule, ausgeprägte Beugung in den Ellenbogengelenken, fast vollständige Streckung der Kniegelenke mit starker Plantarflexion im oberen Sprunggelenk sind einige Komponenten, die eine insgesamt ungünstige und schädigende Dauerhaltung kennzeichnen. Sie erklärt die allgemeine Erkenntnis, daß alle Rennfahrer nach 10—15 Jahren Bandscheibenschäden und entsprechende Beschwerden haben.

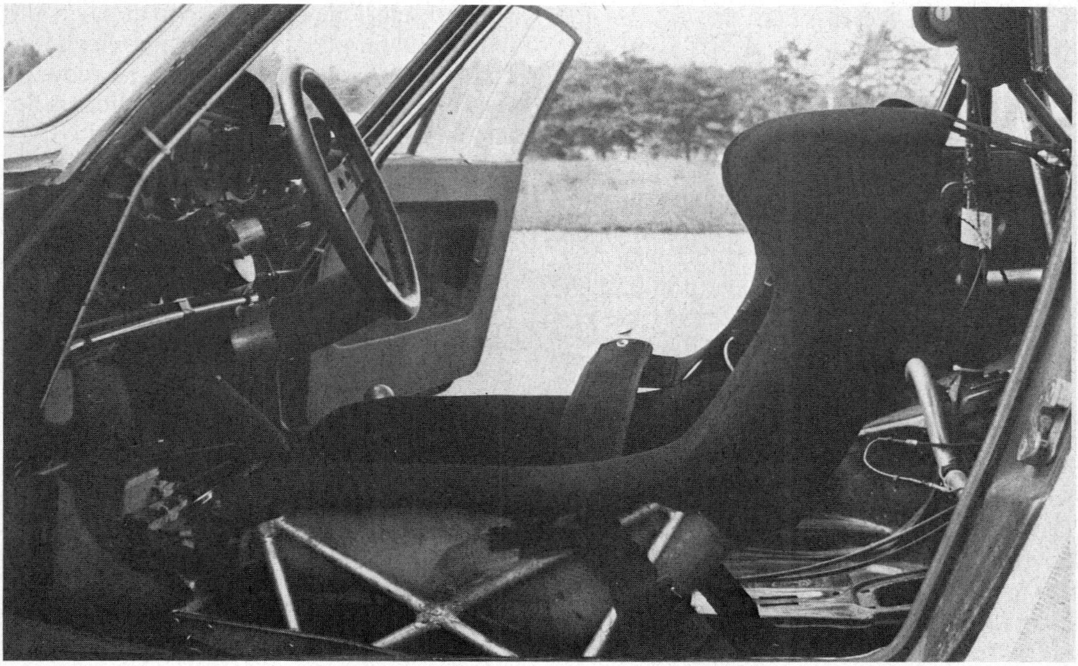

Abb. 4 Sitzposition in einem Gruppe-V-Wagen. Totalkyphose der Brustwirbelsäule. Oberkörperposition relativ aufrecht, damit die erforderlichen Lenkkräfte aufgebracht werden können.

Streß

Was den Streß beim Motorsport angeht, so ist dieser dann besonders groß, wenn etwa eine schnelle Qualifikationsrunde gefahren werden muß. Hier ereignen sich als Folge des extremen Leistungsdrucks häufig Unfälle. Im Rennen selbst ist besonders die Start- und noch stärker die Zielphase durch einen erhöhten Streß gekennzeichnet.
Die Streßanfälligkeit des Fahrers ist individuell bedingt. Grundsätzlich ist die Belastung auf der kurzen Strecke am größten. Bei Langstreckenfahrten können die physischen und geistigen Kräfte eingeteilt werden, und der Sportler wird sich bemühen, weitgehend entspannt zu fahren.
Der **Einfluß der real gefahrenen Geschwindigkeit auf das Ausmaß des Stresses ist uninteressant.** Auch extrem hohe Geschwindigkeiten sind auf der Geraden bei guten Straßen und Wetterverhältnissen nicht sehr belastend. Nur der Wechsel der Geschwindigkeit, die schnelle Kurvenfahrt und ungünstige Witterungs- und Sichtverhältnisse sind belastend.

Hitze

Die Hitzebelastung im geschlossenen Wagen ist sehr groß. Hier treten durch ungenügende Isolation (Gewichtsproblem, Erhöhung des Luftwiderstands, Hitzeabstrahlung von Turbomotoren) Temperaturen bis zu 70° C auf. Durch die Verwendung von dicken Overalls, die wegen des Feuerschutzes nötig sind, kann ein Wärmestau auch bei verbesserter Atmungsaktivität nach einer halben bis einer Stunde nicht verhindert werden.

Therapie von Verletzungen und Überlastungsschäden

Nach einem Unfall sind die beweglichen Hilfsorganisationen (Feuerwehr, Krankenwagen, Abschleppwagen) so zu organisieren, daß sie nach einem Anfahrtsweg von maximal 30 Sekunden beim verunglückten Fahrer sein können. Diese Zeitspanne ergibt sich aus der Überlebenszeit des Fahrers bei Fahrzeugbrand von 45 Sek. Sie setzt sich aus 15 Sek. Reaktionszeit und 30 Sek. Anfahrtsweg zusammen. Bis zum Ablauf dieser 45 Sek. kann und muß sich der Fahrer im Fahrzeug selbst schützen.
Darüber hinaus entscheiden die ersten 5 Minuten weitgehend über das Schicksal des Verletzten. Nach der primären Versorgung durch einen geübten Arzt muß er per Hubschrauber in Spezialkliniken verlegt werden.
Die **Therapie der Überlastungsschäden** besteht in gezieltem isometrischen **Muskeltraining,** einmal um die Gesamtkondition zu verbessern und zum anderen, um speziell belastete Muskelgruppen zu konditionieren (der Versuch, den Sturzhelm durch Kontakte an der Kopfstütze bis zu einer Querbeschleunigung von 5 g zu fixieren, wenn der Kopf über Hals und Schultermuskulatur nicht mehr stabilisiert werden kann, erscheint wenig sinnvoll).

Prävention

Der wichtigste Faktor liegt in der Verhinderung von Verletzungen und Überlastungsschäden. Neben der Verwendung von 6-Punkt-Gurten muß die Konstruktion der Rennwagen so verändert werden, daß auch die Beine in den Schutzbereich des Wagens miteinbezogen werden.
Bei Tourenwagen müssen Plexiglas- oder Sicherheitsglasfenster durch Netze ersetzt oder zusätzlich verstärkt werden.
Eine wesentliche Forderung liegt darin, die technisch möglichen Kurvengeschwindigkeiten der Formel-1-Wagen so zu reduzieren, daß die Grenze der menschlichen Belastbarkeit nicht überschritten wird.
In Zukunft dürfen deshalb nicht mehr die Rennstrecken den Autos angepaßt werden, sondern umgekehrt. Es ist unrealistisch, wenn Formel-1-Rennwagen heute nur noch auf ganz ebenen und ganz sauberen Pisten fahren können. Daher wurden die extrem auf der Piste aufliegenden Seitenschürzen bereits in dieser Saison abgeschafft. (Wobei diese Bestimmung durch eine hydraulische Höhenverstellung der Wagen schon wieder umgangen wurde.)
Die Gesamtkörperhaltung des Fahrers muß durch eine anatomisch günstigere Sitzposition und durch eine überlegte Plazierung der Bedienungselemente verbessert werden.
Im Bereich der Rennstrecken müssen durch Schaffung von Sturzräumen, Fangzäunen, Kiesbetten und Leitplanken äußere Hilfsmittel geschaffen werden, die die Folgeschäden nach Verlassen der Fahrbahn möglichst gering halten.
Die individuelle Prävention besteht darin, ein gezieltes Trainingsprogramm auszuarbeiten. Laufübungen, im Winter mit Skiern, und Rennradfahren haben sich als Ausgleichssportarten bewährt. Dazu kommen isometrisches Training der Nackenmuskulatur mit Gewichten und gezielte Steigerung der Kraft der Fingermuskulatur durch Hantelübungen.
Im Hinblick auf die Ernährung hat jeder Motorsportler seine eigene Philosophie. Wichtig ist die Einnahme von Mineralien zum Ausgleich des Mineralverlustes durch starkes Schwitzen bei Langstreckenfahrten.
Mentales Training hat sich für Rennfahrer wenig durchgesetzt. Die Situation ist bei Rundstreckenrennen nicht konstant, sie ändert sich durch Konkurrenten, Wetterbedingungen und durch veränderte Straßenverhältnisse laufend. Wichtig ist die

schnelle Einstellung auf die jeweilige Situation, die bei Anwendung von mentalem Training möglicherweise verzögert sein könnte.
Nach einem Unfall treten nachhaltige **psychische Schädigungen** bei Rennfahrern sehr selten auf. Im allgemeinen sind sie in der Lage, einen Unfall psychologisch zu verarbeiten. Nach mehreren selbst erlebten oder beobachteten Unfällen jedoch wird das eingegangene Risiko vom Fahrer höher eingeschätzt als früher. Dasselbe ergibt sich mit zunehmendem Alter. Bei konsequentem Training läßt die Leistung etwa ab dem 35. Lebensjahr nach, bei Gelegenheitsfahrern schon mit 30. Der gute, jedoch schon ältere Fahrer fährt oft allein gleich schnell wie früher. Mit Konkurrenten jedoch wird er vorsichtiger, aufgrund eigener negativer Erfahrungen. Er bremst schon an Stellen, wo er vor 10 Jahren noch nicht einmal Gas weggenommen hätte.

Motorradrennsport

Typische Verletzungen beim Motorradrennsport betreffen das Schlüsselbein und die Beine. Bei Stürzen der Motorradfahrer werden immer die Beine verletzt, die häufig zusätzlich zwischen Maschine und Straße eingeklemmt werden.
Bei Rundstreckenrennen sind Leitplanken und Fangzäune für Motorradfahrer nicht geeignet. Die Fangzäune sind in ihrer Belastbarkeit zur Aufnahme eines Sport- bzw. Rennwagens konstruiert. Für einen Motorradfahrer sind sie zu hart und können zu schwerwiegenden Verletzungen führen.
Für die Diagnostik der Verletzungen beim Motorradrennsport muß berücksichtigt werden, daß die Fahrer gegen sich selbst sehr hart sein können und häufig trotz erlittener Frakturen weiterfahren, deren Auswirkungen sie bagatellisieren.
Zur Verhinderung von schweren Unfällen sind ausgedehnte Sturzzonen zu fordern. Fangzäune müssen auf die Unfallsituation des Motorradfahrers abgestimmt werden mit Sollbruchstellen an den Verankerungspfosten etc.

Zusammenfassung

Der Motorsport in jeder Form wird seine Faszination behalten, solange es Individualverkehr gibt. Die Gefährlichkeit dieses Sports in allen seinen Variationen macht einen Teil dieser Faszination aus. Durch eine sorgfältige Auslegung der Wettbewerbsbestimmungen und durch eine Verbesserung der Rennstrecken muß jedoch dafür gesorgt werden, daß die unvermeidlichen Unfälle für Fahrer und Zuschauer möglichst keine katastrophalen Folgen haben und daß extreme und unphysiologische Belastungen für den Fahrer vermieden werden.

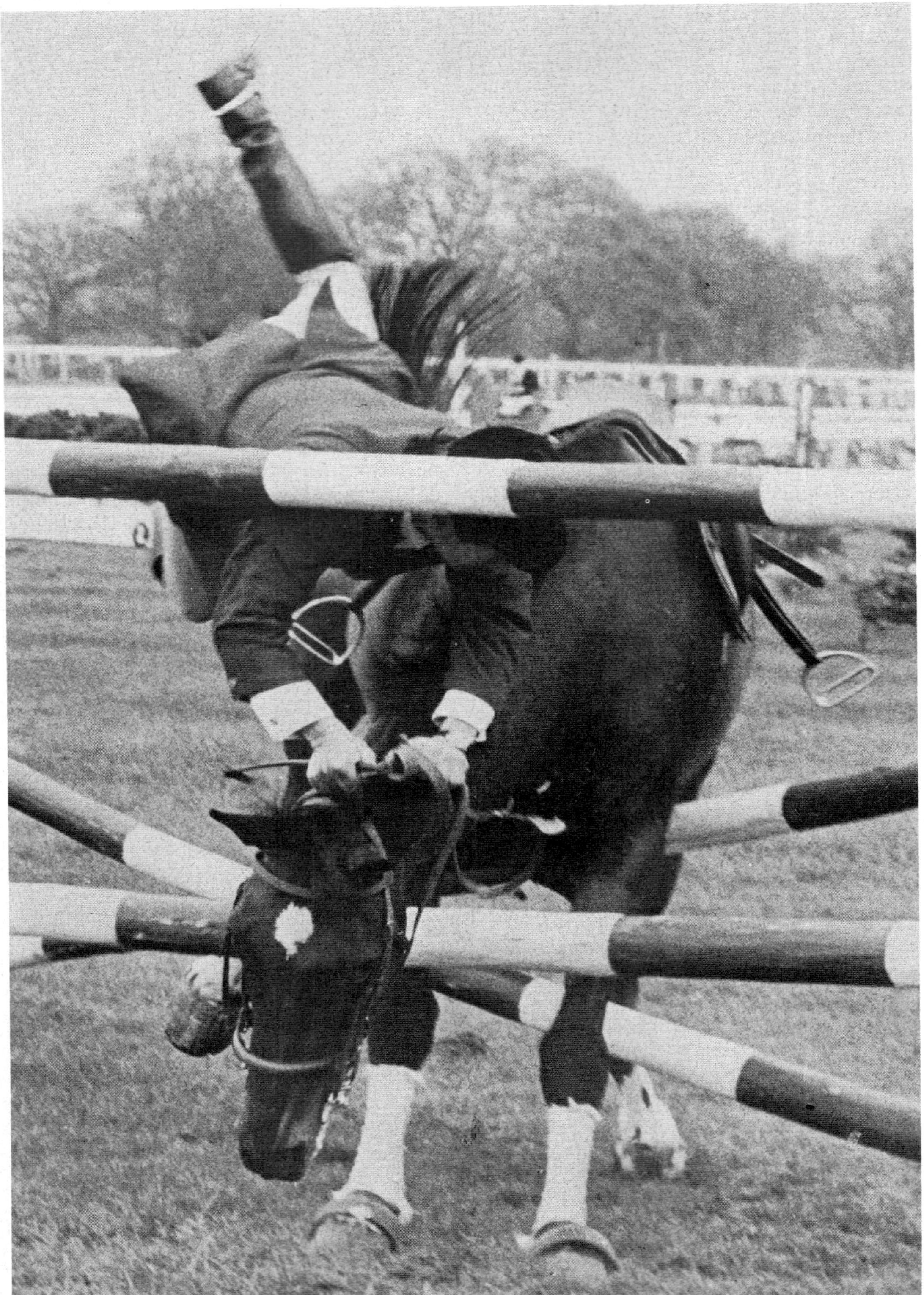

Reitsport

H. Dittmer

Das Reiten ist als Sportart mit keiner anderen zu vergleichen, da es sich bei dem verwendeten Sportgerät um ein lebendiges Wesen handelt. Hieraus erklärt sich unter anderem sowohl seine große Faszination auf den Menschen, als auch seine Unfallträchtigkeit (Abb. 1).
Die Deutsche reiterliche Vereinigung (FN) zählte 1978 415 000 Mitglieder, während es 1970 erst 200 000 waren. Die jährliche Zuwachsrate beträgt 11%, die Zahl der nichtorganisierten Reiter (sog. „wilde Reiter“) wird auf ca. 1,5 Millionen geschätzt. Besonderen Reiz übt das Reiten auf junge Frauen und Mädchen aus, die nach der Anzahl das Gros der Reiter (und der Verletzten) stellen. Da es jedoch keine besonderen körperlichen Ansprüche stellt, ist Reiten bis ins Alter möglich und bei Behinderten z. B. sogar eine Therapieform.

Verletzungen beim Reiten

Entwicklung

Im gleichen Verhältnis wie die Zahl der Reiter nimmt die Zahl der Unfälle zu, nämlich jährlich um ca. 12 %. Hieran sind die weiblichen „Teenager“ überproportional hoch beteiligt (s. Abb. 2). 1973 und 1974 war der Reitsport mit 2,15 % und 2,25 % an allen Sportunfällen beteiligt, jedoch entfielen im selben Zeitraum **26 % bzw. 21,5 % aller Todesfälle im Sport auf das Reiten.** Diese Zahlen sollen belegen, daß es sich beim Reiten, trotz seiner Verbreitung, um eine relativ gefährliche Sportart handelt. Im Gegensatz zur Gesamtheit aller Sportarten ist hier auch mit einer weiteren Zunahme zu rechnen (Abb. 3).

Abhängigkeit von Ort und Betätigung

Bei einer Analyse einer großen Zahl von Unfällen (*Dittmer* und *Wübbena*) fanden wir, daß ca. ⅓ in der Halle, ⅔ im Gelände und auf dem Platz geschehen sind. Hiervon verunglückten wiederum die meisten beim Geländeritt (99/212), beim Dressurtraining (46/212) und erstaunlich viele bei der Arbeit am Pferd, d. h. beim Putzen und Satteln (31/212).

Unfallursachen

Bei der gleichen Analyse fanden wir, daß Reiter mit größerer Erfahrung seltener und weniger schwer verunglücken, obwohl sie häufigeren Umfang mit Pferden haben und höhere Anforderungen erfüllen müssen. Über die Hälfte unserer Patienten bezeichnete sich selbst als Anfänger und hielt den Unfall für vermeidbar. Bei der Frage nach den Ursachen verbleiben nach dem Abzug äußerer Umstände wie Autos, scheuendes Wild, schlechte Ausrüstung und echte Fehler des Pferdes (10%) noch etwa 60% der Unfälle, bei denen das Verschulden beim Reiter oder beim Lehrer zu suchen war. Einen weiteren Hinweis auf den Wert der Ausbildung gab die Tatsache, daß bei ei-

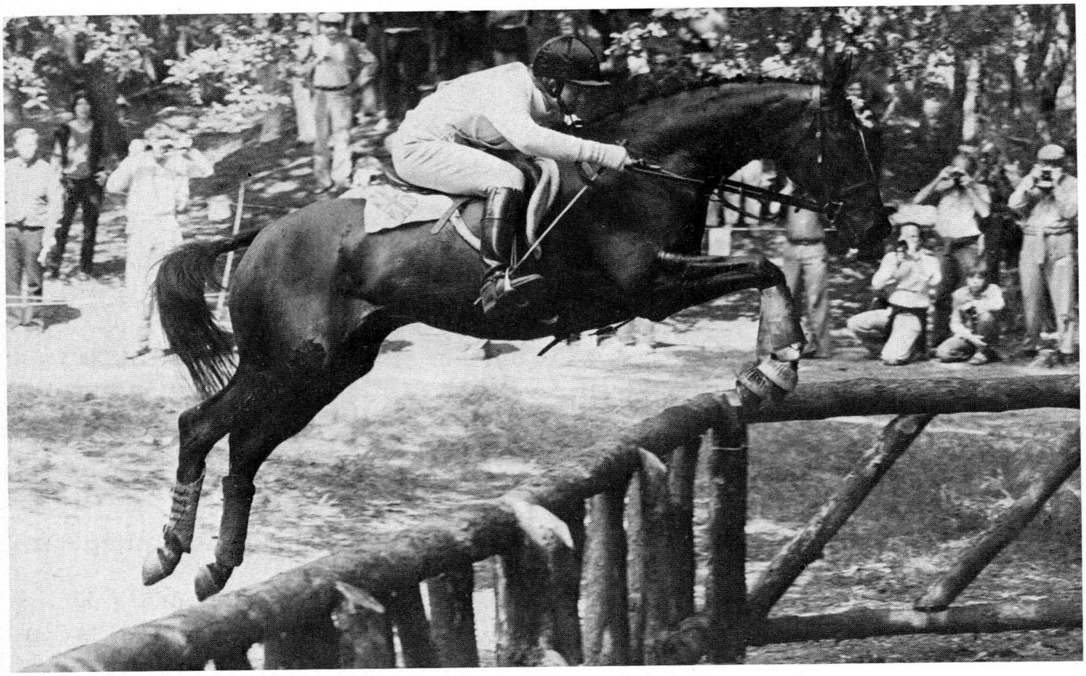

Abb. 1 Geländeritt (Foto *Ernst*).

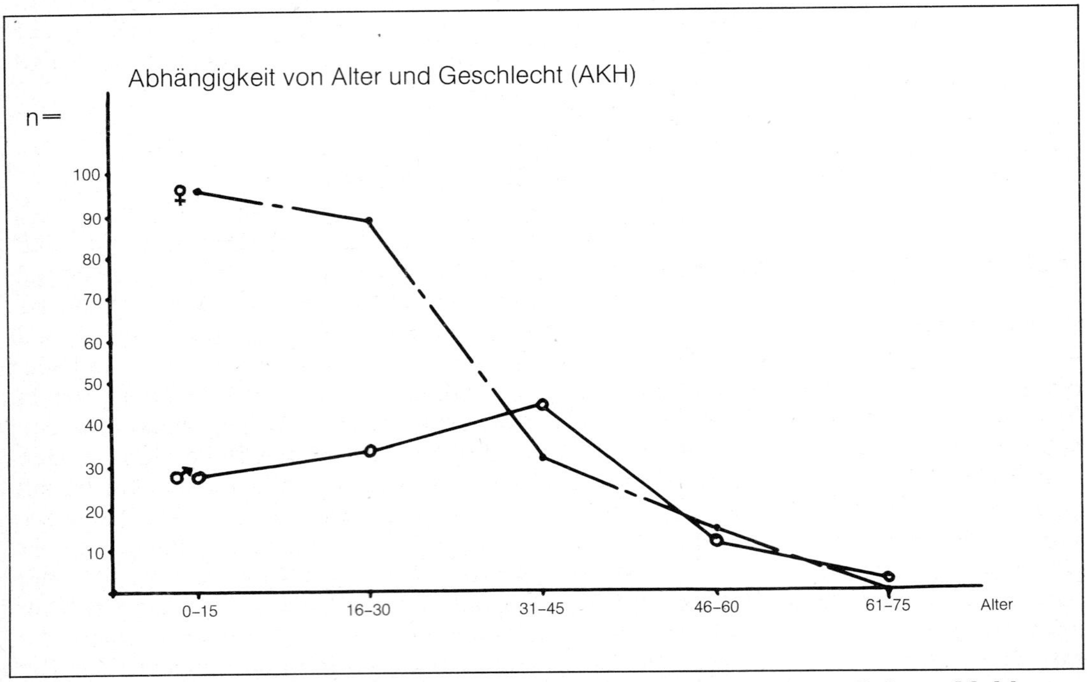

Abb. 2 Das Gros der Verletzten stellen im Krankengut des A. K. Heidberg, Hamburg, die jungen Mädchen.

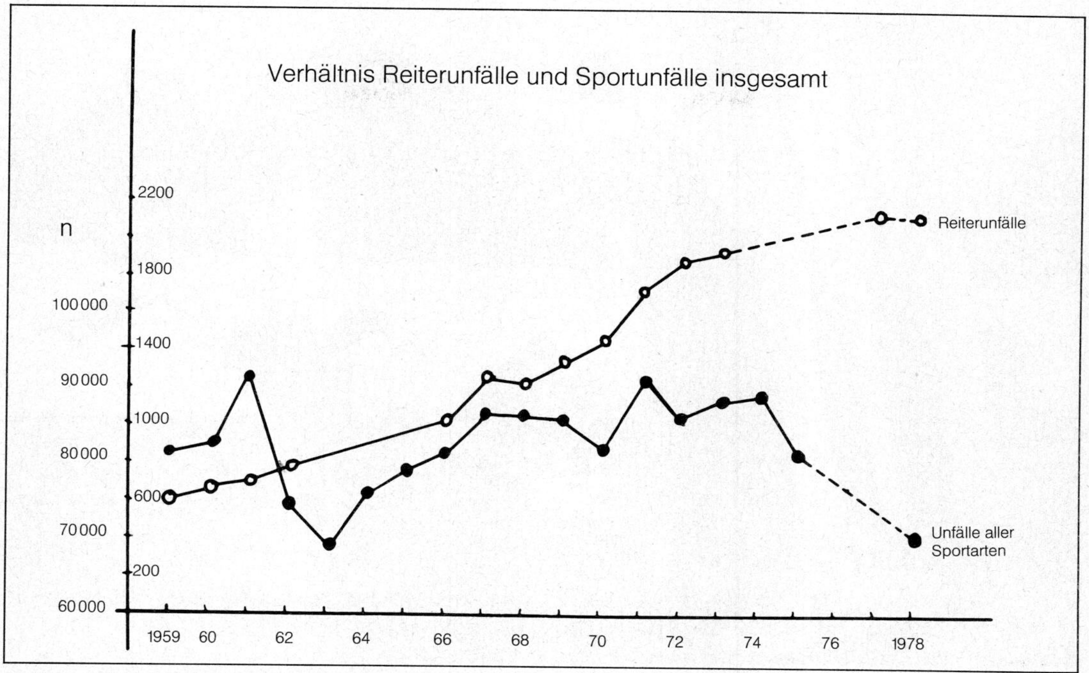

Abb. 3 Während die Zahl aller Sportunfälle eher abnimmt, nehmen die Reitunfälle weiter zu (zwischen 1975 und 1978 liegen keine exakten Angaben vor).

nem Einzugsgebiet von 35 Reitställen drei über ein Drittel aller Unfälle auf sich vereinigten.

Typische Verletzungen

Im Gegensatz zu anderen Sportarten wird beim Reiten vor allem die obere Körperhälfte verletzt (Abb. 4). 55 % der Frakturen betrafen die obere Extremität gegenüber 15 % an der unteren. Auf den Unterarm entfielen 25 %, Oberarm und Schulter 20 %, die Klavikula 10 %. Überdurchschnittlich häufig sind auch Verletzungen am **Schädel** mit Schädel-Hirn-Traumen (13 %), **Wirbelfrakturen** (8,5 %) und **Beckenbrüche** 2,5 %.

Verletzungen der oberen Extremität

Stürzt der Reiter über den Kopf des Pferdes (z. B. bei „Verweigern"), so stürzt er auf den ausgestreckten Arm oder den Kopf, wenn er nicht über die Schulter abrollt (Abb. 4). Zu finden sind also häufig **Radiusextensionsfrakturen** (collesi): Die Diagnose wird gestellt durch die typische Bajonettstellung und Schmerzen proximal des Handgelenks. Erste Hilfe: Ruhigstellung auf Kramerschiene oder pneumatischer Schiene, Hochlagerung, definitive Versorgung, meist durch Reposition und Gipsverband, seltener perkutane Spickung oder Operation.

Ellbogenluxationen entstehen durch Sturz auf den gebeugten Arm. Typisch ist

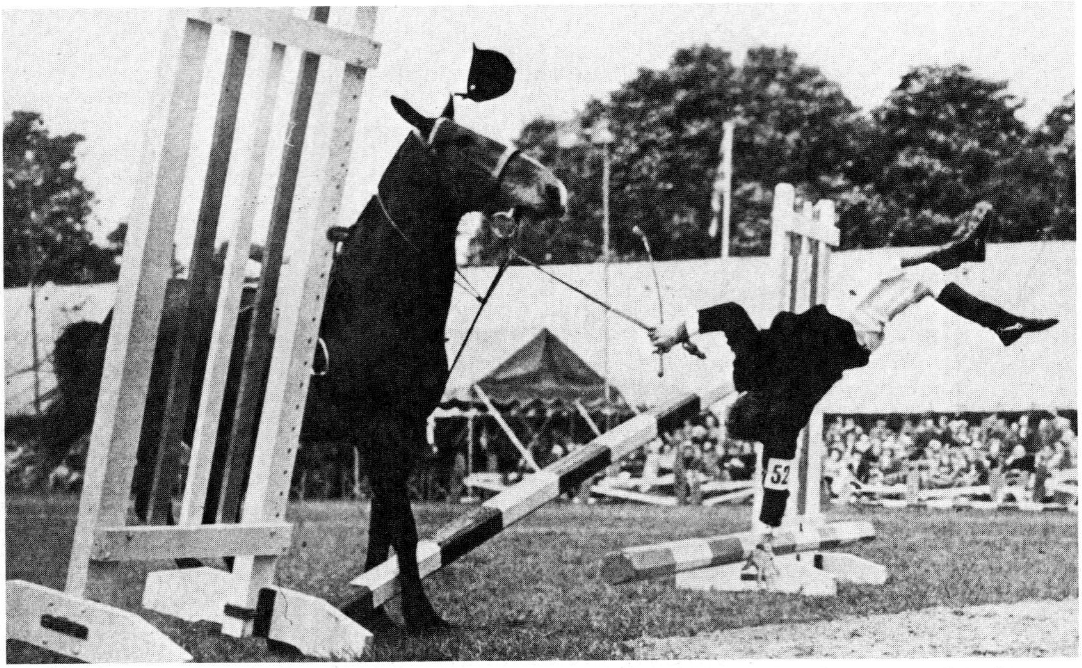

Abb. 4 Typischer Hergang für Verletzungen der oberen Extremität. Zusätzlich Gefahr der Schädelverletzung (Kappe nicht befestigt).

die federnde Fixierung. Die Reposition in Narkose muß so schnell wie möglich erfolgen, nicht nur beim Vorliegen von Gefäß- und Nervenschäden (Radialispuls, N. medianus!).
Schlüsselbeinfrakturen erkennt man bereits klinisch an der tastbaren Stufe oder der Krepitation. Die Behandlung ist meist konservativ mit dem Rucksackverband. Nur Komplikationen (Nerven-Gefäß-Schäden, Durchspießung) und Pseudarthrosenbildung mit Beschwerden sind eine Indikation zur Operation.

Schädel-Hirn-Traumen

In der Neurochirurgie gehören die Reiterverletzungen nicht zu den häufigen, aber zu den schwersten Fällen (*Schröter* und *Wassmann*). Sie stellen den größten Teil der Unfälle mit tödlichem Ausgang. Ursache sind entweder Sturz auf den Kopf, Hufschlag oder Anprall gegen ein Hindernis (Stalltor). Bei schweren Fällen mit anhaltender Bewußtlosigkeit, Eintrübung, Pupillendifferenz, Blut- bzw. Hirnaustritt aus Ohr oder Epipharynx ist der sofortige Transport in eine Neurochirurgische Klinik mit den Möglichkeiten eines Computer-Tomogramms erforderlich. Auch leichtere Fälle bedürfen klinischer Überwachung.

Gesichtsschädelverletzungen

Blümel und *Pfeiffer* registrierten in 5 Jahren 22 Verletzungen des Gesichtsschädels, die meist durch **Hufschlag** entstanden waren. 8 Patienten erlitten Ober- und Unterkieferbrüche, 9 Brüche des Jochbeins und der Orbita. Erstere erkennt man klinisch an der Instabilität, auf letztere wäre Doppelbildersehen ein wichtiger Hinweis. Die Behandlung besteht fast immer in operativer Fixierung durch die Kieferchirurgen oder HNO-Ärzte.

Wirbelsäulenverletzungen

Wirbelbrüche entstehen im Reitsport oft durch Sturz auf das Gesäß. Wichtige klinische Hinweise sind isolierter Klopfschmerz über den betroffenen Dornfortsätzen, evtl. Gibbusbildung und Paresen. **Querschnittslähmungen treten im Reitsport im Vergleich zu anderen Sportarten häufig auf.**

Bei einem entsprechenden Verdacht muß ein schonender Transport auf einer festen Unterlage erfolgen (Vakuummatratze).

Von großer Wichtigkeit ist auch die sofortige Feststellung der Beweglichkeit der unteren Gliedmaßen, um später primäre von sekundären Paresen unterscheiden zu können. Letztere können eine Indikation zur Operation darstellen.

Beckenfrakturen

Bei Beckenfrakturen sind folgende Unfallmechanismen typisch: Sturz auf die Hüfte (Beckenschaufel- und Pfannenbrüche), Verletzung durch das nachstürzende Pferd (Trümmerbrüche, tödliche Verläufe bekannt), Hochschleudern des Reiters und Zurückfallen auf den keilförmigen Sattel (Symphysensprengung).
Sofortdiagnostik: Beckenkompressionsschmerz, Symphysendruckschmerz, Krepitation. Hämatom im Leisten- und Damm- bzw. Vulva-Bereich sowie Blutaustritt aus der Harnröhre geben ebenfalls wichtige Hinweise. Der Transport in die Klinik erfolgt wiederum am besten schonend auf der Vakuummatratze. Bei der Ersten Hilfe muß auch schon an den stets großen Blutverlust gedacht werden (bis zu 4 l) und rechtzeitig Volumenersatz eingeleitet werden. In der Klinik wird nach Komplikationen, insbes. Verletzungen der Harnwege gesucht. Die Behandlung ist bei erhaltener Beckenringstabilität konservativ, bei Instabilität hat sich heute die operative Wiederherstellung genau wie bei den zentralen Hüftluxationen durchgesetzt.

Sportschäden durch Reiten

Typische Überlastungsschäden am Bewegungsapparat durch das Reiten werden von den meisten Autoren abgelehnt. Im Mittelpunkt der Diskussion steht die Wirbelsäule. *Hördegen* fand bei 115 Reitern 44 % mit Rückenschmerzen, in der Häufigkeit abhängig von der Dauer der täglichen Reitbelastung. Allerdings war knapp die Hälfte der Reiter, die über Rückenschmerzen klagten, während des Reitvorganges beschwerdefrei. Ein Großteil der Reiter mit nachweisbaren Bandscheibenschäden empfindet das Reiten als angenehm und schmerzlindernd! Objektiv kräftigt das Reiten die Rücken- und Bauchmuskulatur.

Ein Reitverbot muß deshalb nur in ganz seltenen Fällen ausgesprochen werden.

Prophylaxe

Aus dem oben gesagten ergibt sich bereits der wichtigste Ansatz zur Verhütung: eine gute, risikobewußte kompetente Schulung, die auch z. B. Fallen üben läßt und Gefahrensituationen vermeiden lehrt. Leider ist heute der Begriff „Reitlehrer“ nicht geschützt, d. h. jeder kann sich so nennen und eine Reitschule eröffnen. Die Auswahl einer geeigneten Schule ist also die wichtigste Maßnahme zur Unfallverhütung.

Intaktes Zaumzeug, bruchsichere Kappen, ausklinkbare Steigbügel sind ebenfalls bis heute nicht selbstverständlich und könnten Stürze, Schädelverletzungen und Mitgeschleiftwerden verhindern.
Bei noch nicht ausgeheilten Verletzungen sollte Reitverbot erteilt werden, um Dauerschäden zu verhindern.

Literatur

1. *Barber, H. M.:* Horse-play survey of accidents with horses. Brit. med. J. (1973 A), 532

2. *Biener, K., J. Henggeler:* Reitsportunfälle. Sportarzt Sportmed. (1973), 200—201, 225—227

3. *Blümel, J., G. Pfeiffer:* Unfälle durch den Umgang mit Pferden und ihre Auswirkungen auf den Gesichtsschädel. — Unfallheilkunde 80 (1977), 27—30

4. *Dittmer, H., J. Wübbena:* Eine Analyse von 758 Reiterunfällen. Langenbecks Arch. Chir. 349 (1979), 403—408

5. *Hipp, E., St. v. Gumppenberg, W. Hackenbruch, E. Kircher:* Die Wirbelfraktur als Reitunfall. Fortschr. Med. 24 (1977), 1567—1571

6. *Hördegen, K. M.:* Der Einfluß des Reitens auf die Wirbelsäule. Sportarzt Sportmed. 8 (1976), 189—193

7. *Krause, D.:* Über Verletzungen beim Reitsport. Mat. med. Nordmark 25 (1978), 403—410

8. *Steinbrück, K.:* Wirbelsäulenverletzungen beim Reiten. Unfallheilk. 83 (1980), 366—376

9. *Schröter J., H. Wassermann:* Der Reitunfall aus Neurochirurgischer Sicht. Unfallheilk. 79 (1976), 443—445

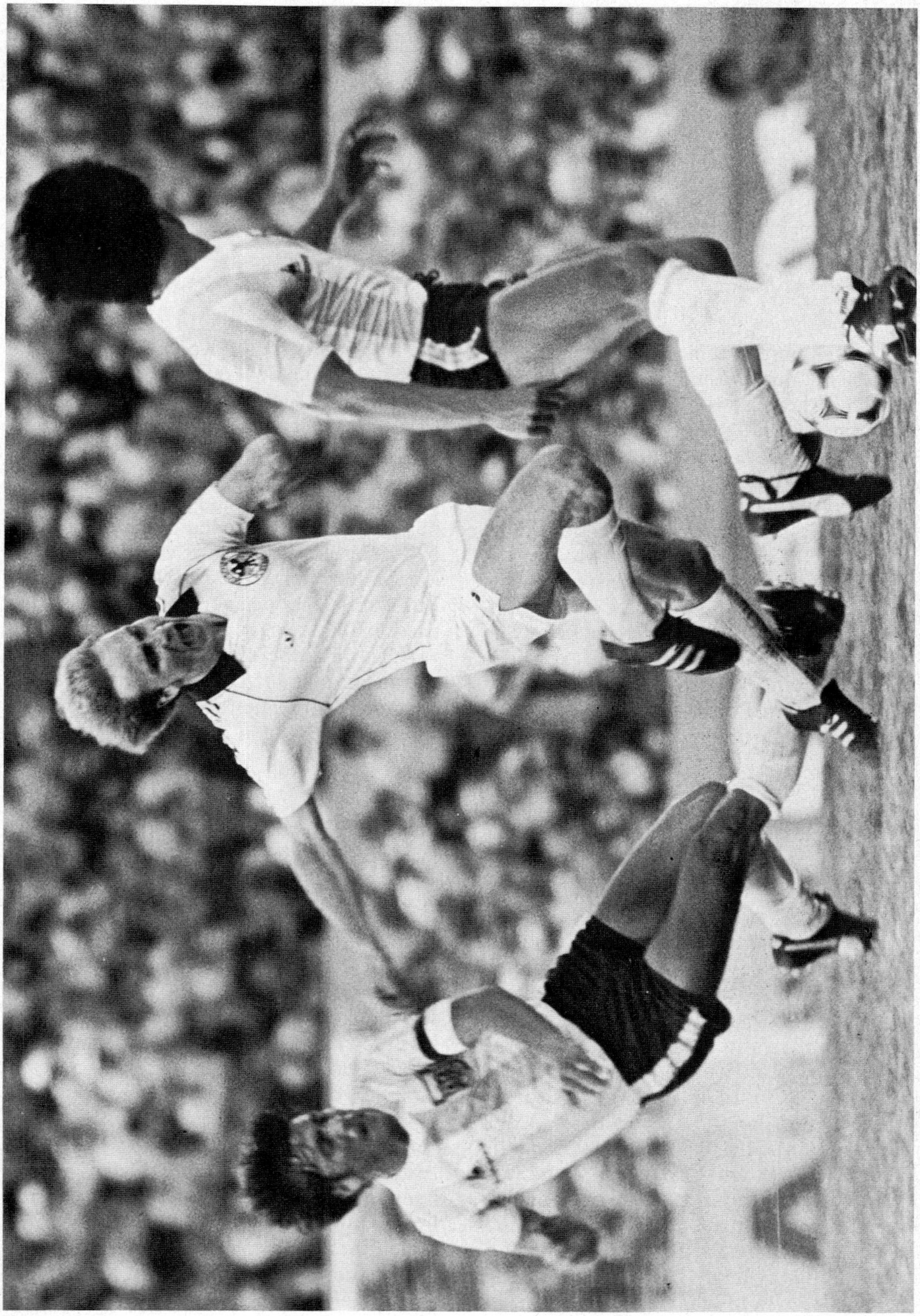

Fußball

H. Hess

Fußball – immer eine Sportart, bei der Kampf im Vordergrund stand –, ist in den letzten Jahren sowohl im nationalen als auch im internationalen Bereich durchaus eine **athletische Sportart** geworden, in der auch ein ausgesprochener Ballkünstler ohne körperlichen Einsatz keine Chance hat, zur Spitzenklasse aufzusteigen (Abb. 1, 8). 6 bis 8 Trainingseinheiten pro Woche, die früher für Profimannschaften Gültigkeit hatten, sind heute auch bei den Spitzenvereinen der Amateurklassen keine Seltenheit mehr. Gute Amateure verfügen heute über eine Kondition vergleichbar mit derjenigen von Profispielern aus den 60er Jahren. Spitzenfußballer, die über 90 Minuten ein hohes Tempo durchhalten, zeigen Kreislauf- und Stoffwechselwerte, die denen aus anderen Sportarten nicht mehr nachstehen. So sind zum Beispiel die besten deutschen Fußballnationalspieler mit ihrem maximalen Sauerstoffaufnahmevermögen mit Werten von 5 bis 6 l pro Minute in der Gruppe guter Ausdauerathleten. Mittelfeldspieler von Spitzenmannschaften laufen etwa 6000 bis 8000 Meter pro Spiel, wovon sie wiederum einen Teil in Form von Sprints mit relativ hohen Geschwindigkeiten absolvieren. Erhöhte Geschwindigkeit bedeutet aber auch erhöhte kinetische Energie und damit auch größere Verletzungsgefahr beim Zweikampf um den Ball. Dennoch zeigt ein **Vergleich zwischen Bundesliga- und Amateurmannschaften, daß Zahl und Schwere der Verletzungen im wesentlichen gleich** sind, was nur daran liegt, daß in den höheren Spielklassen zwar schneller und härter gespielt wird, aber auch Kondition und athletische Geschicklichkeit besser sind.

Eine weitere Gefährdung durch das Freiwerden hoher kinetischer Energien ist durch den Ball gegeben. Wie hoch die Beanspruchung für Material und Bewegungsapparat sein können, zeigt die Tatsache, daß bei scharf geschossenen Freistößen Fußbälle Geschwindigkeiten von 120 bis 130 km/Std. erreichen. Dabei werden Ball und Fuß durch Energien von 250 bis 300 kp (bei nassen Bällen sogar noch mehr) erheblich verformt. Hierbei sind natürlich akute Verletzungen und auf Dauer chronische Reizzustände mit entsprechenden degenerativen Veränderungen der Fußgelenke denkbar.

Die Verletzungen beim Fußballer

Unter Berücksichtigung dieser sportartspezifischen Eigenschaften und der Tatsache, daß zur Zeit rund 5 Mill. aktive Mitglieder im Deutschen Fußballbund registriert sind — wobei die Zahl derjenigen, die als Freizeitspieler Fußball betreiben, noch wesentlich höher liegen dürfte —, ist es begreiflich, daß der Fußball nach wie vor sowohl absolut wie auch relativ den größten Prozentsatz der Sportverletzungen beisteuert. Allerdings sind die Mehrzahl der Verletzungen leichte, direkte Traumen, z. B. Prellungen, die in wenigen Tagen folgenlos ausheilen. Schwerer sind meist die indirekten Traumen, insbesondere an Knie- und Sprunggelenken.

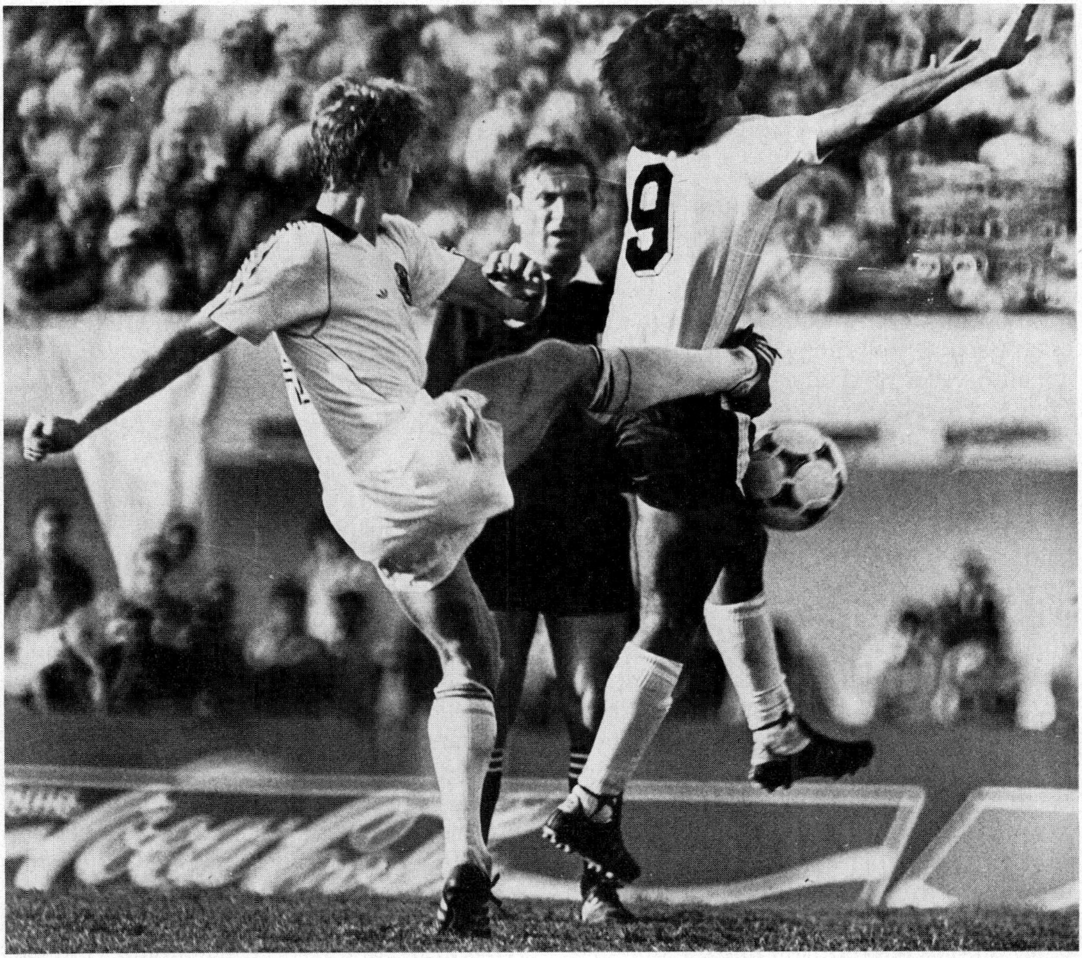

Abb. 1 „Kampfsport" Fußball.

Nach unserer letzten Statistik, bei der 17 000 Fußballverletzungen erfaßt wurden (⅔ aller Sportverletzungen überhaupt), liegt diese Sportart mit 3,93 % an der Spitze der Unfallzahl, dicht darauf gefolgt von Basket- und Handball. Bezüglich der Invaliditätsrate allerdings – einem klaren Maßstab der Schwere der Verletzungen – kommt Fußball erst an 4. Stelle; das gleiche gilt auch für die traumatischen Todesfälle. Der Trend innerhalb der letzten Jahre läßt auch eine deutliche Abflachung der Verletzungsquote mit leicht negativer Tendenz in den letzten 2 Jahren erkennen.

Bezüglich der regionalen Verteilung stehen klar die unteren Extremitäten mit 56 % weit vorne, gefolgt von der oberen Extremität mit 23 %. Erstaunlich ist jedoch der hohe Anteil von 14 % Verletzungen im Kopfbereich, ¼ davon sind Verletzungen des zentralen Nervensystems. Diese entstehen überwiegend durch Zusammenprallen der Spieler beim Kopfballduell, beim gefährlichen Spielen mit Behinderung des Gegners im Strafraum und beim Sturz gegen Torpfosten und Spielfeldumrandung.

Unterschenkel und Fuß

Die meisten Verletzungen sind **direkte Traumen** infolge von Schlägen und Tritten durch den gegnerischen Spieler im Zweikampf um den Ball, beim Tackling, bei dem bedauerlicherweise vielfach geübten „Hineingrätschen“ von rückwärts und durch das genauso verwerfliche „Fußaufsetzen“. Hierdurch entstehen die äußerst schmerzhaften Prellungen des Vorfußes, der Knöchelregion und der Achillessehnen, die jedoch meist außer einer Schürfwunde und Schwellung keine längeren Folgen hinterlassen (Abb. 2). Die **Erstversorgung** kann bereits am Sportplatzrand in klassischer Weise mit Kühlung durch Spray oder Eisabreibung erfolgen. Seltener ist ein zusätzlicher Kompressionsverband erforderlich. Das viel geübte, weil bequemere Auftragen eines Kühlsprays ist eine Methode, mit der zwar momentan bei oberflächlichen Verletzungen ein sehr guter Kühleffekt und Schmerzfreiheit erzielt werden können. Jedoch ist die Behandlung mit der Eiskompresse oder mit Eiswürfeln intensiver und besitzt eine größere Breiten- und Tiefenwirkung, so daß letztere von uns im allgemeinen bevorzugt wird. Selbstverständlich ist auch bei den offensichtlichen **„Bagatellverletzungen“** nachzuprüfen, ob nicht zusätzlich noch ein indirektes Trauma mit Gelenkbeteiligung vorliegt, da oft der oberflächliche Schmerz durch das direkte Trauma eine gröbere Laesion überdecken kann.

Wohl die häufigste Verletzung ist die Distorsion des oberen Sprunggelenkes mit Verletzung des lateralen Kapsel-Band-Apparates als Folge eines Supinationstraumas. Nicht immer ist hierbei der Schweregrad der Ergußbildung auch ein Zeichen für die Schwere der Verletzung: Vielfach beruhen rasch auftretende gröbere Schwellungen und Haematome auf einer relativ einfachen Kapselverletzung mit zufälliger Beteiligung eines kleinen Gefäßes ohne Zerreißung des Bandapparates, und gelegentlich verlaufen auch komplette Bandzerreißungen ohne abnorme Schwellung. Daher ist es unerläßlich, sofort nach der Verletzung manuell die Festigkeit des Kapsel-Band-Apparates zu untersuchen. Dies gelingt in der direkt-posttraumatischen Phase sehr gut, und die Ergebnisse sind für einen erfahrenen Untersucher recht verläßlich. Bei Verdacht auf eine Bandverletzung sind unbedingt gehaltene Aufnahmen erforderlich.

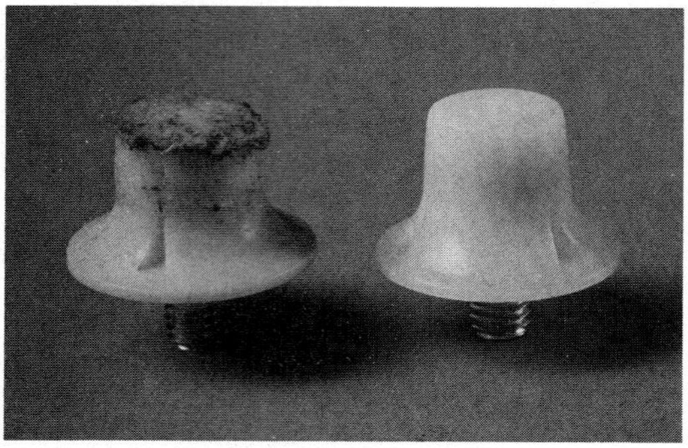

Abb. 2 Scharfkantige Stollen führen zu Verletzungen.

Therapie: Bei Verletzungen ohne fibulare Bandzerreißung wird grundsätzlich konservativ funktionell behandelt, zunächst mit Kühlung, Kompression und evtl. Entlastung; in den nächsten Tagen werden dann Schaumgummi-, Tape- und Kompressionsverbände angelegt, mit denen eine konsequente Übungstherapie und langsam steigende Belastung erfolgen darf. Ein dünner Tapeverband sollte zur Sicherheit auch für die ersten Trainingseinheiten und Spiele angelegt werden. Wir halten diese funktionelle Therapie für besser als die weithin geübte Fixation im Gipsverband. Letztere wird nur angelegt bei Distorsionsverletzungen schweren Grades, die keiner operativen Behandlung bedürfen.

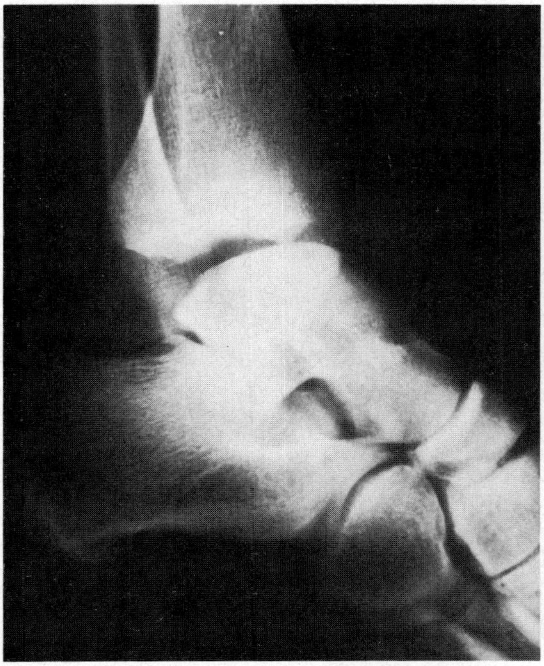

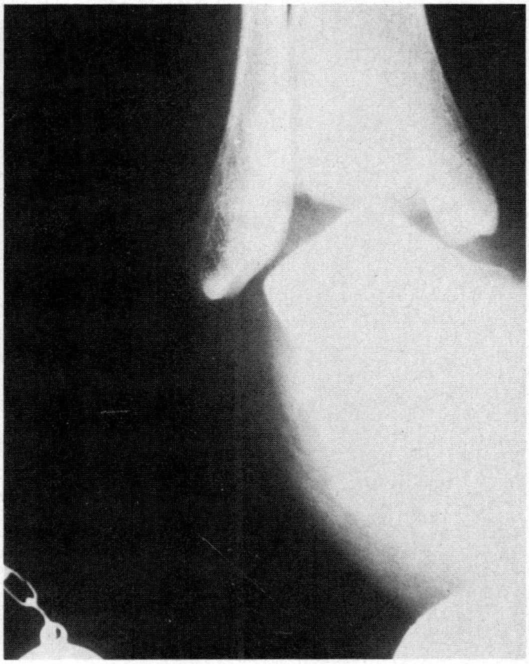

Abb. 3 **Fibulare Bandzerreißung (Röntgenbefund).**

Bei totalen Zerreißungen mit Subluxation des Talus nach vorne und einer Aufklappbarkeit von über 10 Grad im a.-p.-Strahlengang stellen wir gerade bei jungen Sportlern die Indikation zur Operation relativ großzügig. Wenn keine zusätzlichen Hautverletzungen vorliegen, wird die Operation als dringlicher Eingriff sofort vorgenommen. Anschließend erfolgt Gipsruhigstellung über 6 Wochen und funktionelle Nachbehandlung (Abb. 3 und 4).

Wichtig ist auch immer, an eine Gabelsprengung infolge von Verletzungen der Syndesmosenbänder zu denken. Eine spätere Gabellockerung führt durch Verringerung des tibiotalaren Gelenkflächenkontaktes bei den im oberen Sprunggelenk herrschenden Druckkräften von 300 kg regelmäßig zur Arthrose.

In unserem Krankengut machen gerade Fußballspieler den größten Teil der Syndesmosenverletzungen mit chronischen Belastungsbeschwerden aus. Die Syndesmosen-

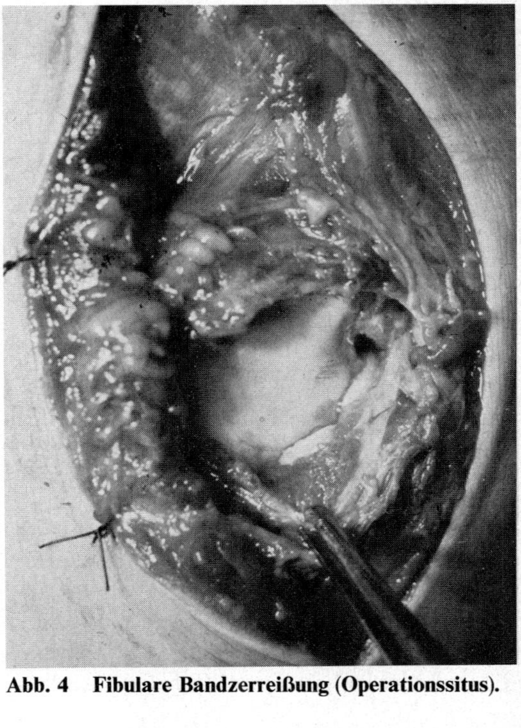

Abb. 4 **Fibulare Bandzerreißung (Operationssitus).**

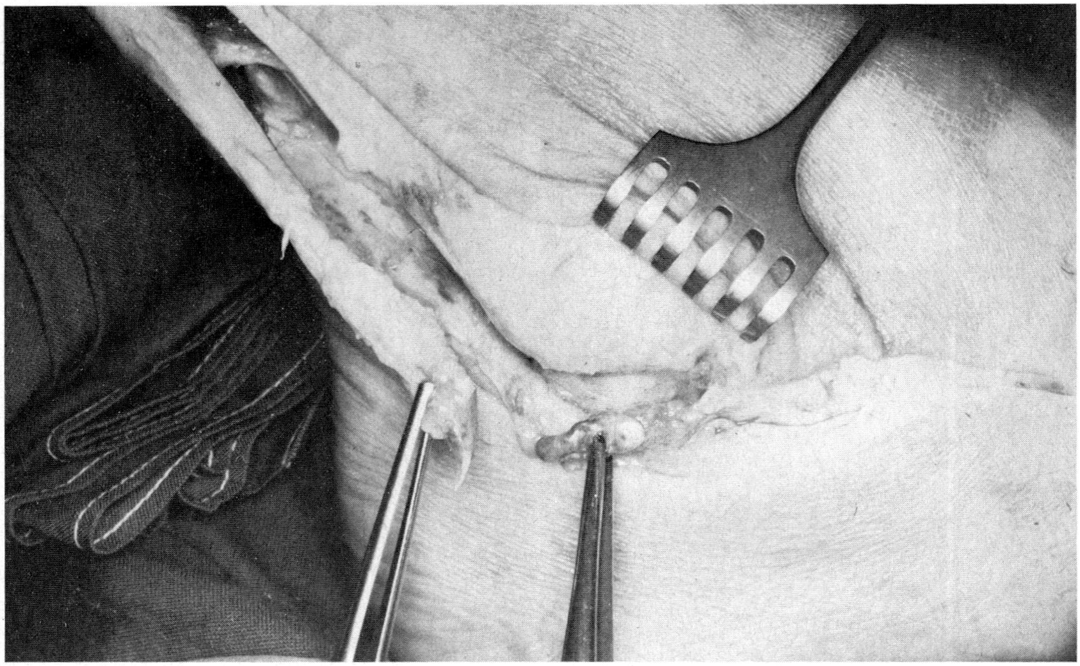

Abb. 5 Peronealsehnenzerreißung.

zerreißung muß operativ behoben werden, evtl. unter Einbeziehung des Ligamentum deltoideum.

Kapsel-Band-Läsionen des unteren Sprunggelenkes, insbesondere des Calcanocuboidgelenkes, werden gelegentlich beobachtet und können durch gehaltene Aufnahmen dokumentiert werden. Hier legen wir im allgemeinen einen Unterschenkelgehgips für 4 Wochen an.

Seltenere Verletzungen sind die Zerreißungen der Extensor-hallucis-longus-Sehne und der Peronealsehnen. Da der Fußballspieler dem Ball die exakte Richtung mit den Zehen mitgibt, muß der erhebliche Kraftverlust für die Großzehenstreckung zu einer deutlichen Behinderung führen. Deshalb ist eine Sehnennaht erforderlich. Gleiches gilt für die Peronealsehnenverletzung, d. h., falls beide Sehnen zerrissen sind (Abb. 5). Gelegentlich kann bei nicht ganz frischen Fällen die klinische Differentialdiagnose zwischen einer lateralen Bandzerreißung und einer Zerreißung der Peronealsehnen Schwierigkeiten bereiten.

Die **Peronealsehnenluxation** wird auch beim Fußballspieler nicht selten gesehen. Bei der akuten traumatischen Luxation kann das Retinaculum auch durch genügend lange Gipsruhigstellung wieder heilen, bei der chronisch rezidivierenden Luxation ist allerdings ein operatives Vorgehen unbedingt erforderlich.

Leider kommen viele Verletzungen des oberen Sprunggelenkes und seiner umgebenden Weichteile veraltet zur gezielten Behandlung, weil infolge unbefriedigender Diagnostik die Erstbehandlung nicht konsequent durchgeführt wurde. Gerade für Fußballspieler bedeutet eine nicht sorgfältig behandelte und ausgeheilte Fußverletzung bei den hohen Stoß- und Torsions-Belastungen, denen die Füße ausgesetzt sind, unter Umständen eine monatelange Behinderung und bildet sicherlich die unnötige Vorstufe einer frühen Arthrose.

Das obere Sprunggelenk ist auch beim Fußballspieler immer noch ein Stiefkind der Diagnostik und auch der Behandlung.

Man muß sich jedoch vor Augen führen, daß mit operativen Spätverfahren nur in wenigen Fällen eine ideale Wiederherstellung zu erreichen ist, zumal meistens schon irreparable Schädigungen, z. B. des Knorpelgewebes bestehen.
Die Achillessehnenzerreißung ist keine typische Fußballverletzung.

Wir beobachten nur ganz selten direkte traumatische Zerreißungen durch Tritte in die ungeschützte Sehne.

Jede frische Achillessehnenzerreißung ist sofort operativ zu versorgen. Die Diagnostik ist einfach und die Operation ist um so leichter, je früher sie erfolgt.
Die Wadenprellung ist eine ziemlich häufige Verletzung, die jedoch mit sofortiger Kühlung und anschließender Kompression gut beherrscht werden kann. Gelegentlich kommt es dabei zu einer blitzartigen Peroneuslähmung, falls der Nerv mit der Schuhspitze getroffen wird; jedoch ist die Lähmung fast immer passagerer Natur u. nach wenigen Minuten spontan behoben.
Drei von uns beobachtete posttraumatische Tibialis-anterior-Syndrome an Fußballspielern durch Trittverletzung sollten Grund sein, auf dieses seltene klinische Bild hinzuweisen, da ein Nichterkennen unangenehme Spätfolgen mit erheblicher Funktionsbehinderung nach sich ziehen kann.

Kniegelenk

Für einen Fußballer typisch sind Verletzungen **des Kniegelenkes.** Die direkten Traumen mit Trittverletzungen sind zwar sehr schmerzhaft, meist jedoch ohne Dauerfolgen. Außnahmen bilden direkte Knorpelverletzungen durch Tritt an den medialen Femurcondylus oder gegen die Kniescheibe. Hierdurch entstehende Knorpellaesionen bedürfen einer raschen operativen Versorgung.
Indirekte Verletzungen führen fast immer zu kombinierten Binnenverletzungen des Gelenks aufgrund der anatomischen Besonderheit desselben. Isolierte Meniskus-, Kreuzband- und Seitenbandverletzungen sind sehr selten, da das beim Fußball übliche Rotationstrauma fast immer die Verletzung mehrerer Strukturen nach sich zieht.
Der Mechanismus ist fast immer der gleiche:
Verdrehung des Kniegelenkes in gebeugter Stellung über den durch Stollen in den Rasen festgekeilten Fuß, Behinderung durch den Gegenspieler und Preßschläge mit der Innenseite des Fußes.
Bei leichteren Fällen handelt es sich um eine Zerrung der Kapsel, einschließlich einer Insertion des Meniskus, evtl. mit Beteiligung des Seitenbandes und der hinteren Kapsel. Für die Befunderhebung ist der Daumendruck für die Auffindung der Druckschmerzpunkte wichtig, da die Funktion meist frei ist und auch häufig kein Erguß vorliegt. Gelegentlich besteht allerdings ein Dehnungsschmerz des Bandes. In den nächsten Tagen kann sich eine Bewegungshemmung mit Beugekontraktur einstellen, die einer differentialdiagnostischen Abklärung gegenüber einem Korbhenkelriß des Meniskus bedarf.
Da der Hauptdruckschmerz meist am sogenannten „Skipunkt“, dem Ursprung des medialen Seitenbandes liegt, genügt es, dort eine geringe Menge eines Lokalanaesthetikums zu injizieren, um diese funktionelle Streckhemmung von einer mechanischen Streckhemmung zu unterscheiden. Wenn diese Verletzungen im Verlauf eines Spiels passieren, wird nicht selten in „der Hitze des Gefechtes“ weitergespielt. Die Schmerzen stellen sich dann oft in der Nacht ein, und ärztliche Hilfe wird erst am nächsten Tag in Anspruch genommen. Bei

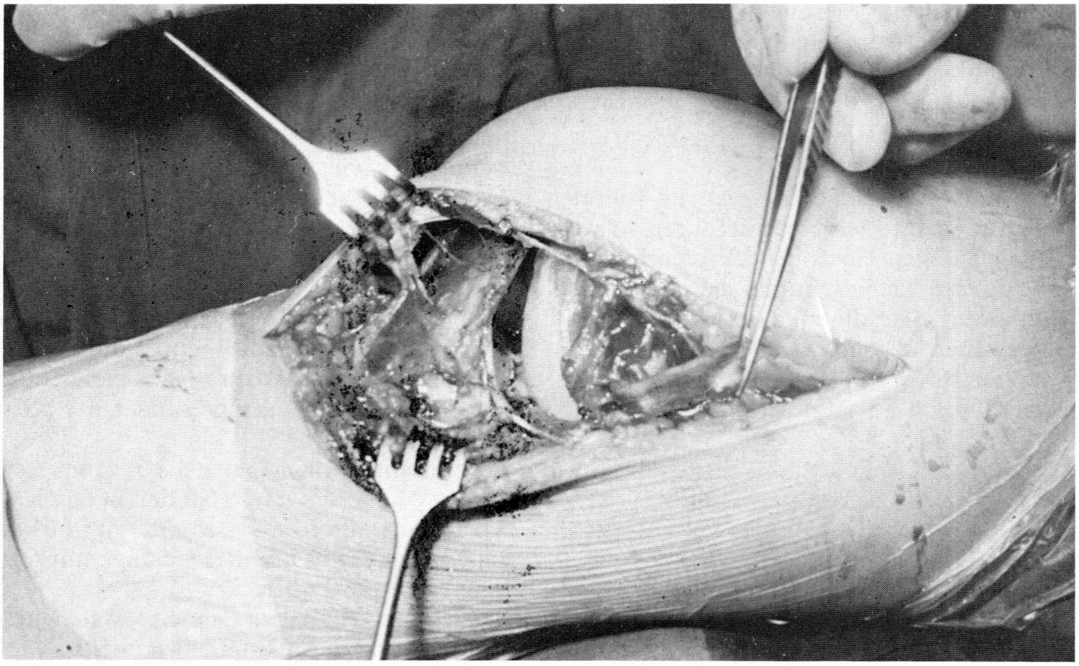

Abb. 6 Kombinierte Knieinnenläsion.

schwereren Verletzungen mit kombinierten Kapsel-Band-Zerreißungen sind die Schmerzen meist so stark, daß eine Spielunterbrechung erforderlich wird. Aber auch hier haben wir Fälle erlebt, wo trotz totaler Seitenbandzerreißung mit bandagiertem Kniegelenk noch eine Halbzeit und länger weitergespielt wurde.

Diese **kombinierten Kniebinnenverletzungen** mit Bandzerreißung (meist mediales Seitenband, mediale und hintere Kapsel, mediale Meniskusinsertion, vorderes Kreuzband) sind für uns heute eine Indikation zur sofortigen **Operation** mit subtiler Naht der Kapsel-Band-Strukturen. Gelegentlich müssen hierbei auch begleitende Knorpelverletzungen mitversorgt werden (Abb. 6, 7 a und 7 b).

Beim begleitenden **Kniegelenkerguß** ist für uns die **Punktion** nicht nur als therapeutisches, sondern insbesondere auch als diagnostisches Hilfsmittel sehr wichtig, zumal nach einer Punktion das Kniegelenk leichter untersucht werden kann. Ein blutiger Gelenkerguß, insbesondere wenn er mit Fettaugen vermischt ist, sollte bei nicht zu klärender Diagnose Anlaß zur **Arthroskopie** sein, da sich nicht selten isolierte Kreuzbandrupturen oder Knorpelverletzungen dahinter verbergen.

Therapie

Die Therapie ist für uns, wenn irgend möglich, bei allen Kniegelenkverletzungen zunächst einmal funktionell dynamisch. Auch hier bevorzugen wir, wie beim oberen Sprunggelenk, die funktionelle Behandlung bis zu einem gewissen Schweregrad der Verletzung. Unter Eiskompressen wird eine krankengymnastische oder eigenständige Übungstherapie durchgeführt, und wenn erforderlich das Knie mit Stockstützen entlastet. Bewährt hat sich zur funktionellen Behandlung der Filzkappenverband, bei

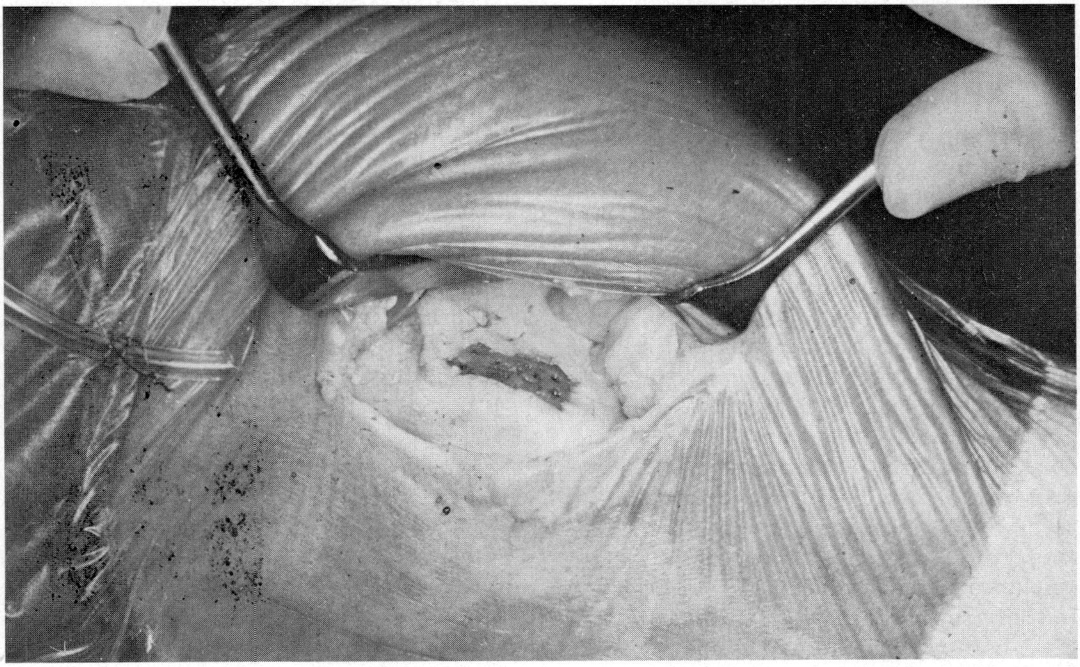

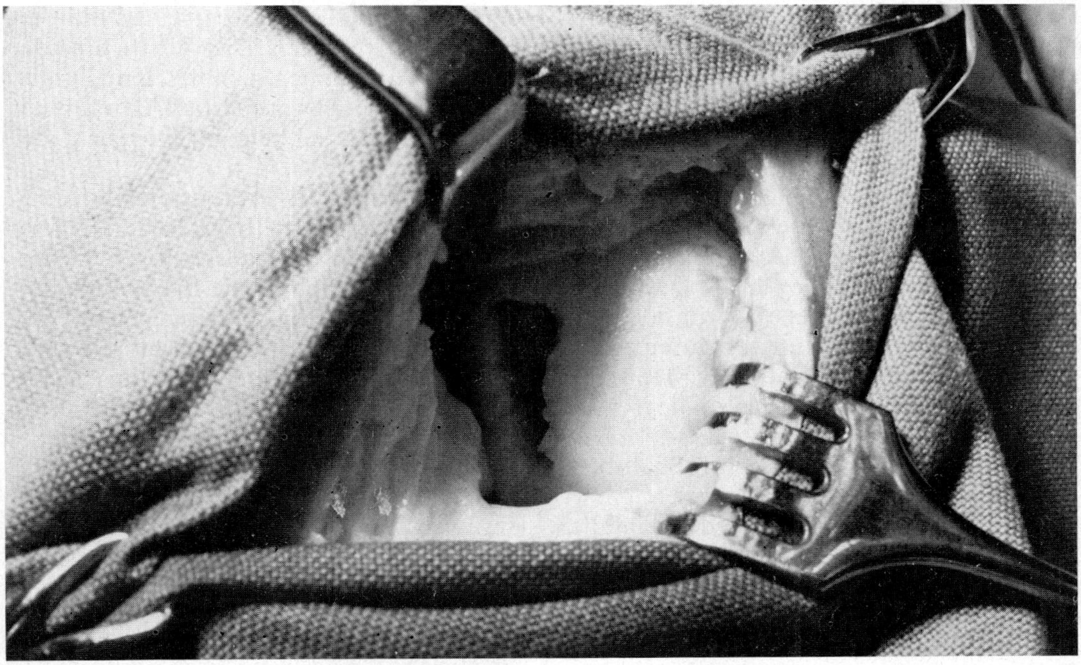

Abb. 7 a und Abb. 7 b Knorpelverletzung am Kniegelenk.

welchem ein 50x20 cm großer, leicht konisch zulaufender Sattlerfilz von 0,5 cm Stärke mit Patellaloch durch drei elastische Binden gut angewickelt wird.
Besonders wichtig ist uns immer das Quadrizepstraining, während die Beugung am Anfang immer zu vernachlässigen ist. Mit häufigen Punktionen sind wir sehr zurückhaltend, bevorzugen das aktive Krafttraining unter Kryotherapie. Nach einigen Tagen sind vorsichtige Massagen der Kniekehle erlaubt. Bei rezidivierenden Ergüssen ist die Diagnostik grundsätzlich so lange zu betreiben, bis eine Erklärung für den Erguß gefunden wird.
Mit veralteten Kniebinnenverletzungen mit habituellen Subluxationen und Instabilität können meist noch Konditionssportarten, aber nicht mehr das Fußballspielen ausgeübt werden. Es sind jedoch mittlerweile operative Verfahren gefunden, die unter guten Voraussetzungen stabile Bandverhältnisse wiederherstellen können, so daß auch Fußballspielen wieder möglich ist.
Die Meniskuslaesion beim Fußballspieler ist nur ganz selten echt traumatisch. Eine frühere Untersuchung von uns hat gezeigt, daß diese nur beim Kniebinnentrauma vorkommt. Die überwiegende Zahl der Fußballer kommt jedoch nicht mit einem frischen Unfallriß, sondern mit einem Spätriß und sekundär degenerativen Veränderungen des Meniskus zur Operation. Die Ursache für die Degeneration des Meniskusgewebes ist in den fußballspezifischen Bewegungsabläufen zu suchen. Der Häufigkeitsgipfel der Meniskusoperation beim Fußballspieler liegt zwischen dem 20. und 30. Lebensjahr, im Gegensatz hierzu bei den Nichtfußballspielern jenseits des 30. Lebensjahres.
In etwa 80 % aller Fälle werden Unfälle angegeben, die nicht als echte Unfallereignisse zu werten sind, z. B. Einknicken beim Geradeauslaufen, bei der Drehung, beim Ausrutschen und einfaches In-die-Hocke-Gehen.

Die **Diagnose** des Meniskusschadens ist bei klassischer Symptomatik leicht, kann jedoch auch unter Einsatz moderner Hilfsmittel wie Arthrographie und Arthroskopie bei Hinterhornlaesionen schwierig sein. Da bei nicht operierten Meniskuszerreißungen die Frühartrhrose droht, ist die Operation unumgänglich. Spätarthrosen nach Meniskektomien sind nach unserer Auffassung nicht der Meniskektomie selbst anzulasten, sondern falschem Trainingsaufbau mit zu früher Belastung bei noch insuffizienter Muskulatur und gereiztem Knie.

Oberschenkel

Der **Pferdekuß** ist eine spezifische Fußballverletzung durch Stoß mit dem Knie an die Außenseite des Oberschenkels. Es kommt zu einem subfaszialen Erguß, der serös oder blutig ist und sehr schnell zu einer Verklebung der Faszie führen kann. Die Erstbehandlung besteht wiederum aus Kühlung und Kompression und einer rasch einsetzenden Übungstherapie, um die Verklebung zu verhüten. Dies dürfte eine der wenigen Ausnahmen sein, wo einmal gegen Schmerzen geübt werden muß. Bewährt hat sich dabei das einbeinige Treppen- oder Stufensteigen.
Von den **Muskelverletzungen** sind lediglich die Quadrizeps- bzw. Rectuszerrung oder der Riß als fußballspezifisch anzusehen. Grundsätzlich ist die Behandlung mit Ausnahme schwerer Zerreißungen mit gröberem Funktionsausfall konservativ. Wir bevorzugen die funktionell dynamische Beübung, zunächst gegen geringen, dann steigenden Widerstand. Wichtig ist hierbei auch die funktionelle Belastung der sich bildenden Narbe mit Ausrichtung der Bindegewebsfasern in Zugrichtung des Muskels. Nur eine weiche Muskelnarbe ist belastbar.

Es gilt der Grundsatz: Früh üben – spät belasten.

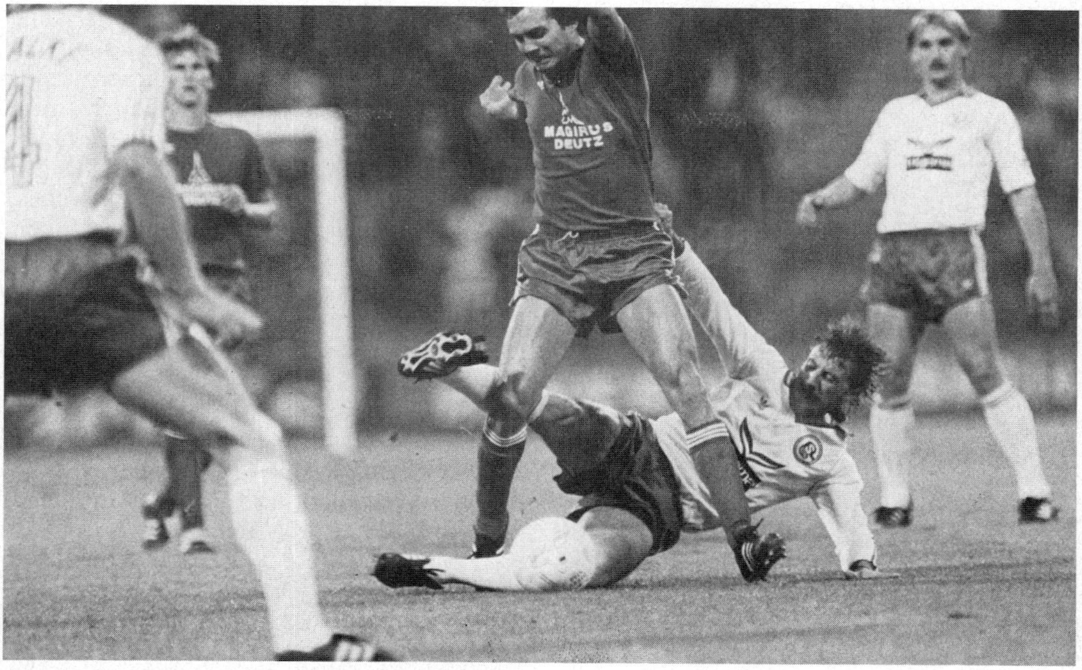

Abb. 8 Unfallträchtige Situation bei „Manndeckung".

Eine ganz wichtige Rolle in dieser Situation kommt dem Trainer zu, mit dem der Aufbau nach Muskelverletzung besprochen werden muß. Bei rezidivierenden Verletzungen, die häufig nach Rissen im Sehnen-Muskel-Übergangsbereich auftreten, ist gelegentlich die operative Spätversorgung erforderlich, die dann doch meist zu guten Ergebnissen führt.

Kopf

Kopfverletzungen sehen wir, wie bereits erwähnt, im Fußball relativ häufig, insbesondere bei Kopfballspezialisten. Schädel-Hirn-Traumen dürften hierbei nicht so selten sein, wie häufig angenommen wird. Daher sollten jede Bewußtlosigkeit, aber auch Benommenheit, Übelkeit und Brechreiz Grund zu einer neurologischen Untersuchung bei gleichzeitiger Spielpause sein.

Halswirbelsäulenverletzungen werden im Fußball nicht häufiger gesehen als bei anderen Sportarten auch. Die muskuläre Sicherung der Halswirbelsäule beim Kopfball genügt offenbar, um einen degenerativen Spätschaden zu verhindern.

Degenerative Sehnenschäden

Degenerative Sehnenschäden bereiten uns in zunehmendem Maße bei Fußballspielern infolge der hohen Trainingsbelastungen Sorge. Typisch sind die degenerativen Veränderungen der Achillessehne und des Ligamentum patellae (Patellaspitzensyndrom), seltener die Tendopathie im Rectusansatz. Die Diagnose ergibt sich klassisch aus den typischen Beschwerdeangaben, dem Druckschmerz sowie der Funktionsbehinderung. Die Behandlung sollte konservativ ausgeschöpft werden, ohne je-

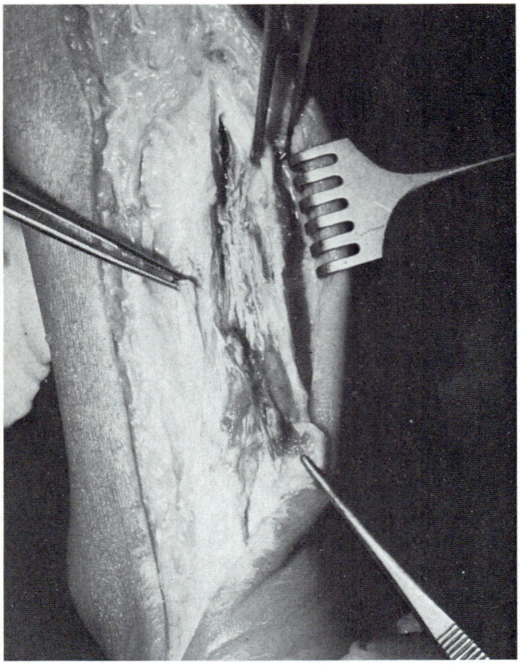

Abb. 9 Degenerative Achillessehnenveränderung.

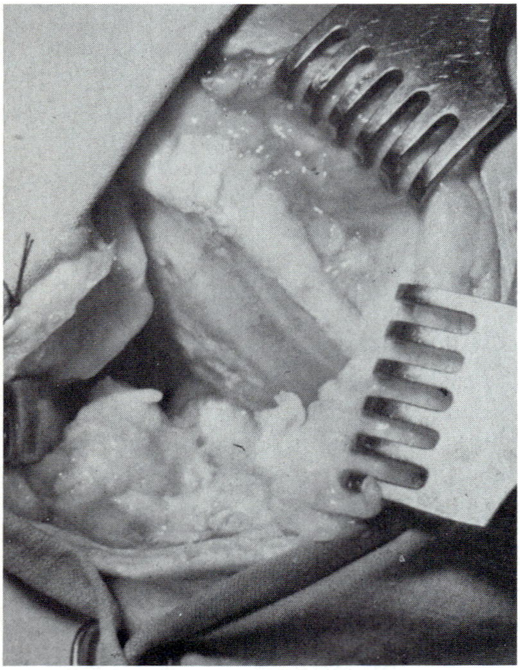

Abb. 10 Spätschaden am Gelenkknorpel.

doch die operative Therapie unnötig lange hinauszuzögern. Leider wird die sinnvolle Belastungsreduzierung zwar immer wieder ärztlicherseits empfohlen, jedoch vom Sportler nur selten eingehalten. In therapieresistenten Fällen entscheiden wir uns zur operativen Sanierung des Sehnengewebes, die fast immer zur vollen Spielfähigkeit führt (Abb. 9).

Spätschäden am Gelenkknorpel sind sicherlich nicht fußballspezifisch, treten aber gerade bei dieser Sportart sehr häufig auf. Die Ursache ist – von den schweren Gelenkverletzungen einmal abgesehen – in den meisten Fällen nicht der Sportart selbst zur Last zu legen. Bei der Befragung des betroffenen Spielers läßt sich fast immer wieder derselbe Leidensweg ablesen:

Verletzungen wurden ungenügend diagnostiziert – erkannte Verletzungen wurden ungenügend behandelt – behandelte oder operierte Verletzungen hatten nicht genügend Zeit zur Ausheilung.

Fast immer wurde trainiert und gespielt mit Schmerzen und rezidivierenden Ergüssen, denen durch Bandagen abzuhelfen versucht wurde (Abb. 10).

Die Verantwortung des Arztes

Im Profifußball spielen finanzielle Interessen von Spieler und Verein eine große Rolle. Damit wird die Konfrontation mit dem Arzt, aber auch dessen Verantwortungsbewußtsein geradezu herausgefordert. Der Spruch vom „ärztlichen Ethos“ ist leicht dahingesagt, in der täglichen Spielpraxis jedoch nicht einfach durchzusetzen. Ein bekannter Trainer hat einmal gesagt, daß verletzte Pferde besser betreut werden als verletzte Fußballprofis. Den Verantwortlichen sollte immer wieder vor Augen gehalten werden, daß ein verletzter Spieler immer ein teurer Spieler ist, und daß Sparen an medizinischer Betreuung Sparen am falschen Platz ist. Nur mit ständiger Weiterbildung der Ärzte, Masseure und Trainer sowie Aufklärung der Klubverantwortlichen kann die erfreulich rückläufige Tendenz der Verletzungen im Fußballsport weiter anhalten.

Literatur

1. *Hess, H.:* Die geschlossene Sportverletzung des Kniegelenks. Sportarzt und Sportmedizin, Heft 2 (1969), 51

2. *Hess, H.:* Der degenerative Meniskusschaden der Berufsfußballspieler – eine Berufskrankheit? Zeitschrift für Orthopädie, 113 (1975), 669—672

3. *Hess, H.:* Orthopädie der Fußballschuhe. Orthopädische Praxis 11 (1978), 812—815

4. *Hess, H.:* Vom Medizinmann zum Sportarzt. Umschau – Wissenschaft und Technik 73 (1978), 10

5. *Hess, H.:* Spätversorgung kombinierter Kniebinnenverletzungen. Vortrag 26. Deutscher Sportärztekongreß 1978

6. *Hess, H.:* Leistenschmerz – Ätiologie, Differentialdiagnose und therapeutische Möglichkeiten. Orthopäde 9 (1980), 186—189

7. *Junk, A.:* Sportunfälle im Saarland. Dissertation Universität des Saarlandes 1980

8. *Hess, H.:* Überlastungsschäden der Sehnen. Ärztliche Fortbildung 31 (1981), 3

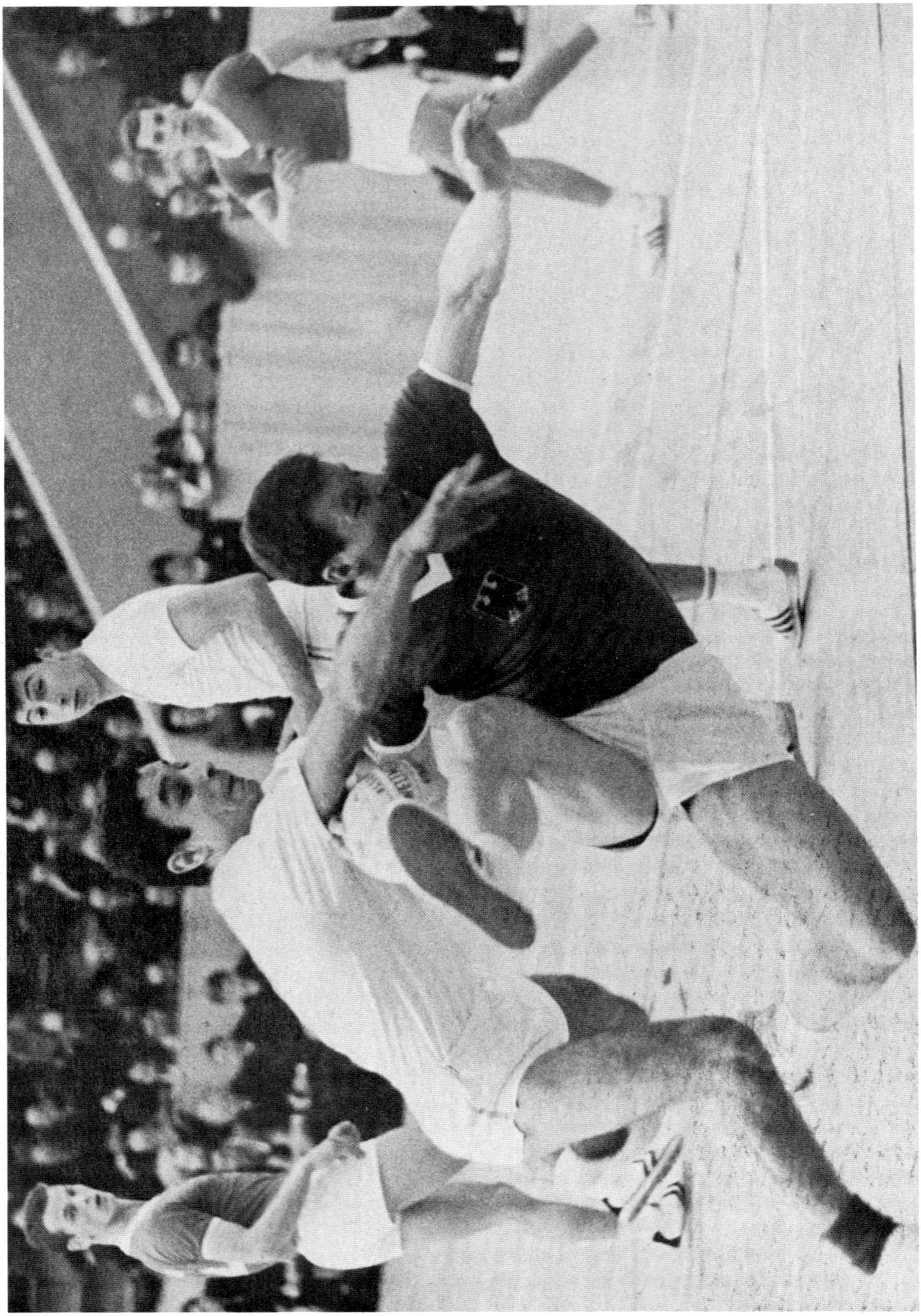

Handball

H.O. Rehberg

Spielbeschreibung

Der Hallenhandballsport in Deutschland hat durch internationale Erfolge in der letzten Zeit und den Neubau geeigneter Sportstätten einen großen Aufschwung genommen. Daß diese Sportart im **Mutterland des Handballspieles** von vielen jungen Menschen ausgeübt wird, hat nicht nur Vorteile, sondern ist leider auch mit einem erhöhten Unfallrisiko belastet.

Das Hallenhandballspiel wird auf einer Spielfläche von 40 m in der Länge und 20 m in der Breite ausgeübt. In der Mitte der Torlinie auf jeder Seite befindet sich das festverankerte Tor von 2 m lichter Höhe und 3 m lichter Breite. Es besteht aus 2 festverbundenen Torpfosten und der Torlatte aus gleichem Material. Der Torraum wird von einer 3 m langen Linie im Abstand von 6 m vor dem Tor, parallel zur Torlinie verlaufend, gebildet, an die sich beiderseits mit 6 m Radius von der hinteren Innenkante der Torpfosten aus gezogene Viertelkreise anschließen. Die gestrichelte Freiwurflinie wird in gleicher Weise im Abstand von 9 m zum Tor gebildet. Die Markierung für Strafwürfe ist in Form einer 1 m langen Linie parallel zur Torlinie im Abstand von 7 m zu dieser angebracht. Die Mittellinie des Spielfeldes verbindet die Mittelpunkte beider Seitenlinien. Der Spielball muß rund und darf nicht zu stark aufgepumpt sein. Als Material sind Leder- oder Kunststoffbälle gestattet. Der Umfang beträgt bei Männerbällen 58—60 cm, bei Frauenbällen 54—56 cm, das Gewicht 425—475 g, bzw. 325—400 g.

Eine Mannschaft besteht aus 12 Spielern (10 Feldspieler und 2 Torwarte), wovon sich auf dem Spielfeld höchstens 7 Spieler (6 Feldspieler und 1 Torwart) befinden dürfen. Die anderen Spieler sind Reservespieler. Die Spielzeit besteht für Männer aus zwei Halbzeiten zu je 30 Minuten mit einer 10minütigen Pause dazwischen, für Frauen 2 mal 25 Minuten mit 10 Minuten Pause.

Erlaubt ist, den Ball unter Benutzung von Händen, Armen, Kopf, Rumpf, Oberschenkeln und Knien in jeder Richtung in jeder beliebigen Art zu werfen, schlagen,ssooee,, fausten, fangen und zu stoppen.

Im Verhalten zum Gegner ist es erlaubt, Arme und Hände zu benutzen, um in Ballbesitz zu gelangen und dem Gegner mit einer offenen Hand den Ball aus jeder Richtung wegzuspielen. Auch darf man den Gegner mit dem Körper sperren.

Verletzungsarten und ihre Behandlung

Prellungen

Die Ursache aller Prellungen beim Handballspiel beruht auf einer direkten stumpfen Gewalteinwirkung, die vorwiegend den **Brustkorb,** die **Schulterpartien** und die **Oberschenkelmuskulatur** betrifft. Bei schweren Prellungen sind sofortige Kälteanwendungen mit Eiswürfeln und Kältespray erforderlich. Hieran soll sich die Anwendung eines komprimierenden, jedoch nicht einschnürenden Verbandes anschließen (Weitere Hinweise finden sich im Kapitel „Allgemeine Diagnostik und Therapie von Sportverletzungen“).

Heparinhaltige Salben sind kontraindiziert, da sie nur zu einer Vergrößerung des begleitenden Hämatomes führen.

Absolute Ruhigstellung ist erforderlich.

Eine Sonderstellung nimmt die **stumpfe Prellung der Bauchhöhle** ein. Hier ist sofortige stationäre Krankenhausbehandlung in einer chirurgischen Klinik angezeigt. Bei bestehenden Schmerzsymptomen ist selbstverständlich eine Sofortbehandlung am Spielort nach den Grundsätzen der Antischockbehandlung erforderlich.

Zerrungen

Ein erhöhtes Risiko für diese Verletzung besteht bei Kälte, zeitlich ungenügend bemessener Aufwärmphase, konditioneller Indisposition oder dem Vorliegen von Entzündungsherden im Körper (z. B. Zähne, Nasennebenhöhle, Tonsillen, harnableitende Wege). Betroffen werden vorwiegend der Schultergürtel sowie die oberen und unteren Extremitäten. Da auch hier Zerreißungen kleiner Blutgefäße mit konsekutiver Ausbildung eines Hämatomes die Regel sind, ist Kälteanwendung und anschließende Ruhigstellung mit nicht einschnürenden, wenig elastischen Druckverbänden erforderlich. Die zusätzliche medikamentöse Behandlung hat mit antiphlogistischen Mitteln zu erfolgen (Weitere Hinweise finden sich im Kapitel „Allgemeine Diagnostik und Therapie von Sportverletzungen“).

Obere Extremität

Die **Verletzungen insbesondere im Schulterbereich sind beim Hallen-Handball als sportspezifisch anzusehen,** da sie **oft Folge regelwidriger Behinderung des Wurfaktes** sind (abduzierter und außenrotierter Wurfarm, der vom Gegner von rückwärts gehalten wird). Tendinosen im Bereich der Rotatorenmanschette sowie Myogelosen sind die Folge (Subacromialer Druckschmerz und Schmerzen im Bereich des Humeruskopfes). *Prokop* und auch *Franke* beschreiben Arthrosen des Akromioklavikulargelenkes nach langjährigem Handballspielen. **„Werferellbogen“:** typischer Überlastungsschaden als Epicondylitis ulnaris, mit ausstrahlenden Schmerzen bis ins Handgelenk (teilweise röntgenologisch verifizierbar durch Periostreaktion im Bereich des Epicondylus). Tendopathie des Musculus triceps brachii (analog Speerwerfer) nach *Krejci* und *Koch* (1977).
Im Bereich der Hand werden Aneurysmen der Handarterien beschrieben und zwar sowohl bei Feldspielern wie auch bei Torleuten *(Pidermann,* zitiert nach *Prokop).*

Untere Extremität

Haupterkrankung ist die **Bursitis praepatellaris** als Folge von Prellungen bei Sprung- und Fallwürfen.
Tendopathien finden sich im Bereich der gesamten unteren Extremität ohne Bevorzugung einer bestimmten Region mit Ausnahme des Patellaspitzensyndroms. Ähnlich wie beim Fußballspieler ist auch im Handball der Leistenschmerz als Tendopathie der Adduktoren sowie der Bauchmuskulatur am Os pubis zu finden.
Kniegelenkschäden treten meistens als Meniskusläsionen auf, sowie als typische Kapsel-Band-Verletzungen ohne besondere sportartspezifische Häufung.
Am Fuß des Handballspielers findet man sportartspezifisch mehr Überlastungsschäden als frische Verletzungen. Schmerzen im Ansatzbereich der Achillessehne sind ebenso häufig wie röntgenologisch nachweisbare Sekundärschäden an Talus, Tibia-Vorderkante, Os naviculare und als

plantarer Fersensporn. Diese Veränderungen wurden von *Pförringer* als gehäuft auffindbar bei Hochleistungssportlern der Racketsportarten und des Berufsfußballes beschrieben.

Wirbelsäule

Albrecht und *Pollähne* (1977) konnten bei Untersuchungen von Handballspielern nachweisen, daß, ausgelöst durch die permanenten Wirbelsäulenstauchungen, die aus den hohen Sprungbelastungen der Handballspieler resultieren, bei bestehender Spondylolyse in praktisch nahezu allen Fällen auch eine Listhesis vorliegt.
Zusätzliche Schäden der Wirbelsäule entstehen noch als Hyperflexionsschaden bei starkem körperlichen Einsatz mit Gegnerkontakt, insbesondere bei Torwürfen.
Lumbalgien als Ausdruck der Überbeanspruchung beim Bespielen von harten Böden und bei insuffizientem Schuhwerk sind ebenfalls häufig.

Gehirnerschütterung

Von einer Gehirnerschütterung (Commotio cerebri) spricht man bei einer Stauchung des Gesamthirnes durch das Einwirken stumpfer Gewalt. Sie tritt auf bei Aufprall des Spielers mit dem Kopf auf den Hallenboden, gegen einen harten Gegenstand oder einen anderen Spieler. Bewußtseinsverlust, Benommenheit, möglicherweise mit zeitlicher und örtlicher Desorientiertheit, Übelkeit und Erbrechen lassen als Symptome diese Diagnose unschwer stellen. Die nächstgelegene neurologisch-stationäre Behandlungsmöglichkeit ist umgehend wahrzunehmen. Nach Möglichkeit ist die ärztliche Begleitung und Überwachung des Krankentransportes zu postulieren (Siehe auch Kapitel „Boxen").

Zahnverletzungen

Verletzungen der Zähne, insbesondere der Schneidezähne, kommen durch Fremdeinwirkung im Handballsport relativ häufig vor. Spiel- bzw. Trainingsabbruch ist angezeigt. Neben schmerzstillenden Maßnahmen ist für umgehende zahnärztliche Behandlung Sorge zu tragen.

Prävention

Aus der Spielanlage ist es verständlich, daß Aktive und Trainer die häufigsten Unfallursachen kennen und verhüten lernen. Wichtig ist, daß die Mannschaften in konditioneller, technischer und spieltaktischer Hinsicht optimal vorbereitet antreten. Zum Beispiel sind **Fallübungen** von besonderer Bedeutung zur Vermeidung von Verletzungen, denn die Unfallhäufigkeit nimmt mit der technischen Beherrschung des Sportes ab. **Sprungübungen** tragen zur Festigung der Sehnen und Bänder bei. Zur zusätzlichen Stabilisierung von Gelenken kommen Tape-Klebeverbände als prophylaktische Maßnahmen in Frage. Die Sohle des Spielschuhes soll griffig sein und breit auf dem Hallenboden aufliegen. Die Spielfläche soll federnd sein und nicht aus Zement oder Beton bestehen. Am besten hat sich hier eine punktelastische Aufhängung mit PVC-Beschichtung bewährt, die weder zu glatt noch zu stumpf beschaffen sein soll. Allerdings läßt sich der gewünschte Hallenboden nicht immer realisieren, da es sich bei den Spielhallen meistens um Mehrzweckhallen handelt, die auch von anderen Sportarten benutzt werden, die wiederum andere Ansprüche an das Bodenverhalten stellen. Der Spieler sollte nicht zu früh nach Verletzung oder Erkrankung den Wettkampf aufnehmen. Er sollte sich sorgfältig aufwärmen und etwa drei Stunden vor dem Spiel allenfalls noch leicht resorbierbare Oligosaccharide zu sich nehmen.

Die allgemein häufigste Verletzung im Handball ist die Distorsion insbesondere von oberem Sprunggelenk, Kniegelenk, Ellbogen- und Handgelenken. Diese Verletzungen selbst sind spieltechnisch bedingt und bei dem heutigen kampfbetonten Spiel des Hallenhandballs kaum zu vermeiden.
Präventiv ist hier die adäquate (d. h. sofortige und ausreichend lange) Therapie dieser Distorsionen Voraussetzung für eine Restitutio ad integrum.
Das gleiche gilt für eine genügend lange Spielpause bei den ebenso häufigen Fingerverletzungen und der traumatischen Schulterluxation.
Zur Vermeidung des Werferellbogens gilt für den Handballspieler ebenso wie für den Speerwerfer die Notwendigkeit des Eliminierens von Scherkräften im Ellbogengelenk. Bei entsprechenden Beschwerden in Schulter- und Ellbogengelenken ist das Einhalten einer korrekten **Wurftechnik** Voraussetzung für die Vermeidung weiterer Verschlimmerungen.
Das Tragen von Knieschützern und von adäquatem Schuhwerk beugt einerseits den Bursitiden im Patellarbereich vor, anderseits können Knieverletzungen in Häufigkeit und Schwere verringert werden, wenn die Gleitfähigkeit der Schuhsohle dem entsprechenden Hallenboden angepaßt wird, um allzu plötzliche Bremsvorgänge zu vermeiden.

Literatur

1. *Albrecht, W. D., W. Pollähne:* Die Osteochondrosis dissecans des Kniegelenkes bei jugendlichen Sportlern, Med. und Sport, Berlin 4 (1977), 105—109

2. *Franke, K.:* Traumatologie des Sports. Volk und Gesundheit, Berlin 1977

3. *Jungmichel, D.:* Schädigungen des Bewegungsapparates beim Handballspiel durch falsche Technik. Med. und Sport, Berlin 5 (1955), 121—124

4. *Krejci, V., P. Koch:* Muskelverletzungen und Tendopathien. Thieme, Stuttgart 1977

5. *Pförringer, W., H. W. Müller-Wohlfahrt:* Skelettveränderungen bei Hochleistungssportlern. In: Sport und Leistungsmedizin, Kongreßband, Deutscher Sportärztekongreß Saarbrücken 1980. Demeter Verlag, Gräfelfing 1981

6. *Pförringer, W.:* Sprunggelenkschäden bei Hochleistungssportlern. Orthopädische Praxis, April (1981)

7. *Prokop, L., R. Jelinek, R. Suckert:* Sportschäden. Gustav Fischer Verlag, Stuttgart - New York 1980

8. *Tittel, K., H. Schmidt:* Die funktionelle Anpassungsfähigkeit des passiven Bewegungsapparates an sportliche Belastung. Med. und Sport, Berlin 4/5/6 (1974) 129—135

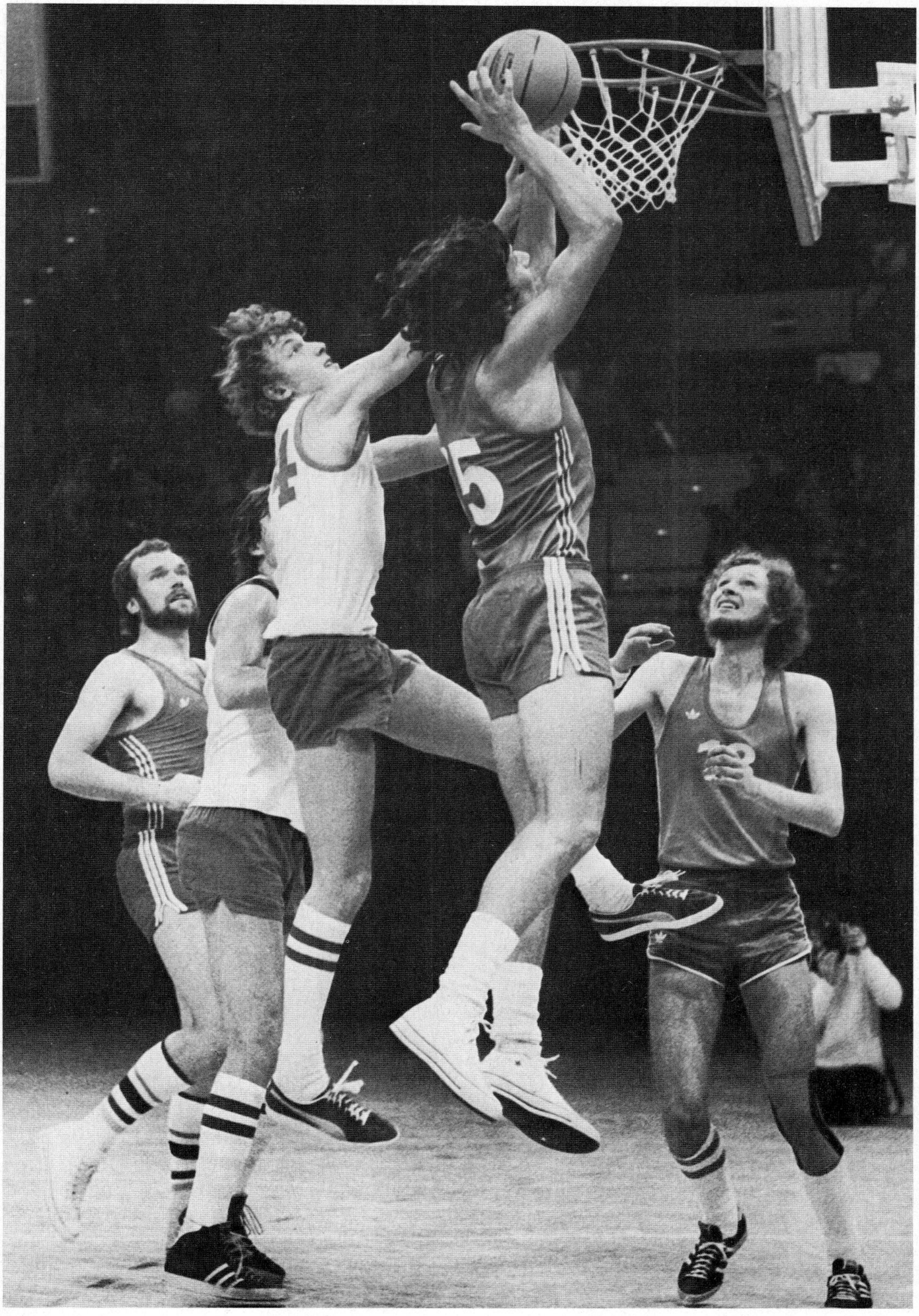

Basketball

H. Häfner

Basketball ist ein Mannschaftsspiel, bei dem 2 Mannschaften versuchen, einen Hohlball von 75—78 cm Umfang und 600—650 g Gewicht in den gegnerischen Korb zu werfen. Eine Mannschaft besteht aus 5 Spielern, die während des Spiels gegen frische Spieler (auch mehrfach) ausgetauscht werden können. Basketball ist vornehmlich ein Hallenspiel. Es gilt als das **schnellste Mannschaftsspiel ohne Hilfsmittel.** Geschichtlich liegen die Wurzeln beim Basketballspiel bereits in der Frühzeit, wobei die Inka, Azteken und Maya bereits ein ähnliches Spiel (Steißballspielen) gespielt haben. Ein derartiges Spiel hatte sich bis ins 19. Jahrhundert bei den Bewohnern Floridas erhalten. Auch die Perser oder die Normannen kannten ein ähnliches Spiel.

Seit 1936 olympische Disziplin, spielen insgesamt etwa 65 Millionen Menschen Basketball.

Ein Normalfeld mißt 26 x 14 m, die Körbe sind an einem Ring in Höhe von 3,05 m an Spielbrettern angebracht, die an den Endlinien 1,20 m in das Spielfeld hineinragen. Der Korbring hat einen Durchmesser von 45 cm.

Basketball fordert das „körperlose Spiel", d. h. das Vermeiden jeder körperlichen Berührung des Gegners. Der körperliche Kontakt wird in der Regel mit einem Foul bestraft. *Heute rangiert Basketball hinter Fußball an 2. Stelle der Liste der Häufigkeit von Sportverletzungen. Längst ist das Prinzip des körperlosen Spieles — das Verletzungen durch Schlagen, Stoßen und Körpereinsatz vermeiden sollte — einer zunehmenden Härte des Spieles gewichen (Rompe* 1980).

Basketballverletzungen

Typische Verletzungen beim Basketball entstehen im Bereich der Finger und Hand. Nach *Krämer* (1980) sind die Distorsionen der Fingergelenke die häufigste Verletzung. Betroffen waren insbesondere die Mittelgelenke der Mittelfinger, gefolgt von den Mittelgelenken der Klein- und Ringfinger. Weiterhin gibt es Fingerfrakturen, Fingergelenkluxationen, Sehnenabrisse sowie Mittelhandknochenfrakturen und Distorsionen im Bereich des Handgelenkes. Hier kann es durch Stürze auf das Schultergelenk oder auf den ausgestreckten Arm zu frischen Rupturen der Rotatorenmanschette bzw. zu Verletzungen des Akromioklavikulargelenkes von der Distorsion bis zur völligen Luxation des Gelenkes kommen.

Millar (1973) bezeichnete das **Kniegelenk als die am meisten verletzte Region des Basketballspielers.** Die Zahl der Meniskusverletzungen hat insbesondere in den letzten Jahren im Verhältnis zu den Bandverletzungen des Kniegelenkes erheblich zugenommen. Die Eigenart des Spieles bedingt Rotationsbewegungen bei belastetem Kniegelenk, die diese Meniskusverletzungen erklären.

Bei den Sprunggelenkverletzungen überwiegt, wie in den anderen Ballsportarten, die Distorsion des oberen Sprunggelenkes mit 90 %. Interessanterweise ist beim Basketballspiel eine unterschiedliche Häufigkeit je nach Spielposition zu finden. Der Center ist häufiger betroffen als der Flügelstürmer, und dieser wiederum ist häufiger betroffen als der Anspieler. Unter dem Korb, also im Bereich des Centerspielers,

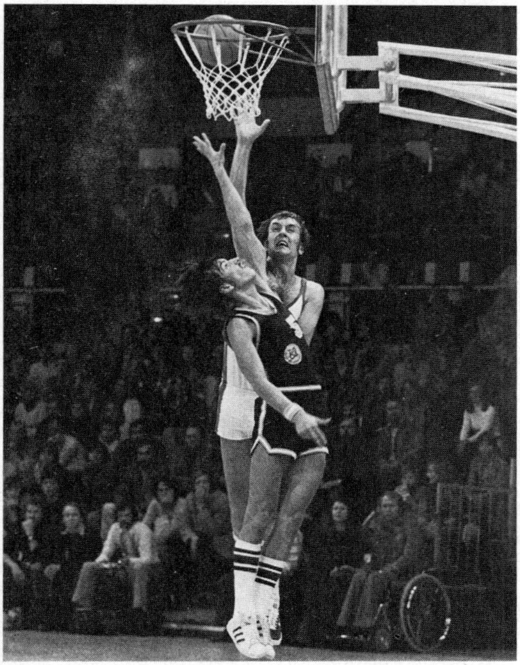

Abb. 1 Basketballszene am Korb.

befinden sich manchmal 6—8 Spieler auf kleinem Raum, die gleichzeitig hochspringen, um den „Rebound" zu erreichen oder einen Ball auf dem Weg zum Korb abzufangen (Abb. 1). Dabei wird nur auf den Ball und nicht auf den Gegner geachtet, mit der Folge, daß man bei der Landung nicht zu selten mit einem Bein auf dem Fuß des Gegners oder Mitspielers landet und diesen entsprechend verletzt. Gerade beim Basketballsport hat sich gezeigt, daß eine enge Korrelation besteht zwischen der Verletzung der unteren Extremität und dem verwendeten Schuhmaterial einerseits und der Beschaffenheit des Spielbodens andererseits. Eine gute Haftung zwischen Schuh und Boden muß gewährleistet sein, so daß der Athlet jederzeit starten und bremsen und dabei sein Gleichgewicht, seinen Rhythmus und die Bewegungskoordination des Körpers, der Arme und Beine aufrechterhalten kann. Die Haftung darf jedoch nicht so stark sein, daß die auf die Gelenke einwirkenden Kräfte über das normale Maß ansteigen und auf Dauer schädigende Wirkung ausüben können.

Besonders beim Basketball kann es durch schnellen Antritt und Richtungswechsel zu den auch anderenorts beschriebenen Abrißfrakturen, insbesondere der Tuberositas tibiae, an der Tuberositas Ossis metatarsale V und an dem Tuber calcanii kommen.

Bei den Fingerverletzungen stellt der Basketball selbst eine Gefahr dar. Bei einem Gewicht von 600—650 Gramm ist der Ball extrem hart aufgepumpt und wird zumeist mit großer Kraft und Geschwindigkeit gespielt. Hierbei besteht die Möglichkeit, daß der mit Wucht aufprallende Ball einen der meist gespreizt gehaltenen Finger verletzt. Es kommt besonders häufig zu Fingerverletzungen mit Distorsion der Collateralbänder und der proximalen und mittleren Interphalangealgelenke, die bei Nichterkennen bzw. falscher Behandlung zum sog. „Jammed finger" nach *Lunceford* (1964) führen können.

Diagnose

Die detaillierte Beschreibung von Finger- bzw. Handverletzungen ist dem Kapitel Volleyball zu entnehmen. Beim Basketball kommt es sicherlich häufiger als beim Volleyball zu Stürzen auf das Schultergelenk, wobei es zu Verletzungen des Schultergelenkes, des Akromioklavikulargelenkes bzw. des Sternoklavikulargelenkes kommen kann. Bei entsprechender Symptomatik (Druck- und Bewegungsschmerz im Bereich des Tuberculum majus und Bursa subdeltoidia, **„painful-Arc"**, bei einer Abduktion zwischen 70 und 100 Grad im Schultergelenk) kann die Verdachtsdiagnose einer **Rotatorenmanschettenruptur** nur durch eine Arthrographie des Schultergelenkes bestätigt werden, wobei der Kontrastmittelaustritt in die Bursa subdeltoidia bzw. subacromionalis als beweisend angesehen wird. Distorsionen bzw. Luxation des

Akromioklavikulargelenkes sollten nicht übersehen werden (Klaviertastenphänomen).
Überlastungsfolgen der oberen Extremität: Arthrosen im Schulter- und Schultereckgelenk, Insertionstendopathien im Schulterbereich, Epicondylitiden und Paratenditis der Extensoren der Hand.

Therapie

Wie ein Großteil der Verletzungsmöglichkeiten bereits in dem Kapitel Volleyball abgehandelt wird, ist auch die Therapie von Verletzungen im Bereich der Hand in diesem Kapitel dargestellt. Bei Distorsionen der Hand- wie Fingergelenke ist auch immer an kleine Kapselausrisse zu denken, und somit verkürzt eine Ruhigstellung des entsprechenden Gelenkes für 10—14 Tage die sonst oft sehr lange anhaltenden Beschwerden.
Distorsionen des Kniegelenkes können am Spielfeldrand durch funktionelle Verbände (Tapeverband) und lokale Eisbehandlung behandelt werden, sofern ein Spielabbruch vom Spieler nicht gewünscht wird oder aus spieltaktischen Gründen vermieden werden sollte. Die Sofortbehandlung von Sprunggelenkverletzungen ist bei Distorsionen und auch bei Verdacht auf Bandrupturen ebenfalls die Eisbehandlung und die anschließende Applikation eines funktionellen Verbandes. Hierbei ist es wichtig zu wissen, daß **Tapeverbände** auch bei kompletten Bandrupturen im Bereich des Sprunggelenkes durchaus die Weiterführung eines Spieles bis zum Spielende ermöglichen können. In diesem Falle muß jedoch darauf geachtet werden, daß nach Spielende eine weitergehende Diagnostik durchgeführt wird.
Bewährt haben sich diese funktionellen Tapeverbände auch bei der Versorgung frischer Distorsionen des Schultereckgelenkes. Bei einer röntgenologisch nachgewiesenen Luxation des Schultereckgelenkes bringt die operative Versorgung bessere Erfolge.

Literatur

1. *Krämer J., J. Berns:* Schäden am Bewegungsapparat bei Basketballspielern. Deutsche Zeitschrift für Sportmedizin Heft 1 (1980), 16—20

2. *Lunceford, E. M.:* Bascetball. Aus: Injury in Sport. *Armstrong, J. R., W. E. Trucker (eds.), 1964*

3. *Millar, A. B.:* Bascetball injuries — their incidence and treatment. The Australian Journal of Sports Medicine 5, 3 (1973)

4. *Rheinstein, D. J.:* Effects on traction. Medicine and Science in Sports 10, 4 (1978), 282—288

5. *Rompe, G.:* Ergebnisse sportmedizinischer Forschung an der Orthopädischen Universitätsklinik Heidelberg. Therapiewoche 30 (1980), 3178—3185

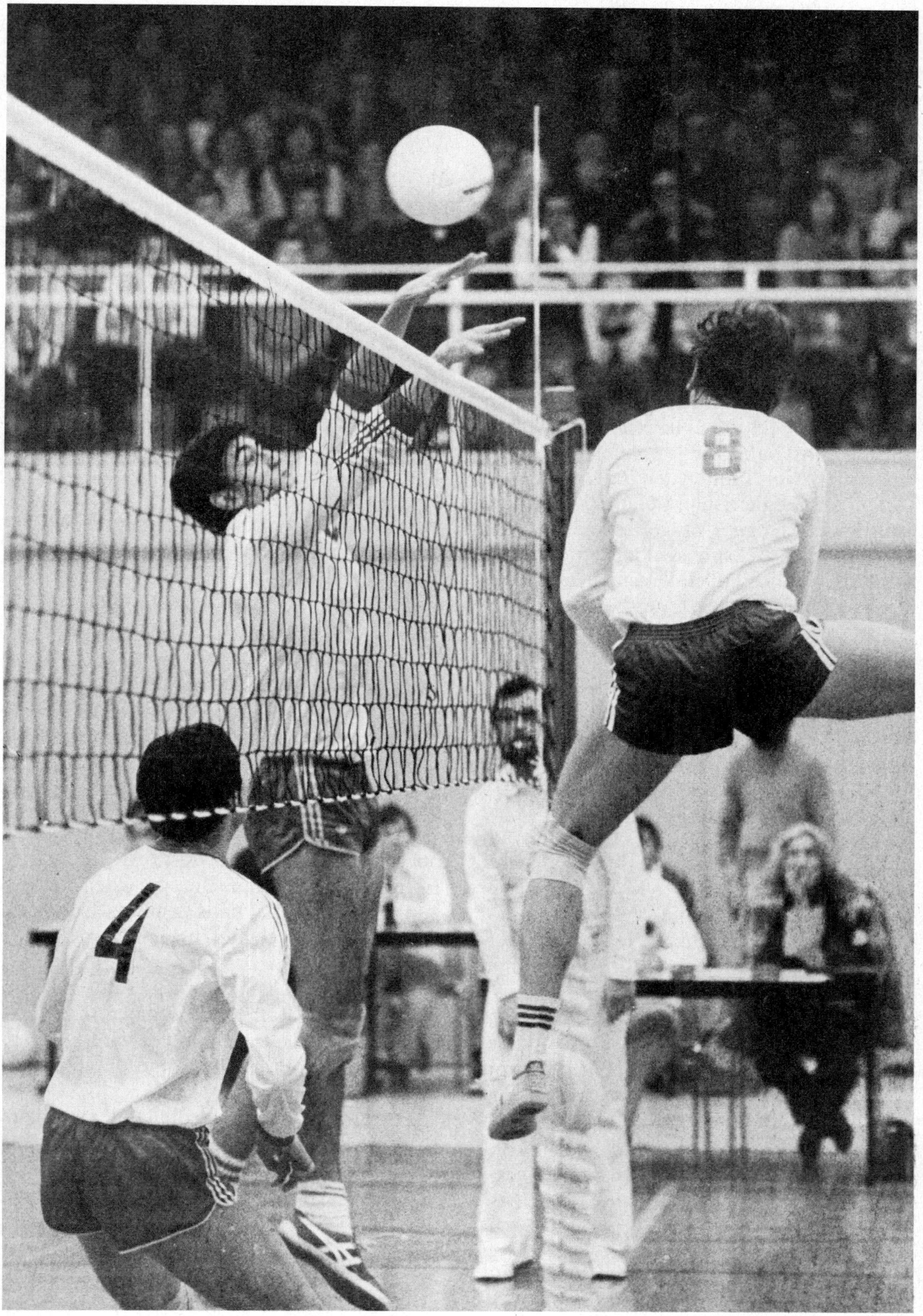
8
4

Volleyball

H. Häfner

Spielbeschreibung

Volleyball, zu deutsch **Flugball,** ist ein Rückschlagspiel für Herren und Damen mit 2 Mannschaften zu je 6 Spielern, die mit einer oder zwei Händen den Ball so über das Netz in das gegnerische Spielfeld schlagen, daß ihn der Gegner möglichst nicht mehr regelrecht zurückspielen kann. Volleyball ist hauptsächlich ein Hallenspiel, kann aber auch im Freien ausgetragen werden.

Erstmals 1895 von dem Amerikaner *W. C. Morgan* als **„Minonette“** entwickelt, wurde Volleyball mit einer Basketballblase über ein 1,83 m hohes Tennisnetz gespielt. *J. Halsted* vom Springfield College, wo Basketball entstand, gab dem Spiel seinen Namen, der von englisch Volley (Flug) abgeleitet ist. Über Nordamerika, Asien und Europa ab 1917 verbreitet, ist Volleyball seit 1964 olympische Disziplin.

Die Größe des Spielfeldes beträgt 18 x 9 m, und über der Mittellinie befindet sich ein 1 m hohes, 9,50 m langes Netz. Die Oberkante ist bei Herren 2,43 m, bei Damen 2,24 m vom Boden entfernt. In der Halle muß über dem Spielfeld 7 m Freiraum sein. Nicht zugelassen sind Stein-, Zement-, Asphaltboden und Rasen. Gespielt wird mit einem Ball aus weichem Leder von 65—67 cm Umfang und 250 und 280 g Gewicht.

Technik und Taktik

Bei Volleyball ist die Beschränkung auf 3 Schläge innerhalb einer Mannschaft charakteristisch, der Positionswechsel auf dem kleinen Feld und das Fehlen körperlicher Kontakte mit dem Gegenspieler. Die Spieler brauchen eine umfassende technische und taktische Ausbildung (Haken, Tennis-, Flatter-Aufgabe), Schmetterschlag oder leichter Lob. In der Abwehr herrscht das Hochspringen von 1 bis 3 Netzspielern mit gestreckten Händen in Netzhöhe vor. Taktisch findet sich oft hohes Zuspiel an das Netz mit scharfen Schmetterschlägen.

Verletzungen bei Volleyball

3,8 % aller Sportverletzungen werden durch den Volleyballsport verursacht. Davon entfallen ca. 40 % auf Verletzungen der oberen Extremität, zu 60 % ist die untere Extremität betroffen. Die typischen Verletzungen des Volleyballs sind naturgemäß Distorsionen der Hand- und Fingergelenke, sowie Luxationen der Fingergelenke, meist bedingt durch das direkte Trauma beim Schlagen des Balles sowie das Auftreffen scharf geschossener Bälle (Block). Hierbei entstehen in der Reihenfolge der Häufigkeit

1. Distorsionen und interphalangeale Luxationen sowie Luxationen der Metacarpo-Phalangealgelenke,
2. Rupturen der Extensorsehnen im Bereich der distalen Phalangen (subcutan oder knöchern),
3. Frakturen der distalen Phalangen und Nagelverletzungen.

Bei Sturz auf das Handgelenk kann es auch zu Frakturen kommen, wobei vor allem das distale Radiusende und gelegentlich das Naviculare betroffen sind.
Auch die traumatische **Ruptur des Discus triangularis,** vor allem anzutreffen bei Angriffsspielern, **kann als spezifische Verletzung des Volleyballspielers angesehen werden.** Weitere sportarttypische Verletzungen im Bereich der oberen Extremität entstehen an den Ellbogen, wenn der Spieler bei Ballabwehrversuchen zu Boden fällt oder sich zu Boden fallen läßt.
Nicht übersehen sollte man Rupturen der Rotatorenmanschette, die entweder degenerativ oder traumatisch entstehen können (bei Sturz auf den Schultergürtel oder den ausgestreckten Arm). Weiterhin sind auch Verletzungen des Akromioklavikulargelenkes beschrieben, die durch zwei verschiedene Möglichkeiten hervorgerufen werden können:
1. Sturz auf das Schultergelenk, wobei entweder das Schultergelenk selbst oder das AC-Gelenk betroffen wird (es kann dabei auch zu oben beschriebener Ruptur der Rotatorenmanschette kommen).
2. Mikrotraumen, bedingt durch immer wieder gleiche Bewegungsabläufe, insbesondere beim Schmettern des Balles.
Wirbelsäulenverletzungen können bei Stürzen oder dem Sich-zu-Boden-Werfen zwar entstehen, sind aber ebenfalls nicht sportartspezifisch. Im Bereich der unteren Extremität finden sich an 1. Stelle Distorsionen sowie in schlimmeren Fällen Bandverletzungen des oberen Sprunggelenkes, Kniebinnenverletzungen, wobei die Meniskusverletzung im Vordergrund steht. Muskelzerrungen, insbesondere im Oberschenkelbereich, Faserriß am Ober- und Unterschenkel, Rupturen der Achillessehne und Peronealsehnenluxationen, sind Verletzungen, die insgesamt nicht von anderen Ballspielen in höherem Maße abweichend sind und deshalb auch keine typischen Verletzungen darstellen. Verletzungen im Bereich der Sprunggelenke entstehen zumeist als

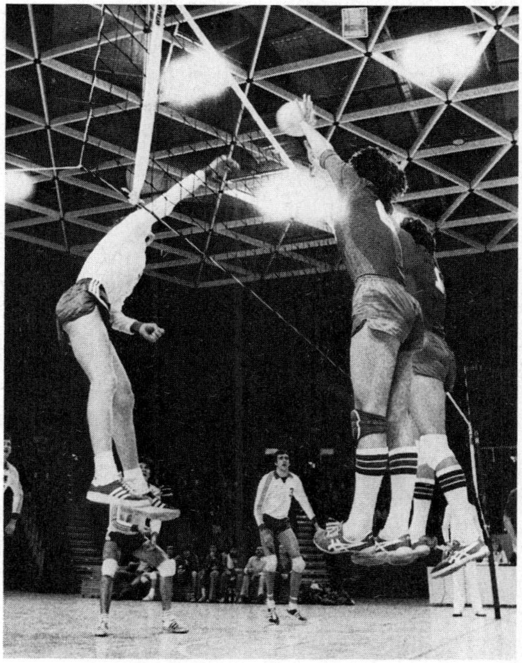

Abb. 1 Netznahes Volleyballspiel.

Distorsion, wenn der Spieler nach dem Schlagen des Balles oder beim Bilden des Blockes (Abb. 1) in die Höhe springt und beim Aufkommen mit dem Fuß umknickt. Hierdurch kann es im einfachsten Falle zu einer Distorsion des Sprunggelenkes kommen, jedoch sind auch schwere Kapsel-Band-Rupturen des Sprunggelenkes bzw. selten knöcherne Verletzungen wie bimalleolare Frakturen nicht ausgeschlossen. Vorherrschend ist aber hier die Sprunggelenkdistorsion, so daß diese Verletzungen neben den Fingerverletzungen letztlich als einzige sportarttypische und spezifische Verletzung des Volleyballs angesehen werden kann. Häufig ist das Supinationstrauma die Ursache für eine knöcherne Abrißfraktur der Peroneus-brevis-Sehne an der Tuberositas ossis metatarsale V oder eine Abrißfraktur am Processus anterior calcanei, wobei letztere eine der am häufigsten übersehenen Unfallfolgen darstellt.

Überlastungsschäden

Da beim Volleyball **keine gegnerische Berührung,** wie bei den anderen Ballspielen gegeben ist und damit Verletzungen durch körperliche Zusammenstöße ausscheiden, sind Überlastungsschäden durch Überanstrengung bei dieser Sportart häufiger anzutreffen. Im Vordergrund stehen an der oberen Extremität die Paratenonitiden der Handstrecker, sowie die Insertionstendopathie am Epicondylus medialis sowie die des radialis humeri, im Bereich der Supraspinatus-Sehne am Tuberculum majus, des Musculus coracoideus und der kurzen Bizepssehne am Processus coracoideus (Coracoiditis).

Ähnlich wie beim Basketballspieler tritt auch insbesondere beim Angriffsspieler im Volleyball das Rectus-abdominis-Syndrom auf, bedingt durch die Überstreckung des Oberkörpers beim Springen nach dem Ball als Insertionstendinose am Tuberculum pubicum. Daneben gibt es noch das Gracilis-Syndrom, die Chondropathia patellae, die Insertionstendinose des Musculus tibialis anterior an der lateralen Tibiakante, des Musculus flexor digitor communis an der medialen Tibiakante, des Musculus paeronaeus brevis an der Tuberositas ossis metatarsale V und nicht zuletzt die Achillodynie. Häufig anzutreffen bei den Volleyballspielern ist das sogenannte **Patellaspitzen-Syndrom,** das entweder eine eigenständige Erkrankung ist oder in Kombination mit einer Chondropathia patellae auftritt.

Diagnose

Bei der Untersuchung von Finger- und Handverletzungen sind unter Berücksichtigung des Unfallmechanismus folgende Kriterien zu beachten:

1. Inspektion der Hand (wobei auf hängende Fingerendglieder zu achten ist!).
2. Funktionsprüfung der Gelenke (die Fingergelenke sollten einzeln und nicht en bloc untersucht werden).
3. Grund-, Mittel- und Endgelenke werden von unterschiedlichen Sehnen gebeugt und gestreckt. Deshalb sollte jedes Phalangealgelenk einzeln aktiv und passiv auf Streck- und Beugefähigkeit untersucht werden.
4. Bei der Untersuchung evtl. Kapsel-Band-Schäden der einzelnen Fingergelenke ist zu beachten, daß die Intaktheit der Kollateralbänder der Metacarpophalangeal-Gelenke in Beugung untersucht werden muß, im Gegensatz zu den Interphalangeal-Gelenken. (Die Kollateralbänder der Interphalangealgelenke sind in Beugung locker und bei Streckung fest, wogegen die Kollateralbänder der Metacarpophalangealgelenke in Streckung gelockert und in 90 Grad Beugung fest sind.
5. Sensibilitätsprüfung in Hand- und Fingerbereich.
6. Genaue Lokalisation des Druckschmerzes (Druckschmerz in der Tabatière: Verdacht auf Navicularefraktur).
7. Auch bei Sehnenrupturen, insbesondere der sog. gedeckten Strecksehnenrupturen, der distalen Phalanx, ist eine knöcherne Verletzung in Form eines ossaren Ausrisses der Sehnen möglich und röntgenologisch nachweisbar, daher sind evtl. operative Refixationsmaßnahmen indiziert.

Differentialdiagnostisch ist bei der Streckunfähigkeit von Fingern noch die Parese der Musculi interossei durch Lähmung des tiefen Astes des Nervus ulnaris zu beachten. Hierbei kommt es zur sog. Klauenstellung der Finger, d. h. der Mittel- und Endgelenke, überwiegend der Beuger, am Grundglied der Strecker.

Bei Schmerzen im ulnaren Anteil des Handgelenkes, insbesondere bei Ulnaradduktion des Handgelenkes, sowie maximaler Flexion und Extension des Handgelenkes sollte man immer an eine traumatische **Ruptur des Discus triangularis** denken, eine Verletzung, die in letzter Zeit insbesondere bei den Angriffsspielern deutlich zugenommen

hat. Klinisch imponiert über dem ulnaren Anteil des Handgelenkes ein deutlicher Druckschmerz, manchmal läßt sich ein Schnappen in diesem Bereich auslösen. Beweisend ist hier nur die **Arthrographie des Handgelenkes,** wobei es zu einem Kontrastmittelaustritt in den Recessus sacciformis kommt, was im Regelfall als pathologisch angesehen wird.
Die Diagnose einer Sehnenruptur wird erleichtert durch die meistens tastbare Unterbrechung in der Kontinuität der Sehne kombiniert mit dem lokalen Druck- und Bewegungsschmerz. Weiterhin kommt es nach Sehnenruptur zu typischen Funktionsausfällen. Aus diesem Grunde sollte man bei vorliegendem Verdacht immer die entsprechenden Bewegungen gegen Widerstand prüfen.
Durch schnellen Antritt bzw. Richtungswechsel, ähnlich wie beim Basketball, kann es zu Abrißfrakturen an der Tuberositas tibiae und am Tuber calcanei kommen, was sich letztlich durch die Anamnese, den Funktionsausfall, den Druckschmerz und schließlich das Röntgenbild beweisen läßt.

Therapie

Die Fingerverletzung am Spielfeld zwingt zum Spielabbruch bei Fingerfrakturen, bei Fingerluxationen (nach Möglichkeit sofortige Reposition) und bei offenen Weichteilverletzungen, evtl. Kombinationsverletzung der genannten Läsionen. Distorsionen, Kapsel-Band-Läsionen geringeren Ausmaßes, insbesondere an kleinen Gelenken, können durch spezielle Verbände (Tapeverband) am Spielfeldrand versorgt werden, so daß der Spieler weiterspielen kann. Bei den Finger-Hand-Verletzungen hat das Prinzip von Kompression und Kühlung Gültigkeit, insbesondere wenn der Wunsch oder die Notwendigkeit der Fortführung des Spieles besteht. Dies trifft natürlich nicht zu bei Sehnenrupturen bzw. Frakturen, die in jedem Fall zum Spielabbruch führen müssen. Die operative Revision der Sehnenrupturen ist um so angezeigter, je proximaler die Rupturstelle liegt. Distale Ausrisse von Strecksehnen am Fingerendglied können konservativ behandelt werden. Bei knöchernen Ausrissen ist auch hier die operative Refixation angezeigt. Die übrigen weniger volleyballspezifischen Verletzungen unterliegen den bekannten Therapiemaßnahmen, wie im Kapitel „Allgemeine Diagnostik und Therapie von Sportverletzungen" beschrieben.

Prävention

Das Vermeiden von Fingerverletzungen ist in erster Linie ein Prinzip der richtigen Spieltechnik. Der **Volleyball kann eine Geschwindigkeit bis zu 120 km/h erreichen,** so daß sich beim Touchieren derartig hoch energetischer Bälle Verletzungen wohl auch bei idealer Technik nicht ausschließen lassen. Zur Prävention empfehlen sich die von den Spielern mittlerweile immer mehr bevorzugten funktionellen Tapeverbände, insbesondere der Fingerendgelenke.
Zur Vermeidung von Ellenbogen- und Knieverletzungen, die bei Abwehrspielern auftreten, ist das Tragen von entsprechenden Knie- und Ellenbogenschützern geeignet.
Sprunggelenkverletzungen, hauptsächlich Distorsionen, lassen sich durch das Tragen von adäquaten Sportschuhen verringern. Interessanterweise traten die Insertionstendinosen insbesondere im Bereich des Schultergürtels nur bei Spielern auf, die eine falsche Technik angewendet hatten.
Zu harte Böden des Spielfeldes führen sehr schnell zu Beschwerden im Bereich von Sprunggelenk, Knie, Hüfte bis zur Wirbelsäule. Muß auf derartigen Böden gespielt werden, muß auf die entsprechende Dämpfung durch adäquates Sohlenmaterial der

Sportschuhe geachtet werden. Hingewiesen wird noch auf die besondere Wichtigkeit des Aufwärmens, des Lockerns und der langsam gesteigerten Belastung beim Einspielen zur Prävention von Muskel- und Sehnenverletzungen.

Literatur

1. *Ferretti, A., G.C. Puddu:* Sul „dito da pallavolo“ (über den Volleyball-Finger). Med. dello Sport, Turin 30, 6 (1977), 325—327

2. *Franke, K.:* Traumatologie des Sports. 2. Aufl., Georg Thieme Verlag, Stuttgart 1980

3. *v. Lanz, T., W. Wachsmuth:* Praktische Anatomie. 1. Band, 3. Teil Arm. 2. Auflage. Springer-Verlag, Berlin - Göttingen - Heidelberg 1959

4. *Prokop, L., R. Jelinek, R. Suckert:* Sportschäden. Gustav-Fischer-Verlag, Stuttgart - New York 1980

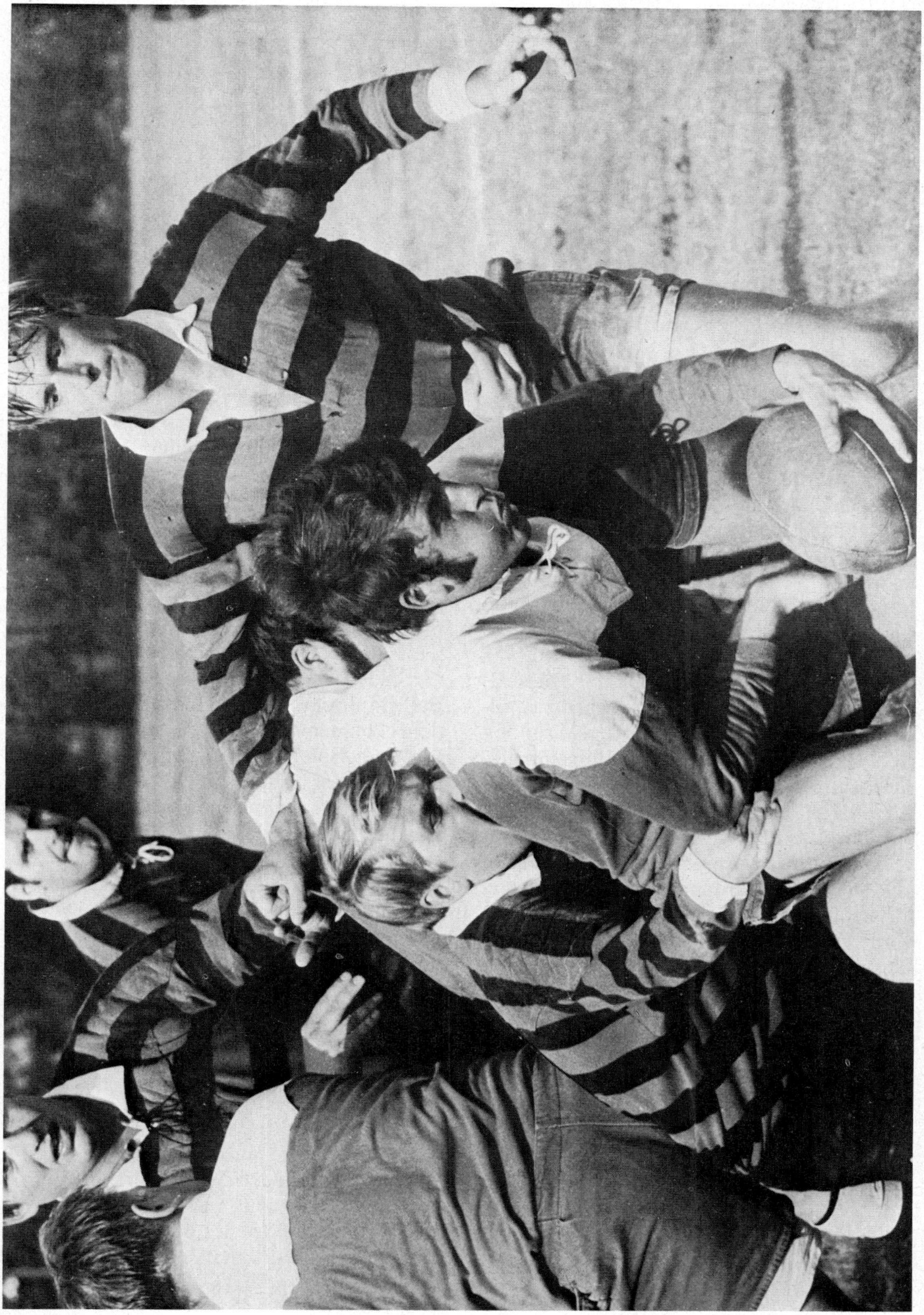

Rugby

G. Schumacher

Geschichtliches und Spielregeln*

Der Mannschaftssport Rugby wurde ausgangs des 19. Jahrhunderts auch in Deutschland populär. Seine Verbreitung erfolgte durch ehemalige Schüler eines College in Rugby (England), die als Studenten an den Universitäten auch außerhalb ihres Landes ihrer Lieblingssportart nachgingen (Abb. 1). Dieser Männersport diente zunächst vornehmlich der Schulung des Fair play und erst in zweiter Linie der körperlichen Ertüchtigung. Im Gegensatz zur allgemeinen Ansicht lassen die Regeln für den Schiedsrichter sehr wenig Ermessensspielraum zu. Das Prinzip der gelben und roten Karten für Regelverstöße ist eindeutig. Das Einschreiten des Unparteiischen und damit verbundene disziplinarische Konsequenzen sind selten und werden sowohl vom Mitspieler als auch vom Gegner und nicht zuletzt vom Zuschauer anstandslos respektiert. Unfaire Szenen — mit für den Gegner schwerwiegenden körperlichen Folgen, wie sie uns das Fernsehen praktisch täglich von anderen Sportarten offenbart — sind hier unmöglich. Die Verletzungsmechanismen liegen vielmehr in der Besonderheit des Spielgeschehens.

*Mein Dank gilt den Heidelberger Bundesligavereinen, die mich bei der statistischen Erhebung unterstützt haben, insbesondere aber Herrn *Rudolf S. Eberle* sowie dem Sportclub Neuenheim 02 eV, denen ich für das mir reichlich überlassene Bildmaterial zu danken habe.

Spielgeschehen

Dreißig Spieler mit unterschiedlichster physischer und konstitutioneller Ausstattung treffen hier aufeinander. An die zwei Hauptgruppierungen (Stürmer/Dreiviertel) werden sehr spezielle spieltechnische Forderungen gestellt. Jeder Akteur hat ein differenziertes Programm von Angriffs- und Abwehrleistungen zu bewältigen. Um dem Laien eine Vorstellung zu vermitteln, muß der Ablauf des Spiels etwas simplifiziert dargestellt werden: Vom Sturm (8 Spieler auf jeder Seite) wird der ovale Ball im direkten körperlichen Kontakt mit dem Gegner von großen, schweren und kräftigen Spielern errungen (Abb. 2). Über einen Mittler (Abb. 3), meist untersetzt, mit artistischen Körpereigenschaften ausgestattet, gelangt der Ball zu den flinken Sprintertypen der Dreiviertel-Reihe, um schließlich vom läuferisch stärksten Spieler im 100-m-Tempo gegen die in Abwehrposition befindlichen Kontrahenten getragen zu werden (Abb. 4 und Abb. 6).

Verletzungsursachen

Zu jedem Zeitpunkt dieses Geschehens kann der Ballträger vom Gegner gestoppt werden. Wird der Ball mit dem Fuß gespielt, darf der Angriff nur dem Ball gelten (siehe Fußball). Wird der Ball aber vom Spieler getragen, gilt der Angriff grundsätzlich dem momentanen Ballträger.

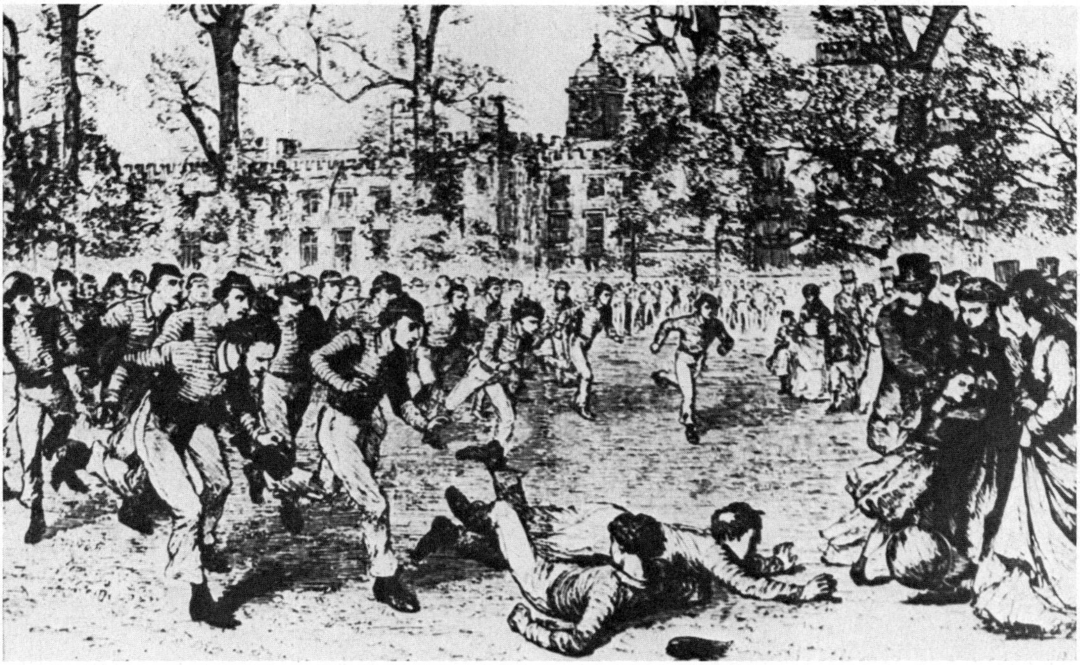

Abb. 1 Die Wiege des Rugby-Sports (Schule zu Rugby 1823).

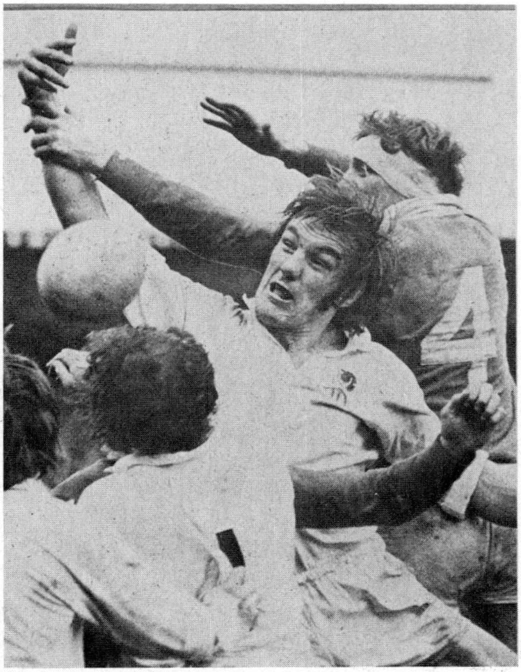

Abb. 2 Stürmer an der Gasse.

Das sogenannte Tiefhalten oder englisch tackling ist eine typische und regelrechte Art des Angriffs auf den Ballträger, wobei der Gegner im vollen Lauf an den Beinen gehalten wird (Abb. 5). Dieses tackling birgt für den Angreifer dann eine Verletzungsgefahr, wenn er (Ballträger) überraschend zu Fall gebracht wird und seine muskulären Abwehrmechanismen für den Fall nicht wirksam werden können. Auch das sogenannte „high neck tackle“, welches ohnehin als Regelverstoß geahndet wird, beinhaltet ein nicht unerhebliches Verletzungsrisiko.

Für den Verteidiger entsteht im Moment des Zugreifens (tackling) dann eine verletzungsträchtige Situation, wenn der Angreifer seine Laufrichtung plötzlich ändert.

Stürmer sind eher einer chronischen Traumatisierung ausgesetzt und haben langsame, kräfteraubende Arbeit zu leisten. So müssen insbesondere am Gedränge (scrum) die beiden sich gegenüberstehenden Sturm-

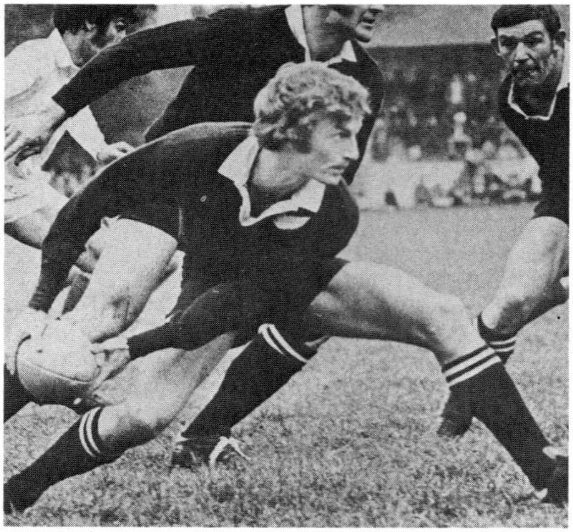

Abb. 3 Der Gedrängehalb bei der Ballabgabe.

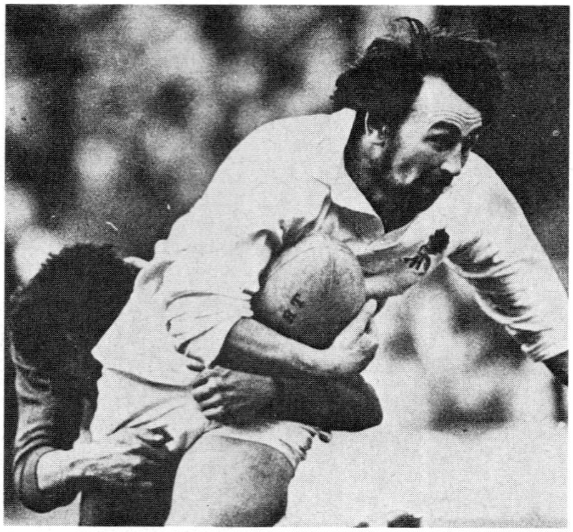

Abb. 4 Typische Situation zwischen Angreifer und Verteidiger in der Dreiviertelreihe.

reihen die Leistung von über 7000 Newton mit Schultern und Wirbelsäule abfangen, was etwa der Leistung eines Kleinwagens entspricht. Bricht gar das Gedränge zusammen, werden unkontrollierbare Kräfte frei, die sich häufig vornehmlich auf die Halswirbelsäule auswirken.

Statistik

60 Prozent der Spieler berichten nach einer Saison über Verletzungen, wobei bemerkenswerterweise die meisten im letzten Spieldrittel entstehen. Anläßlich eines Symposions für Rugby-Sportärzte in Südafrika wurden über 25 Prozent Kopf- und Gesichtsverletzungen, 12 Prozent Hand- und Unterarmverletzungen, 15 Prozent Schulter- und Oberarmverletzungen, 15 Prozent Knieverletzungen, ca. 12 Prozent Fußgelenkverletzungen berichtet. Gebro-

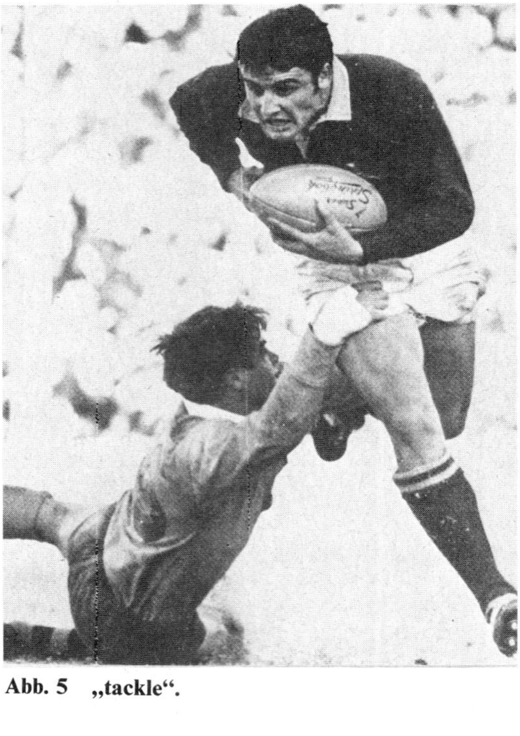

Abb. 5 „tackle".

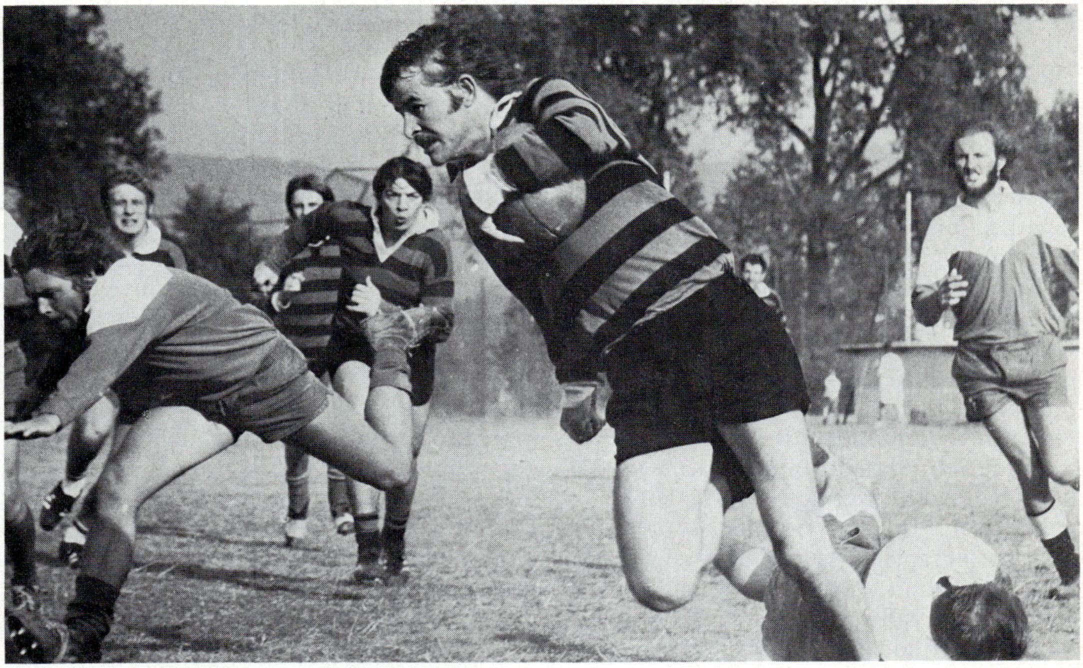

Abb. 6 Angriff ausgehend von der Dreiviertelreihe.

chene oder ausgebrochene Zähne waren bei 27 Prozent der Spieler festgestellt worden.

30 Prozent aller registrierten Wirbelsäulenverletzungen zogen schwerwiegende Folgen nach sich.

Nach *A. T. Scher* bedarf die Röntgendiagnostik der Wirbelsäule besonderer Beachtung.

Wir selbst haben eine repräsentative Zahl von Bundesligaspielern (54 Prozent Stürmer — 34 Prozent Dreiviertelspieler — einige Schluß - und Halbspieler) im Alter zwischen 18 und 36 Jahren mit mehr als 3 Jahren Erfahrung in Wettspielmannschaften zu ihren Verletzungen befragt. Insgesamt konnten wir 329 Verletzungen registrieren, die sich prozentual wie folgt verteilen:

Häufige Verletzungen (20 Prozent) waren Kopfverletzungen, hier insbesondere Platzwunden, Nasenbeinfrakturen und Gehirnerschütterungen. Es folgten mit 20 Prozent Hand- und Fingerverletzungen, hier waren es vornehmlich Verrenkungen in den Mittel- und Grundgelenken der Finger. Des weiteren wurden 16 Prozent Schulterverletzungen mit einer hohen Anzahl von Schulterverrenkungen sowie 16 Prozent Knieverletzungen, hier insbesondere Bandläsionen und Meniskusverletzungen registriert. Außerdem wurden 5 Prozent Zehen- und Vorfußverletzungen, in der Mehrzahl Quetschungen, 2 Prozent Hüftgelenkdistorsionen, angeblich auch degenerative Veränderungen, 2 Prozent Wirbelsäulenverletzungen, hier im Vordergrund Querfortsatzabrisse und degenerative Veränderungen genannt. Der Ellbogen war erstaunlicherweise mit nur 0,3 Prozent an der Gesamtzahl der Verletzungen beteiligt.

Im Vordergrund standen jedoch die Verletzungen des Sprunggelenkes mit 21 Prozent, wobei der Außenbandapparat ein locus minoris resistentiae zu sein scheint.

Diagnostik und Therapie

Die Versorgung offener Verletzungen bedarf keiner Diskussion. Die häufig auftretenden Verrenkungen an Fingergelenken und im Schultergelenk müssen unmittelbar beseitigt werden, wobei anschließende Röntgenkontrollen unumgänglich sind. Bei mittelgradigen und schweren Knie- bzw. Fußgelenkverletzungen empfiehlt sich eine sofortige Ruhigstellung des betroffenen Körperteiles auf dem Sportplatz. Anschließend differenzierte Diagnostik der Knieseiten- und Kreuzband- sowie der Meniskusverhältnisse. Besondere Beachtung schenke man der Stabilitätsprüfung der Kniegelenkkapsel und der Frage von eventuellen Knorpelschäden. Im Sprunggelenk unterzieht man die komplexe Außenband- sowie Deltabandsituation einer eingehenden Betrachtung. Syndesmosenrupturen in Kombination mit hohen Wadenbeinbrüchen geben oftmals Anlaß für Instabilität und andauernde Beschwerden.
Es besteht Anlaß, darauf hinzuweisen, daß vorzeitiger Behandlungsabbruch ebenso zu schwerwiegenden Spätfolgen führte wie unzulängliche oder unterlassene Behandlung. Von den Befragten hatten 73,5 Prozent zum Zeitpunkt der Umfrage noch mehr oder minder starke Beschwerden, insbesondere nach Schulter-, Knie- und Sprunggelenkverletzungen. Erstaunlich war die Tatsache manifester Verschleißprozesse aufgrund chronischer Traumatisierung. Endogene Schäden, wie Hüftdysplasie und Spondylolyse (mit drohender oder vorhandener Listhese), führen häufiger zum Abbruch der Betätigung im Rugby-Sport als zum Beispiel habituelle Schulterluxationen oder Knie- bzw. Sprunggelenkinstabilitäten.

Prävention

Anthropometische Gesichtspunkte spielen bei der unterschiedlichen Beanspruchung in verschiedenen Spielpositionen keine wesentliche Rolle.
Konditionelle Bedingungen sind unschwer ergometrisch prüfbar.
Besonderes Augenmerk richte man auf die Feststellung von Bewegungs- und Funktionseinschränkungen bei der Sporttauglichkeitsuntersuchung.
Das Training im Rugby-Sport hat nur im Hinblick auf die Spielgestaltung einen von anderen Mannschaftssportarten unterschiedlichen Aspekt. Die landesübliche Trainings- und Spielpause (im Winter und im Sommer) sollte zur notwendigen Regeneration und Aktivierung nicht zuletzt aus psychologischen Gründen für die Betätigung in anderen Sportarten unbedingt genutzt werden.
Beim Vergleich der Verletzungshäufigkeiten in bezug auf ihre Lokalisation zwischen der „South African Rugby League“ und der Rugby-Bundesliga fallen insbesondere die häufigen Wirbelsäulenverletzungen in Afrika und die relativ häufigen Sprunggelenkverletzungen in Deutschland auf. Sind hierfür einerseits die profihaften Zustände und damit verbunden der bedingungslose körperliche Einsatz verantwortlich, so ist andererseits die amateurhafte Schuhausrüstung bei unebenen Bodenverhältnissen ungünstige Voraussetzung für eine stabile seitliche Sprunggelenkführung.

Literatur

1. Rugby World, Heft 1 (1981), 21

2. Jubiläumsschrift des Sportclub Neuenheim 02 eV, 1977

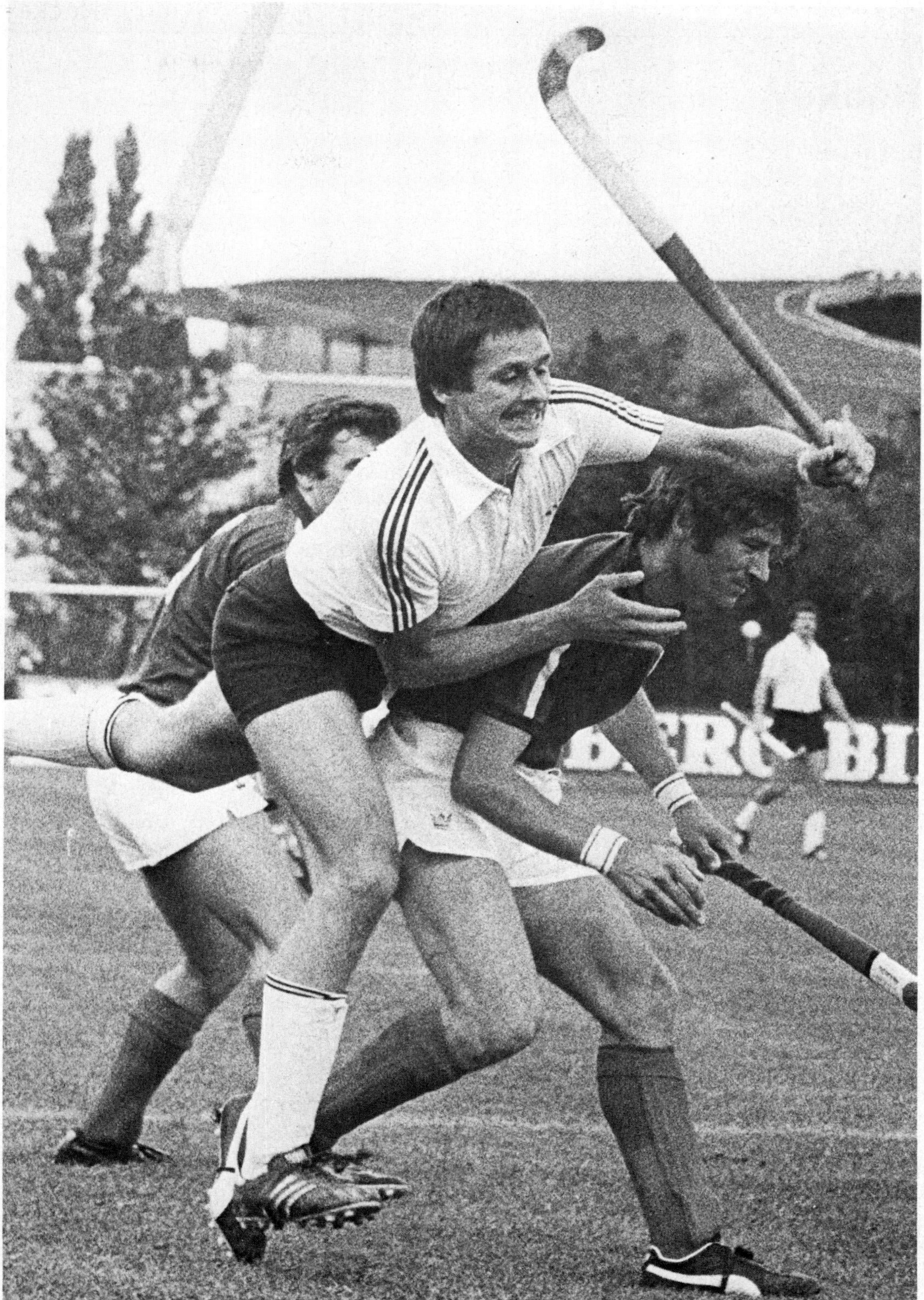

Hockey

E. Thelen

Beschreibung der Sportart

Hockey ist sportmedizinisch gesehen mit Fußball und Handball zu vergleichen. Der Kampf um den Ball ist ein wesentliches Spielelement aller drei Sportarten.
Im Gegensatz zu Fußball und Handball benutzt der Hockeyspieler ein Instrument, den Hockeyschläger, der nur auf einer Seite mit dem Ball in Berührung kommen darf. Der Ball hat etwa die gleiche Größe wie ein Tennisball, ist jedoch nicht elastisch und mit 150 bis 170 g bedeutend schwerer.
Die Geschwindigkeit des Hockeyballes im Spiel ist höher als die des Fußballes, entsprechend werden besondere Anforderungen an jedenMitspieler bezüglich Reaktionsfähigkeit, Schnelligkeit und auch Ausdauer gestellt.

Beim Zweikampf findet erneut im Gegensatz zum Fußball eine direkte körperliche Berührung mit dem Gegner in der Regel nicht statt, da einerseits die Kontrahenten durch ihren Hockeyschläger eine gewisse Distanz zum Ball haben, andererseits die Regel z. B. ein Rempeln oder Hineingrätschen verbietet.

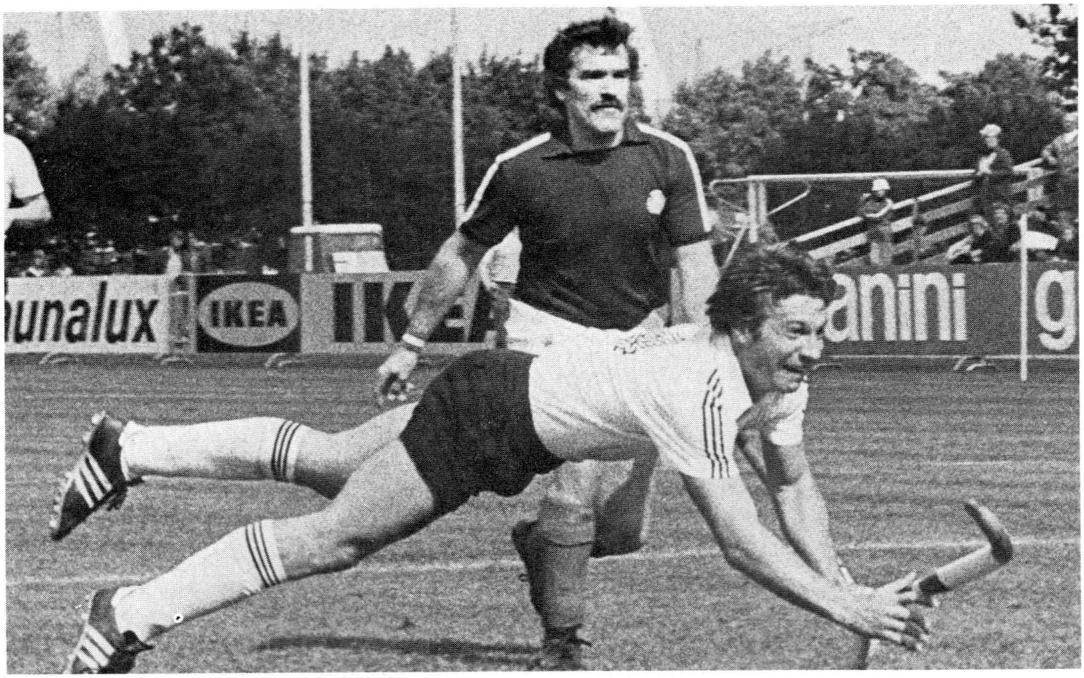

Abb. 1 Kampfbetonte Spielszene beim Hockey.

Dennoch hat sich in den letzten Jahren international wie national das Hockeyspiel vom körperlos-eleganten Spiel der Inder zum kampfbetont-körperlichen Einsatz der Mitteleuropäer gewandelt (Titelphoto, Abb. 1).
Gespielt wird im Feldhockey vorzugsweise auf ebenen, kurzgeschorenen Rasenplätzen; Aschenplätze oder Kunstrasenplätze stellen die Ausnahme dar. Von November bis März wird die Feldhockeysaison unterbrochen; in dieser Zeit finden Meisterschaftsspiele in der Halle statt.

Die Verletzungen

Verletzungshäufigkeit

Statistische Angaben über Hockeyverletzungen sind in der Literatur selten zu finden, offensichtlich bedingt durch die geringe Mitgliederzahl von z. Zt. etwa 40 000 Spielern.
Die Verletzungshäufigkeit im Hockey wird zwischen 2,46 Prozent (7) und 1,4 Prozent (5) angegeben. Damit rangiert Hockey hinter Fußball und Basketball auch deutlich über der durchschnittlichen Verletzungshäufigkeit im Sport von 1,41 Prozent (7) bzw. 1,1 Prozent (5).

Verletzungsursachen

Die Verletzungsursache ist etwa zur Hälfte in gegnerischer Einwirkung, zur Hälfte im Eigenverschulden zu suchen (Tab. 1). Dabei ist zu betonen, daß der Hockeyschläger nur in 22 Prozent und der relativ harte Hockeyball in 13 Prozent Schäden hervorruft. Bezieht man auch leichte Prellungen in die Statistik mit ein, so steigt nach *Arnold* (1) der Anteil der Hockeyverletzungen auf 38 Prozent, nach *Glass* (4) gar auf 46 Prozent.
Typische Verletzungen durch Schlägereinwirkung sind Augenbrauen- und Kinnplatzwunden sowie Zahnschäden. Diese treten besonders beim Anfänger gehäuft auf, da die Gefährdung durch den Gegner dann besonders groß ist, wenn dieser regelwidrig von der falschen Seite angegriffen wird, bzw. wenn im Liegen gespielt wird.
Der Hockeyball verursacht häufiger harmlose Prellungen, kann jedoch am Kopf auch ernste Verletzungen hervorrufen bis hin zur Schädelfraktur. Unter dem Eindruck einer solchen Verletzung ist vor wenigen Jahren eine Regeländerung durchgeführt worden, die bei der kurzen Ecke nur noch Torschüsse bis in Kniehöhe gestattet.

Gegner	48 %
Körper	11 %
Schläger	23 %
Ball	14 %
Selbstverschulden	52 %

Tab. 1 Verletzungsursachen im Hockey.

Frakturen	31 %
Distorsionen	23 %
Muskelverletzungen	22 %
Platzwunden	10 %
Sehnenverletzungen	2 %
Zahnschäden	2 %
Sonstige	10 %
	100 %

Tab. 2 Verletzungsarten im Hockey.

Verletzungsarten

Nach einer eigenen Untersuchung (6) sind an ernsteren Verletzungen an erster Stelle Frakturen der Finger, Mittelhandknochen und des Nasenbeines zu erwähnen (Tab. 2). Nach *Blenke* (3) wird die **Mittelhandfraktur als typische Hockeyverletzung** be-

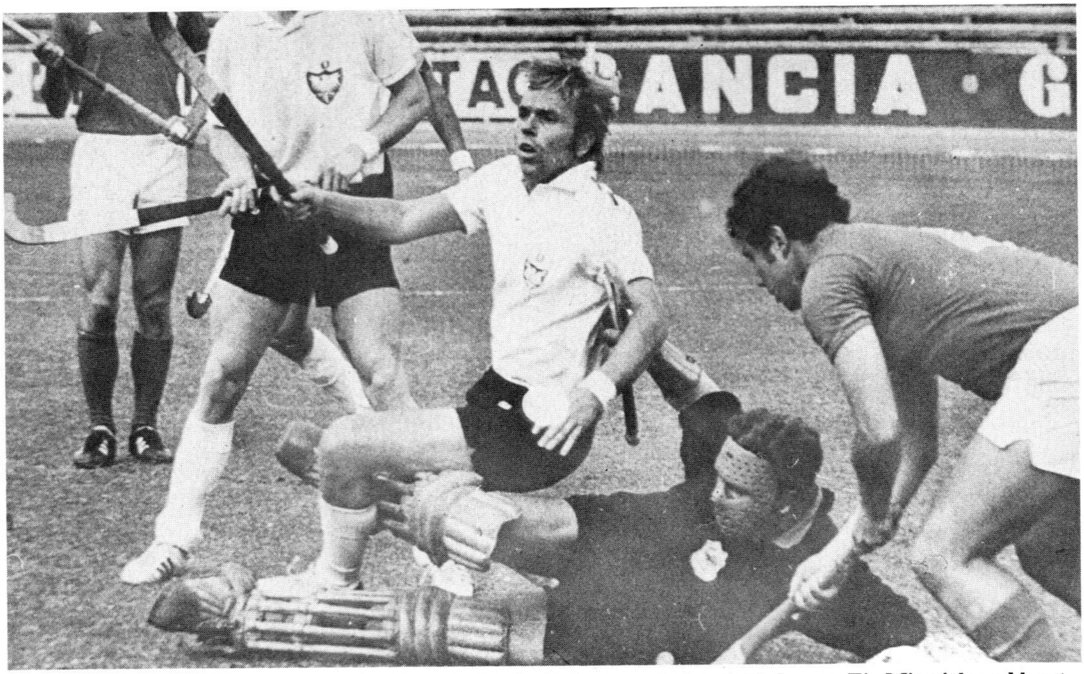

Abb. 2 Typische Szene im Feldhockey. Torwartabwehr trotz gegnerischer Behinderung. Ein Mitspieler schlenzt gerade den Ball aus der Gefahrenzone.

schrieben. Finger- und Mittelhandfrakturen sind deswegen gehäuft, weil die Hand durch das Widerlager des eigenen, fest umschlossenen Schlägers einem gegnerischen Schlag oder einem hart geschossenen Ball nicht ausweichen kann.
Distorsionen, vor allem des oberen Sprunggelenkes, sind sowohl beim Feld- als auch Hallenhockey anzutreffen als typische Supinationsverletzung des Fußes.
Der Torwart ist im Hockey ebenso wie im Fußball und Handball einer besonderen Verletzungsgefahr ausgesetzt. Hier sind es nicht so sehr die Einwirkungen von Ball und Schläger, gegen die eine gute Ausrüstung genügend Schutz bildet (Abb. 2 und 3), sondern eher die Folgen eines Zusammenpralls mit dem Gegner. Dabei kann insbesondere der Kapsel-Band-Apparat des Kniegelenkes sowohl im Varus- als auch Valgussinne geschädigt werden sowie in seltenen Fällen auch im Sinne der Überstreckung.

Überlastungsschäden

Überlastungsschäden im Hockey sind eine Seltenheit, da sowohl das Training als auch der Wettkampf nicht auf einen monotonen Bewegungsablauf ausgerichtet sind, der einzelne Gliedmaßenabschnitte überfordert, im Sinne der „Pathologie der Funktion" nach *Baetzner* (2). Bisher gibt es keine Hinweise in der Literatur, und auch eigene **Untersuchungen ergaben keinen Anhalt für einen hockeysportbedingten Überlastungsschaden.** Zwar ist die typische Haltung des Hockeyspielers beim Ballkontakt leicht vornübergebeugt und zur rechten Seiten geneigt (Abb. 2, rechter Feldspieler), doch diese Haltung wird jeweils nur für Sekunden eingenommen, während der überwiegende Teil der Spielzeit in aufrechter bzw. wechselnder Haltung verbracht wird. Achillodynien sind gehäuft während der Hallensaison bei älteren Sport-

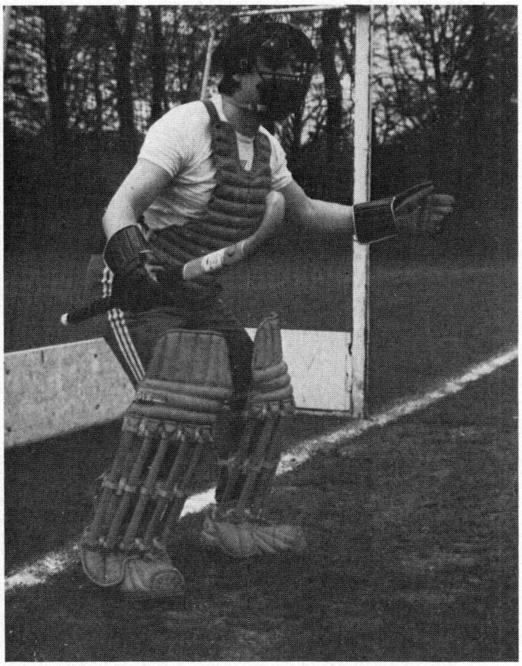

Abb. 3 Die Torwartausrüstung besteht aus einer Gesichtsmaske, einem Brustpanzer, einem Paar Handschuhen, einem Paar Schienen mit Schuhen und — nicht sichtbar — einem Unterleibsschutz.

lern jenseits des 30. Lebensjahres anzutreffen und lassen Rückschlüsse auf ungünstige Bodenbeschaffenheit mancher Hallen, bzw. auf schlechtes Schuhwerk zu.

Therapie

Die Therapie von Kontusionen, Distorsionen und Frakturen ergibt sich nach den allgemein bekannten Richtlinien der Traumatologie (Siehe dazu das Kapitel „Allgemeine Diagnostik und Therapie von Sportverletzungen").

Ein **funktioneller Pflasterverband** hat sich **bei Daumengrund- oder Sattelgelenkdistorsionen** bewährt sowie bei schmerzhaften Daumenprellungen, die das sichere Führen des Hockeyschlägers nicht mehr zulassen (Abb. 4a und b). Entsprechend der Breite eines Hockeyschlägers wird um das Zeigefinger- und Daumengrundgelenk ein Pflasterverband angelegt, der eine Hyperabduktion verhindert. Ein operativ zu behandelnder ulnarer Kollateralbandschaden des Daumengrundgelenkes sollte dabei nicht übersehen werden.

Wie bei vielen anderen Sportverletzungen hat sich gerade auch im Hockey bei schmerzhaften Fingerverletzungen und Handprellungen die sofortige **Eisbehandlung** (Chloräthylspray o. ä.) bewährt.

Durch axialen **Aufprall des Balles auf den Großzehenstrahl** entsteht beim Hallenhockey sehr häufig ein schmerzhaftes subunguales Haematom. Dieses kann unter sterilen Bedingungen schmerzlos mit einer scharfen Kanüle durch den Nagel angebohrt und entlastet werden (Abb. 5).

Prävention

Auf den unabdingbaren **Schutz des Hockeytorwarts** ist bereits hingewiesen worden (Abb. 3). Zur Torwartausrüstung gehören 1 Paar Schienen samt Schuhen aus verstärktem Leder, ein Unterleibsschutz, ein Brustpanzer, 1 Paar gepolsterte Lederhandschuhe sowie eine Gesichtsmaske. Diese Ausrüstung analog zum Eishockey auch für den Feldspieler zu fordern, würde einerseits den Spielfluß lähmen und andererseits auch eine übertriebene Schutzmaßnahme darstellen. Für den Feldspieler sollten Schienbeinschützer obligatorisch sein. Diese müssen den Innen- und Außenknöchel bedecken, da gerade hier Schläger oder Ball häufig schmerzhafte Prellungen verursachen (Abb. 6).

Eine weitere prophylaktische Maßnahme stellen im Hallenhockey **Pflasterstreifen um die Fingermittel- und -endgelenke** dar. Diese zirkulär, nicht zu eng angelegten Pflasterverbände schützen vor Schürfungen an typischer Stelle (Abb. 7).

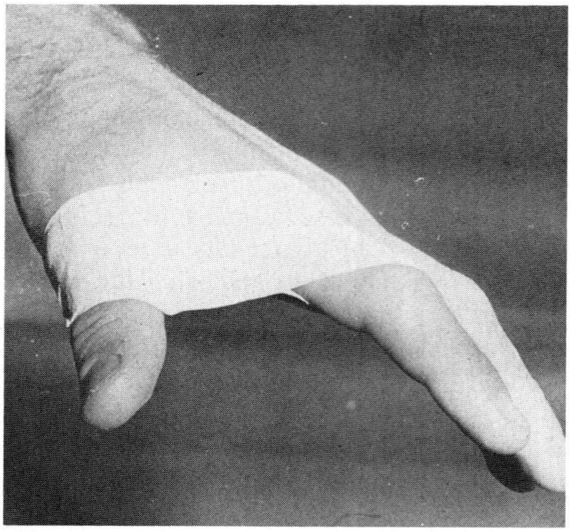

Abb. 4 a Ein Tape-Verband zwischen Daumen- und Zeigefingergrundglied schützt vor einer Hyperabduktion.

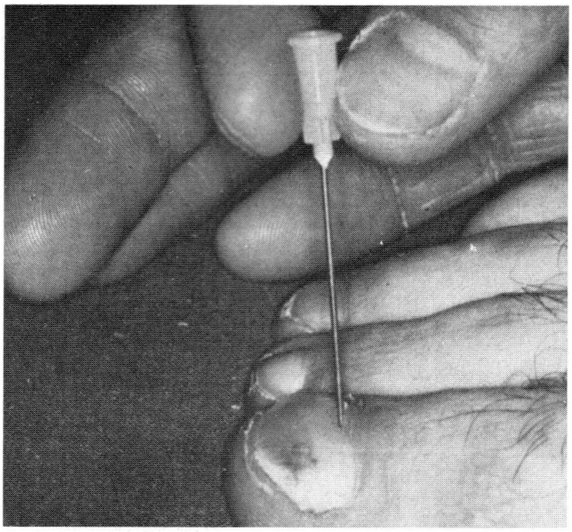

Abb. 5 Ohne Betäubung ist ein schmerzloses Anbohren eines Nagels bei subungualem Haematom möglich. Der Schliff einer Kanüle (0,9 x 38 mm) ermöglicht unter leichtem Druck bei ständiger Rotation ein langsames Durchbohren des Nagels.

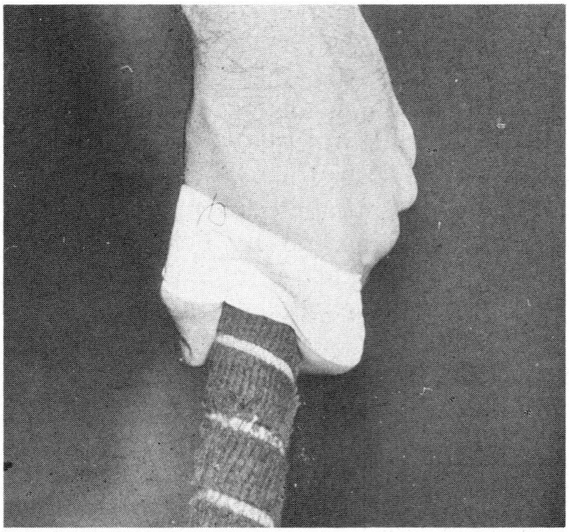

Abb. 4 b Der Abstand zwischen Daumen und Zeigefinger muß soeben den festen Griff des Schlägers ermöglichen.

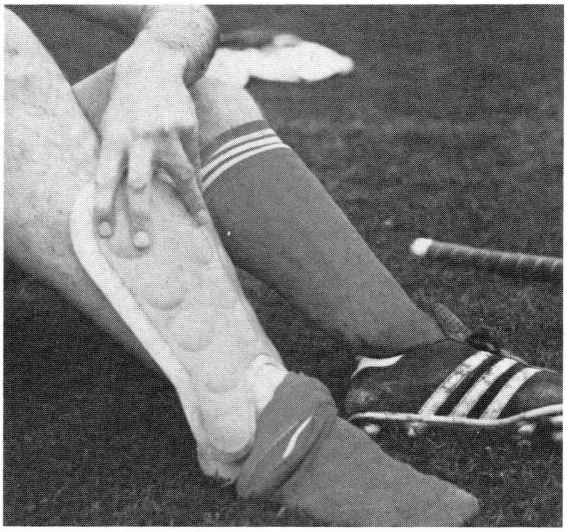

Abb. 6 Schienbeinschoner müssen gerade im Hockey den Innen- und Außenknöchel mit abdecken und sollten über die Schienbeinmitte hinaufreichen.

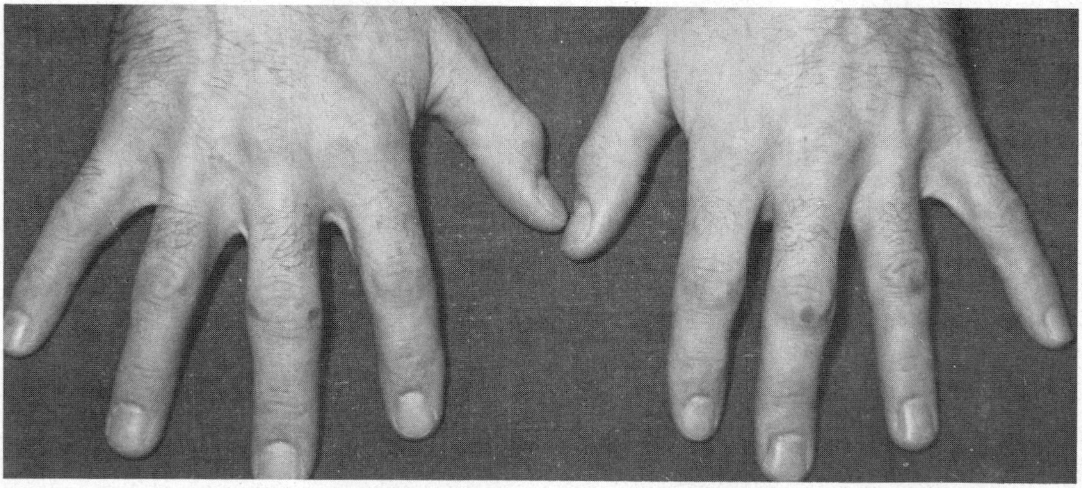

Abb. 7 Typische Schürfungen über den Fingermittelgelenken entstehen im Hallenhockey durch extrem flache Schlägerführung unmittelbar über dem Boden.

Den besten Schutz gegen Verletzungen bietet aber nach wie vor eine konsequente Auslegung des Regelwerkes einerseits sowie andererseits ein faires Spiel eines jeden Aktiven.

Literatur

1. *Arnold, A.:* Über Hockeyverletzungen. Dtsch. med. Wschr. (1931), 2175

2. *Baetzner, W.:* Sportschäden am Bewegungsapparat. Urban und Schwarzenberg, Berlin 1927

3. *Blenke, A.:* zit. n. *Heiss, F.:* Unfallkunde und Therapie der Sportverletzungen und Sportschäden. In: Lehrbuch der Sportmedizin. *Arnold, A.* (Hrsg.). J. A. Barth, Leipzig 1959

4. *Glass, E.:* Hockeyverletzungsstatistik. Dtsch. med. Wschr. (1927), 1907

5. *Märker, K.:* Die Sportunfälle im Bezirk Rostock in den Jahren 1956—1966. Med. und Sport, Berlin 8 (1968), 1

6. *Thelen, E., D. Michel:* Spezifische Verletzungen im Hockeysport. Sportarzt u. Sportmedizin (im Druck)

7. *Wössner, V.:* Über Sportverletzungen. Promotionsschrift. Universität Tübingen 1964

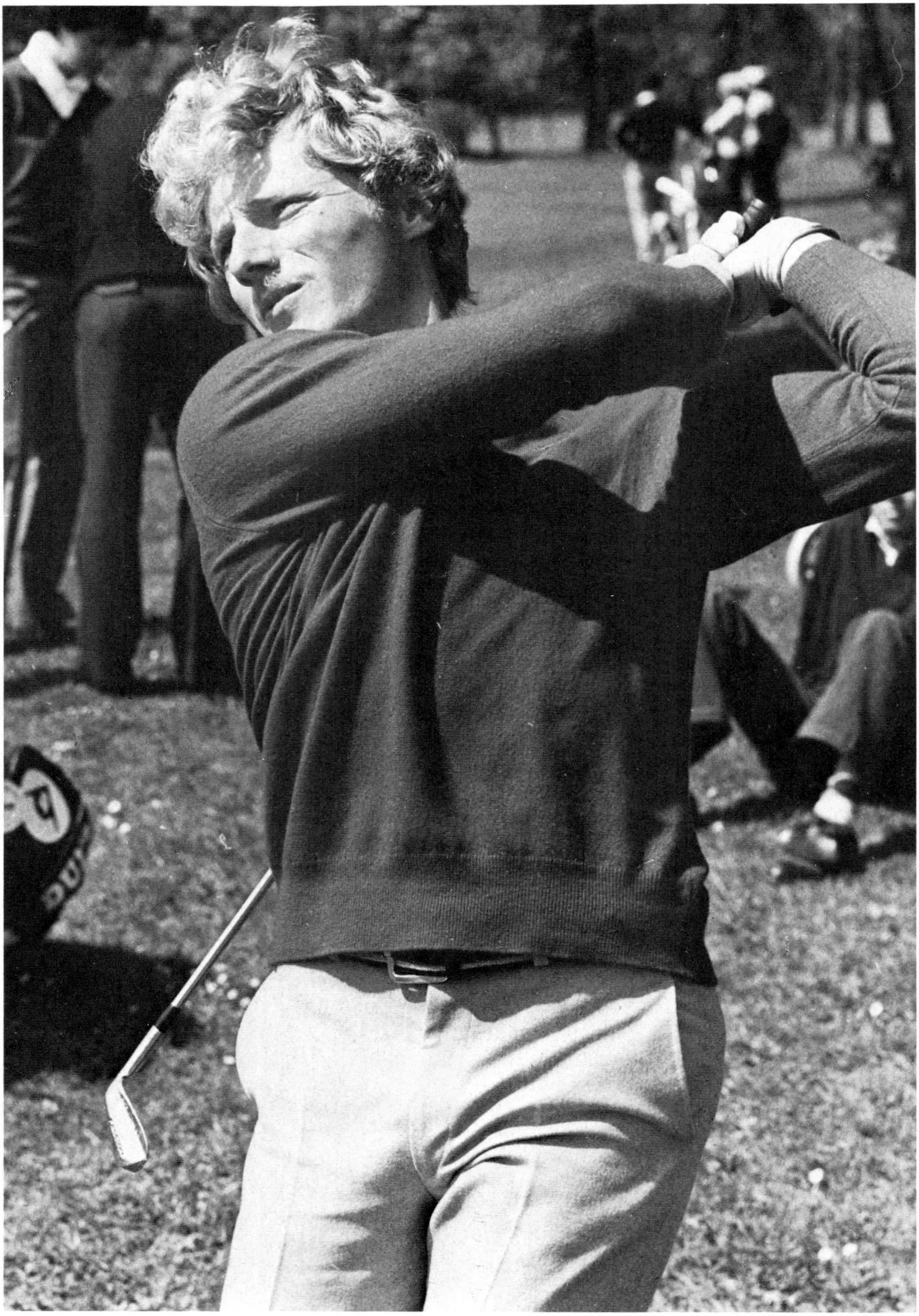

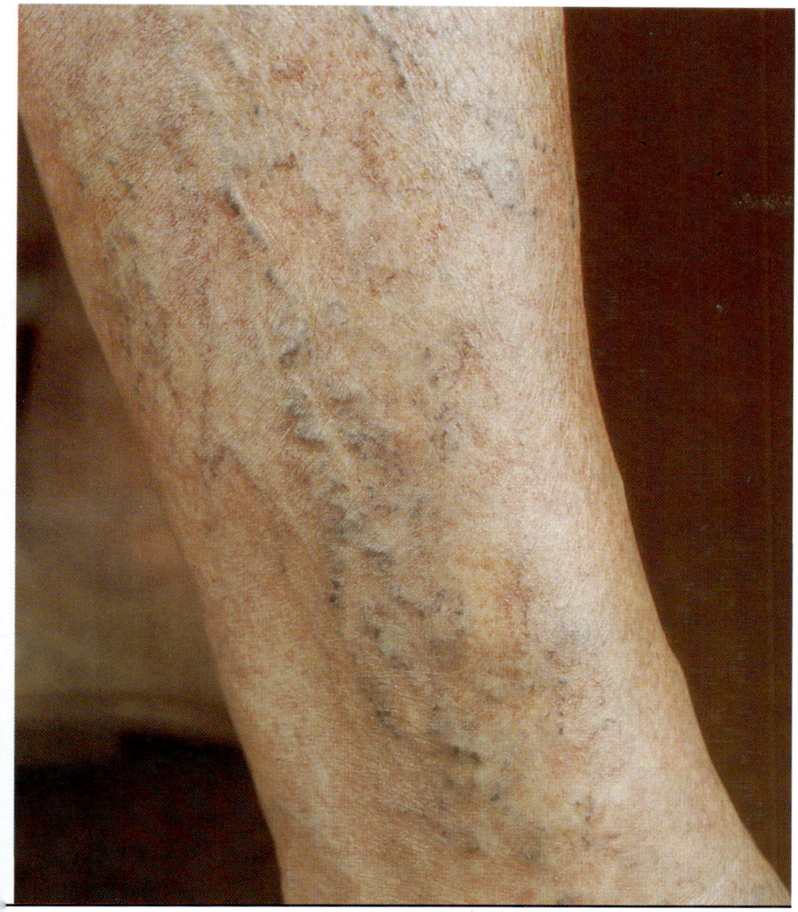

Wenn Sie jetzt so wirtschaftlich verordnen, reduzieren Sie die Arzneimittelkosten entscheidend.

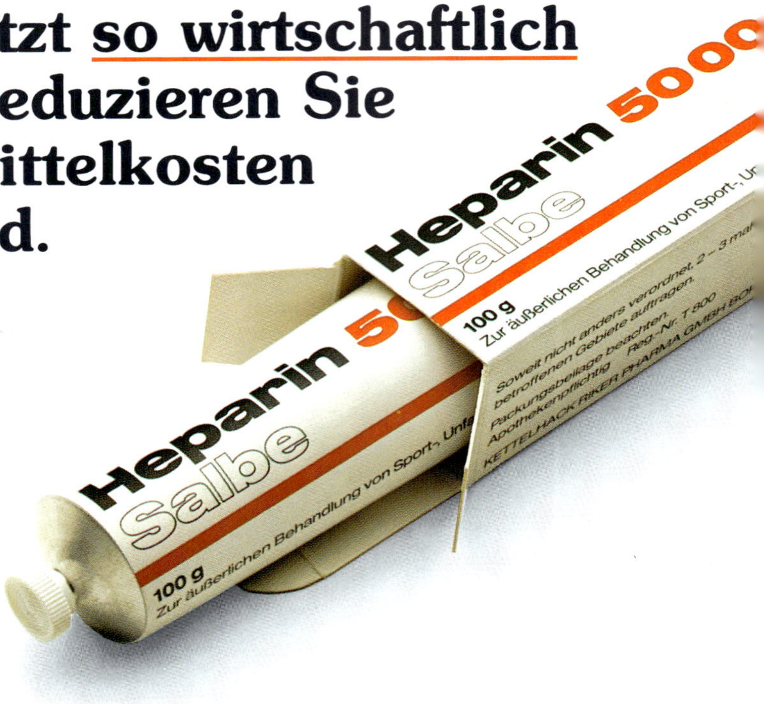

Wirksam und wirtschaftlich verordnen – das Gebot der Stunde. Überzeugen Sie sich von den Vorteilen der rationellen Heparintherapie mit

Heparin 50 000 Riker® Salbe

Zusammensetzung: 100 g Heparin 50 000 Riker Salbe enthalten: Heparin-Natrium (Mucosa) 50 000 I.E. **Anwendungsgebiete:** Zur Behandlung von ödematösen Schwellungen und Entzündungen der oberflächlichen Venen (Thrombophlebitis) und Lymphbahnen sowie nach Sport- und Unfallverletzungen wie Prellungen, Quetschungen, Verstauchungen, Zerrungen und Schwellungen; bei Hämatomen, Sehnenscheiden- und Schleimbeutelentzündungen. **Gegenanzeigen:** Nicht auf offene Wunden oder nässende Ekzeme aufbringen. **Dosierungsanleitung:** Soweit nicht anders verordnet, wird Heparin 50 000 Riker Salbe 2-3 mal täglich auf die betroffenen Gebiete und deren Umgebung aufgetragen. **Art der Anwendung:** Heparin 50 000 Riker Salbe dünn und gleichmäßig auftragen oder leicht einmassieren. Bei allen akuten Entzündungen und besonders bei schmerzhaften Erkrankungen wie Thrombophlebitis die Salbe nicht einmassieren. In diesen Fällen Heparin 50 000 Riker Salbe auftragen und mit einem Verband abdecken.

Eigenschaften: Heparin 50 000 Riker Salbe dient der hochdosierten äußerlichen Behandlung von Erkrankungen der oberflächlichen Venen und von stumpfen Verletzungen. Heparin wirkt dem Blutgerinnungsmechanismus entgegen und steigert die Durchblutung. Dadurch wird die Resorption von Blutergüssen gefördert und beschleunigt. Weiterhin wirkt Heparin bei äußerlicher Anwendung in hoher Konzentration resorptionsfördernd auf Ödeme, entzündungshemmend und gewebsentgiftend. Heparin lockert verhärtetes Gewebe, wie es z. B. bei Narben vorliegt, durch Hydratation auf. Gefäßspasmen werden durch Heparin gelöst. Die Salbe wirkt schützend auf die Haut und kühlt entzündete Gewebsbereiche. Äußerlich verabreichtes Heparin wirkt nur lokal antikoagulierend; Gerinnungskontrollen sind daher nicht erforderlich.

Packungsgröße und Apothekenverkaufspreis: Tube mit 100 g DM 24,90. Stand: September 1983

Kettelhack Riker Pharma GmbH
4280 Borken, Westfalen

Golf

C. J. Wirth

Golf wurde 1457 als schottisches Nationalspiel erstmals erwähnt und gelangte 1608 nach England. Seit dem 19. Jahrhundert zunehmend Volkssport in den anglo-amerikanischen Ländern, ist Golf für Deutschland keine typische Sportart mit nur 49 211 Aktiven auf 153 bespielbaren Plätzen (Stand: Februar 1981).

Technik

Golf ist kein schnelles Kampfspiel wie Tennis oder die Mannschaftsspiele, bei denen die Reaktion entscheidend ist. Im Gegensatz zu allen anderen Ballspielen wird der Golfball aus der Ruhelage geschlagen. *Golf ist eine Kombination aus Konzentration, Selbstbeherrschung und guter Schlagtechnik.* Es kann in jedem Alter ausgeübt werden und verlangt in etwa die Kondition eines rüstigen Spaziergängers (*Cotta*).
Beim Golfspiel muß ein Hartgummiball von 46 g und 4,1—4,3 cm Durchmesser von einem Abschlagplatz aus über eine Grasbahn mit Hindernissen in ein Loch von 10,7 cm Durchmesser befördert werden. Ein Golfplatz hat auf einer Fläche von 40—50 ha 18 solcher verschieden langer Grasbahnen (Löcher), deren Gesamtlänge etwa 6000 m beträgt. Zum Schlagen der Bälle stehen maximal 14 Schläger mit Holz- bzw. Metallköpfen zur Verfügung. Bei gleicher Schwungtechnik bedingen die verschiedenen Schlagflächenneigungen der Schläger unterschiedliche Flugbahnen des Balles.

Die Kraft wird beim Golfspiel in einen geschwungenen, rhythmischen Schlag umgesetzt. Drehachse ist die Wirbelsäule. Beim Aufschwung wird der Körper wie eine Spiralfeder „aufgezogen“, wobei sich das Becken um etwa 45°, die Schultern um etwa 90° nach rechts drehen (*Hogan*). Beim Abschwung „entdreht“ sich die Feder und verleiht dem Schlägerkopf über den Hebel Schultern-Arme-Hände-Schlägerschaft eine enorme Geschwindigkeit im Treffmoment (Abb. 1). Entsprechend verläßt der Golfball den Schlägerkopf bei langem Schlag, dem „Drive“, mit einer Geschwindigkeit von annähernd 320 km pro Stunde, wobei der Ball auf zwei Drittel seiner Ausgangsform zusammengepreßt wird.

Sportverletzungen

Sportartspezifische Verletzungen beim Golf sind relativ selten. Prellungen und Stauchungen besonders der Gliederkette des rechten Armes werden verursacht durch einen Schlag vor dem Ball in den harten Boden oder Schläge gegen Hindernisse wie Steine oder Wurzeln. Zerrungen der Rücken- und Schultergürtelmuskulatur können bei sog. „Luftschlägen“ auftreten, wenn das beim Durchschwingen einkalkulierte Treffmoment mit dem Ball wegfällt und die Rumpfmuskulatur durch den ungebremst durchschwingenden Schläger verrissen wird. Bei dieser Gelegenheit bleibt der mit Spikes besetzte linke Schuh

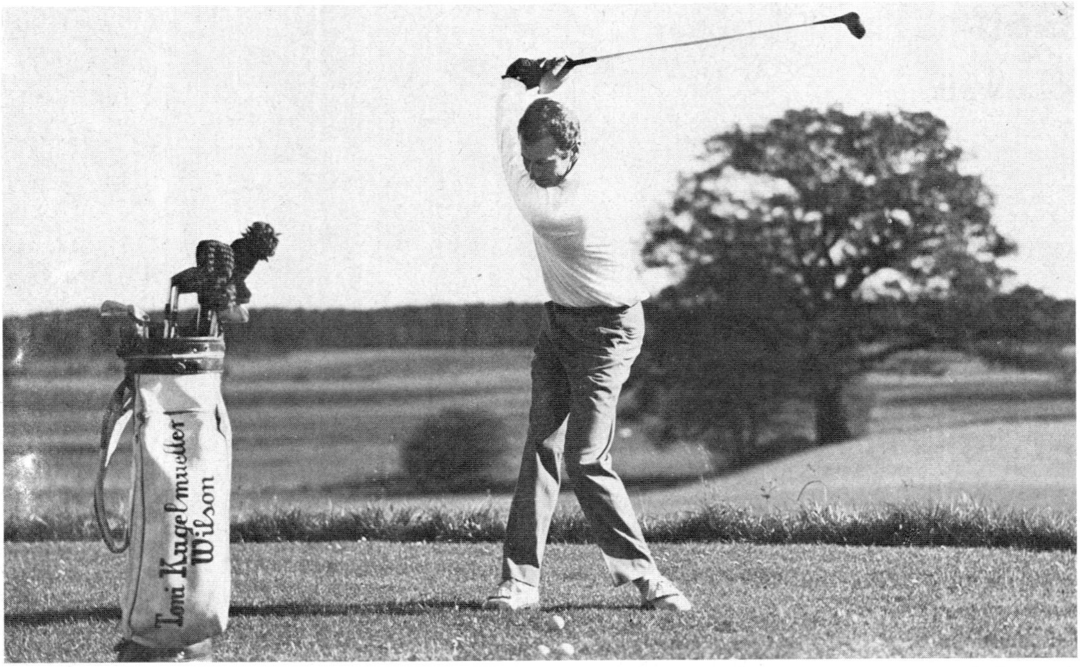

Abb. 1 **Toni Kugelmüller, einer der besten deutschen Pros und mehrfacher World-Cup-Spieler, beim Aufschwung. Beachte die Verwindung der Lendenwirbelsäule um ca. 45 Grad (Foto: *Niczky*).**

in forcierter Supination hängen mit der seltenen Folge einer Distorsion im oberen Sprunggelenk. Diese Verletzungen sind sämtlich leichter Art und in der Regel nicht therapiebedürftig.
Anders steht es mit Verletzungen durch den Golfball. Hier sind neben Prellmarken, ausgedehnten Hämatomen, Platzwunden der Kopfhaut, Frakturen (Schienbein, Impressionsfraktur der Kopfkalotte) sogar Todesfälle beschrieben worden. *Als sportartspezifisch kann vor allem die Kopfplatzwunde angesehen werden,* wenn der Hartgummiball wegen zu späten Ausweichens den Schädel tangential trifft. Wegen der starken Blutungsneigung muß am Unfallort sofort ein Kompressionsverband angelegt werden. Eine chirurgische Weiterversorgung ist notwendig, vor allem wegen einer sonst möglichen subgalealen Kopfhautphlegmone und zum Ausschluß von kraniellen Verletzungen.

Auch der Golfschläger kann Verletzungen jeden Schweregrades verursachen, wenn er bei Regenwetter den nassen Händen im Schwung entgleitet oder Schlägerkopfteile im Treffmoment abbrechen.

Prävention

Die Prävention solcher schwerwiegender Verletzungen liegt auf der Hand und ist in der *„Golfetikette“* niedergelegt. Gerade die Verletzungsgefahr mit dem Golfball zwingt zur Einhaltung der notwendigen räumlichen Distanz zu anderen Golfspielern. Voraussetzung hierfür ist die sichere Einschätzung der eigenen Schlaglänge. Ähnliches gilt für die Vermeidung von Verletzungen mit dem Golfschläger. Mitspieler müssen sich außerhalb des Schwungbereichs und innerhalb des Gesichtsfeldes des Spielers aufhalten.

Da Golf mit Metallschlägern und im Freien betrieben wird, sei am Rande noch die Verletzungsmöglichkeit durch Blitzschlag (s. a. Kapitel Bergsteigen) erwähnt. Golfturniere werden bei Gewitter von der Spielleitung abgebrochen.

Sportschäden

Da Golf in jedem Alter gespielt wird, sind sportartspezifische Schäden ungleich häufiger anzutreffen als Verletzungen. Bekannt geworden sind an der oberen Extremität vor allem die Begriffe *„Golfschulter“* und *„Golferellbogen“*.

Die Golfschulter

Bei der Golfschulter handelt es sich um entzündliche Veränderungen der langen Bizepssehne (*Prokop* und Mitarb.). Neben der Überbeanspruchung der zunehmend degenerativ veränderten Sehne sind die individuell schwankenden Tiefen der Bizepssehnenrinne und variable knöcherne Brückenbildungen am Tuberculum minus prädisponierend für eine Irritation oder auch Ruptur der langen Bizepssehne (*Steinbrück* und *Rompe*). Durch entsprechende Funktionsprüfungen gegen Widerstand sind differentialdiagnostisch Tendopathien der nahegelegenen Ansätze der Mm. pectoralis major, latissimus dorsi und teres major abzugrenzen (*Becker* und *Krahl*).
Das Supraspinatussyndrom — oft unter dem Sammelbegriff der Periarthritis humeroscapularis geführt — beruht ebenfalls auf einer Degeneration der Supraspinatussehne. Das stereotype, oft stundenlange Üben des Golfschwunges auf dem Übungsgelände zwingt die Sehne bei der Elevation immer wieder in die physiologische Enge zwischen Humeruskopf, Acromion und Ligamentum coracoacromiale. Im akuten Stadium können die heftigen Schmerzen bei Abduktion zur ängstlichen Vermeidung jeder Schulterbewegung und damit konsekutiv zur Schultersteife führen. Bei chronischen Irritationen sind die Schmerzen wechselnd und strahlen zum Oberarm und Ellenbogen hin aus. Röntgenologisch finden sich öfters Kalkeinlagerungen in der Sehne oder dem häufig mitbeteiligten subacromialen Schleimbeutel.
Auch das Schultereckgelenk kann durch eine Synovitis, Osteochondrose oder Arthrose chronische Schulterbeschwerden mitverursachen. Besonders beim kraftvollen Durchschwingen des Golfschlägers kommt es zu hohen Preßdrücken im Akromioklavikulargelenk mit chronischer Schädigung des zwischengelagerten Diskus. Bringen medikophysikalische Maßnahmen oder lokale Injektionen keine Besserung, so kann u. U. ein verkürzter Golfschwung hilfreich sein.
Die Behandlung der auf degenerativer Basis entstehenden chronischen Schulterbeschwerden ist konservativ. Die Lokalinfiltration von Anaesthetica und Antiphlogistica bringt mitunter schlagartige Besserung. Lokale Wärmetherapie, Röntgen-Entzündungsbestrahlung oder Ultraschallbehandlung sind in chronischen Fällen indiziert. Auf alle Fälle muß eine zumindest kurzzeitige Schonung erfolgen.

Der Golferellenbogen

Beim Golferellenbogen handelt es sich um eine Insertionstendopathie des Pronator teres und der Hand- und Fingerbeuger, benannt als Epicondylitis oder besser Epicondylopathia humeri ulnaris im Gegensatz zur radialen Epicondylopathie beim „Tennisellenbogen“. Ursache ist der zu feste, verkrampfte Griff des Golfschlägers besonders mit der rechten Hand sowie der forcierte Übergang der rechten Hand aus einer Mittelstellung in die Pronation im Treffmoment des Balles. Vor allem ältere Golfspieler sind betroffen, wenn der Golf-

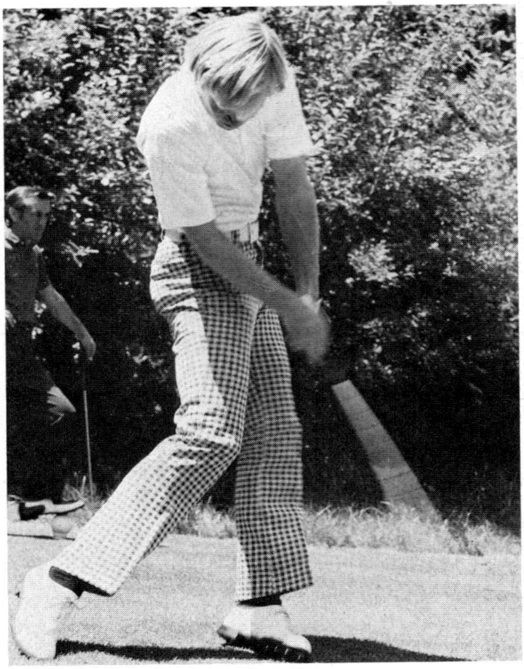

Abb. 2 Der bekannte amerikanische Pro Jonny Miller beim Durchschwung. Die rechte Hand wird forciert proniert, die Wirbelsäule „entdreht" (Foto: *Niczky*).

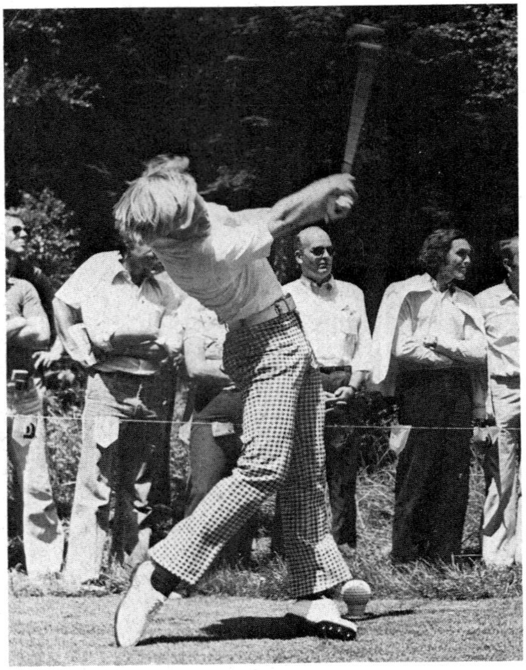

Abb. 3 In der Ausschwungphase wird die Lendenwirbelsäule extrem hyperlordosiert, das linke obere Sprunggelenk gerät in starke Supinationsstellung (Jonny Miller. Foto: *Niczky*).

schläger nicht mehr geschwungen, sondern mehr mit der rechten Hand gedrückt wird (Abb. 2).
In der chronischen Phase muß neben der medikophysikalischen Behandlung die Noxe beseitigt, d. h. die Schwung- und Grifftechnik verändert werden.

Wirbelsäulenschäden

Eher noch als die oberen Extremitäten ist aber die Wirbelsäule Schädigungen ausgesetzt. Die wechselseitige Rumpfdrehung von annähernd 45° als auslösendes Kraftmoment im Golfschwung, die anhaltende Vorneigung bei längerem Üben von kurzen Schlägen und die extreme Hyperlordosierung der Lendenwirbelsäule am Schwungende bei Distanzschlägen bedingen nicht nur bei älteren Golfspielern mit beginnender Wirbelsäulendegeneration anhaltende Schmerzzustände (Abb. 3). Auch jüngere Golfer, wie z. B. der 23jährige bekannte Berufsspieler *Severiano Ballesteros* klagen über Rückenschmerzen, bedingt durch tägliches stundenlanges Training. Da die Bandscheiben vor allem die Torsion und Hyperextension schlecht tolerieren, sind frühzeitige Osteochondrosen oder Spondylosen der Lendenwirbelsäule nicht selten und weitergehende Schädigungen möglich (*Steinbrück* und *Krahl, Prokop* und Mitarb.). Dies ist besonders dann der Fall, wenn die muskuläre Führung der Wirbelsäule ungenügend ist. Deshalb ist das Training der Bauch- und Rückenmuskulatur als Vorbereitung auf das Golfspiel und als Prophylaxe gegen weitere nennenswerte Schä-

den der Wirbelsäule von großer Bedeutung (*Schobert*).
Die Abgrenzung der Spondylosen und Diskopathien von den Tendopathien der Rückenmuskulatur, die bisweilen bei jüngeren Golfspielern auftreten, ist schwierig, vor allem, wenn radikuläre Schmerzen fehlen. Die Schmerzausstrahlung erfolgt im Verlauf der Muskeln, nicht segmental (*Becker* und *Krahl*). Die Behandlung dieser Tendopathien ist in der Regel konservativ durch hyperämisierende Maßnahmen oder eine Infiltrationstherapie.

Untere Extremitäten

An den unteren Extremitäten bedingt das Golfspiel kaum sportart-spezifische Schäden. Da das Innenband und der Innenmeniskus des rechten Kniegelenkes einem erhöhten Valgus- und Außenrotationsstreß in der Endphase des Golfschwungs ausgesetzt sind, können eine Ligamentopathie und Meniskopathie als Folge einer chronischen Überlastung vornehmlich bei älteren Golfspielern auftreten. Eine Prophylaxe ist kaum möglich, will man nicht durch eine Veränderung der Fußstellung und Vermeidung einer Körperdrehung beim Durchschwung Einbußen bezüglich der Schlaglänge und -richtung in Kauf nehmen. Die Therapie ist symptomatisch, wobei das Innenband wegen seiner oberflächlichen Lage der Ultraschallbehandlung sowie der Iontophorese gut zugänglich ist.
Zu erwähnen ist außerdem die Achillodynie, die nach häufigem Tragen von Gummischuhen bei nassem Wetter mit extrem flachen oder fehlenden Absätzen auftreten kann. Absatzerhöhung oder Fersenkissen schaffen hier Abhilfe.

Zusammenfassung

Zusammenfassend kann gesagt werden, daß das Golfspiel für alle Altersklassen einen idealen Ausgleichssport darstellt und sowohl wettkampfmäßig wie auch als Freizeitsport betrieben werden kann. Die erwähnten sportartspezifischen Verletzungen und Schäden sind insgesamt nicht schwerwiegend und können durch eine gezielte Prophylaxe zumindest in Grenzen gehalten, wenn nicht vermieden werden.
Snead hat für die Golfer über 40 Jahre folgende diesbezügliche Vorschläge gemacht:
Das regelmäßige Trainieren der Golfschläge sollte nicht zu lange dauern. Günstig sind halbstündige Trainingsabschnitte 4—5mal in der Woche. Beim Training sollte niemals die Ermüdungsgrenze überschritten werden.
Vor dem Spiel sollten mindestens einige Dutzend Übungsbälle zum Warmmachen geschlagen werden, um Zerrungen oder Muskelrisse zu vermeiden. Die Beine sollten durch Seilspringen, Jogging oder durch Laufen auf der Stelle gekräftigt werden. Tennisspielen als Ausgleichssport ist schlecht, da hierbei Muskeln trainiert werden, die für den Golfschwung schädlich sind.
Bauch- und Rückenmuskulatur sollten durch entsprechende Übungen stetig gekräftigt werden.
Schließlich sollte die Beweglichkeit von Rumpf und Schultergürtel verbessert werden durch zeitweiliges Benützen eines beschwerten Schlägers beim Üben.

Literatur

1. *Becker, W., H. Krahl:* Die Tendopathien. Thieme, Stuttgart 1978

2. *Cotta, H.:* Der Mensch ist so jung wie seine Gelenke. Piper & Co., München - Zürich 1979

3. *Hogan, B.:* Der Golfschwung. Münstertor-Verlag, Stuttgart 1958

4. *Prokop, L., R. Jelinek, R. Suckert:* Sportschäden. Fischer, Stuttgart - New York 1980

5. *Schobert, H.:* Sportmedizin. Fischer, Frankfurt/Main 1977

6. *Snead, S., D. Aultman:* Golf beginnt mit Vierzig. Kless-Böker-Verlag, Starnberg 1980

7. *Steinbrück, K., H. Krahl:* Sportschäden und Sportverletzungen an der Wirbelsäule. Dtsch. Ärztebl. 19 (1978), 1139

8. *Steinbrück, K., G. Rompe:* Sportschäden und -verletzungen am Schultergelenk. Dtsch. Ärztebl. 8 (1980), 443

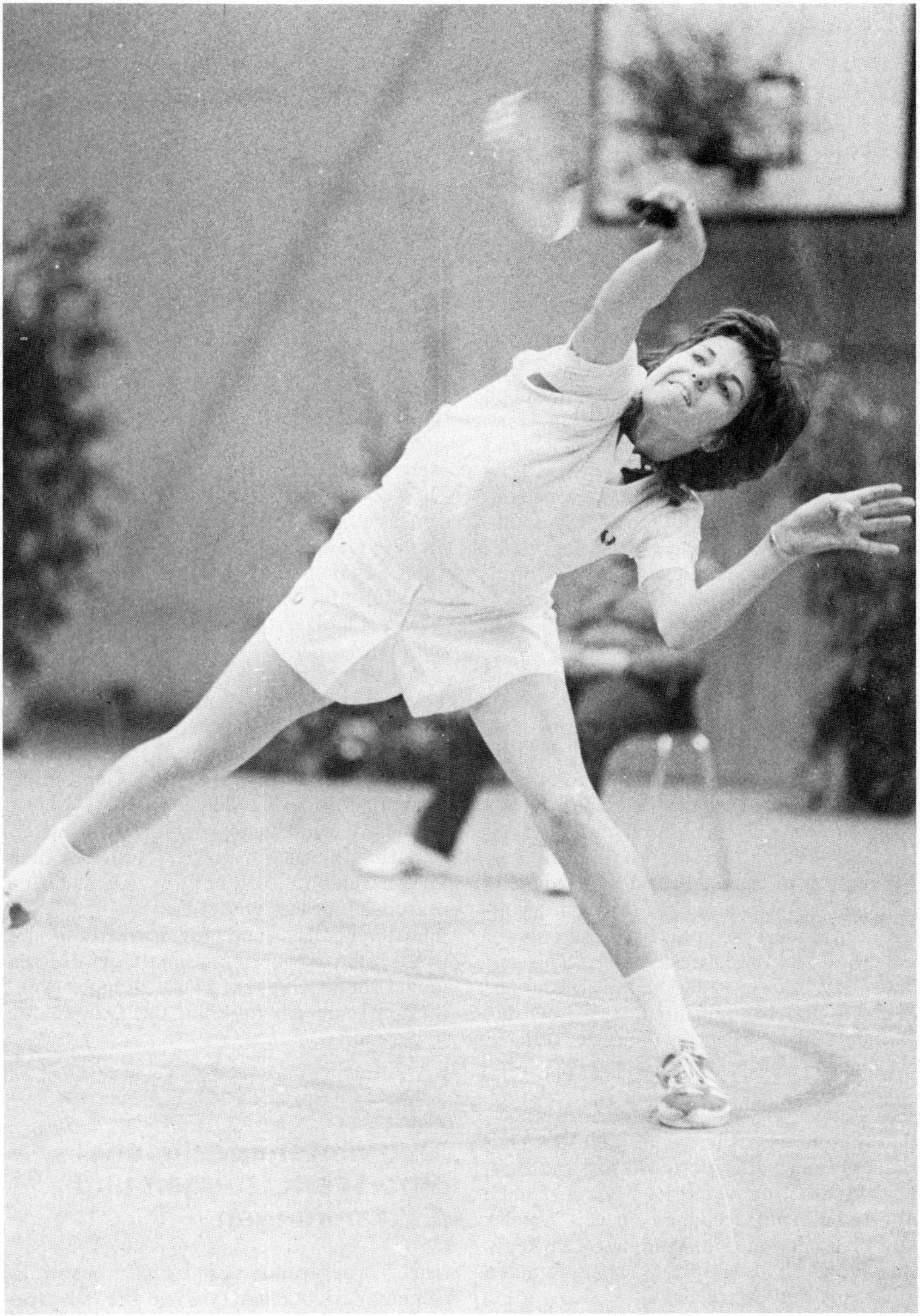

Badminton (Federball)

H. Barge

Bei dem Badmintonkampfsport, wie er sich in den letzten 50 Jahren entwickelt hat, handelt es sich hier in Europa immer noch um eine weitgehend unbekannte Sportart, obwohl in der Bundesrepublik Deutschland 70 000 Aktive, d. h. vereinsgebundene Spieler, diesen Sport betreiben. In Europa sind es etwa 550 000 Spieler, die in der Europäischen Badminton Union (EBU, gegründet 1967) zusammengefaßt sind, die International Badminton Federation (IBF, gegründet 1934) umfaßt 980 000 Spieler.

Obwohl sich Badminton in Deutschland erst in den fünfziger Jahren zum Wettkampfsport entwickelte (Gründung des Deutschen Badminton Verbandes 1953), ist das Spiel nicht neu. Zur geschichtlichen Entwicklung sollte man wissen, daß bereits vor mehreren tausend Jahren mit Federbällen, also dem Naturfederprodukt, im asiatischen Raum gespielt wurde. In Deutschland ist der Federball etwa seit dem zwölften Jahrhundert bekannt. Es existieren sehr gut erhaltene, alte Drucke, die das Spiel auf den Ritterburgen zeigen, außerdem aus dem 17. und 18. Jahrhundert, wo bei den Damen und Herren vor allem der adligen Gesellschaft Federball als Freizeitsport bekannt war.

Badminton, wie es heute gespielt wird, hat sich zu einer der **schnellsten Kampfsportarten** entwickelt. Es stellt sehr hohe physische Anforderungen an den Spieler und verlangt von ihm Ausdauer und Reaktionsfähigkeit, dazu Intelligenz, verbunden mit Kraft und Schnelligkeit.

Sportgerät und Disziplinen

Der Naturfederball, der heute in den Wettkämpfen gebraucht wird, ist ca. 5 Gramm schwer und besteht aus einem mit Wildleder bespannten Korkfuß (Durchmesser 2,5—2,8 mm), an dem 14—16 Naturfedern befestigt sind. Der tennisähnliche Schläger hat ein Gewicht von ca. 110—130 Gramm. Der Schaft kann aus Stahl, Aluminium oder Graphit bestehen, der Kopf des Schlägers aus Holz, Aluminium, Stahl oder Graphit.

Man unterscheidet beim Badminton zwischen Mannschafts- und Einzelwettkämpfen (Turniere), bei denen die Disziplinen Herreneinzel, Dameneinzel, Herrendoppel (Abb. 1), Damendoppel und Gemischtes Doppel gespielt werden.

Neben den jährlichen nationalen Meisterschaften führen die meisten Nationen auch internationale (offene) Meisterschaften durch; außerdem gibt es Europa- und Weltmeisterschaften und zur Ermittlung der weltbesten Ländermannschaft der Herren den Thomas-Cup, zur Ermittlung der weltbesten Ländermannschaft der Damen den Uber-Cup.

Badmintonspezifische Sportverletzungen und Erkrankungen

Im Vordergrund der badmintonspezifischen Verletzungen stehen die **Überla-**

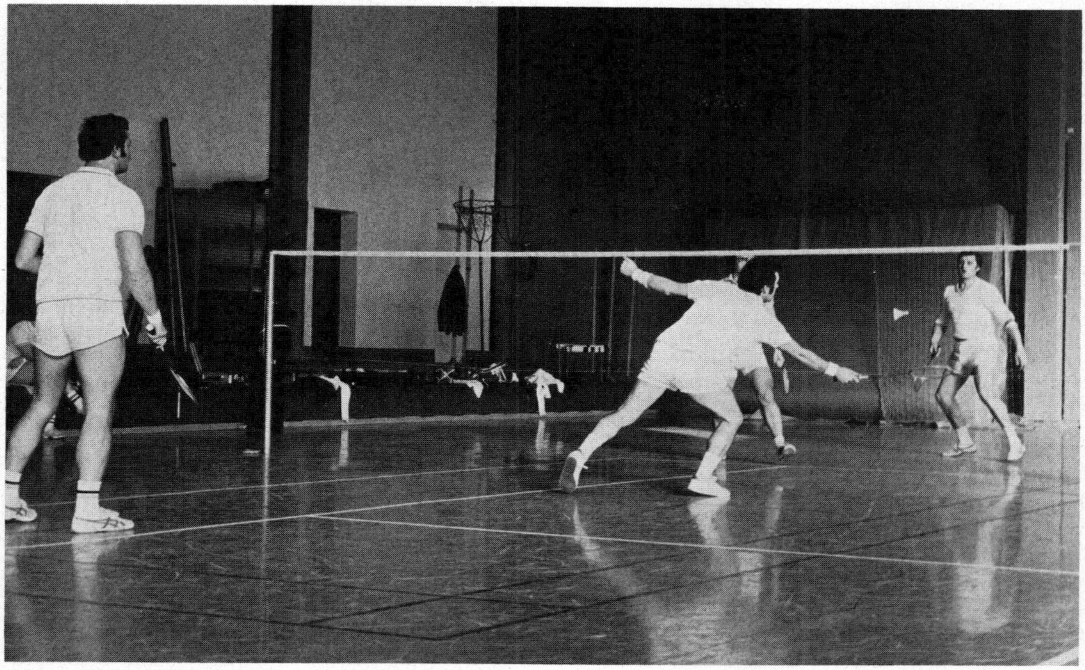

Abb. 1 Badminton-Doppel.

stungsschäden, die sich aus dem außerordentlich dynamischen Kampfsport und den extremen Beanspruchungen der

- Knie- und Sprunggelenke
- Achillessehne
- Schultergelenke
- Wirbelsäule

ergeben.

Verletzungen auf dem Spielfeld durch Sturz sind relativ selten und beinhalten dann meist Verletzungen der Fußgelenke durch Distorsionen und Ausrutschen auf dem Spielboden.

Knie- und Sprunggelenke

Die Verletzungsanfälligkeit des Sprunggelenks ist durch den komplizierten Bau dieses Gelenks gegeben. Es ist ein Gabelscharniergelenk, das durch Ligamente zusammengehalten wird. Gewalteinwirkungen durch Drehung und Stauchung sind meist Supinations-Adduktionstraumen. Es sind diese Bewegungen, die zu den Zerreißungen der Bänder führen, aber auch zu den typischen Frakturen, nämlich den Abrissen der Knöchel oder der Tibiahinterkante. Nur selten sind diese Verletzungen mit Luxationen verbunden. Die weiterführende Behandlung sollte, selbst wenn keine Bänderrisse erkannt werden, zu einer Unterbrechung des Sports von etwa 4 Wochen und evtl. Ruhigstellung führen.

Die Distorsionen in den Fußgelenken sind bekanntermaßen außerordentlich schmerzhaft. Sie können mit Bändereinrissen und -abrissen im Fußgelenk einhergehen und bedingen fast immer den sofortigen Spielabbruch. Die Erstbehandlung erfolgt durch Kühlung und Ruhigstellung. In jedem Fall sollte eine weiterführende Behandlung erfolgen.

Weitere Details siehe Kapitel „Allgemeine Diagnostik und Therapie von Sportverletzungen“.

Sehr viel häufiger sind die Überlastungsschäden beim Badminton. Es sollen hier nur die drei häufigsten Schadensarten besprochen und in Verbindung zum Bewegungsablauf während des Spiels gebracht werden.
Man sieht im Spiel oft den sehr weiten, **typischen Ausfallschritt,** der zu einer extremen Beanspruchung der Unterschenkelmuskulatur, aber auch der Kniegelenke und der Achillessehne führt. Die Verletzung des Kniegelenks und auch der Achillessehne bis zum Abriß sind beim Badminton relativ häufig.
Diese Extrembelastung kann zu einer Luxation der Patella führen. Ist einmal eine solche Luxation aufgetreten, muß immer mit häufigen Wiederholungen gerechnet werden. Nur selten verliert sich die Luxation von selbst. Sie bedarf der sofortigen Einrenkung und Ruhigstellung des Kniegelenks in einer Gipshülse für 3—4 Wochen. Bevor dann der Sport wiederaufgenommen werden kann, ist durch Gymnastik für eine Kräftigung der Muskulatur zu sorgen.
Nur anfänglich sollte bei der Luxation rein konservativ behandelt werden. Bei sich immer wiederholenden Luxationen ist die Operation die einzige Behandlungsmöglichkeit, um Sekundärschäden zu verhindern.
Durch die oben beschriebene Belastung des Kniegelenks treten Knorpelschäden an den Gelenkflächen der Kniescheibe auf. Es handelt sich hier um die sehr bekannte **Chondropathia patellae.**
Beim Badminton sind allein die extrem starken anatomischen und physiologischen Belastungen für diesen Schaden verantwortlich. Es entsteht durch den Sport eine **permanente, stumpfe Traumatisierung des Kniegelenks.**
Selbstverständlich treten beim Badminton auch durch die Belastung des Kniegelenks Meniskusverletzungen auf. Dabei handelt es sich in erster Linie um degenerative Meniskuserkrankungen und nicht um primäre Risse, die nur bei schweren Stürzen

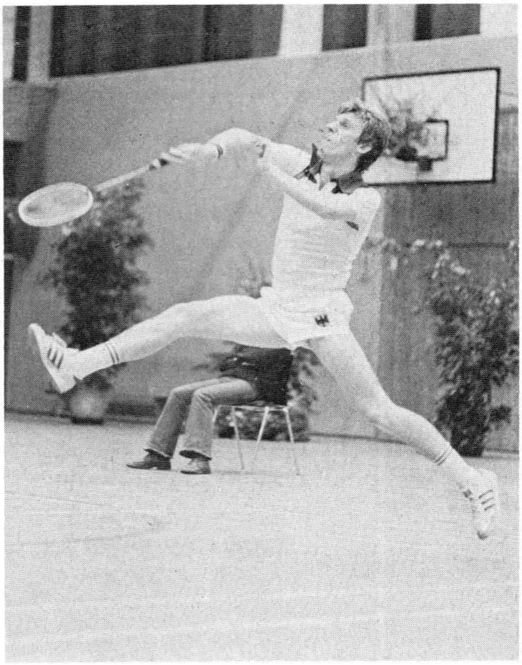

Abb. 2 Ausfallschritt.

und bei einem direkt auf das Knie einwirkenden Trauma entstehen.
Bei den degenerativen Meniskuserkrankungen ist die permanente Traumatisierung beim Sport die häufigste auslösende Ursache. Die Drehbewegungen im gebeugten Knie sowie beim feststehenden Unterschenkel sind ebenfalls für Meniskuserkrankungen verantwortlich.
Besteht eine Meniskusverletzung oder eine Meniscopathie, so ist der Badmintonsport bei laufender konservativer Behandlung dieser krankhaften Veränderung nicht durchführbar.

Achillessehne

Die häufigste **Tendopathie** im Badmintonsport ist die Erkrankung der Achillessehne.
Wie auf Abbildung 2 deutlich zu erkennen ist, besteht bei dem großen Ausfallschritt

eine maximale Anspannung der Wadenmuskulatur und damit auch eine Anspannung der Achillessehne. Aus diesem Ausfallschritt muß der Spieler vom Fußballen hochfedern und damit eine weitere dynamische Belastung auf die Achillessehne ausüben. Da dieser Ausfallschritt sowie die vielen Schläge aus dem Sprung permanent im Spiel auftreten, ist eine sehr starke lokale Überbelastung im Bereich der Achillessehne gegeben.
Es bilden sich zuerst Reizerscheinungen und schmerzhafte Ödeme. Erst wenn diese nicht erkannt und behandelt werden, kann es zur Auffaserung und Zerreißung der Achillessehne kommen. Man sollte deshalb jeweils bei Angabe von Schmerzen im Bereich der Achillessehne eine Ausheilung mit konservativen Mitteln herbeizuführen suchen, um weitere Schädigungen zu vermeiden. Bei genauer Abtastung der Achillessehne spürt man Verdickungen und Verhärtungen sehr typisch am Übergang zum Muskel. Auch die Muskeln sind in diesem Sehnenübergang häufig verhärtet.
Es ist heute wohl die Kortikoid-Kristall-Suspensions-Injektion in das Sehnengewebe als Therapie eliminiert worden. Umspritzungen der Sehnen können sehr oft eine deutliche und schnelle Besserung herbeiführen. Man sollte aber auf jeden Fall die Ausübung des Sports verbieten, bis die Nachuntersuchung eine ausgeheilte Sehne und Umgebung erwarten läßt.
Es muß darauf hingewiesen werden, daß nach *Jungmichel* in ⅔ der Fälle die Achillessehnenverletzung primär nicht erkannt und als Zerrung, Bluterguß oder Prellung gedeutet wurde.

Schultergelenk

Die Anfälligkeit des Schultergelenks bei sportlichen Verletzungen oder Überanstrengungen ist allein schon durch den großen Bewegungsradius dieses Gelenks gegeben. Bei sehr wenig Knochenführung, noch weniger Bandführung, erfolgt die Sicherung des Gelenks vorwiegend muskulär. Beim Badmintonsport wird durch das ständige Schlagen mit einem relativ leichten Sportgerät das Schultergelenk extrem belastet. Da es sich ausschließlich um die Bewegungsbelastung und nicht, wie in anderen Sportarten, um Prellungen oder Zerrungen handelt, bestehen beim Badmintonsport typische Tendopathien, wie auch bei der Achillessehne beschrieben. Es kommt jedoch auch – wenn auch in weniger häufiger Form – zu Luxationen im Akromioklavikulargelenk, der Schultereckgelenksprengung, die nach *Tossy* in drei Schweregrade eingeteilt wird.
Durch die Belastung kommt es beim Badmintonsportler auch zu diffusen Schmerzen im Schultergelenk, die durch die ständig sich wiederholenden extremen Bewegungsabläufe zu erklären sind. Es handelt sich hierbei sicher um Mikrotraumatisierungen im Gelenkbereich. Bei diesen Schmerzzuständen sollte eine Trainingspause eingelegt werden, und bei üblicher medicomechanischer Behandlung ist die Traumatisierungsfolge des Schultergelenks zu beseitigen.

Wirbelsäule

Es wird dem Badmintonsport angelastet, daß es bei ihm durch das extreme Überkopfschlagen und die dadurch bedingte Durchbiegung der Wirbelsäule nach hinten zu einer Spondylolysis bzw. zu einer Spondylolisthesis kommen kann. Ich bin nicht der Meinung, daß es sich hier um eine Veränderung der Wirbelsäule handelt, die nur auf den Badmintonsport zurückgeführt werden kann, denn sowohl die Spondylolysis als auch die Spondylolisthesis sind m. E. an die typische Spaltbildung im Wirbelbogen zwischen oberem und unterem Gelenkfortsatz gebunden. Man kann jedoch davon ausgehen, daß die **ständige Hyperlordosierung der LWS** beim Über-

kopfschlag im Badmintonsport den Veränderungen im Wirbelsäulengefüge Vorschub leistet.
Bei Verdacht des Auftretens einer Spondylolysis oder einer Spondylolisthesis ist eine genaue Röntgendiagnostik erforderlich. Wird die Diagnose einwandfrei bestätigt, so ist selbstverständlich eine Betätigung im Badmintonsport nicht mehr möglich. Zu bedenken ist allerdings auch, daß die Spondylolysis sehr oft keine Beschwerden macht und nur als röntgenologischer Zufallsbefund entdeckt wird. Auch die Spondylolisthesis kann im Ausnahmefall einmal klinisch stumm bleiben. Bei Vorliegen hartnäckiger Lumbalgien, die sich als therapieresistent erweisen, sollte auf eine Röntgendiagnostik nicht verzichtet werden. Als Differentialdiagnose ist auf alle Fälle der Bandscheibenvorfall zu beachten. Hier ist evtl. ein Myelogramm erforderlich.
Es gilt der alte Grundsatz, daß das Röntgenbild zwar die Diagnose sichert, über den Grad der Beschwerden aber nichts aussagt.

Literatur

1. Badminton Sport, Zeitschrift des Deutschen Badminton Verbandes

2. Der Sportbrockhaus. F. A. Brockhaus, Wiesbaden 1971

3. *Mollowitz, G.:* Der Unfallmann. Liniger-Molineus, Frankfurt 1974

4. *Pförringer, W.:* Sprunggelenkschäden bei Hochleistungssportlern. Orthop. Praxis (April 1981)

5. *Pitzen/Rössler:* Kurzgefaßtes Lehrbuch der Orthopädie. 14. Auflage. Urban & Schwarzenberger, München - Wien - Baltimore 1980

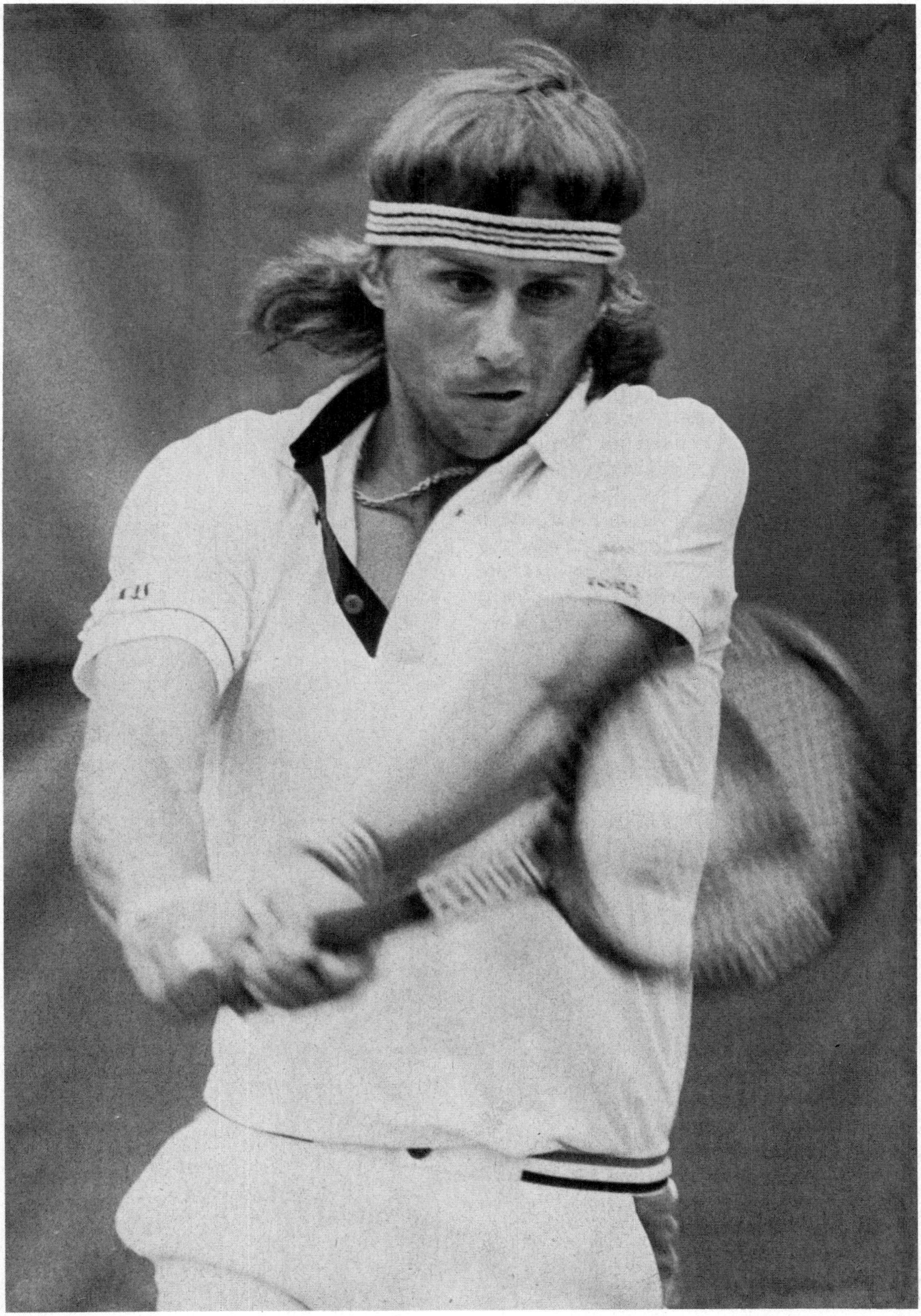

Tennis

G. Biehl

Der Tennissport hat in den letzten Jahren eine explosionsartige Ausdehnung erfahren und kann heute als **Freizeitsport Nr. 1** in Deutschland bezeichnet werden. So hat sich die Zahl der aktiven im Deutschen Tennis-Bund (DTB) organisierten Mitglieder in der Zeit von 1968 bis 1978 von 306 233 auf 1 024 159 erhöht. Rechnet man hierzu noch die Tennisanhänger, die auf den nicht vereinsgebundenen Freizeitanlagen ihrem Sport nachgehen, so dürfte sich eine Zahl von über 1,5 Millionen Tennisspielern ergeben. Damit liegt **Tennis nach Fußball und Turnen mit an der Spitze der im Deutschen Sportbund (DSB) vertretenen Sportarten.**

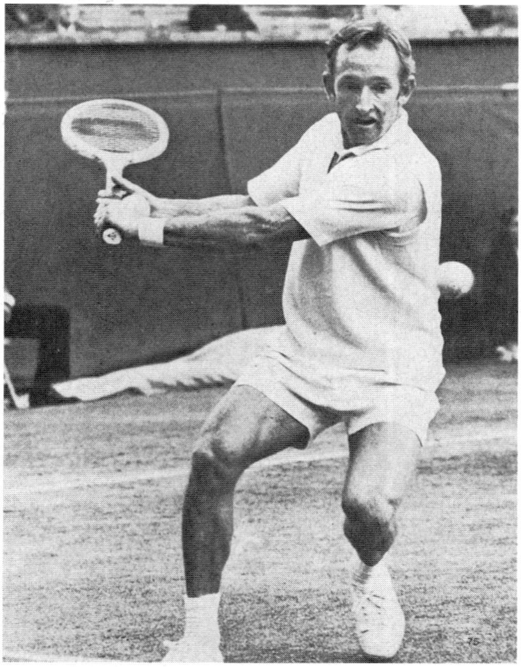

Abb. 1. Der Australier Rod Laver, einer der besten Tennisspieler aller Zeiten, bei einem „klassisch" geschlagenen Rückhandball. Man beachte die stark ausgeprägte Unterarmmuskulatur von Laver (aus: Modernes Tennis, Alfons Schmidt Verlag, Hannover).

Zur Technik und Ausübung des Tennissports

Beim Tennis handelt es sich um eine Sportart, die schwerer zu erlernen ist als manch andere Disziplin. Die Gründe hierfür liegen auf der Hand: Beim Tennisspiel ist ein Gerät — der Tennisschläger — zu „handhaben" und ein verhältnismäßig kleiner Ball „im richtigen Moment an der richtigen Stelle" zu treffen — und das bei einer schier unerschöpflichen Zahl von Treffpunktmöglichkeiten (5) (Abb. 1). Dabei muß der Ball so lange im Spiel gehalten oder unerreichbar plaziert werden, wie es der eigene Vorteil für den Gewinn eines Spiels erfordert. Diese genaue Übereinstimmung zwischen Mensch und Schläger, Platz und Ball bedingt ein hohes Maß an Harmonie im Bewegungsablauf und gutem technischen Können. Sinnvoller Trainingsaufbau, gut trainierte Organ- und Muskelkraft, Konzentration und der richtige Rhythmus sind der Weg zu einem harmonischen, für das Auge schönen Tennisspiel. Ist das Spiel ästhetisch und gut anzusehen, dann sind die Bewegungsabläufe und die Koordination richtig. Dies hinwiederum bedeutet die beste Voraussetzung zur Vermeidung unphysiologischer Belastungsspitzen und Verletzungsmechanismen.

Sportpraxis

Von *Biener, Fasler* und *Caluori* liegt eine Übersicht über die Sportpraxis von 275 Probanden vor (4). Von den 275 in der Schweiz befragten Tennisspielern spielten 32 % täglich, 48 % zweimal wöchentlich, 16 % einmal wöchentlich und 4 % einmal pro Monat. 34,2 % spielten in der verletzungsintensiven Winterzeit regelmäßig, 29,8 % selten und 36 % nie. 82 % der Befragten spielten auf Sandplätzen, 14 % auf Hartplätzen und nur 4 % auf Kunststoffplätzen mit verschiedenen Belägen. Gerade das Bodenproblem verdient im Zusammenhang mit der Unfallvorbeugung und der Vermeidung chronischer Überlastungsschäden vordergründige Beachtung. Große Umfragen bei Leistungssportlern haben ergeben, daß beispielsweise Achillessehnenbeschwerden während der Hallenmonate im Winter etwa 4mal häufiger auftreten als im Sommer, wenn die Sportler auf Aschenbahnen und Rasenplätzen tätig sind (9).

Sportgerät

Die Wahl des richtigen Schlägermaterials ist eine wichtige Voraussetzung zum guten Erlernen des Tennisspiels und auch zum Vermeiden von Verletzungen und Überlastungsschäden. Nach *Caluori* spielten 69 % seiner 275 Probanden einen Holzschläger, 18 % einen Metallschläger sowie 13 % ein Kunststoffracket. Die Darmsaite hat sich heute allgemein durchgesetzt, da sie entscheidende Vorteile gegenüber der unelastischen Nylonsaite bietet. Die Frage, ob ein kopflastiger, mittellastiger oder grifflastiger Schläger am günstigsten ist, muß ebenso vom erfahrenen Trainer, der die körperlichen und spieltechnischen Eigenheiten seines Schülers kennt, entschieden werden wie die Härte der Bespannung. Hier kann ein Zuviel genauso schädlich sein wie ein Zuwenig.

Sporttechnik

Die für das Tennisspiel typischen Grundschläge sind der Vorhandschlag, der Rückhandschlag sowie der Aufschlag und Überkopf-Schmetterschlag. Hinzu kommen Spezialschläge wie Volley, Lob und Stop-Ball. Neben der technisch sauberen Ausführung der genannten Schläge kommt der richtigen *Griffhaltung* überragende Bedeutung zu:
Der *Vorhandschlag* wird mit dem sog. *Easterngriff* gespielt. Bei diesem auch „shake-hand"-Griff genannten Vorgang wird die Hand so gehalten wie beim Händeschütteln. Die Lage der Handfläche an der hinteren Breitseite des Griffes gewährleistet den größtmöglichen Widerstand des Handgelenkes. Dagegen kann diese Schlägerhaltung nicht für den Rückhandschlag verwandt werden. Die Rückhand kann bei festem Handgelenk und natürlich durchgestrecktem Arm nicht vor der rechten Hüfte geschlagen werden, denn das Handgelenk würde dabei unnatürlich überanstrengt werden, da beim Schlag nur die Fingerspitzen auf der linken Seite des Griffes anliegen und das Handgelenk vor dem Griff steht. Wenn nun ein Spieler nicht zwischen Vor- und Rückhandschlag „umgreifen" will, sondern den Vorhandgriff auch für den Rückhandschlag verwendet, so muß es zu einer maximalen Überlastung der Extensorenmuskulatur kommen, um den Schläger einigermaßen stabil gegen die Anprallgeschwindigkeit des Balles zu halten. Dies hinwiederum muß zwangsläufig zu einem myotendinösen Überlastungssyndrom führen.
Deshalb empfiehlt sich für den *Rückhandschlag* der sog. *Kontinentalgriff* oder Rückhandgriff. Mit dieser Griffhaltung kann beim Rückhandschlag der Ball vor der rech-

ten Hüfte geschlagen werden, und mit Hilfe des schräggestellten Daumens an der linken Breitseite des Griffes ist der nötige Widerstand gegenüber dem anprallenden Ball gewährleistet. Von einigen Spielern wird der sog. *Semikontinentalgriff oder Einheitsgriff* angewandt, bei dem nicht umgegriffen werden muß. Diese Schlägerhaltung erfordert allerdings ein sehr starkes und kräftiges Handgelenk mit einer gut trainierten Muskulatur. Eine besondere Problematik ergibt sich in jüngerer Zeit durch das immer beliebtere *Top-Spin-Spiel,* wie es heute von den absoluten Spitzenspielern Borg, Vilas, Tracy Austin oder Martina Jaeger extrem erfolgreich praktiziert wird (Abb. 2). Der Arm macht bei der Aushol- und Schlagbewegung eine extrem große Schleife, um dem Ball die gewünschte hochbogige Flugbahn mit kurzer Flugstrecke und extremem Vorwärtsdrall zu geben. Die für den Gelenkapparat ungünstige Konstellation dieser im übrigen sehr kräfteraubenden Schlagtechnik liegt darin, daß das Handgelenk elastisch sein muß und dadurch irritiert werden kann. Dies gilt besonders, wenn bei der Schlagausführung die Schlägerbewegung nicht schnell genug erfolgt und somit Vibrationseffekte auf das Handgelenk resultieren.

Neben diesen schlagtechnischen Betrachtungen ist für die Ausübung des Tennissportes natürlich die Bein- und Laufarbeit von großer Wichtigkeit. Hier ist die Ausrüstung mit optimalem Schuhwerk eine conditio sine qua non. Ein gut gebetteter und gepolsterter Fuß sowie von extemen Druckbelastungen befreite Achillessehnen und Sprunggelenke werden weitaus weniger verletzungsgefährdet sein als ein schlecht versorgter Fuß ohne jede Sohlenbettung.

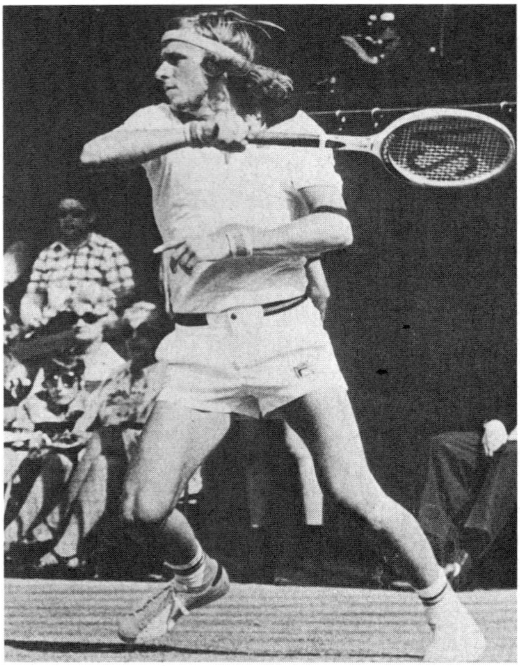

Abb. 2. Eine typische Bewegungsstudie für den immer beliebteren, weil erfolgreichen Top-Spin-Schlag: Björn Borg, der fünfmalige Wimbledon-Gewinner (aus: Modernes Tennis, Alfons Schmidt Verlag, Hannover).

Verletzungen durch Tennis

Es kann davon ausgegangen werden, daß echte Akutverletzungen beim Tennis relativ selten sind. Die Statistik von *Caluori* weist auf, daß die befragten 275 Tennisspieler in 15 Jahren insgesamt 144 Verletzungen erlitten. Ein Spieler wurde somit pro Jahr im Mittel 0,03 mal verletzt oder — anders ausgedrückt — *pro Spieler ereignet sich alle 33,3 Jahre ein Unfall.* Sicherlich wird sich dieses günstige Bild bei weiterer Ausweitung des Tennissports auf ungeübtere und untrainiertere Spieler kontinuierlich verschlechtern.

Die Unfallursache wird in der Regel von den Sportlern sehr genau rekonstruiert. Als wichtigste Unfallursache wird der sog. „schnelle Start" angegeben. Sowohl die Auswertung unserer Sportlerkartei, als auch die oben erwähnte Kasuistik zeigen, daß etwa ⅓ der zu behandelnden Tennisverletzungen durch jene plötzlichen Muskelkontraktionen bedingt sind, die beim schnellen Start zu einem Stopball oder beim Zurücklaufen zum Erreichen eines Lobs nötig sind. *Jeder 5. Unfall kam durch Ausrutschen, jeder 6. durch Einwirkung des Schlägers und jeder 7. bis 8. durch Treten auf einen Ball zustande.*

Muskelverletzungen

Die häufigsten Verletzungen am Muskelapparat des Tennisspielers sind die Muskelzerrung und der Muskelriß.
Auserwählter Sitz der Muskelzerrungen sind die innersten Fasern des mittleren Gastrocnemius (Tennis-Bein), der Quadrizeps femoris, die Adduktoren, der Bizeps femoris, der Pectoralis major, der Rectus abdominis sowie die Muskulatur des Schultergürtels. Die Zerrungen der unteren Extremität entstehen beim Tennis meist beim plötzlichen Start nach kurz gespielten Bällen, bei den aus der Ruhestellung sich plötzlich abspielenden Tänzel- und Hüftbewegungen zum Schlagen des Returns, sowie im Falle der Adduktorenzerrung bei extremem Rechts-Links-Laufen an der Grundlinie und beim Ausfallschritt mit Hineingrätschen in den Ball auf feuchtem und glitschigem Boden. Die Bauchmuskelzerrung entsteht insbesondere beim Über-Kopf-Spiel und unrhythmisch geschlagenen Service. Das gleiche gilt auch für die Zerrungen am Erector trunci, im Schultergürtel, am proximalen Bizepsanteil und am peripheren Deltoideusbereich. Beim selteneren Muskelriß ist die Lücke meist zu sehen und zu fühlen, kann jedoch unmittelbar nach dem Unfall durch den Bluterguß verdeckt sein. Der *für den Tennissport fast typische Muskelriß ist die Abscherung des muskulären Gastrocnemiusteiles von der Achillessehne im Bereich des Muskelsehnenüberganges,* oder auch der direkte Muskelriß im Gastrocnemiusbauch *(Tennis-Bein).* Seltener, aber durchaus vorkommend, sind Abrisse der Adduktoren, des Quadrizeps, des Bizeps brachii sowie der Schulterrotatoren.

Die Therapie des Muskelrisses sollte wenn möglich in der operativen Wiederherstellung durch Muskelnähte bestehen, da beim konservativen Vorgehen mit narbiger Ausheilung doch Funktionseinbußen und Rezidivgefahren zu befürchten sind.

Sehnenverletzungen

Die häufigste Sehnenverletzung beim Tennis ist, wie in anderen Sportarten auch, die Achillessehnenruptur. Diese tritt nach unseren Beobachtungen gehäuft in der Halle auf relativ unelastischen Böden auf und befällt naturgemäß stärker die Spieler älterer Altersgruppen mit bereits fortgeschrittenen degenerativen Veränderungen. Wir können allerdings auch über 3 jüngere Spieler mit Achillessehnenrupturen berichten, bei denen wegen chronischer Achillessehnenbeschwerden mehrere *intratendinöse Kortikoidinjektionen* vorangegangen waren. Die Therapie der Achillessehnenruptur hat operativ zu erfolgen.

Eine für Tennisschäden und seltener auch Tennisverletzungen prädisponierte Region ist der Schultergürtel. Hier werden in der Literatur vereinzelte Fälle eines Supraspinatus-Sehnenrisses berichtet. Die Diagnostik ist häufig problematisch: Auffällig ist der extreme Spontan-Druck-Bewegungsschmerz an der Rotatorenmanschette, der sich bei Abduktion verstärkt. Das Schulterblatt wird bei der Abduktion vollständig mitgeführt. Ein relativ sicheres Spätdiagnostikum ist die Schulteratrophie (8). Im Falle eines knöchernen Sehnenausrisses besteht die Therapie der Wahl in der operativen Refixation. Bei Rissen in der Sehne selbst ist dagegen konservatives Vorgehen mit genügend langer Ruhigstellung angezeigt.

Für die beim Tennis sehr seltenen Bizepsrisse und Ausrisse des Musculus coracobrachialis gelten die bekannten traumatologischen Behandlungsprinzipien.

Distorsionen und Kapsel-Band-Verletzungen

Neben den Muskelzerrungen stellen die Distorsionen — und hier besonders die Sprunggelenkdistorsionen — die weitaus häufigste Tennisverletzung dar. Als Ursache des Traumas werden meist „Schieftreten", Ausrutschen auf feuchtem Boden und Treten auf einen Ball angegeben. Besonders gefährlich sind hier sicherlich im heißen Hochsommer zu stark gespritzte und noch feuchte oder nach Gewitterschauern noch nicht abgetrocknete Aschenplätze. Im Herbst birgt der feuchte Blattbelag bei umwaldeten Plätzen nicht unerhebliche Gefahren. In der Halle ereilt die Verletzung vor allem ungeübte und körperlich etwas unbeholfene übergewichtige Spieler, deren Bewegungsablauf nicht genügend rhythmisch ist, und bei denen die lockere Beinarbeit nach längerem Spiel durch Konditionsmängel eingeschränkt ist.
Die **Erstbehandlung** am Unfallort besteht in der Anwendung von Eisbeuteln oder sonstigen kühlenden komprimierenden Verbänden. Ist kein Sportarzt zugegen, so sollte der Sportler unter der Dusche einige Minuten kaltes Wasser über den verletzten Fuß fließen lassen. Weitere Einzelheiten siehe Kapitel „Allgemeine Diagnostik und Therapie von Sportverletzungen".

Sportschäden durch Tennis

Epicondylopathie

Die Unterbezeichnung der Epicondylitis als „Tennisellbogen" wird diesem komplexen Krankheitsbild nicht gerecht. Zahlreiche Kasuistiken konnten zeigen, daß nur ein relativ geringer Anteil der behandelten Epicondylitispatienten Tennisspieler waren. Klammert man die Nichttennisspieler und die im Rahmen einer Cervico-Brachialgie oder eines rheumatisch-toxischen Geschehens auftretenden Epicondylitiden aus, so imponiert zumindest beim reinen Sportpatienten doch ein starkes Überwiegen der Tennisspieler, wie eine Analyse unserer Sportlersprechstunde ergab (3).
Die Epicondylitis ist *nicht als echte Entzündung zu verstehen,* sondern vielmehr als pathologische Veränderung auf dem Boden mechanischer Überlastungsvorgänge am Extensorenursprung mit rezidivierenden Mikrotraumatisierungen und degenerativen Involutionsvorgängen zu interpretieren. Somit wäre die Bezeichnung *Epicondylopathie* oder *Epicondylose* korrekter. Der für das Tennisspiel typische Bewegungsablauf bedingt überwiegend das Befallensein des Epicondylus radialis, während der Sportschaden am Epicondylus ulnaris mehr bei Wurfdisziplinen (Speerwerfen u. a.) manifest wird.
Im Vordergrund der klinischen Symptomatik stehen in den Unterarm ausstrahlende, vom Epicondylus radialis ausgehende Schmerzen bei Dorsalextension von Hand und Fingern. Lokaler Druckschmerz über dem Epicondylus radialis sowie bei gleichzeitigem Supinator-Tunnel-Syndrom über dem Supinator-Tunnel (10) sind ebenso typisch wie der Schmerz bei extremem Händedruck und beim Herunterdrücken der geballten Faust aus Dorsalextensionen. Das Anheben eines Stuhles ist meist nicht mehr möglich (Chair-Test).
Ätiologisch sind für die Entstehung der wirklich tennisbedingten Epicondylopathie verantwortlich: Verkrampftes Halten des Schlägers, zu großer Kraftaufwand beim Schlag, ungenügendes Aufwärmen vor dem Training, falsche Rückhandtechnik mit nicht korrektem Umgreifen zwischen Vorhand- und Rückhandschlag, falsch dimensionierter Schlägergriff, zu harte Bespannung.
Die **Therapie** hat zunächst mit dem Gespräch zwischen Arzt, Sportler und ggf. Trainer zu beginnen, um eine Überprüfung des Sportmaterials und eine Analyse der Schlagtechnik vorzunehmen. Nicht selten

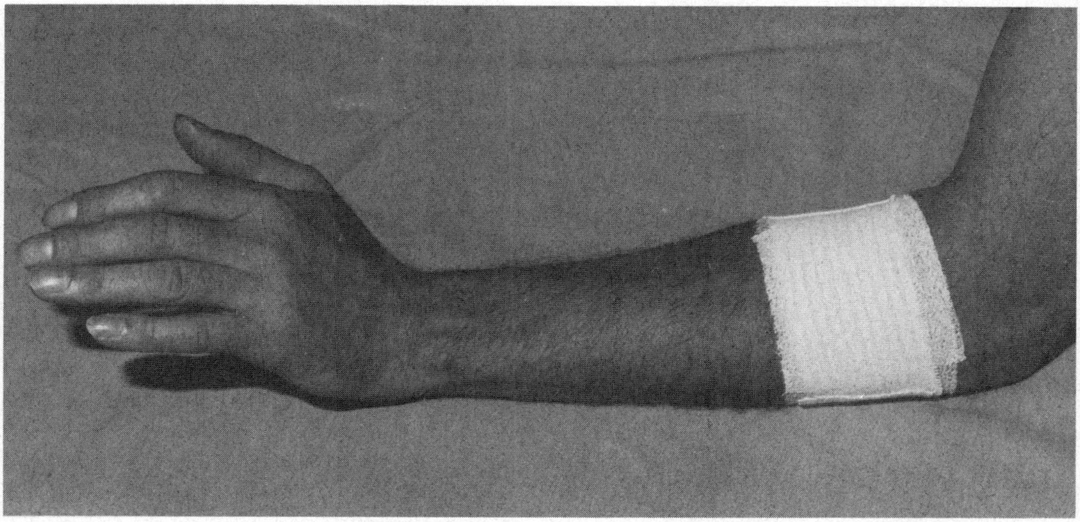

Abb. 3. Komprimierender und entlastender Stützverband zur Stabilisierung des Extensorenursprungs am Epicondylus radialis.

kann hierdurch bereits die prima causa des Überlastungssyndromes ausgeschaltet werden. Absolutes Spiel- und Trainingsverbot für mehrere Wochen sind empfehlenswert. Während dieser Zeit sollte der Patient physikalisch behandelt werden. Hierzu haben sich insbesondere Variodynapplikationen, Iontophoresen sowie Ultraschallanwendungen unter Verwendung resorptionsfördernder Salben bewährt. Auch eine Ruhigstellung des Armes für 2—3 Wochen bringt mitunter gute Besserungen des Beschwerdebildes. Die Anwendung von hyperämisierenden Salben wird vom Sportler selbst immer angenehm empfunden. Beim Vorliegen eines akuten Reizzustandes sind Eisapplikationen kombiniert mit der Gabe von Antiphlogistica sinnvoll. Auch die Röntgenreizbestrahlung wird vielerorts mit Erfolg angewandt. Sehr gute Erfahrungen haben wir mit dem Anlegen von entlastenden Aufhänge-Stützverbänden mit entsprechend gut haftendem Klebematerial gemacht (Abb. 3). Diese Verbände sind insbesondere nach Wiederaufnahme des Sports nach abgeschlossener Behandlung oft wirkungsvoller, als die auf dem Markt befindlichen „Epicondylitis-Bandagen“. Eine eigene **Problematik** beinhaltet die Injektionsbehandlung mit Kristallkortikoiden. Der Therapeut sollte sich grundsätzlich über die Pharmakologie des angewandten Glucokortikoids im klaren sein. Es ist sicherlich nicht das gleiche, ob beispielsweise ein Betametasonpräparat oder ein Triamcinolonacetonid verwandt wird. Man sollte sich also vor der Anwendung des Präparates über die Verweildauer der implizierten Kortikoide orientieren. Grundsätzlich sollte die Häufigkeit der Injektion begrenzt bleiben. Wir haben uns die Grenze bei 4 Injektionen gesetzt. Falls damit keine Beschwerdefreiheit unter gleichzeitiger Schonung und physikalischer Therapie erreicht werden kann, ist die Indikation zum operativen Vorgehen zu stellen: Die **operative Behandlung** besteht in einer großzügigen Diszision des Extensorenapparates mit gleichzeitiger tangentialer Resektion des Epicondylus. Die Resektion soll so großzügig wie möglich, aber auch so sparsam wie nötig sein (Schonung des Ligamentum collaterale radiale). Die Ergebnisse der operativen Behandlungen sind ermutigend. Die

Nachbehandlung besteht in einer kurzfristigen Ruhigstellung für etwa 1 Woche sowie langsamem muskulären Wiederaufbau über mehrere Wochen. Die Wiederaufnahme des Sportes sollte nicht vor 8 Wochen erfolgen.

Tendopathien

Eine für Tennisspieler nicht seltene Insertionstendopathie stellt die Coracoiditis dar. Dabei kommt es am Ursprung von kurzer Bizepssehne und Muskulus coracobrachialis zu lästigen Belastungsbeschwerden, deren Ursache meist in fehlerhafter Technik beim Über-Kopf-Spiel, insbesondere nach ungenügendem Aufwärmen zu suchen ist. Das gleiche gilt für die Überlastungsschäden am Schultergelenk, die durch äußerst schmerzhafte Schulterbewegungen gekennzeichnet sind. Die Ursache dieses Überlastungssyndromes liegt in der Kombination degenerativer Veränderungen an der Halswirbelsäule, der Sehnenansätze und Schleimbeutel mit zu hoher sportlicher Leistungsanforderung. Die klinischen Symptome sind lokale Druckschmerzen am Tuberculum majus oder minus sowie stark schmerzhafte Schulterbewegungen mit dem Auftreten von Reibegeräuschen. Das Röntgenbild zeigt mitunter Verkalkungen in Schleimbeuteln (Bursa subacromialis und Bursa subdeltoidea) und an den Sehnenansätzen der Rotatorenmanschette. Vor jeder Therapie sollte man den Tennisspieler mit Überlastungssyndromen im Schultergürtel auf die Notwendigkeit des genügend langen Aufwärmens hinweisen. Einige Minuten lockeres Durchbewegen des Schultergelenkes sowie eine genügende Anzahl von weich geschlagenen Probeaufschlägen und Über-Kopf-Bällen können hier im Sinne der Prävention Gutes leisten. Eine weitere beim Tennis nicht seltene Insertionstendopathie der oberen Extremität stellt die Styloiditis radii als Ansatztendinose des M. brachioradialis sowie die Styloiditis ulnae als Tendinose des M. flexor carpi ulnaris am Os pisiforme dar. Die Symptome sind Druckschmerzen an den Ansatzpunkten mit Ausstrahlung in das Handgelenk und die Unterarmstreck- bzw. -beugemuskeln. In jüngster Zeit wird dieses Syndrom gehäuft behandelt — und dies erstaunlicherweise auch bei jungen Spielern —, was darauf hindeutet, daß der immer beliebtere Top-Spin-Schlag, der ja mit relativ lockerem Handgelenk geschlagen wird, als wesentlicher **auslösender Faktor** anzusehen ist. An der unteren Extremität sind Insertionstendinosen im Bereich des Pes anserinus keine Seltenheit. Der hier auslösbare Druckschmerz muß allerdings differentialdiagnostisch gegen Beschwerden, die von einer Meniskopathie, der Kniegelenkkapsel oder den medialen Collateralbändern ausgehen, abgegrenzt werden. Häufiges Starten nach Stop-Bällen sowie Hineinrutschen in tief zu nehmende Bälle sind hier der biomechanisch auslösende Faktor des Syndroms. Am distalen Patellapol finden sich mitunter Schmerzen bei Spielern, die aggressiv spielen und im Halbfeld bei Schmetterbällen oder beim Abfangen von Lobs viel springen müssen. Diese Tendopathie des Ligamentum patellae — auch **Patellaspitzensyndrom** genannt —, muß differentialdiagnostisch gegen die Chondropathia patellae abgegrenzt werden, für die der Klopf-, Anpreß- und Verschiebeschmerz typisch ist. Nicht zu vergessen ist die Insertionstendopathie am Ansatz des Erector trunci am dorsalen Beckenkamm. Diese Tendinose manifestiert sich durch einen Druckschmerz am gesamten Muskelansatz und kann durch reflektorische Muskelverspannungen zu grotesken Fehlhaltungen und fast völliger Bewegungsunfähigkeit des Rumpfes mit entsprechender Schmerzangabe führen. Sie befällt vor allem untrainierte Spieler mit Übergewicht und ist in den Hallenmonaten eindeutig häufiger als im Sommer. Falscher Bewegungsablauf beim Service mit zu starker Körperrotation, ungenügendes Warmmachen und vor allem zu leichte Sportkleidung, die beim Körperstrecken die gefährdete Lendenregion entblößt, sind die hier immer wieder beobachtete Fehlerquelle, die es als erstes auszumerzen gilt.

Achillodynie

Der Achillessehnenschmerz des Tennisspielers ist eine so häufige Beobachtung, daß seine gesonderte Besprechung berechtigt ist. Dabei sei die Abscherverletzung des M. gastrocnemius (Tennis-Bein) an dieser Stelle ausgeklammert.
Die typischen Achillessehnenbeschwerden können entweder durch eine Paratenonitis achillaea bedingt sein oder aber durch eine begleitende Haglund-Exostose oder einen dorsalen Fersensporn. Während letztere röntgenologisch nachzuweisen sind, ist die Paratenonitis im Grunde nur klinisch zu diagnostizieren: Die Beschwerden werden typischerweise 2—3 Querfinger oberhalb des Achillessehnenansatzes angegeben. Vor allem wird über „Einlaufschmerzen" geklagt, dann jedoch auch über zunehmende Beschwerden bei maximaler Trainings- und Wettkampfbelastung. Die paraachillären Gruben sind verstrichen und das paraachilläre Gewebe entsprechend angeschwollen und druckschmerzhaft. Mitunter ist eine leichte Krepitation spür- oder gar hörbar. Teilweise besteht auch eine Überwärmung und leichte Rötung der Haut in diesem Gebiet.
Die **Therapie** sollte wiederum mit Sportverbot beginnen. Lokale und medikamentöse Gabe von Antiphlogistica sowie örtliche physikalische Therapie mit Ultraschall, Iontophorese, Variodynapplikationen, Röntgenreizbestrahlungen sind ebenso erfolgreich einzusetzen wie bewegungshemmende Aufhänge-Stützverbände in leichter Spitzfußstellung (Abb. 4).
Spezialschuhe mit Fersenpolster und Absatzerhöhung zur Entlastung der Achillessehne sind eine zwingende Notwendigkeit. Die lokalen Kortikoidinjektionen sind in ihrer Risikoträchtigkeit bekannt.

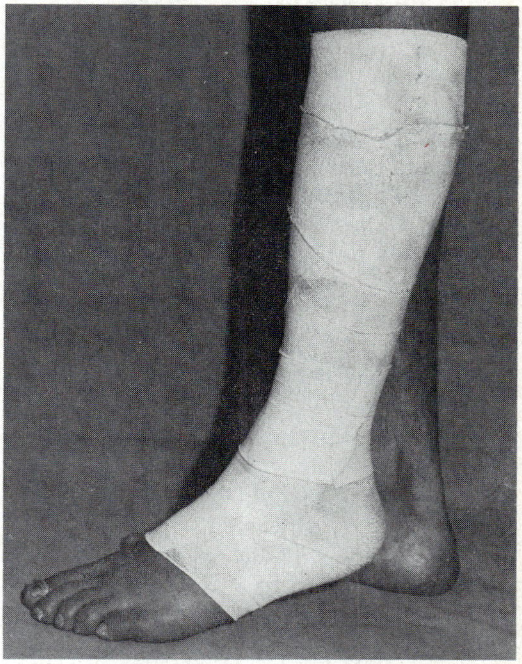

Abb. 4. Entlastender und leicht bewegungshemmender Aufhänge-Stützverband der Achillessehne.

Die Kortikoidinjektion in sehniges Gewebe sollte aus dem Therapieprogramm des Sportarztes verbannt werden.

Die trotzdem immer wieder durchgeführte „streng paratendinöse" Infiltration sollte jedenfalls eine extreme Seltenheit bleiben. Mit der operativen Ausräumung des Paratenons haben wir sehr gute Erfahrungen gemacht und alle operierten Sportler konnten ihren Sport wieder ausüben (2). Die postoperative Ruhigstellung im Unterschenkelgips beträgt 4 Wochen, und frühester Beginn mit Lauftraining ist nach 10 Wochen anzusetzen. In einigen Fällen haben wir die postoperative Ruhigstellung und Rehabilitationsphase verkürzt, was sich jedoch nicht bewährt hat. Für die operative Abtragung von Haglund-Exostosen sowie dorsaler Fersensporne gelten im übrigen die gleichen Nachbehandlungsmaßstäbe. Selbstverständlich bedürfen auch die operierten Patienten anschließend einer optimalen Schuhversorgung mit Fersenweichbettung, hoher Fersenkappe und kräftiger Puffersohle mit Zwischenkeil.

Allgemeine Prävention

Verletzungen infolge der Platzbeschaffenheit sind vermeidbar: Nicht auf zu feuchten und rutschigen Plätzen spielen — Abtrocknen des Platzes abwarten.
Auf Hartplätzen an die besondere Wichtigkeit des Aufwärmens, Lockerns und langsam gesteigerter Belastung beim Einspielen zur Prävention von Muskel- und Sehnenverletzungen denken.
Herumliegende Bälle aus dem Spielfeld entfernen, um der Gefahr des „Auf-den-Ball-Tretens" mit Sprunggelenksverletzungen zu entgehen. Die Gefahr von Rückenverletzungen sowie Tendopathien am Erector trunci läßt sich durch richtige Technik weitgehend eindämmen: Keine zu starke Körperdrehung beim Service, tiefe Bälle nicht mit gebeugtem Oberkörper erreichen wollen, sondern „tief in die Knie gehen".
Gutes Schuhwerk mit Sohlenbettung, Puffersohle und breiten Leisten sind die beste Prävention gegen Distorsionsverletzungen der Sprunggelenke und Achillessehnenbeschwerden.
Die Wichtigkeit der Kleiderhygiene ist nicht zu unterschätzen: Nach dem Spiel nicht in verschwitzten, nassen Hemden im Clubhaus oder auf der Terrasse herumsitzen. Die Folge können Erkältungskrankheiten sowie rheumaähnliche Schulter- und Rückenschmerzen sein. Sofortiges Duschen nach dem Spiel ist empfehlenswert.
Auf die Prävention des Tennisellbogens wurde bereits eingehend eingegangen: Nicht zu harte Bälle, nicht zu hart bespannte Schläger und richtige Griffstärke sind wichtige Grundvoraussetzungen zum beschwerdefreien Spiel.

Literatur

1. *Becker, W., H. Krahl:* Die Tendopathien. Thieme, Stuttgart 1978

2. *Biehl, G., J. Harms:* Operative Behandlung der Paratenonitis achillaea bei Hochleistungssportlern. Arch. Orthop. Unfall.-Chir. 87 (1977), 309—315

3. *Biehl G., J. Schmitt:* Zum Problem der Epicondylitis als typischem Tennissportschaden. Deutsche Zeitschrift für Sportmedizin 29, 8 (1978), 205—210

4. *Caluori, P.:* Tennissportunfälle. In: Sportunfälle. *Biener, K., S. Fasler* (Hrsg.). Verlag Hans Huber, Bern 1978

5. *Deutscher Tennisbund - Vereinigung deutscher Tennislehrer:* Modernes Tennis. Alfons Schmidt Verlag, Hannover 1972

6. *Groh, H., P. Groh:* Sportverletzungen und Sportschäden. Luitpold-Werk, München 1975

7. *Franke, K.:* Traumatologie des Sports. Thieme, Stuttgart 1980

8. *Jäger, M., J. Wirth:* Kapselbandläsionen. Thieme, Stuttgart 1978

9. *Prokop, L.:* Leistungsrhythmus im Sport. In: Sportmedizin. S. 230—235. *Groh, H.* (Hrsg.). Enke, Stuttgart 1962

10. *Schmitt, O., G. Biehl:* Das Supinator-Tunnel-Syndrom als Differentialdiagnose und Epicondylitis radialis. Z. Orthop. 116 (1978), 840—846

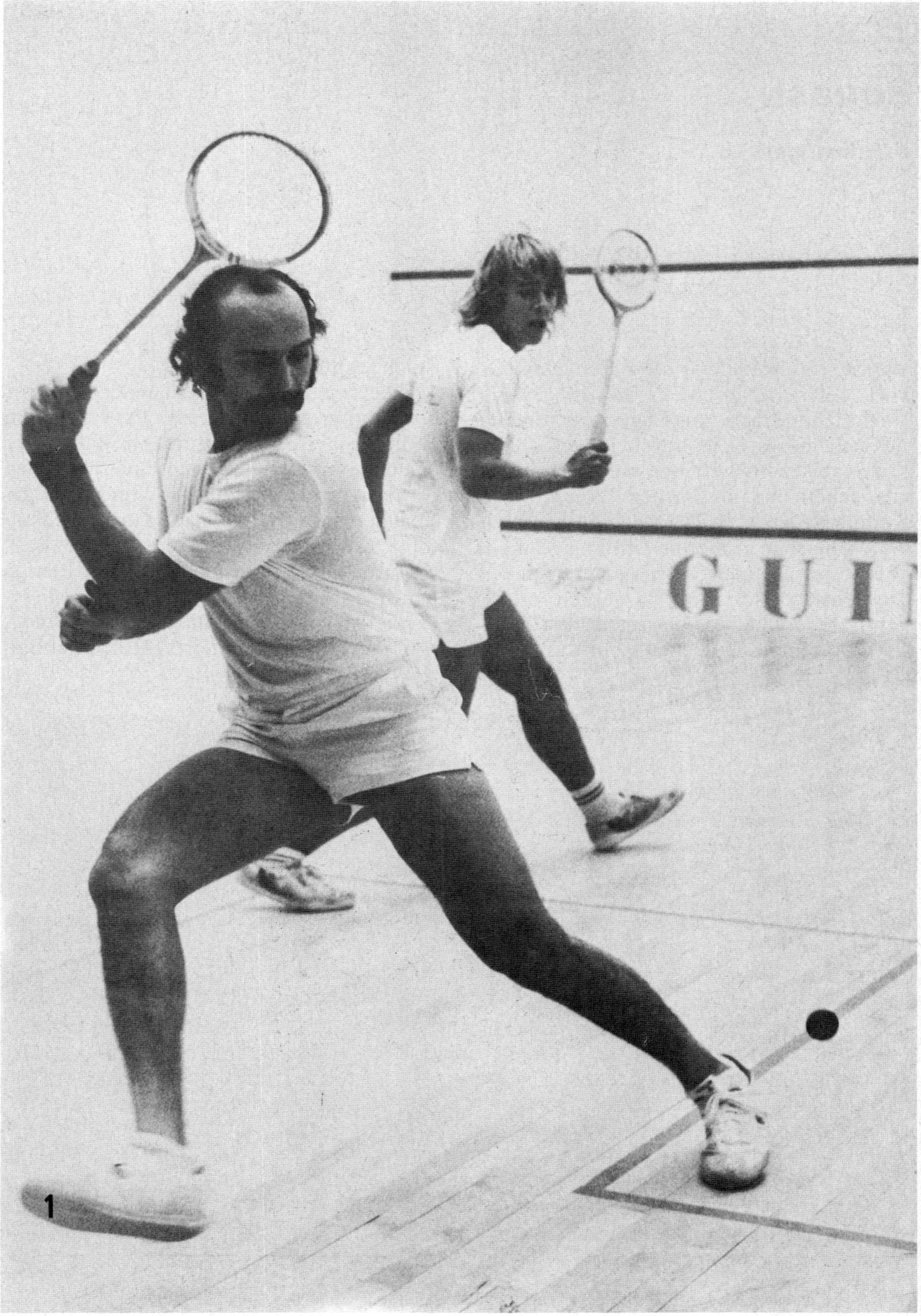

1

Squash

W. Pförringer

Squash, *das schnellste aller Racketspiele,* wird weltweit von mehr als 20 000 000 Spielern betrieben. Aus England kommend hat sich dieses Spiel rasch in der angloamerikanischen Welt und von dort aus in asiatischen und arabischen Ländern verbreitet (Abb. 1). In Deutschland wird seit 1974 Squash in größerem Umfang gespielt, wobei es zur Zeit der Sport mit der höchsten Zuwachsrate ist. Ende 1981 werden voraussichtlich bereits 200 000 Spieler auf mehr als 2000 bundesdeutschen Courts spielen.

Spieltechnik:
2 Spieler stehen nebeneinander in einer 6 x 10 m großen und mehr als 4 m hohen Halle, wobei ein ca. tischtennisballgroßer Weichgummiball abwechselnd von den Spielern gegen Stirn- und Seitenwände geschlagen wird. Bereits nach kurzer Schlagfolge erwärmt sich der gasgefüllte Ball, wodurch Elastizität und damit Spieltempo deutlich gesteigert werden. *Ballgeschwindigkeiten von bis zu 300 Stundenkilometern* sind keine Seltenheit (Abb. 2). Der Ball

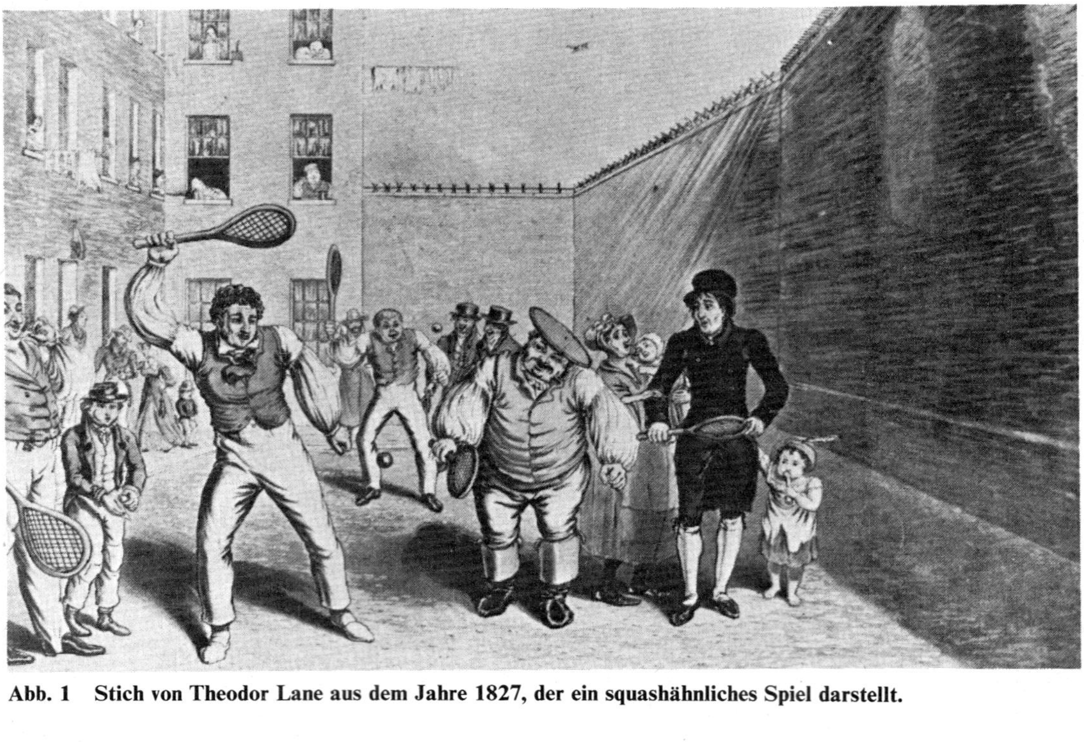

Abb. 1 Stich von Theodor Lane aus dem Jahre 1827, der ein squashähnliches Spiel darstellt.

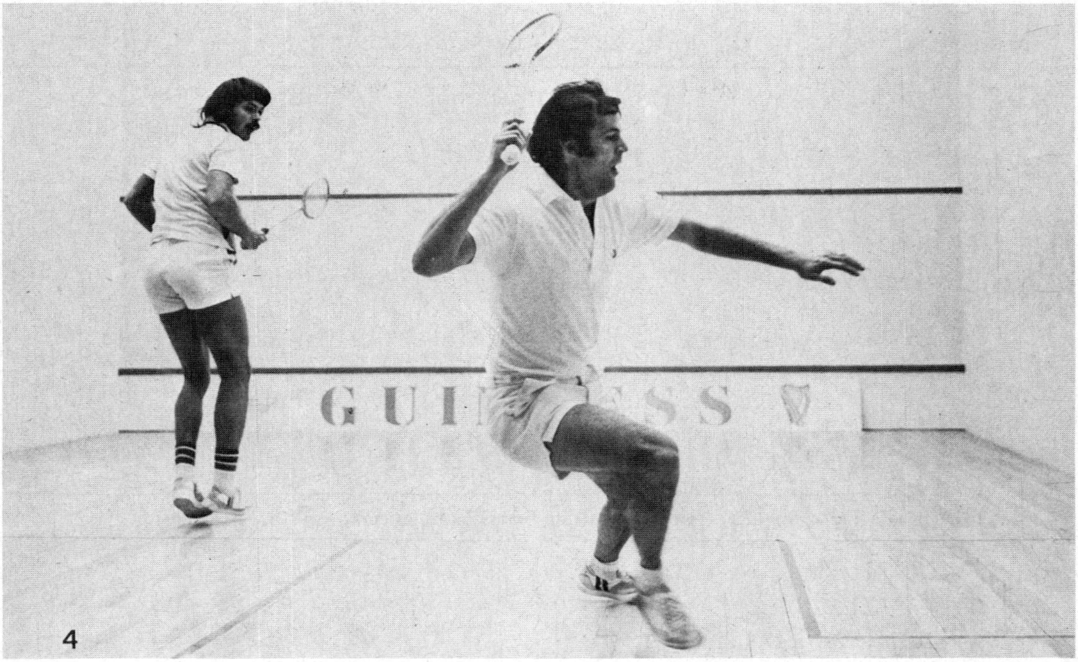

Abb. 2 Bo Boström (Schweden) u. J. Richardson (Großbritannien) bei hohem Spieltempo (Bavariacup 1980).

kann nacheinander beliebig viele Wände des Courts berühren, darf aber nur einmal zwischen zwei Schlägen den Courtboden berühren. Gespielt werden im Turnier drei Gewinnsätze mit je neun Punkten, wobei je nach Spielstärke und Ausgewogenheit der Spielerqualität Wettkämpfe von einer Stunde und mehr zustande kommen können.

Verletzungen

Verletzungsursachen

Verletzungen (Tab. 1, 2 und im Vergleich dazu Tab. 3) entstehen hauptsächlich durch die Tatsache, daß die beiden Squashspieler nicht wie bei Tennis oder Badminton sich durch ein Netz getrennt gegenüberstehen, sondern nebeneinander in einer durch feste Wände begrenzten Halle spielen (Abb. 3). Hierbei kommt es am häufigsten zu *Verletzungen durch Racketschläge des Gegners,* wobei auch Verletzungen durch das eigene Racket gesehen werden. Unfairneß, mangelnde Spieltechnik, Unerfahrenheit und übergroßer Ehrgeiz sind zumeist die auslösenden Ursachen. Eine weitere Verletzungsmöglichkeit ist durch den Ball gegeben. Sowohl das direkte „Anschießen" eines Spielers, wie auch das Zurückspringen des Balls von einer Wand gegen einen Spieler sind möglich, wobei ersteres von erheblich höherer Ballenergie begleitet ist, und die hierbei entstehenden Verletzungen auch wesentlich gefährlicher sind. Weitere Unfallursachen sind die Möglichkeiten des Anpralls eines Spielers gegen eine der Wände, das „Umknicken" des Fußes an der Wand-Boden-Kante oder das Stürzen eines Spielers aus dem Lauf heraus.

Zusätzliche Verletzungen, insbesondere an den unteren Extremitäten, werden im Bereich von Knie- und Sprunggelenken als Folge von Torsions- und Flexions-Überbe-

Lokalisation		Prozent	Lokalisation		Prozent
Kopf	Auge	23,4	Rumpf	Brust	1,2
	Nase	4,2		Bauch	0,0
	Kiefer	4,5		Rücken	4,2
	Schädel	5,7		Genitale	0,9
	Sonstiges	5,0		Wirbelsäule	0,9
Obere Extrem.	Schulter	5,1	Untere Extrem.	Hüfte	0,9
	Oberarm	1,5		Oberschenkel	2,4
	Ellenbogen	2,4		Knie	7,8
	Unterarm	1,6		Unterschenkel	2,7
	Handgelenk	3,3		Fußgelenk	12,6
	Hand	2,5		Achillessehne	2,1
	Finger	0,9		Fuß, Zehen	4,2

Tab. 1 Prozentuale Verteilung der Verletzungen beim Squash auf die einzelnen Körperregionen (n = 336).

Lokalisation	Prozent
Kopf	42,8
Nacken	0,0
Arm	10,5
Hand/Handgelenk	6,6
Rumpf	2,1
Rücken	5,1
Leisten/Hüften	0,9
Oberschenkel	2,4
Knie	7,8
Unterschenkel	4,8
Knöchel	12,6
Fuß	4,2

Tab. 2 Lokalisationshäufigkeit von Verletzungen beim Squash (n = 336).

Lokalisation	Prozent
Kopf	1,0
Nacken	1,5
Arm	13,5
Hand/Handgelenk	4,0
Rumpf	1,0
Rücken	16,5
Leisten/Hüften	5,5
Oberschenkel	9,0
Knie	23,5
Unterschenkel	10,0
Knöchel	14,0
Fuß	1,5

Tab. 3 Lokalisationshäufigkeit von Sportverletzungen allgemein (nach *J. G. P. Williams*).

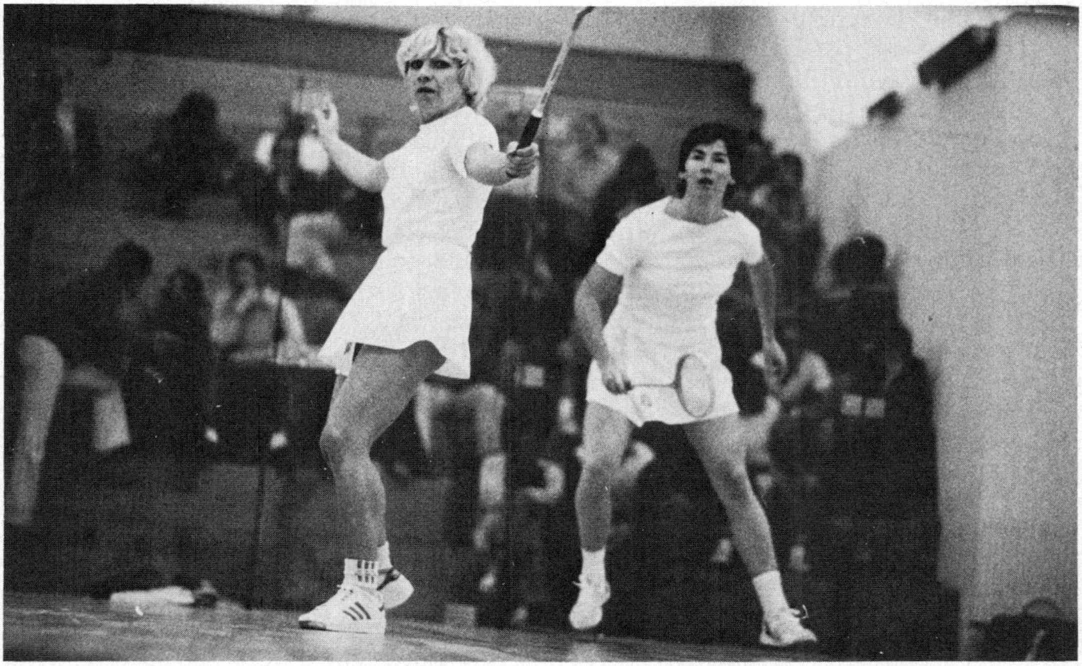

Abb. 3 Annemarie Wengenroth und Jill Burrows beim Kampf um die Deutsche Meisterschaft.

lastungen sowie generell als **Überlastungsschäden** gesehen. Spielbedingte Überlastungsschäden finden sich hauptsächlich an den oberen Extremitäten.

Verletzungstopographie

Fast die Hälfte aller Verletzungen betreffen den Kopf. Ernstzunehmen sind hier die *Augenverletzungen,* die wiederum nahezu die Hälfte aller Kopfverletzungen und damit 1/4 des gesamten Verletzungsgutes ausmachen. Augenverletzungen entstehen hauptsächlich durch direktes Auftreffen des Balls auf dem Augapfel, wobei dies bei direktem Schlag erheblich gefährlicher ist als bei einem von einer Wand zurückspringenden Ball. Weiterhin entstehen Augenverletzungen durch Racketschläge hauptsächlich von seiten des Gegners (Abb. 3, 4).

Auch die übrigen Kopfverletzungen sind größtenteils Folge von Racketschlägen, wobei zumeist Platzwunden und Schürfungen entstehen. Kopfverletzungen durch Anprall an die Wand sind selten, können aber in sehr vereinzelten Ausnahmefällen zu Frakturen führen. Ebenso selten sind Nasenbein- und Kieferfrakturen möglich.

An der unteren Extremität herrschen Sprunggelenkverletzungen, hauptsächlich in Form von Rupturen des Bandhalteapparates vor. Der Riß des Ligamentum fibulo talare — anterius sowie posterius oder auch des gesamten lateralen Bandhalteapparates stellt den Hauptteil der Verletzungen. Seltener sind Rupturen des medialen Bandapparates, Sydesmosensprengungen sowie Malleolarfrakturen. Bei den Knieverletzungen dominieren Meniskusläsionen deutlich vor Bandrupturen.

Achillessehnenrisse sind etwa so häufig wie beim Tennis.

Die übrigen Verletzungen der unteren Extremität sind zumeist Gelenkdistorsionen, Muskelfaserrisse und Prellungen.
An der oberen Extremität dominieren die Überlastungsschäden an der Schulter. Äußerst selten ist die Epicondylitis humeri radialis im Gegensatz zum Tennis. Handgelenksschmerzen sind fast immer überlastungsbedingt, nach Stürzen muß hier aber auch an Navikulare-Frakturen gedacht werden. Im Fingerbereich werden relativ häufig Kapselzerrungen und Fingerprellungen als Folge eines direkten Traumas (Wandkontakt, Racketschlag) gesehen. Am Oberarm werden zuweilen Bizepssehnenrupturen beobachtet, Ellbogenverletzungen nach direktem Trauma manifestieren sich als Olecranonfrakturen nach Anprall an die Hallenwand. Bei jugendlichen Spielern finden sich in solchen Fällen auch Epiphysenlösungen der Humerusepicondylen.
Squashverletzungen am Rumpf sind selten und fast immer Prellungen durch Anprall an die Wand, Stürze oder direkte Balltreffer. Bei den *Überlastungsschäden* sind aber die *Schmerzen an der Lendenwirbelsäule* insbesondere bei längerem oder sehr häufigen Spiel eine der dominierenden Klagen vieler Squashspieler.

Diagnostik und Differentialdiagnose

Die Abklärung von Art und Ausmaß einer Augenverletzung muß wohl fast immer dem Ophthalmologen überlassen bleiben. Da von oberflächlichen Hornhauterosionen angefangen über intrabulbäre Blutungen bis hin zu Netzhautablösungen jede Verletzung möglich ist, und eine entsprechende Diagnostik auch adäquate technische Ausrüstung sowie ein hohes Maß an Erfahrung verlangt, muß auch bei geringstem Verdacht auf eine ernstere Augenverletzung die sofortige Überweisung zum Spezialisten erfolgen (Siehe Kapitel „Allgemeine Diagnostik und Therapie von Sportverletzungen“).
Frakturen im Schädelbereich müssen radiologisch abgeklärt werden.
An der oberen Extremität kann der Schulterschmerz außer einer reinen Überlastungsfolge im wesentlichen auch einmal in einer *Rotatorenmanschettenruptur* begründet sein. Genaue Abklärung muß mittels einer Arthrographie erfolgen, wobei die technische Durchführung einfacher als die Interpretation der gewonnenen Bilder ist.
Bizepssehnenrisse sind unschwer durch die entstehende unphysiologische Kontur des Muskelbauches zu diagnostizieren. Die Abrisse können distal am Radiusköpfchen oder proximal an der langen Sehne erfolgen.
Ellbogenverletzungen bedürfen immer einer röntgenologischen Abklärung, bei noch offenen Wachstumsfugen sind Vergleichsaufnahmen der unverletzten Gegenseite hilfreich.
Bei Mittelhandfrakturen werden zuweilen Kahnbeinbrüche übersehen. Auch bei negativen primären Röntgenaufnahmen ist bei persistieren der Beschwerden eine Röntgenkontrolle nach 2—3 Wochen empfehlenswert, da dann oft erst Frakturlinien durch die entstehenden Resorptionszonen sichtbar werden (Siehe Kapitel „Allgemeine Diagnostik und Therapie von Sportverletzungen“).
Schmerz im Bereich der Lendenwirbelsäule ist zwar zumeist Ausdruck von Überlastungsbeschwerden und findet röntgenologisch kein Korrelat, aber auch hier ist der Ausschluß einer bislang unbekannten Spondylolisthesis oder gar von Wirbelkantenabsprengungen (Sturzfolge) nur durch die Röntgenuntersuchung möglich. Neurologische Ausfallerscheinungen (Sensibilitätsstörungen, motorische Schwächen, Reflexstörungen) weisen auf eine Diskopathie hin und bedürfen genauerer Abklärung durch den Spezialisten.
Schmerz im Hüftbereich ist ebenfalls zumeist Folge einer *Überlastung* (zu lange

Spieldauer, insuffizientes Schuhwerk), insbesondere bei Jugendlichen muß aber bei längerem Verlauf und Therapieresistenz auch an ein Kopfkappengleiten, eine bisher nicht bekannte Hüftdysplasie oder Folgen früherer Hüftgelenkerkrankungen (Perthes) gedacht werden. *Röntgenuntersuchung!*
Knieverletzungen können meist ohne größeren Aufwand klinisch genau diagnostiziert werden.
Eine *Chondropathia patellae* kann klinisch oft eine Meniskusläsion vortäuschen. Retropatellaerer Verschiebeschmerz und Tangentialaufnahmen der Patella erleichtern die Diagnostik. Nach Stürzen entstehende Einklemmungserscheinungen lassen differentialdiagnostisch neben der Meniskusverletzung auch an eine osteochondrale Fraktur (flake fractur) denken. Abklärung: Arthrographie, Arthroskopie, Gelenkspunktion beim frischen Erguß (Siehe Kapitel „Allgemeine Diagnostik und Therapie von Sportverletzungen").
Schmerzen an den Patellapolen sind zumeist *Ansatztendinosen,* sehr selten übersehene Patellafrakturen oder kongenitale patellae bipartitae. Röntgenologisch feststellbare Dysplasien im femoropatellaren Gleitlager weisen in Ausnahmefällen auch auf habituelle Patellaluxationen oder Subluxationen hin.
Wadenschmerz: Muskelzerrungen und Risse, breitflächige Ausrisse der Sehnenplatte der Achillessehne, Thrombophlebitiden und Gebrauch von insuffizienten Sportschuhen (durch ungenügende Dämpfung). Die Achillodynie ist beim Squash ein typischer Überlastungsschaden.

Therapie

Die Therapie der Augenverletzungen muß, wie erwähnt, stets dem Ophthalmologen vorbehalten bleiben. Als Sofortversorgung von Platzwunden an Augenlidern, Braue und Orbitabereich kann die Naht oder die

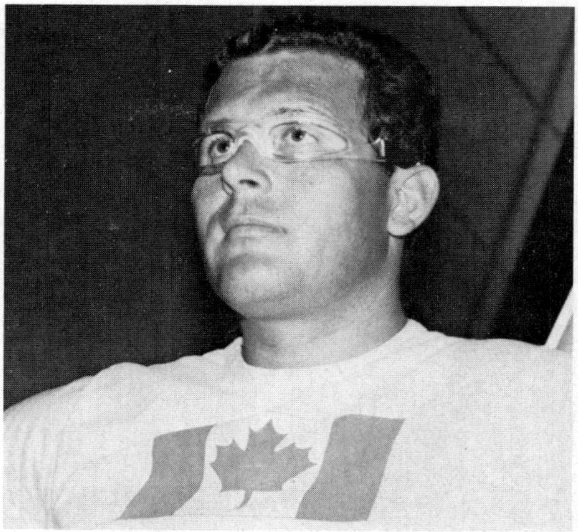

Abb. 4 Schutzbrille.

Wundversorgung mit Klammerpflaster meistens durch den betreuenden Arzt erfolgen. Dasselbe gilt für alle übrigen Platzwunden im Schädel und Gesichtsbereich, sofern ihr Ausmaß nicht kosmetische Korrekturen verlangt. Nasenbeinfrakturen bluten häufig sehr stark, weswegen eine sofortige Tamponade, am besten mit blutstillender Watte, erfolgen muß. Die eventuell notwendige Aufrichtung der Fraktur (nach vorherigem Röntgen) obliegt dem Spezialisten. Letzteres gilt auch für Zahn- und Kieferverletzungen.
Überlastungsbedingte Schulterbeschwerden werden symptomatisch behandelt (Analgetika, Antiphlogistika, diadynamische Strombehandlung, Spielpause!).
Die übrigen Therapiehinweise sind dem Kapitel „Allgemeine Diagnostik und Therapie von Sportverletzungen" zu entnehmen.

Prävention

Sämtliche Augenverletzungen im Squash lassen sich durch das Tragen einer entsprechenden **Schutzbrille** vermeiden (siehe Abb. 4). Die Brillen dürfen allerdings kei-

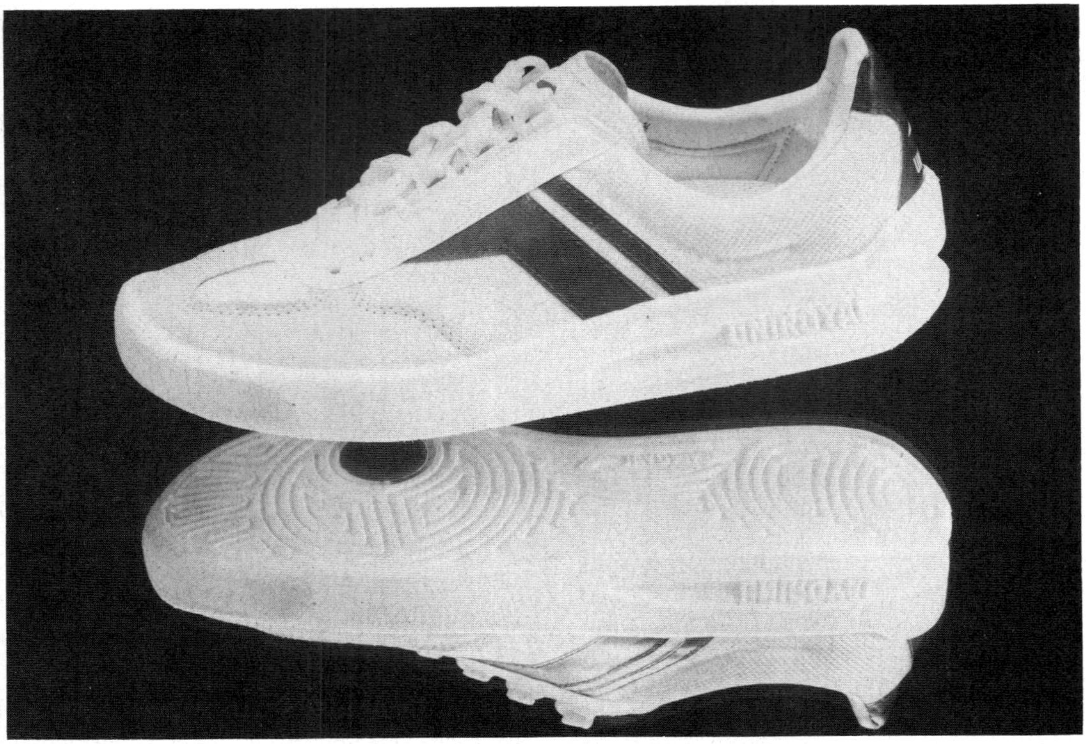

Abb. 5 Besonders für Squash ist ein optimaler Sportschuh angesichts der harten Böden und der hohen auftretenden Kräfte notwendig. Gute Dämpfung, adäquate Gewölbeunterstützung am Fuß, ein rutschfestes Profil ohne „Supergrip" gehören zur Prävention von Unfällen durch Sturz oder Überlastungsschäden durch insuffiziente Schuhe.

nerlei Visuseinschränkung herbeiführen, da das dreidimensionale sehr schnelle Raumspiel Squash ein volles ungestörtes Sehfeld verlangt.

Adäquate **Sportschuhe** (Abb. 5) mit genügend großer Dämpfung, anatomischem Leistenbau, guter Abstützung von Längs- und Quergewölbe, ausreichendem Fersenhalt und genügender Griffigkeit der Sohle (unter Vermeidung des gefährlichen „Supergrip") tragen erheblich dazu bei, die Zahl von Sprunggelenk- und Knieverletzungen zu mindern. Besonders die genügende Dämpfung hilft bei der Vermeidung von Überlastungsbeschwerden in Hüft- und Lendenwirbelsäule. (13)

Vor Beginn des Spiels sollten kurze gymnastische Übungen durchgeführt werden und vor Beginn des Wettkampfes ist ein genügend langes „Warmschlagen" (mindestens 5 Min.) notwendig. Die ausreichend angewärmte Muskulatur neigt weniger zu Muskelfaserrissen, auch Sehnen- und Gelenkverletzungen werden seltener.

Für den Fall, daß mit Squash als Leistungssport nach dem 35. Lebensjahr begonnen werden soll, sind entsprechende orthopädische und internistische Voruntersuchungen anzuraten.

Literatur

1. *Berson, B. L., T. L. Passoff:* Injury pattern in Squash players. American Journal of Sports Medicine 6 (1978), 323—325

2. *Berson, B. L. et al:* An Epidemiologic Study of Squash Injuries. American Journal of Sports medicine 9, 2 (1981), 103—107

3. *Easterbrook, M.:* Eye injuries in Squash: A preventable disease. CMA Journal 4, Vol. 118/298 (1978)

4. *Fowler, B., J. et al.:* Ocular Injuries sustaines playing Squash. The American Journ. of Sportsmedicine 8, 2 (1980), 126—129

5. *Gast, W.:* Traumatologie im Squashsport. Promotionsschrift, München 1981, Ludwig-Maximilians-Universität

6. *Keyl, W., W. Pförringer, W. Gast:* Wie gefährlich ist Squash? Münchner Med. Wochenschrift 122, 28 (1980), 1037—1040

7. *North, J. M.:* Ocular hazards of Squash. Med. Journ. Austr. 1 (1973) 165—166

8. *Pförringer, W., W. Keyl:* Squash-Traumatologie und Herzkreislaufbelastung. Dtsch. Zeitschr. für Sportmed. Heft 10 (1978), 295—306

9. *Pförringer, W., W. Keyl:* Sportverletzungen bei Squash. Münchner Med. Wochenschrift 120, 36 (1978), 163

10. *Pförringer, W., W. Keyl:* Squash-Verletzungen. Langenbecks Archiv für Chirurgie 349, Kongreßbericht 1979

11. *Pförringer, W., W. Keyl:* Sportmedizinische Untersuchungen von Squashspielern. Sport- und Leistungsmedizin. Kongreßband, Dtsch. Sportärztekongreß, 1980 Saarbrücken, 443—447

12. *Pförringer, W., H. W. Müller-Wohlfahrt:* Skelettveränderungen bei Hochleistungssportlern. Sport- und Leistungsmedizin. Kongreßband, Dtsch. Sportärztekongreß, 1980 Saarbrücken, 365—370

13. *Rosemeyer, B., W. Pförringer, J. Hinterberger:* Sportschuhe: Biomechanische Untersuchung. Münchner med. Wochenschrift 121 (1979) Nr. 8, 269—272

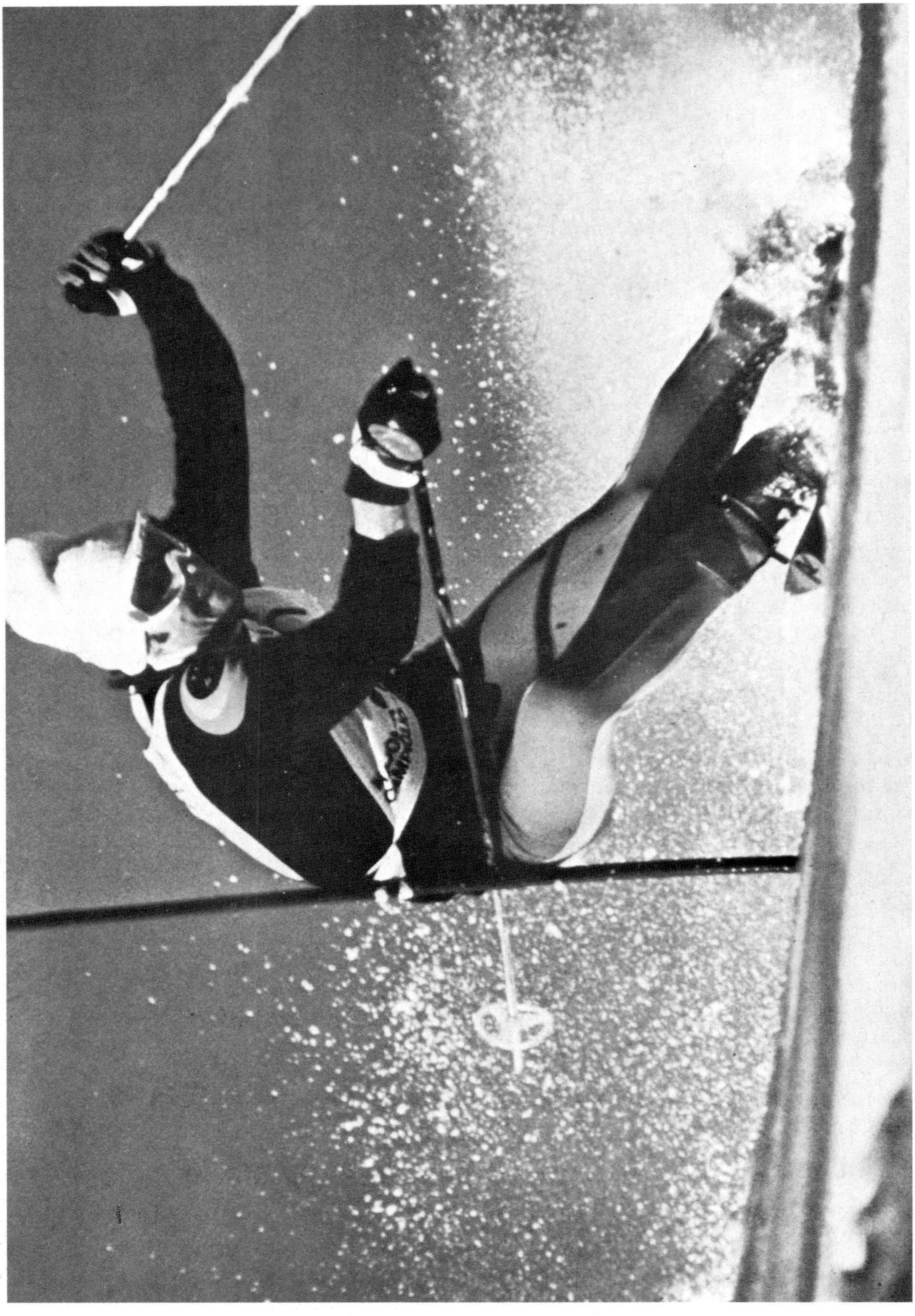

Alpiner Skilauf

H.-W. Bär

Moorfunde, Ausgrabungen und schriftliche Überlieferungen beweisen, daß die Fortbewegung des Menschen auf zwei Skiern, abgestützt durch ein oder zwei Stöcke, möglicherweise schon in vorgeschichtlicher Zeit stattfand. Zwangsläufig lag die Betonung dabei im Langlauf, der schon seit Jahrhunderten, insbesondere in skandinavischen Ländern mit großer Begeisterung und Fertigkeit betrieben wird. Seit Beginn des 20. Jahrhunderts begann jedoch ein unaufhaltsamer Trend zur Entwicklung des alpinen Skilaufs, das heißt, von Abfahrten sonst nur im Sommer ersteigenswerter Berggipfel in beachtlichem Tempo bei gleichzeitigem Genuß der winterlichen Landschaft. Durch eine Unzahl zum Teil bis in hochalpine Höhenlagen reichende mechanische Aufstiegshilfen, die allein im Alpenraum mehrere tausend ausmachen, wurde für den sportbegeisterten Menschen eine völlig neue Dimension der körperlichen Betätigung im Winter eröffnet. Nach Schätzungen des Deutschen Skiverbandes betreibt jeder 10. Bundesbürger alpinen Skilauf.

Allgemeine Grundlagen

Technik des Skilaufs

Alpiner Skilauf ist von seiner Technik her unter die ausgesprochen **schwierigen Sportarten** einzureihen, welche neben einem gewissen Bewegungstalent **exakte Bewegungsabläufe** bei guten konditionellen Voraussetzungen erfordern. In vollendetster Form kann die Technik am modernen **Skirennläufer** (Abb. 1) studiert werden, der für einen großen Teil der Sportbegeisterten als nachahmenswertes Vorbild fungiert. Dabei ist zwischen der Technik und dem Stil des Rennläufers zu unterscheiden. Ersteres ist der koordinierte, aber auch analysierbare und beschreibbare Bewegungsablauf eines repräsentativen Durchschnitts von erfolgreichen Rennläufern, während Stil die absolute individuelle Interpretation der Technik durch einen Rennläufer bedeutet. In zahllosen Skischulen kann heute durch geprüfte Skilehrer auch über die Landesgrenzen hinweg eine einheitliche Fahrtechnik erlernt werden.

Konditionelle Voraussetzungen

Von sportärztlicher Seite muß immer wieder auf die Wichtigkeit einer guten körperlichen Voraussetzung für die Erlernung des alpinen Skilaufs hingewiesen werden. Als Ausgleichs- und Ergänzungssportarten im Sommer sind besonders geeignet alle Ballspielarten, Laufen, Radfahren, Bergwandern und Bergsteigen sowie Gymnastik. Vor Beginn des Winters soll frühzeitig, das heißt mindestens sechs bis acht Wochen vorher, mit einer gezielten Vorbereitung in Form von sogenannter Skigymnastik begonnen werden. Bei dieser Gymnastik werden bestimmte sportartspezifische Bewegungsabläufe „auf dem Trockenen“ eingeübt und insbesondere die Beinmuskeln konditionell verbessert. Wichtig ist, daß diese Gymnastik, wenn auch zeitlich redu-

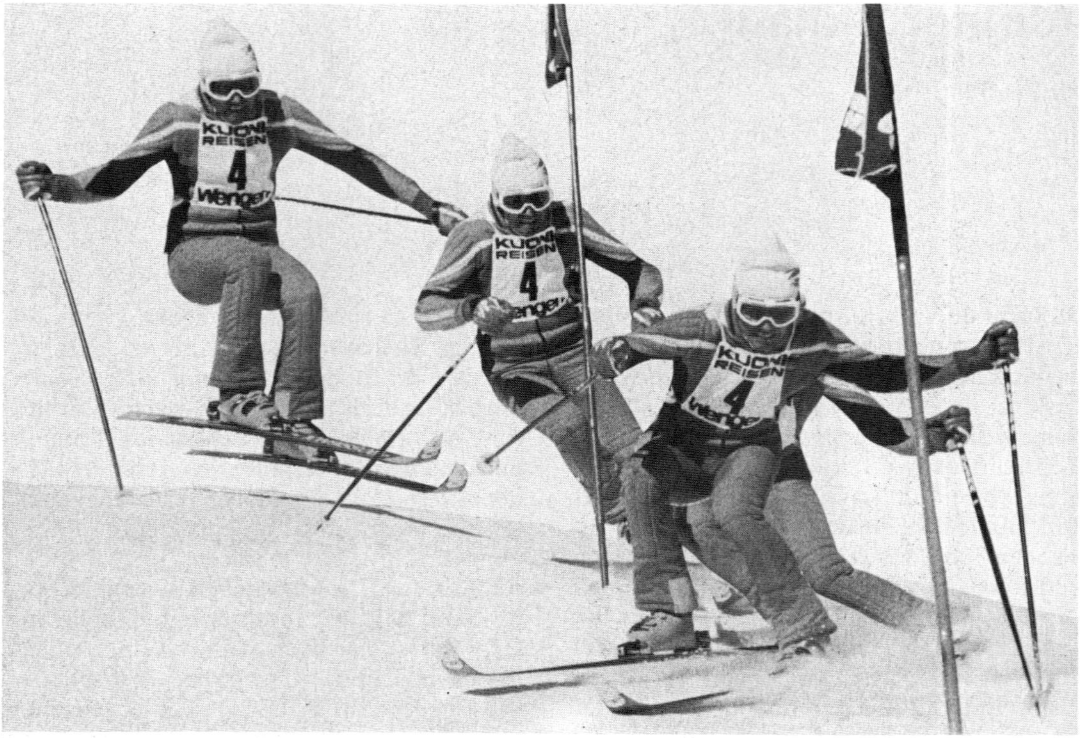

Abb. 1 Vollendeter Bewegungsablauf beim Slalom-Schwung.

ziert, während des ganzen Winters zur Aufrechterhaltung der Kondition beibehalten wird.

Wer kann Skilaufen?

Aus ärztlicher Sicht kann mit dem Skilaufen beginnen, wer gehen kann. Die Erfahrung lehrt jedoch, daß **frühestens mit vierjährigen Kindern** ein kooperatives Arbeiten zum Erlernen des Skilaufs sinnvoll ist. Für die folgenden Altersgruppen bestehen außer bei schweren Erkrankungen der Herz-Kreislauf-Organe, der Atemwege und schweren Stoffwechselerkrankungen keine medizinischen Einschränkungen. Wie bei allen Sportarten, besteht der **Gipfel der sportlichen Leistungsfähigkeit zwischen dem 2. und 4. Lebensjahrzehnt.** Ab dem 50. Lebensjahr muß ärztlicherseits auf eine erhöhte Herz-Kreislauf-Belastung sowie die höhere Verletzungsanfälligkeit im orthopädisch-traumatologischen Bereich hingewiesen werden. Bei guter konditioneller Voraussetzung kann jedoch auch alpiner Skilauf bis in höheres Alter betrieben werden. Endoprothesenträger seien jedoch nachdrücklich gewarnt vor der vermehrten Belastung ihrer künstlichen Gelenke bei Gefahr einer vorzeitigen Auslockerung der Implantate!

Alpine Skiausrüstung

Zur Ausrüstung kann der Sportarzt nur allgemeine Hinweise geben, wozu auch gehört, daß der Anfänger sich nicht mit Ausrüstungsgegenständen des Rennläufers ver-

sieht und beim Kauf der Ausrüstung stets ein Fachmann zu Rate gezogen wird. Stets sollte darauf hingewiesen werden, daß **Ski, Bindung, Schuh und Fangeinrichtung eine funktionelle Einheit** sein müssen, die aufeinander eingestellt ist, wofür es heute exakt einzuhaltende Normen gibt. Der Kinderski sollte nicht länger als 10 cm über die Größe des Kindes hinausragen. Die Länge des Damen- und Herrenskis liegt in der Regel zwischen 160 und 200 cm.
Die „Sicherheitsbindung" hat in erster Linie den Skischuh mit dem Ski fest zu verbinden, muß sich aber lösen, wenn Kräfte auftreten, die zu einer Verletzung des Beines führen können. Eine derartige Aufgabe ist jedoch nur zu erfüllen, wenn die Bindung jeweils individuell nach bestimmten Kriterien vom Fachmann eingestellt wurde.
Ebenso begrüßenswert ist die Verwendung einer sogenannten „Skibremse", welche den vom Schuh losgelösten Ski in unmittelbarer Nähe des Sturzortes zum Halten bringt und damit eine Gefährdung des Fahrers und der Umgebung verhindert. Lediglich **für Tiefschneeabfahrten muß nach wie vor ein Fangriemen gefordert werden,** da der Verlust eines Skis im tiefen Neuschnee unter Umständen lebensgefährliche Folgen nach sich zieht!
Der Skischuh ist einer der wichtigsten Ausrüstungsgegenstände. Aufgrund seiner vielfältigen Aufgaben wird er immer nur einen Teil davon optimal lösen können. Wenn man bedenkt, daß das **Verhältnis vom Fahren zum Gehen zum Stehen wie 1:8:20** ist, muß **dem Geh- und Stehbedürfnis ärztlich ein größerer Bereich eingeräumt werden.** Im einzelnen sind zu fordern: paßgerechter Innenschuh mit dauerelastischer Auspolsterung, optimale Gestaltung im Sohlenbereich, nach Möglichkeit mit genügend Raum zum Auswechseln orthopädisch angefertigter Einlagen, freie Beweglichkeit der Zehen, guter Schluß im Mittelfuß- und Ristbereich, optimale Seitenstabilität, Schafthöhe bis etwa handbreit oberhalb des Knöchels, stufenlos verstellbare Schnallen, die auch von Kindern bedient werden können! Hochgezogene Schäfte im Wadenbereich (Spoiler) kommen nur für sportlich sehr geübte Fahrer in Frage.
Die richtige **Stocklänge** ergibt sich, wenn sich auf festem Boden (nicht im Schnee!) bei senkrecht aufgesetztem Stock zwischen Ober- und Unterarm ein rechter Winkel ergibt.
Die Benützung einer gut belüfteten Brille zum Schutz der Augen gegen Schneeflocken und das Tragen einer die UV-Strahlung abwehrenden Sonnenbrille im Frühjahr muß stets empfohlen werden.
Für die Bekleidung ist nach wie vor eine bis zur Brust herauf reichende **Latzhose** und ein **gefütterter Anorak** bzw. der ein- oder zweiteilige Skianzug mit **rutschfester Außenfläche** als optimal anzusehen. Jeans und ähnliches gehören nicht auf die Piste!
Besonders sei hingewiesen, daß auch speziell **die Ausrüstung für Kinder hohen und höchsten Ansprüchen genügen sollte,** da sie nicht nur sehr verletzungsanfällig sondern auch kälteempfindlich sind.
Das Tragen von Helmen konnte sich mit den bisher vorhandenen Modellen nicht durchsetzen. Zur Vermeidung von zum Teil schwersten Schädel-Hirn-Traumen trägt der Helm mit Sicherheit bei. Er sollte **speziell Jugendlichen zwischen dem 10. und 15. Lebensjahr** empfohlen werden, da in dieser Altersgruppe häufig die drohenden Gefahren nicht erkannt werden.

Typische Verletzungen und ihre Ursachen

Zur Unfallhäufigkeit

Eine Auswertung der bisher vorhandenen Unfallstatistiken zeigt, daß immer noch mit **1,5 bis 4 Unfällen pro tausend Skifahrer** gerechnet werden kann. Diese Zahl dürfte sich deshalb so konstant gehalten haben, weil zwar eine wesentliche Verbesserung in der Ausrüstung, im Pistenbau und im Fahrkönnen stattgefunden hat, gleichzeitig aber wesentlich mehr Menschen den Skisport aktiv ausüben. Nach der neuesten Untersuchung aus der Schweiz erleiden im nördlichen Alpenraum schätzungsweise **90 000 Wintersportler** ernste Verletzungen, davon 50 000 in der Schweiz und je 20 000 in der Bundesrepublik Deutschland und in Österreich. Daraus ergeben sich schätzungsweise 1,5 Milliarden Mark Gesamtkosten bei 180 bis 200 Stunden Arbeitsausfall pro Verunfalltem!

Verletzungsursachen

Eine Vielzahl von Verletzungsursachen, bestimmt durch **äußere und innere Faktoren,** müssen in Betracht gezogen werden. An **äußeren Ursachen** kommen in Betracht: Anfahrtswege, Seilbahn- und Liftbeförderung, Wetterverhältnisse (Kälte, Schnee, Regen, Nebel), Pistenbeschaffenheit (Eisplatten, Steine, Geländeunebenheiten), überfüllte Pisten (Kollisionsmöglichkeit) und nicht zuletzt Mängel in der Ausrüstung.

Eine nicht unbeträchtliche Anzahl von Unfällen beruht auf Faktoren, die sich beim Fahrer selbst und seiner Umgebung bemerkbar machen. Es sind dies in erster Linie **Fehlverhalten** in der Fahrtechnik, **Übermüdung** und **Unaufmerksamkeit.** Sogar im Rennlauf werden über 50% aller Unfälle auf durch den Fahrer bedingte Ursachen zurückgeführt. In diesem Zusammenhang sei auch hier der Alkohol erwähnt. In nicht unbeträchtlichem Maße ereignen sich neuerdings Unfälle durch alkoholisierte Skifahrer, welche durch enthemmtes aggressives Fahren sich und andere gefährden. Eine zeitliche Häufung der Unfallhäufigkeit über den Tag ergibt sich vormittags zwischen 10 und 11 Uhr, da hier einerseits mit einer großen Anzahl von Skiläufern zu rechnen ist, andererseits Verletzungen beim durch die erste Liftfahrt ausgekühlten Läufer auftreten. Der absolute Gipfel der Verletzungshäufigkeit ist jedoch immer noch in den Nachmittagsstunden zwischen 14 und 16 Uhr, wobei sehr häufig als Ursache **Übermüdung** angegeben wird.

Verletzungsmechanismen

Man unterscheidet bei den typischen Verletzungen mit dem Ski an der unteren Extremität den **Drehsturz** und den **Frontalsturz,** die je nach Geschwindigkeit und Hangneigung zu mehr oder weniger starken Verletzungen führen können. Beim Drehsturz mit nicht auslösender Sicherheitsbindung kommt es zu einem **Rotationstrauma** nach innen oder außen, welches neben den **Unterschenkelfrakturen** häufig zu **Dehnungen, Zerrungen und Zerreißungen im Kniegelenk** führt. Beim Kind kommt es aufgrund der enormen Dehnungsfähigkeit des Kapsel-Band-Apparates **in 60 % aller Fälle zur isolierten Tibiafraktur** mit intakter Fibula. Beim Drehsturz (Abb. 2) hat der Läufer häufig nicht mehr Zeit, infolge hoher Geschwindigkeit durch gegensinnige Bewegungen von Hüfte, Kniegelenk und Wirbelsäule den drohenden Sturz abzuwehren oder er befindet sich im Moment des Stürzens in einer Endstellung, welche eine gegensinnige Korrektur unmöglich macht.

Beim Frontalsturz wird der Läufer durch ein Hindernis von vorne abgeblockt und stürzt quasi über die Skispitzen nach vorne, wobei es zu erheblichen Biegungs- und Dehnungskräften am gesamten Bein kommt. Früher resultierten hieraus die gefürchteten Schuhrandbrüche, welche dank der Sicherheitsbindungen erheblich zurückgegangen sind. Es werden jedoch nach wie vor Achillessehnenrupturen, Peronealsehnenluxationen und auch Knöchelbrüche beobachtet.

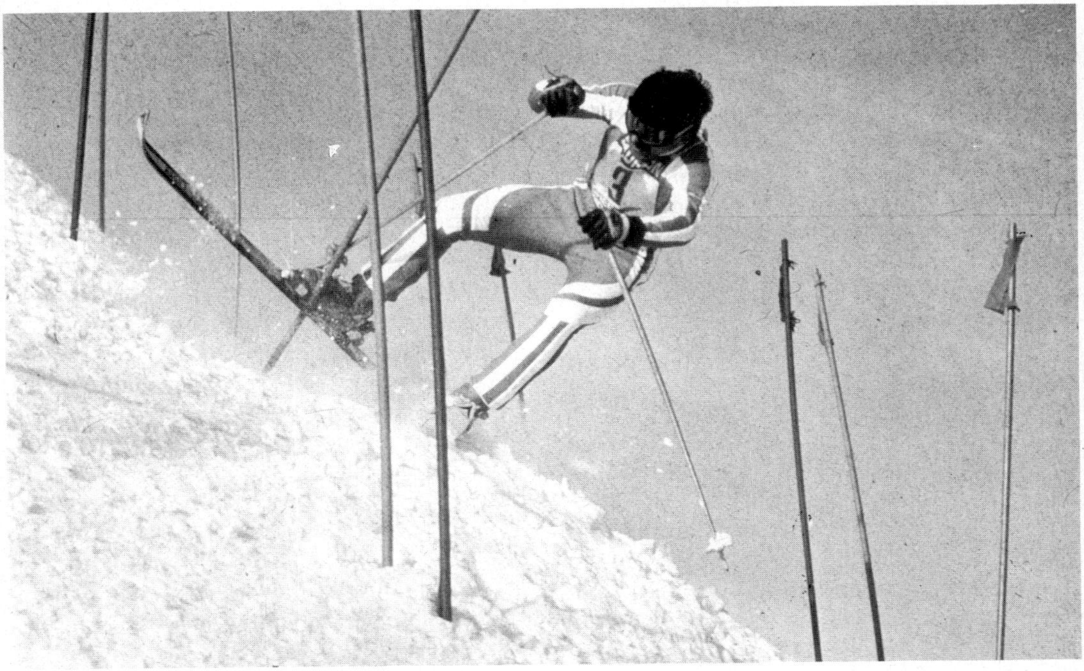

Abb. 2 Typisches „Einfädeln“ beim Slalom.

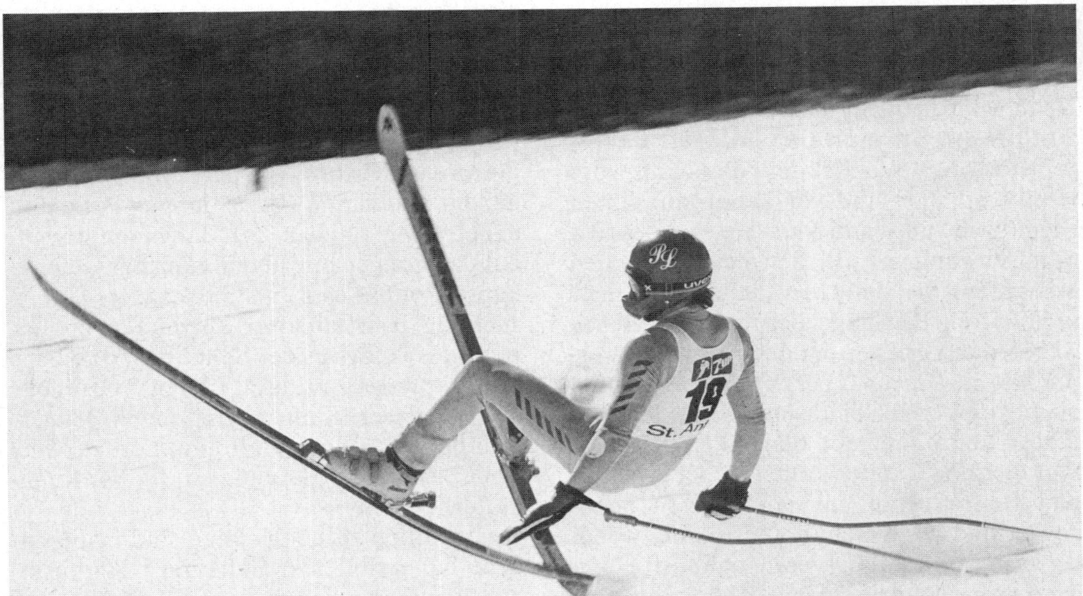

Abb. 3 „Sturz bei 100 km/h“.

Zu den typischen Verletzungsmechanismen an der oberen Extremität gehören die Abwehr- und Abfangbewegungen der Arme beim drohenden Sturz in den Schnee, wobei es zu typischen Verletzungen aller Abschnitte der oberen Extremität einschließlich der Schulterluxation kommen kann.
Der typische Verletzungsmechanismus bei Wirbelverletzungen beruht auf dem ungebremsten Aufprall mit dem Gesäß (Abb. 3) oder der ganzen Wirbelsäule im Sinne der Kompression, insbesondere im flachen Gelände.
Neben diesen typischen Skiverletzungsmechanismen kann es zu direkten Verletzungen durch Stahlkanten, vorstehende Bindungsteile, Skistockspitzen und -griffe sowie auch durch direkte Verletzungen an Skiliften kommen. Neben Verletzungen durch hochschnellende Bügel oder Kollisionen mit dem am gleichen Seil hängenden Partner oder Skiliftmasten werden auch Strangulationen durch Schleppseile beschrieben.

Typische Verletzungen an der unteren Extremität

Nach wie vor findet man **⅔ der Skiverletzungen im Bereich der unteren Extremitäten.** Der Wandel der Skitechnik vom relativ weichen und vor allem langsamen Stemmschwung zum kurz angesetzten Parallelschwung mit all den heute üblichen Varianten, die im wesentlichen auf einer vermehrten Rücklage beruhen, erforderte wegen der Verlagerung des Körperschwerpunkts aus der Körpermitte nach hinten einen stabileren Schuhschaft, um den Skifahrer überhaupt auf dem Ski zu halten. Aus diesem Grunde werden früher typische Knöchelfrakturen nur noch selten beobachtet und auch Schuhrandbrüche, wobei der Schuhrand als Hypomochlion für den nach vorne schnellenden Körper dient. Dafür finden sich infolge der harten Plastikstiefel häufig **periostale Weichteilverletzungen** entlang der medialen Tibiakante sowie **Druckstellen** im gesamten Knöchel- und Ristbereich bei schlecht sitzendem Schuhwerk.
Ein großes Feld von Verletzungsmöglichkeiten bietet sich beim modernen Skilauf am Kniegelenk. Es kann zu allen Arten von Kapseldehnungen bis hin zur Ruptur sämtlicher Bänder und Menisci kommen. Für die exakte Diagnostik ist es dabei von großer Wichtigkeit, die **Form und Art des Sturzes zu rekonstruieren.** Beim Sprung (Abb. 4) in flaches Gelände kann es zum Beispiel durch ein Hyperextensionstrauma zu knöchernen Eminentia-intercondylica-Ausrissen kommen, welche ohne Kenntnis des Sturzes kaum zu erklären sind. Ein wichtiger Hinweis für eine Innenbandverletzung ist nach wie vor der auch durch die Kleider hindurch prüfbare **„Skipunkt"**, das ist der Ursprung des medialen Seitenbandes, der bei Dehnung und Ruptur des Bandes stark schmerzhaft ist.
Weniger oft treten Verletzungen im Bereich der Hüftgelenke auf. Nur bei massiven Kollisionen oder Stürzen über größere Höhe kann es zu zentralen Hüftluxationen kommen. Eine typische Skiverletzung stellt die Zertrümmerung des Trochanter major bzw. die subtrochantäre Oberschenkelfraktur beim Sturz nach der Seite auf einen gefrorenen Eisbrocken oder Maulwurfshügel dar und wird auch bei jungen Patienten angetroffen. Neben den schweren Innenbandzerrungen mit Beteiligung der Gelenkkapsel kommt es zu erst bei exakter Untersuchung feststellbaren Zerrungen im Bereich des Ansatzes der Sehne des M. biceps femoris am capitulum fibulae. Offenbar kommt dieser fibularangreifenden Beugergruppe eine starke Haltefunktion zu. Wir finden derartige Befunde häufig bei Rennläufern.
Gelegentlich zu beobachten sind insbesondere bei weiblichen Skiläufern Kontusionen der Wadengegend mit konsekutiver Thrombophlebitis, welche bei der Schrägfahrt am Hang durch den Schlag des bergseitigen Skis gegen die Innenseite des Un-

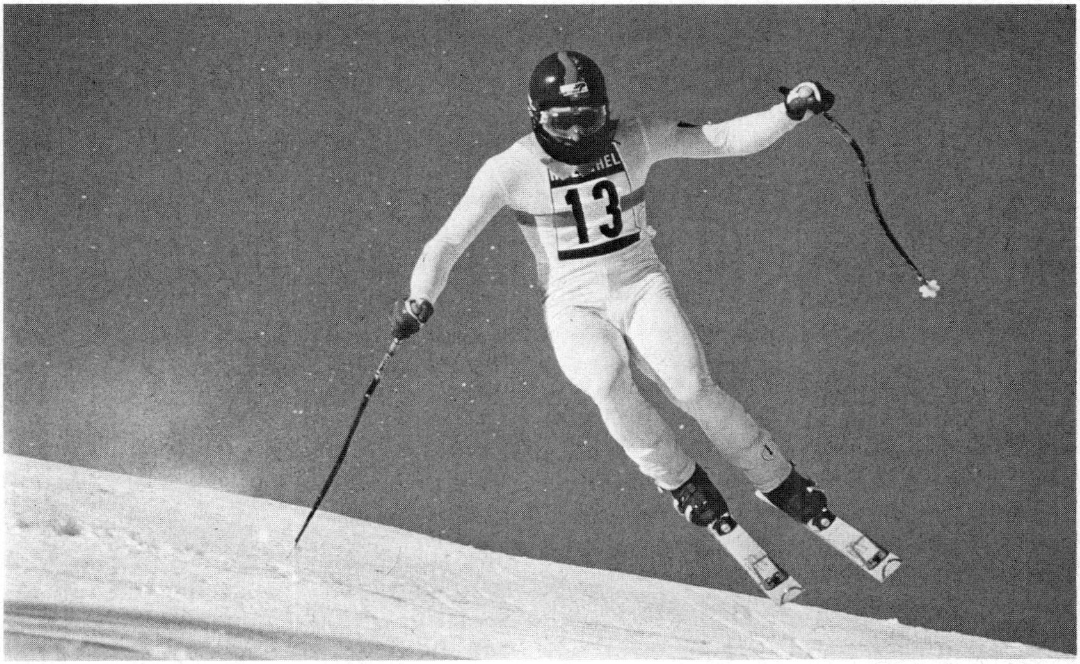

Abb. 4 Abfahrtsrennläufer im Sprung.

terschenkels entstehen. Thrombophlebitiden können ebenfalls als Folge eines Schlages der Sesselliftkante gegen die aufrecht stehende auf den Liftsessel wartende Person auftreten.

Typische Verletzungen an der oberen Extremität

Nach wie vor gilt als klassische Verletzung der oberen Extremität der **Skidaumen.** Beim Sturz mit der den Skistock umfassenden Hand in den Schnee wird der Daumen entweder weggestreckt **(ulnare Bandläsion)** oder am Griff liegend nach hinten gedrückt **(radiale Bandläsion).** Es kann zu allen Arten von Dehnungen im Daumendrehgelenk bis zu knöchernen Ausrissen und Bandrupturen kommen. Typisch für den Skidaumen ist, daß der Patient das Trauma sehr häufig für nicht wichtig genug erachtet, damit zum Arzt zu gehen! Bei Kindern finden sich häufig Radiusgrünholzfrakturen bei der Sturzabwehr nach vorne, bei älteren Menschen nicht selten subcapitale Humerusfrakturen beim Sturz auf die Seite. Eine weitere typische Skiverletzung sind Schulterluxationen, vorwiegend nach vorne unten, welche bei abduziertem Arm beim Sturz nach vorne oder gegen den Hang entstehen. Die Diagnose ist meist schon aus der Entfernung zu stellen: Die Fraktur wird eng an den Oberkörper angepreßt gehalten, während der Luxierte seinen Arm in leichter Abduktion vom Körper hält.

Typische Verletzungen von Rumpf und Wirbelsäule

Auch im Bereich des Rumpfes und der Wirbelsäule treten beim Skilauf zahlreiche

Verletzungen auf, die jedoch in aller Regel einen Sturz mit hoher Geschwindigkeit auf harter Unterlage oder eine Kollision mit einem Hindernis oder einem anderen Skifahrer voraussetzen.

Therapie

Ausrüstung und erste Maßnahmen am Unfallort

Der im Gebirge tätige Sportarzt benötigt an der Unfallstelle in der Regel nur wenige Dinge, die er ohne Schwierigkeiten in einem sogenannten „Skiwimmerl" mit sich tragen kann:

1 aufblasbare Beinschiene
2—3 elastische Binden
1 Schultertragetuch
1 Päckchen Alu-Wärmefolie
2 Ampullen eines stark wirkenden Analgetikums mit zwei Einmalspritzen und Nadeln sowie Einmaltupfer
verschiedene Pflastergrößen
1 Rolle Sporttape
Schmerztabletten

In belebteren Skigegenden wird stets nach kurzer Zeit die Bergwacht mit ihren Helfern zur Stelle sein, welche neben den Rettungsschlitten auch Schienenmaterial und Beatmungsgerät zur Verfügung stellen.

Ein wesentlicher Ausrüstungsgegenstand ist im Winter stets zur Stelle: Eine Hand voll Schnee möglichst in einem Plastikbeutel auf die schmerzende Stelle!

Therapeutische Sofortmaßnahmen

In erster Linie muß ein Verletzter zunächst in einer für ihn bequemen Stellung gelagert werden, das heißt stützende Unterlage, Lagerung quer zum Hang, evtl. Kopftieflage. Unterlegen zum Beispiel des verletzten Kniegelenks bis zu einer Beugung von 30°—40° und **Schockbekämpfung** durch entsprechende Kopftieflagerung und Schutz vor Wärmeverlust.

Der Skistiefel sollte nicht entfernt, allenfalls gelockert werden! Diagnostische Maßnahmen sollen nach Möglichkeit nicht mit dem Öffnen von Kleidern verbunden werden, da der Wärmeverlust zu groß sein kann.

Bereits an der Unfallstelle angelegte **Kompressionsverbände mit Schnee** verhindern wirksam die Ausbreitung eines größeren Hämatoms und haben gleichzeitig einen analgetischen Effekt!
Das Verabreichen von Spritzen wird zwar häufig vom Laien verlangt, **sollte jedoch nur wirklich schweren Fällen vorbehalten bleiben.** Über 50 % der Abtransporte geschehen heute im Alpenraum bereits mit dem Hubschrauber, so daß schnellstmögliche Versorgung im Krankenhaus in der Regel gewährleistet ist.
Bei Verdacht auf Wirbelverletzungen muß der Sportarzt allzu eifrige Hilfeleistung verhindern. Keinesfalls darf der Verunglückte aufgesetzt oder aufgestellt werden. Hier leistet das Vakuumbett beste Dienste.
Ärztlicherseits sollte auch **bei Bagatellverletzungen immer wieder auf die Notwendigkeit der Anfertigung von Röntgenaufnahmen** zur exakten Diagnosestellung hingewiesen werden, da zum Beispiel Skidaumen, Schulterverletzungen und Kniedistorsionen häufig vom Unkundigen verkannt werden.
Eine exakte Diagnostik durch vergleichende Röntgenaufnahmen sei besonders im Hinblick auf Epiphysenverletzungen bei Jugendlichen ebenso wie die ausreichend lange Ruhigstellung vor Wiedereintritt der vollen Sportfähigkeit empfohlen.
Bei noch **liegendem Osteosynthesematerial** an der unteren Extremität ist die Belastbarkeit des menschlichen Körpers im

alpinen Skilauf reduziert. Auch Rennläufer konnten sich bei noch liegendem Osteosynthesematerial nicht vor Entfernung desselben in den Spitzenrängen durchsetzen.

Präventive Maßnahmen

Neben der Beurteilung der körperlichen Voraussetzungen für diese anspruchsvolle Sportart hat der Sportarzt die Aufgabe, aus seiner Sicht an der Ausgestaltung und Weiterentwicklung der Sportgeräte und der Ausrüstung mitzuwirken. Es sei hier besonders an die **Weiterentwicklung des Skischuhs** für Erwachsene und vor allem auch für Kinder erinnert. Dazu gehört auch eine entsprechende Aufklärung durch Information in den Sportvereinen über mögliche Gefahren und ihre Verhütung.
Auch der moderne Massentourismus mit übervölkerten Bahnen und Pisten erfordert eine kritische Beurteilung aus sportärztlicher Sicht ebenso wie die Gestaltung und Ausstattung von Abfahrten, Beseitigung von gefährlichen **Hindernissen** wie Felsen und Bäumen sowie Ausgestaltung der Sturzräume im modernen Rennlauf.

Literatur

1. *Asang, E.:* 20 Jahre Skitraumatologie

2. *Gelehrter, G.:* Verletzungen beim Wintersport. Ferdinand Enke Verlag, Stuttgart 1966

3. *Figueras, J.:* Skiing Safety II. University Park Press, Baltimore 1978

4. *Raas, E.:* Verletzungsursachen bei Skirennläufern. Ärztliche Praxis 32, 8 (1980)

5. *Bär, H. W.:* Akutversorgung von Bagatellverletzungen beim Wintersport. Ärztliche Praxis 29, 3 (1977)

6. *Ziegler, W. J., P. Matter:* Skiausrüstungs- und Unfallstudie Davos. Forum Davos 1978

7. *Weller, S., G. Neureuther:* Notfälle in den Bergen. 2. Auflage. Thieme Verlag, Stuttgart 1972

8. *Karlsson, J.:* The physiology of alpine skiing. The US Ski Coaches Association, P. O. Box 1747, Park City, Utah 84060 (1978)

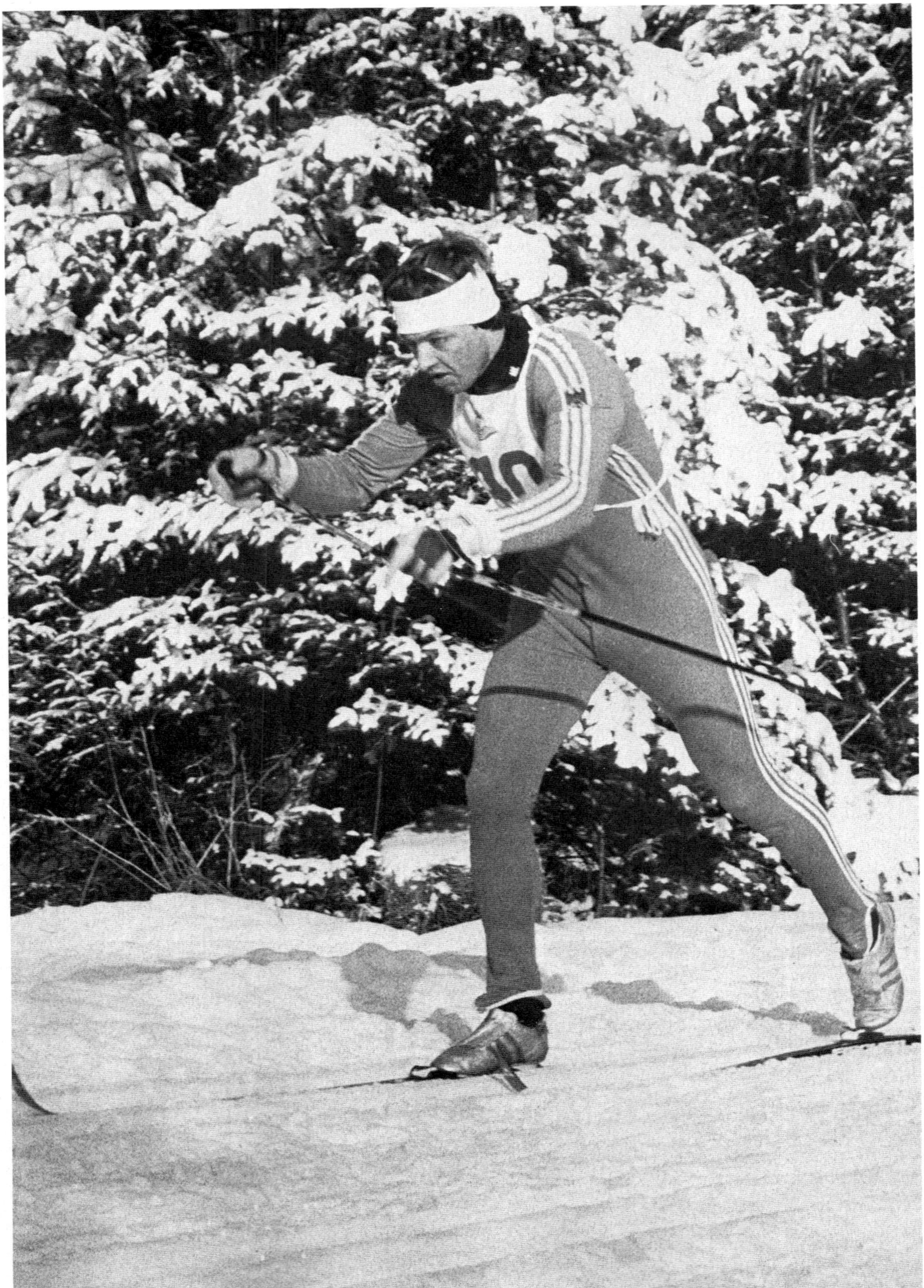

Skilanglauf

P. Krueger, M. Alt

Nach Ermittlungen von *Steinaecker* (8) ereignen sich im Freitzeit-, Sport- und Spielbereich jährlich 3,2 Millionen Unfälle. Dabei entfallen auf den Sport- und Spielunfall 1,25 Millionen oder 39 %.
Die unfallträchtigsten Sportarten sind Fußball mit 35 % sowie Skilauf mit 32 % (3). Und dennoch wird der Trimm-Sport „Langlaufen — Langläufer leben länger" propagiert und nicht nur von der Industrie gefördert. Es fragt sich, ob der Skilanglauf zu den sicheren oder gefährlichen Sportarten gehört.

Kann die Zahl der verletzten Skiläufer bei 8 Millionen Skifans mit 1,25 % noch einigermaßen geschätzt werden, so liegen keine bundesweiten Zahlen für Verletzungen bei den rund 2,5 Millionen Bürgern (10) vor, welche in der Saison 1980/81 zu den schmalen Brettern griffen. Zahlen sind weder von den Versicherungen noch vom Bayerischen oder Deutschen Skiverband zu erhalten. Um dennoch auf ein vertrauenswürdiges Zahlenmaterial zurückgreifen zu können, liegt dem folgenden eine Sammelstatistik folgender Institutionen zugrunde:

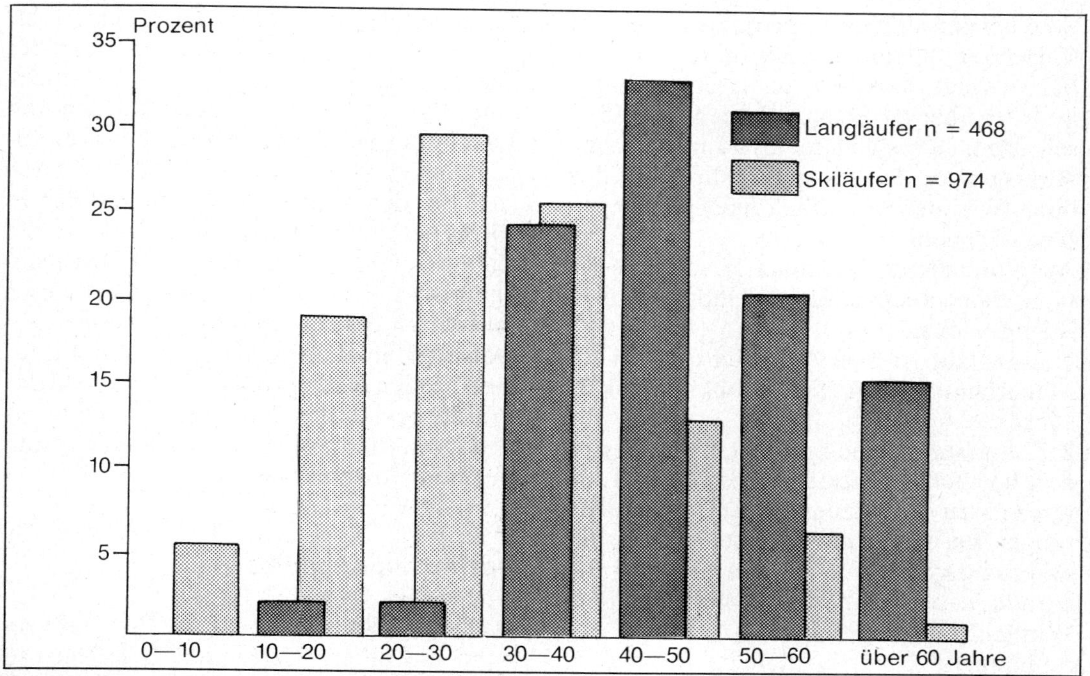

Tab. 1 Altersverteilung bei Langlaufverletzungen.

Service de Chirurgie de l'hospital de Chamonix (9),
Kreiskrankenhaus Garmisch-Partenkirchen (1),
Chirurgische Klinik und Poliklinik der Technischen Universität München (2),
Dr.-Otto-Geßler-Krankenhaus, Lindenberg im Allgäu.

Verletzungen beim Skilanglauf

Bei einer Gesamtsumme von 10 374 Skiverletzungen betrugen die Langlaufverletzungen mit 468 nur 4,5 % insgesamt.
Die Zahlen schwanken jedoch zwischen durchschnittlich 2,8 % in Chamonix und ca. 6 % in Deutschland innerhalb der letzten 4 Jahre.

Altersverteilung

Sind bei den alpinen Verletzungen 50 % der Verletzten jünger als 30 Jahre, wie Tabelle 1 zeigt, so haben die verletzten Langläufer in über 90 % das 30. Lebensjahr überschritten. 38 % sind älter als 50 Jahre. In die Altersgruppe der 40- bis 50jährigen fallen über 50 % der wesentlich häufiger betroffenen Frauen.
Aufgrund dieses Zahlenmaterials sowie der klinischen Beobachtungen läßt sich der Schluß ziehen:
1. Langlauf ist eine Ausweichsportart für Menschen über 50 (Durchschnittsalter 52 Jahre).
2. Langlauf ist eine Sportart, die insbesondere bei nichttrainierten Menschen und Anfängern zu Verletzungen führt. Beobachtungen bei mehreren nordischen Meisterschaften, sowohl für Schüler als auch Senioren, haben keinerlei Verletzungen im Winter 1980/81 gezeigt.
3. Langlauf führt vor allem bei Frauen (70 %) — nahezu immer Anfängerinnen — ohne alpine Kenntnisse und ohne sonstige sportliche Erfahrungen zu Verletzungen.

Verletzungsursachen

An erster Stelle stehen bei den Verletzungsursachen Stürze in abschüssigen, meist vereisten und daher schnellen Loipen auf Gesäß und abstützende Hände (Abb. 1). Der ungeübte Langläufer ist nicht in der Lage und oft auch nicht bereit, die Spur zu verlassen und im Schneepflug, sei es nun mit einem oder beiden Beinen angestemmt, den Hang zu meistern.
An 2. Stelle kommt es auf Abfahrten zum Hängenbleiben mit einem Ski im Schnee oder an sonstigen Hindernissen neben der Spur.

Art der Langlaufverletzungen

Die Durchsicht der Sammelstatistik zeigt, daß es spezielle Langlaufverletzungen, d. h. typische Verletzungsmuster, nicht gibt. Dennoch fällt auf, daß sich in über der Hälfte aller Verletzungen, welche ambulant oder stationär behandelt wurden, die Langläufer bei ihren Stürzen Frakturen zuzogen (Tab. 2). Im Gegensatz dazu finden sich bei den alpinen Verletzungen nur in 27 % der Fälle Frakturen, jedoch ist die Zahl der Bandverletzungen und Distorsionen sowie der Weichteiltraumen bei dieser rasanteren Sportart signifikant höher.
Daß die Zahl der Band- und Weichteiltraumen bei den Alpinen höher und die Zahl der Frakturen bei den Nordischen größer ist, liegt sicherlich auch in der Altersverteilung der Betroffenen (Tab. 1).

Verletzungsregion

Ist bei den Skiläufern auf der Piste vorwiegend die untere Extremität betroffen, so kommt es auf der Loipe in erster Linie zu

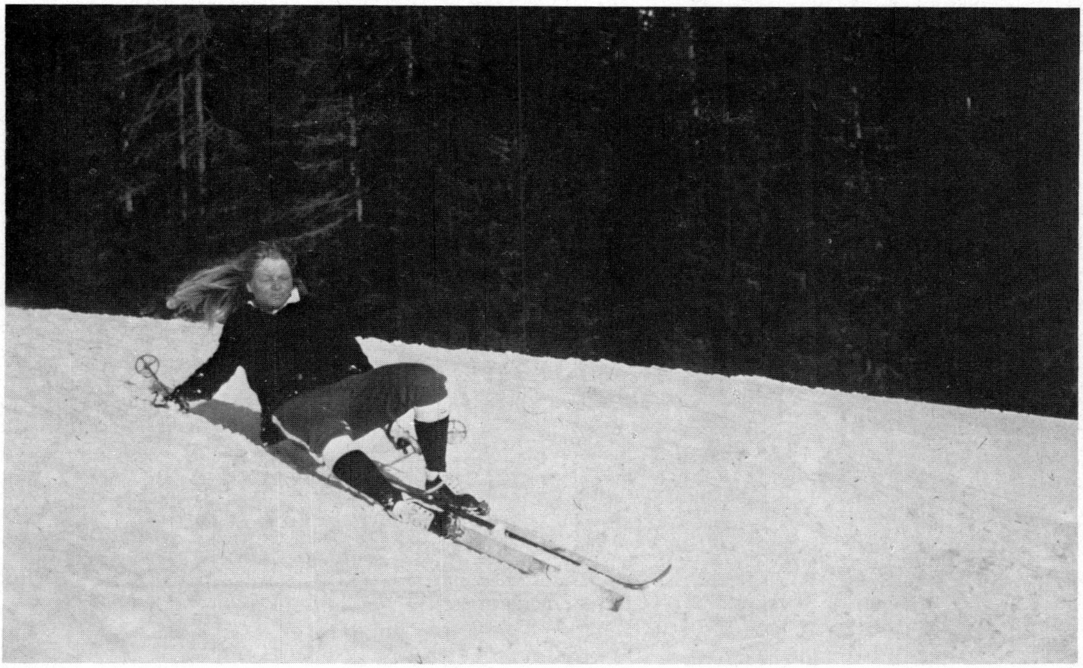

Abb. 1 Typischer Sturz nach rückwärts bei Abfahrten.

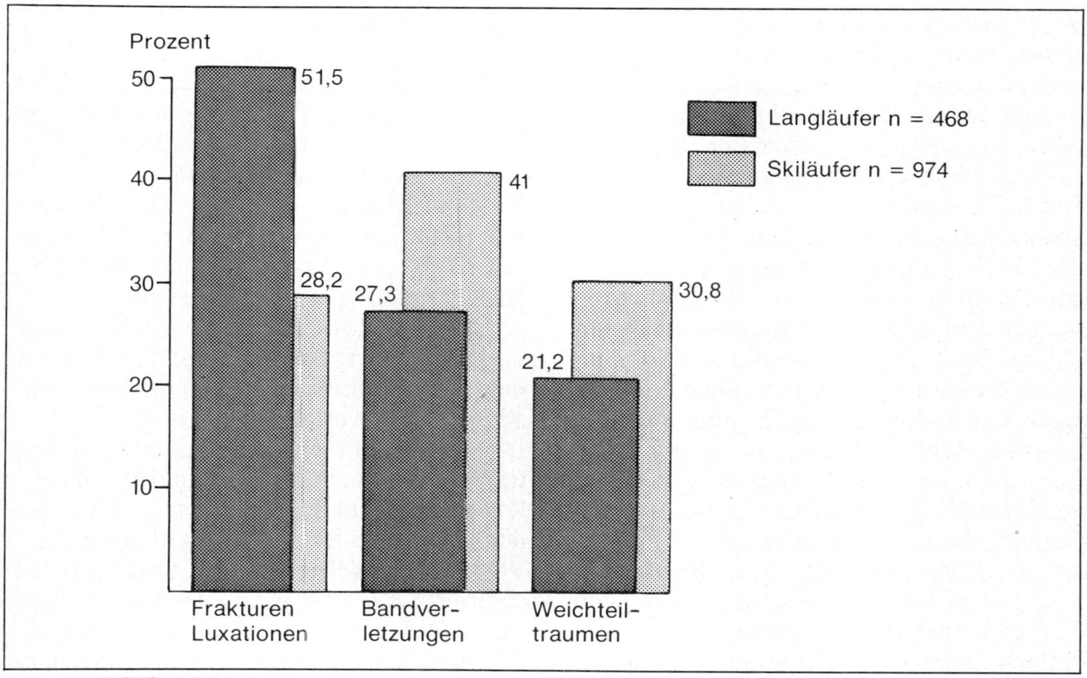

Tab. 2 Verletzungsarten bei Langlaufverletzungen.

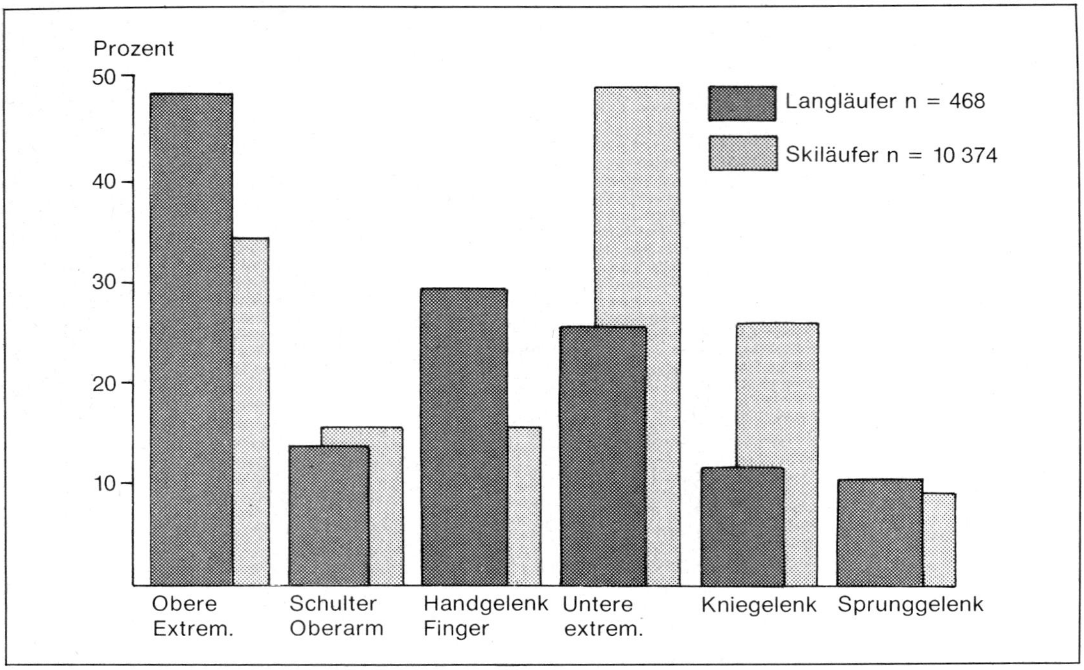

Tab. 3 Körperregionen bei Langlaufverletzungen.

Verletzungen der Arme (Tab. 3). Am häufigsten sind das Schultergelenk mit proximalem Oberarm sowie das Handgelenk betroffen. Die Zahl der Radiusfrakturen loco typico liegt bei den Frauen mehr als viermal so hoch wie bei den Männern.

Die Verletzungen der unteren Extremität bei den Langläufern machen nur ein Viertel der Gesamtzahl aus. Dagegen finden sich bei den alpinen Skiläufern 50 % Blessuren der unteren Extremität. Interessant ist dabei die Beobachtung, daß auch bei den alpinen Skiläufern die Verletzungen der unteren Extremität rückläufig sind. 1974 betrug die Zahl noch über 70 % in Europa (12). Beim Langlauf kommt es vorwiegend zu Bandläsionen, teilweise zu komplexen Bandrupturen im Kniegelenk sowie Frakturen im Sprunggelenkbereich. Bei beiden Lokalisationen sind wiederum vorwiegend Frauen betroffen, aber auch alpine Verletzungen finden sich bei Frauen fast doppelt so häufig.

Schlußfolgerungen

1. Bei Stürzen auf Abfahrten in schnellen Loipen kommt es zu Frakturen im Bereich der Oberarme und Handgelenke, des Beckens und der Wirbelsäule.
2. Hängenbleiben mit einem Ski (auch bei Abfahrten) führt zu Frakturen des Oberschenkels und Schenkelhalses sowie zu Bandverletzungen im Kniegelenk.
3. Stürze auf ebener, meist vereister oder ausgetretener Loipe führen auch schon bei den ersten Schritten zu Handgelenk- und Sprunggelenkverletzungen (Abb. 2).

Die obengenannten Zahlen dürften jedoch im Vergleich zu der Gesamtzahl der Skiverletzungen nicht erschrecken, machen sie doch höchstens 6 % aus. Außerdem liegt die **Verletzungsschwere weit unter der im alpinen Skilauf,** wenn man von den vereinzelten Wirbelsäulen- und Oberschenkelfrakturen sowie den wenig komplexen Kniebandverletzungen absieht. Neben diesen

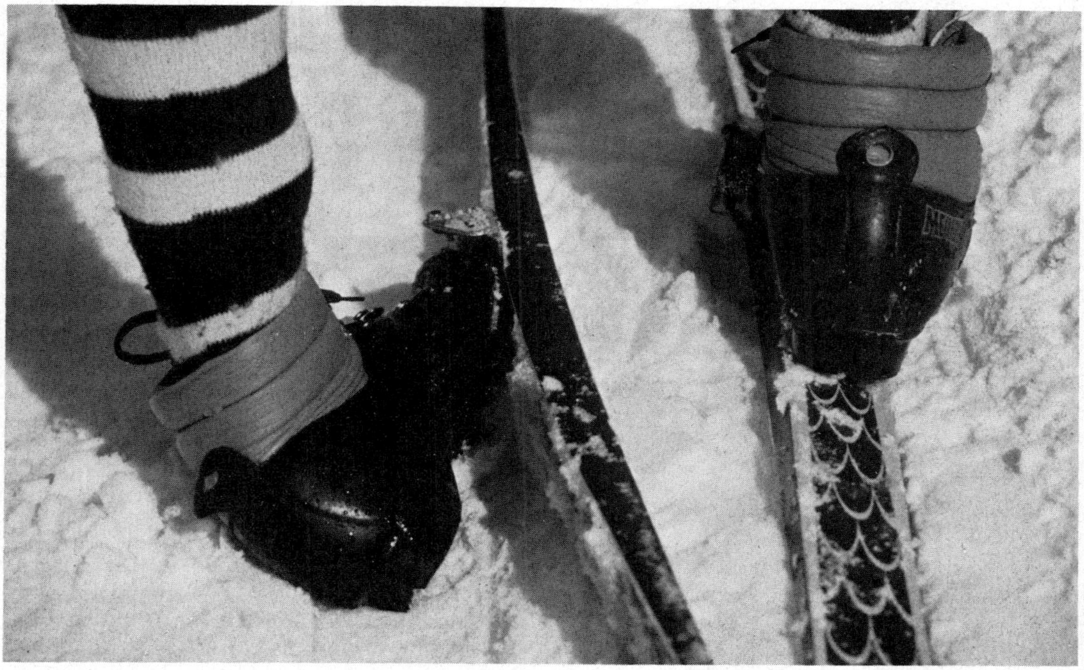

Abb. 2 Seitliches Abrutschen vom Ski bei schlechtem Ski-Schuh-Kontakt. Die Folge sind Sprunggelenkfrakturen und Außenbandrupturen.

direkten, durch den Unfall verursachten Traumen finden sich auch Beschwerden, welche durch Überbeanspruchung verschiedener Sehnen- und Gleitgewebe sowie durch Minimaltraumen bereits arthrotisch veränderter Gelenke, insbesondere der Schulter- und Knieregion, entstehen. Diese Erkrankungen sind ebenfalls bedingt durch das höhere Alter des Langläufers. Sie bereiten dem behandelnden Arzt und auch dem Patienten durch lang anhaltende Beschwerden, rezidivierende Ergüsse und Bewegungseinschränkung große Schwierigkeiten (5).

Internistische Probleme

Neben dem Trauma darf jedoch das Risiko für den untrainierten und unsportlichen Langläufer nicht übersehen werden. Es besteht kein Zweifel daran, daß das Langlauftraining als Ausdauersportart bezüglich der Leistungssteigerung des kardio-pulmonalen Systems alle Forderungen erfüllt. Sogar die Risikofaktoren der koronaren Herzerkrankung werden abgebaut (7). Dennoch steigen die **Todesfälle durch Herz- und Kreislaufversagen auf der Loipe** alarmierend an: In der vergangenen Saison 7 Tote auf der Loipe im Schwarzwald (11), 6 Herzinfarkte im eigenen Krankenhaus usw.

Vor allem die besonders gefährdeten Langläufer mittleren Alters mit bereits gesundheitlichen Schäden (7) wie:

— maligne Hypertonie
— Arrhythmien
— fortgeschrittene Lungenerkrankungen
— Zustand nach apoplektischen Insulten
— schwere Einschränkung der kardiovasculären Leistungsbreite

müssen sich mit ihrem behandelnden Arzt absprechen und sind eigentlich vom Langlauf auszuschließen.
Für den Langläufer, der sich jedoch bereits ständig einem körperlichen Training unterzieht, bedeuten die körperliche Belastung und das aktive Training einen natürlichen Schutz und für das alternde Herz eine zusätzliche Protektion. *Morris* et al. (6) konnten nachweisen, daß Häufigkeit und Verlauf koronarer Herzerkrankungen auch bei Vorbelastung für den Trainierten günstiger als für den körperlich Untätigen waren.

Unfallprävention

Training

Wie in allen Sportarten ist der beste Verletzungsschutz ein gutes, regelmäßiges Training des gesamten Körpers. Für die alten Langläufer bietet sich an, bereits den ganzen Sommer und Herbst hindurch zu joggen oder Fahrrad zu fahren. Training muß kein „super-serious business" sein. Ist erst einmal eine kardio-vasculäre Reserve geschaffen, so macht der Aufbau der spezifischen „Langlaufmuskulatur", der Rücken-, Abdominal- und Armmuskulatur, keine großen Schwierigkeiten mehr.

Ausrüstung

Kleidung

Wichtig bei der Bekleidung ist die physiologische Funktionalität. Luftundurchlässige Kleidung beeinträchtigt das Leistungsvermögen und belastet den Kreislauf unnötig. Mehrere dünne Kleidungsstücke sind besser als ein dickes. Rennanzüge sind für den Skiwanderer zu kalt, für ihn muß die Kleidung atmungsaktiv sein und trotzdem gegen Wind, Regen und Schnee schützen, denn die Auskühlung, insbesondere während körperlicher Aktivität bei niedrigen Umgebungstemperaturen darf nicht unterschätzt werden. Der erprobte Langläufer trägt bei jedem Wetter Mütze oder Stirnband um sich trotz schweißtreibender Sprints vor Auskühlung zu schützen.

Schuhe

Für den Allroundläufer und den Skiwanderer empfiehlt sich die Touring-Norm 50, welche in den nächsten Jahren den Markt beherrschen wird. Hier sollte der Anfänger hohe, wasserdichte Stiefel mit Bindungskombinationen bevorzugen, welche ein Einrasten der Schuhe in Rillen auf einer Spurplatte ermöglichen. Hierdurch wird Halt auf dem Ski gewährleistet und das verletzungsträchtige Wegrutschen vermieden. Außerdem kann der Ski bei Richtungsänderungen, insbesondere bei Abfahrten, besser gesteuert werden. Bei Wanderungen im Tiefschnee oder bei Pulverschnee sollten die Schuhe zusätzlich vor Durchnässung mit Gamaschen oder Überschuhen geschützt werden.
Auf diese Weise können oft unbemerkt verlaufende Erfrierungen an den Zehen vermieden werden.

Ski und Stock

Der Profi wird mit einem Wachsski, der Skiwanderer mit einem No-wax-Ski sicherer und problemloser laufen. Nichts ist schlimmer als ständiges Zurückgleiten bei kleinsten Steigungen oder schlechtes Gleiten auf Eisstollen unter der Lauffläche bei falschem Wachsen. Breitere Ski geben mehr Sicherheit durch Stabilität in der Spur und sind im unverspurten Schnee (Tiefschnee) besser zu manövrieren.
Die Stöcke, welche vom harten Boden bis in die Achselhöhle reichen, sollten für den Skiwanderer stabil sein und breite Teller haben. Rennstöcke eignen sich nur für Asse.

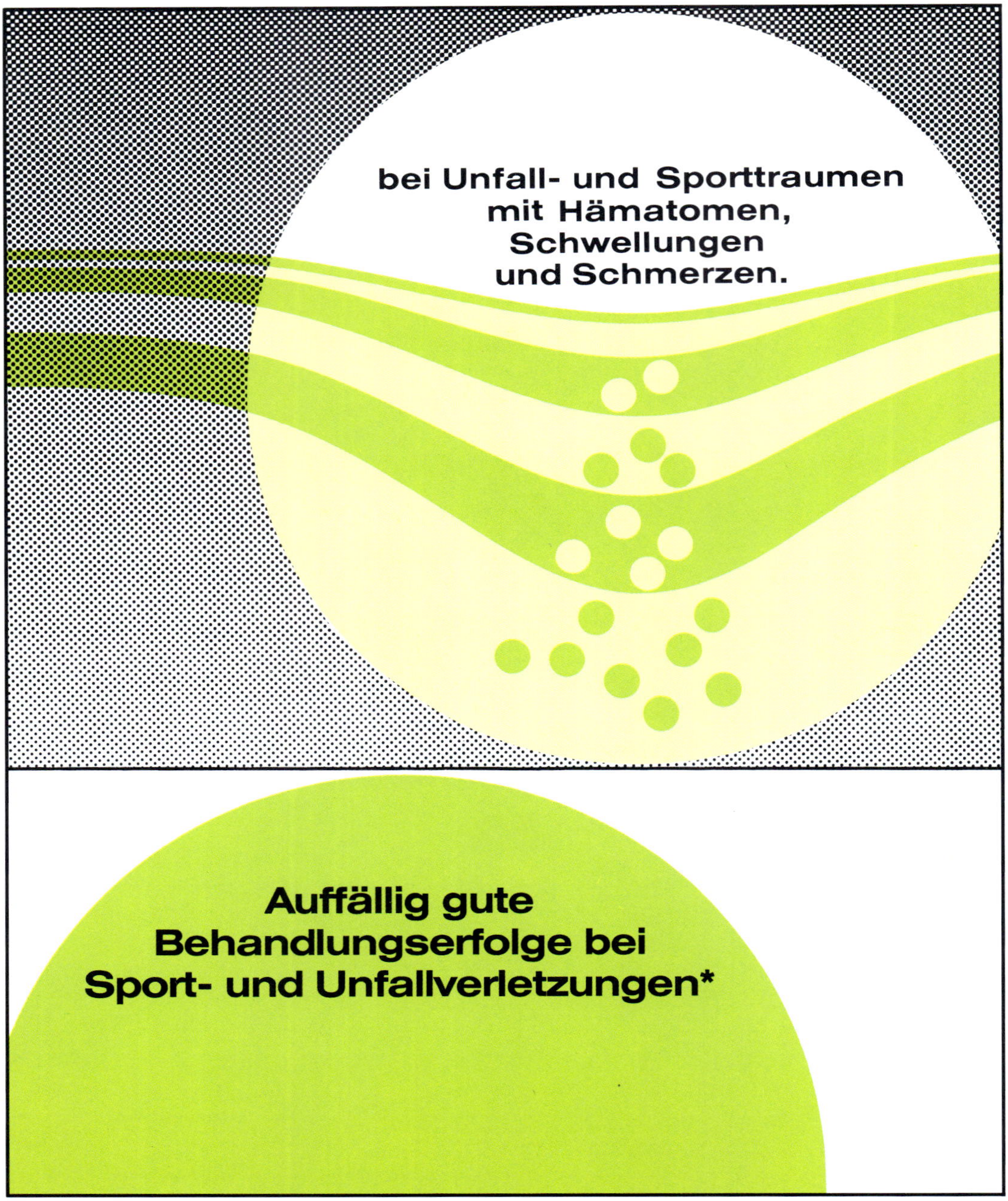

Venalitan® 150000 Salbe

Zusammensetzung: 100 g Venalitan 150 000 Salbe enthalten: Heparin-Natrium (Mucosa) 150 000 USP-E., Nikotinsäurebenzylester 50 mg. **Anwendungsgebiete:** Zur unterstützenden Behandlung bei Schwellungen und Entzündungen im Bereich oberflächlicher Krampfadern (variköser Symptomenkomplex). **Nebenwirkungen:** Die nach der Behandlung mit Venalitan 150 000 Salbe möglicherweise auftretende Hautrötung ist ein Zeichen für die gewünschte gesteigerte Durchblutung. **Dosierungsanleitung:** Soweit nicht anders verordnet, Venalitan 150 000 Salbe 2–3 mal täglich auf die Haut über den erkrankten Gebieten und deren Umgebung auftragen. **Art der Anwendung:** Venalitan 150 000 Salbe dünn und gleichmäßig auftragen oder leicht einmassieren. Bei allen akuten Entzündungen und besonders schmerzhaften Erkrankungen wie Thrombose, Thrombophlebitis, Venenentzündung ist Einmassieren zu vermeiden. In solchen Fällen soll Venalitan 150 000 Salbe aufgetragen und die betreffende Stelle mit Mull abgedeckt werden. Bei Ulcus cruris Venalitan 150 000 Salbe um das Geschwür herum auftragen. Nicht auf offene Wunden bringen! **Packungsgrößen und Apothekenverkaufspreise:** Tube mit 40 g DM 16,55, Tube mit 100 g DM 38,25.
Stand: September 1983

KETTELHACK RIKER PHARMA GMBH,
4280 BORKEN, WESTFALEN

* B. Komp und H. E. Wichmann, Therapiewoche 31, 2597 (1981)

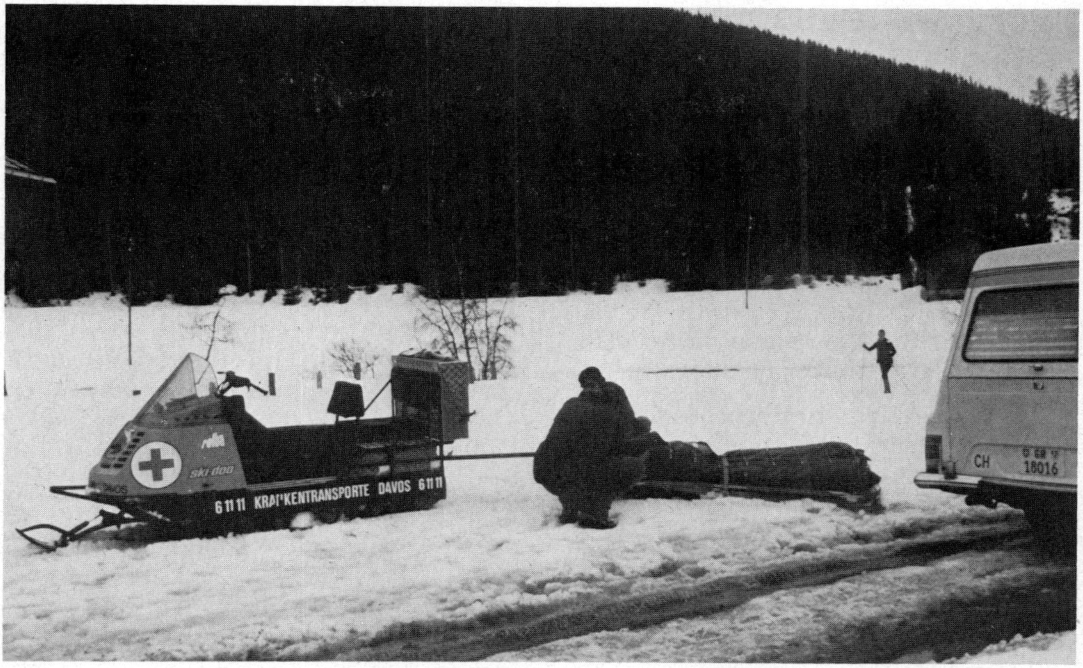

Abb. 3 Rettungsgeräte für die Loipe: Ski-Doo, Rettungsschlitten für den Transport von der Loipe, Sanka für den Straßentransport (Foto: *Holliger,* Davos).

Loipen

Der Anfänger und Untrainierte beginnt auf flachen, kurzen Loipen, welche sich überall oft hinter der Haustüre finden lassen. Dennoch soll auch der geübte Langläufer Touren in die Einsamkeit nicht alleine unternehmen. Der Rettungsdienst für Langläufer (Abb. 3) ist mancherorts noch recht unzulänglich, nicht zuletzt ist Geldmangel daran schuld. Da die Loipen oft über weite Entfernungen führen, ist der Weg zum nächsten Telefon meist lang, ebenso weit der Weg für die Retter. Nicht immer stehen Ski-Doos mit Rettungsschlitten zur Verfügung, und nicht überall kann der Hubschrauber landen.

Unterkühlung

Da der Langläufer meist leicht bekleidet ist — das ist gut, solange er läuft — und auch meist bedauerlicherweise keine weitere Ausrüstung mit sich trägt, ist die Gefahr der Unterkühlung nicht zu unterschätzen, denn durch die Verdampfung verliert er bereits viele Kalorien. Hinzu kommen Wärmeverluste durch Konvektion (4) und Konduktion, Verluste, welche dem alpinen Skiläufer bei weitem nicht in gleichem Umfang drohen. Der Wärmefluß im Bereich des Kopfes, Halses und des oberen Rumpfes ist am größten. An diesen Stellen, die der Langläufer am dünnsten bekleidet, findet sich auch der größte Wärmeverlust.

Literatur

1. *Alt, M., F. Lechner:* Traumatologie des Skilanglaufs. 14. Kongreß der Internationalen Gesellschaft für Skitraumatologie und Wintersportmedizin. Garmisch-Partenkirchen, 1980

2. *Krueger, P., W. Mang:* Loipenunfälle — Unterkühlung und Bergung. 14. Kongreß der Internationalen Gesellschaft für Skitraumatologie und Wintersportmedizin. Garmisch-Partenkirchen, 1980

3. *Neureuther, G.:* Ärztliche Ratschläge zum Skilanglauf. 11. Kongreß der Internationalen Gesellschaft für Skitraumatologie und Wintersportmedizin. Val-d'Isère, 1974

4. *von Steinaecker, H. C.:* Der Unfall im Heim-, Freizeit-, Sport- und Spielbereich. Zeitschrift für Versicherungswesen 4 (1979), 103 ff

5. *Truchet, P.:* Les Traumatismes dus au Ski de fond. 14. Kongreß der Internationalen Gesellschaft für Skitraumatologie und Wintersportmedizin. Garmisch-Partenkirchen, 1980

6. Kongreßbericht: 11. Kongreß der Internationalen Gesellschaft für Skitraumatologie und Wintersportmedizin. Val-d'Isère, 1974

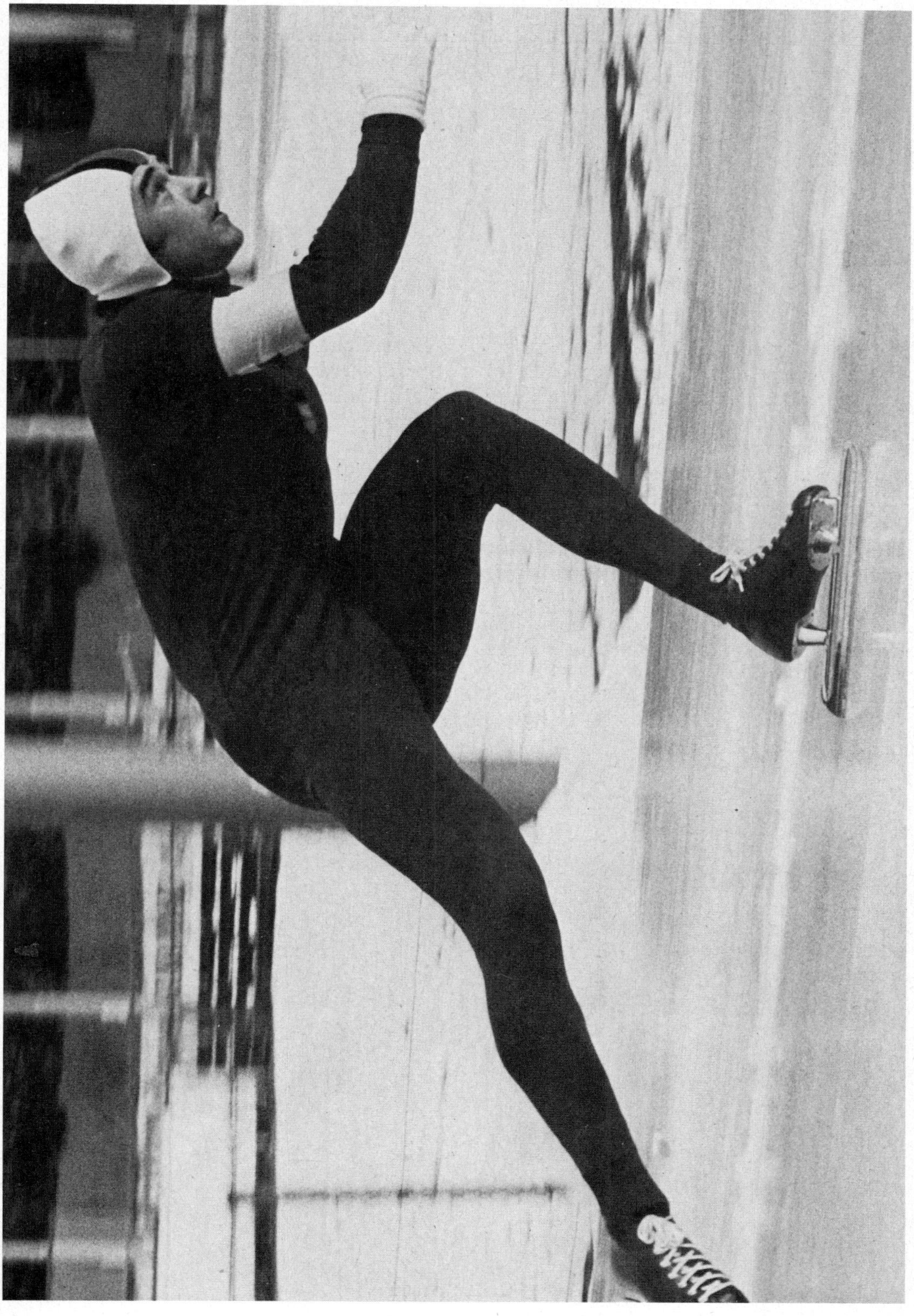

Eisschnellauf

E. Keller

Der Eislauf zählt zu den ältesten, bis zur grauen Vorzeit reichenden Sportarten. Er gestattet mit einfachsten Hilfsmitteln eine schnelle Fortbewegung. Diese Hilfsmittel machten von den damals gebräuchlichen Knochenschlittschuhen bis zu den heute verwendeten leichten Rennschlittschuhen mit messerscharf geschliffenen Edelstahlkufen den **Eisschnellauf** zur **schnellsten aller nicht mechanisierten Sportarten** (Abb. 1).

Die Läufer erreichen bei der 10 000-m-Strecke eine Durchschnittsgeschwindigkeit von 44 km/h. Beim 500-m-Sprint werden absolute Spitzengeschwindigkeiten bis zu 60 km/h erzielt.

Derartige Geschwindigkeiten sind allerdings nur mit speziell konstruierten Schnellaufschlittschuhen zu erreichen, in deren röhrenförmigen Lauf eine 40—44 cm lange Laufschiene aus Spezialedelstahl eingelötet ist. Die Schiene ist nur 0,9 mm stark und rechtwinkelig geschliffen.

Der Schnellaufschuh besteht aus einem weichen Leder, das nur bis zum unteren Rand des Knöchels reicht. Der Halt wird

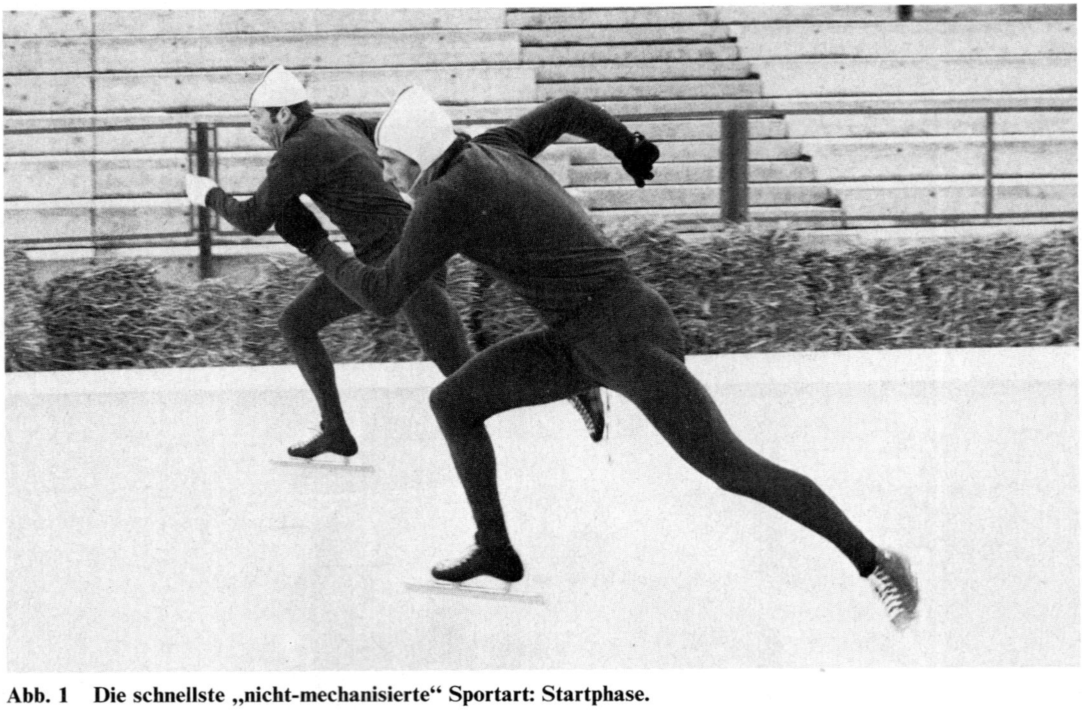

Abb. 1 Die schnellste „nicht-mechanisierte" Sportart: Startphase.

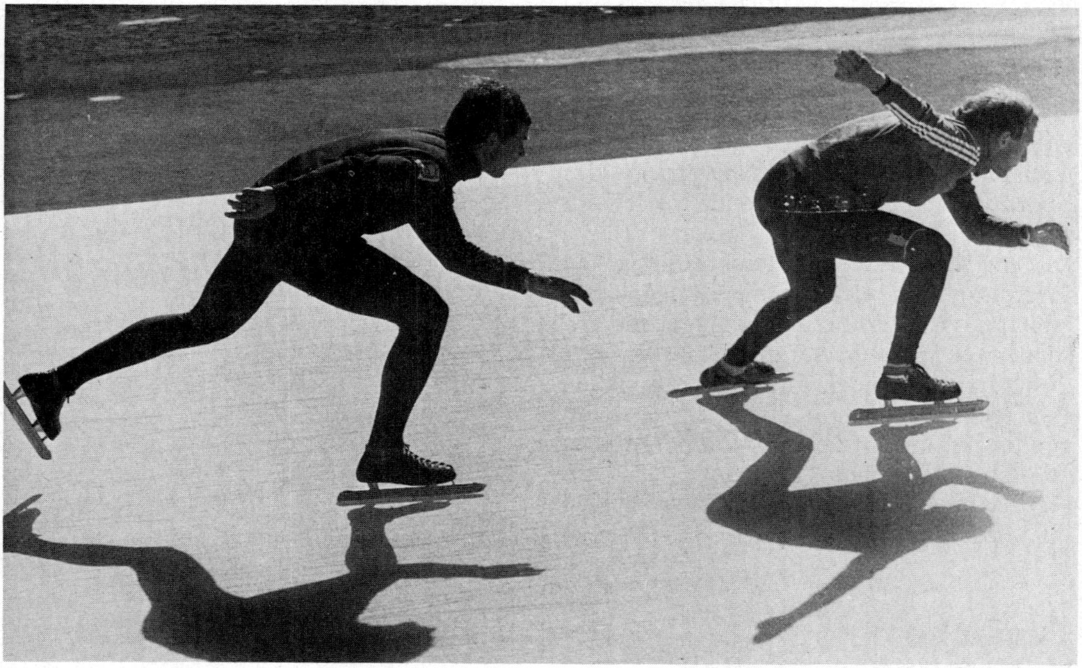

Abb. 2 Startgerade.

durch eine starke Fersenkappe vermittelt, die in den Schuh eingearbeitet ist.
Die Standfestigkeit selbst ist vom Fuß und der Stärke des Sprunggelenkes abhängig.
Es ist nicht verwunderlich, daß in Ländern mit sehr vielen Seen, wie Holland, Rußland und Skandinavien der Eisschnellauf schon seit Jahrhunderten zum Volkssport gehört, wobei lange Winter sich für dessen Ausübung begünstigend auswirkten. Waren es früher Natureisbahnen mit oft rauher und welliger Oberfläche, so sind es heute Kunsteislaufbahnen mit maschinell präpariertem Eis. Gelaufen wird auf standardisierten 400-m-Bahnen, eingeteilt für Kurz- und Langstreckenrennen, die nach ganz bestimmten Regeln bei paarweiser Auslosung ausgetragen werden, wobei die klassischen Vierkampfdisziplinen sich für Sprinter (Damen und Herren) aus den Strecken 2×500 m und 2× 1000 m zusammensetzen.
Im großen Vierkampf laufen die Herren 500 m, 1500 m, 5000 m und 10 000 m, die Damen 500 m, 1000 m, 1500 m und 3000 m.
Durch den Bau des Bundesleistungszentrums in Inzell gelang auch den deutschen Spitzenläufern der Durchbruch zur Weltelite mit internationalen Bestzeiten, zahlreichen Rekorden und Olympiasiegen. Zu verdanken sind diese enormen Fortschritte hauptsächlich dem gründlichen und systematischen Trainingsaufbau (einschließlich des vorbereitenden Trocken- und Krafttrainings) und der Verbesserung der Eislauftechnik.
Im Gegensatz zu vielen Sommersportarten begann man erst sehr spät damit, den Eisschnellauf wissenschaftlich zu untersuchen. So wurden erst in den sechziger Jahren die ersten Schritte zu sportmedizinischen Untersuchungen unternommen. Durch mangelhaftes Untersuchungsmaterial sowie fehlende Erfahrungswerte wußte man diese Sportart nicht richtig einzuschätzen und zog immer wieder falsche Schlüsse

für das Training und die möglichen Leistungsgrenzen sowie Sportverletzungen.
Die hohen Leistungen im Eisschnellauf stellen sowohl im Training als auch im Wettkampf höchste Anforderungen an den Organismus und den Muskelapparat des Sportlers, wobei entsprechende Verletzungen nicht ausbleiben.
Da im Gegensatz zu leichtathletischen Laufdisziplinen weniger die Lungenkapazität und Herzgröße ausschlaggebend ist, sondern es vielmehr auf die lokale Muskelausdauer, verbunden mit einer rationellen Lauftechnik ankommt, sind die Verletzungen primär im Muskel- und Bänderapparat zu suchen. So stehen Zerrungen, Muskelfaserrisse und Muskelrisse am Oberschenkel im Vordergrund.

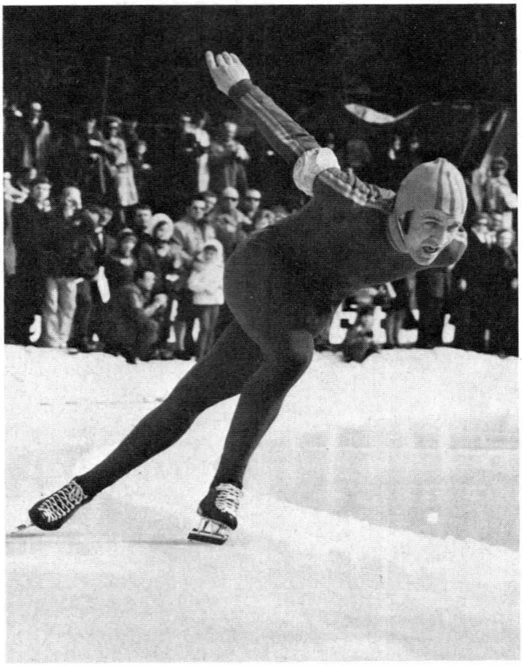

Abb. 3 Kurventechnik.

Typische Verletzungsursachen während des Rennens

Beim Start (Abb. 1) werden am häufigsten der Musculus gracilis und Musculus adductor longus und magnus verletzt.
Auf der Startgeraden (Abb. 2) der Musculus bizeps femoris und Musculus semitendinosus und in der Kurve (Abb. 3) durch die extremen Übersetzungsschritte der Musculus sartorius (Zerrungen und Teilrupturen als Überlastungsfolge).
Bei der Oberkörpermuskulatur kommen lediglich bei den Sprintern beim Start wegen der starken Armbewegungen Zerrungen im Musculus pectoralis major und minor vor.

Verletzungen durch den Schlittschuh

Verletzungen durch den Schlittschuh treten primär beim Start, sekundär beim Endspurt auf, wobei **Schnittverletzungen** in Höhe der **Innenknöchel** an der Tagesordnung sind. Pro Jahr gibt es aber auch bei internationalen Rennen 4—5 Knöcheltrümmerfrakturen und Durchtrennungen der Achillessehne.

Sturzverletzungen

Außer bei Anfängern sind Sturzverletzungen beim Eisschnellauf nicht allzu häufig. Gerade durch die gute Eispräparation der modernen Eisstadien, verbunden mit den schaumgummigepolsterten Bandensicherungen in den Kurven, hat sich in den letzten zehn Jahren die Verletzungshäufigkeit bei Stürzen wesentlich verringert.
Während Stürze in den Kurven hauptsächlich Hüft- und Ellenbogenprellungen nach sich ziehen, sind beim Laufen auf der Geraden Kniescheiben und Kopfpartien gefährdet.

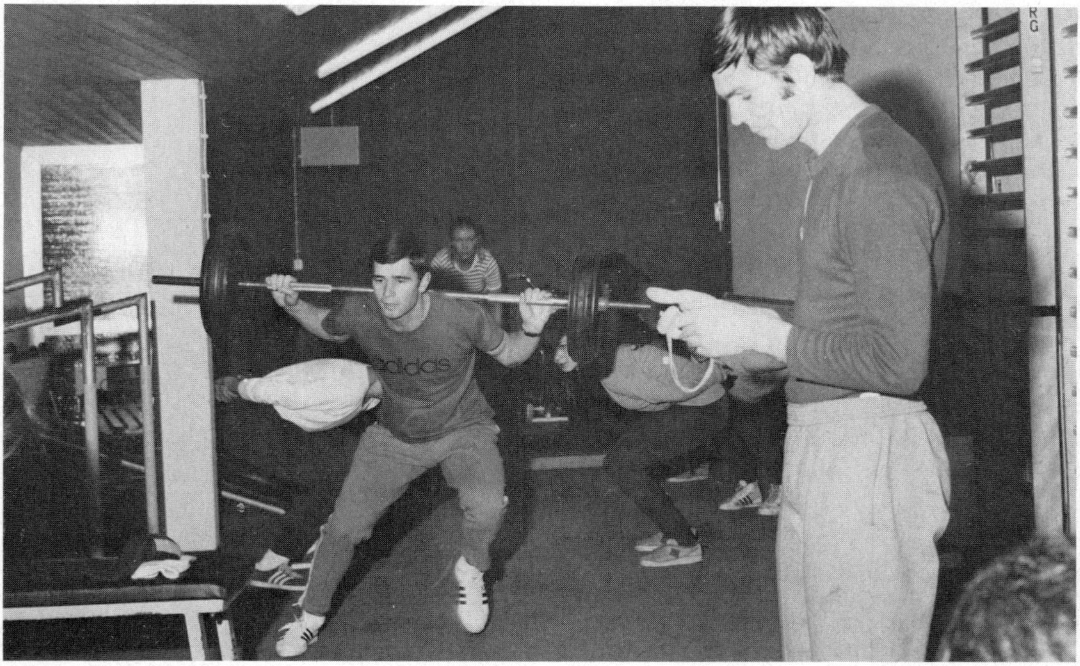

Abb. 4 Krafttraining.

Verletzungen und Spätschäden beim Sommer- bzw. Konditionstraining

Da sich in den letzten Jahren das Haupttrainingspensum immer mehr vom Lauftraining auf ein spezifisches Muskeltraining durch Imitationsübungen mit Bleiweste und schweren Gewichten verlagert hat, wuchs auch die Zahl der Überlastungsschäden des Bewegungsapparates (Abb. 4 und 5). Beim Imitationstraining, also Seitsprüngen, die den Abstoß beim Eislauf nachahmen sollen, sind hauptsächlich die Knie- und Sprunggelenke gefährdet. Da das gesamte Körpergewicht plus dem Gewicht der Bleiweste nicht wie auf dem Eis entsprechend dem **Kraftvektor** in **Geschwindigkeit** umgesetzt wird und praktisch ausgleiten kann, sondern von dem **Antagonisten des Sprungbeines** wieder voll abgefangen werden muß, entstehen immer wieder Überlastungsschäden des Knie- und Sprunggelenkes.

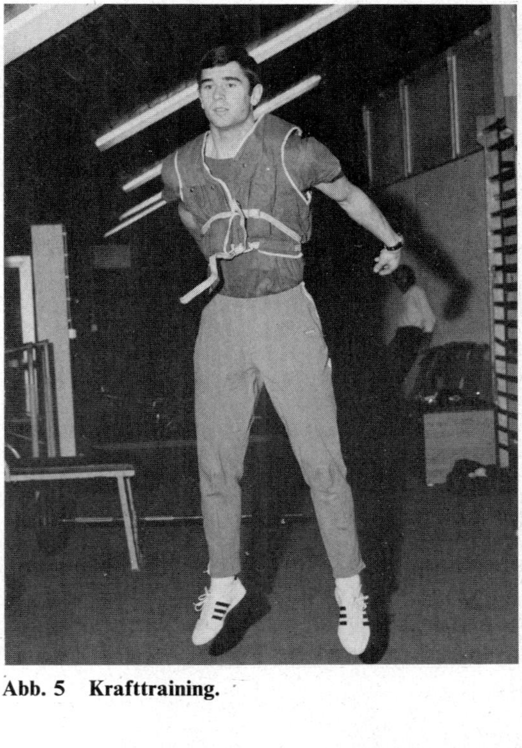

Abb. 5 Krafttraining.

Eine größere Gefahr für die Verletzungen des Knochen- und Bänderapparates ist das Training mit schweren Gewichten, wobei vor allem die **Hocksprünge** mit bis zu 120 kg schweren Hanteln auf dem Rücken neben den Kniegelenkschäden auch degenerative Schäden der Wirbelsäule im Lumbalbereich hervorrufen.

Der Eisschnellauf ist im großen und ganzen eine bezüglich Verletzungen risikoarme Sportart. Lediglich im Bereich des absoluten Hochleistungssports sind Verletzungen auch mit Spätschäden möglich, die aber hauptsächlich aus der Überlastung des Konditionstrainings resultieren.

Literatur

1. *Keller, E.:* Telemetrische Pulsfrequenzmessungen bei Eisschnelläufern mit Einbeziehung des Gasstoffwechsels. Dissertation 1974

2. *Keller, E.:* Volkssport Eislaufen. Casella-Riedel Pharma Zeitschrift „Sport + Enelbin" 2, 1979

3. *Traub, G.:* Voraussetzungen für Höchstleistungen im Eisschnellauf. Dipl.-Arbeit 1968

4. *Weidemann, H.:* Eisschnellauftraining in sportphysiologischer Sicht. Sportarzt u. Sportmedizin 3 (1968)

5. *Keller, E., D. Bochow:* Kaputt durch Sport? Moewig-Verlag, München 1981

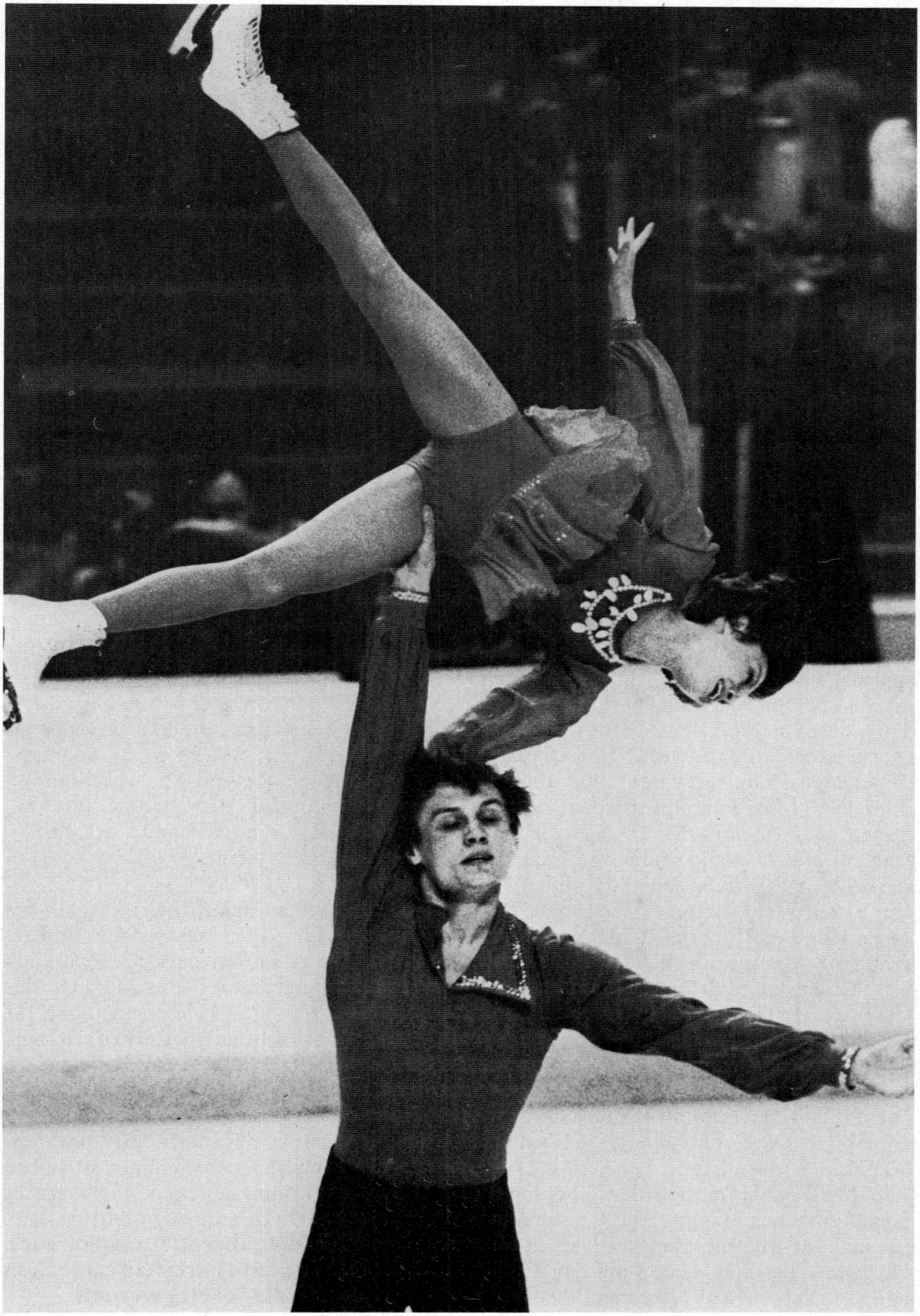

Eiskunstlauf

I. Siegfried

Die ersten beschriebenen Eisschuhe dienten zunächst als Verkehrsmittel. Hieraus entwickelten sich im Laufe von ca. 200 Jahren verschiedene sportliche Einzeldisziplinen auf Schlittschuhen, und der erste Eislaufclub wurde 1742 in Edinburgh gegründet. In Deutschland entstand der erste Eislaufverein 1861 in Frankfurt am Main. Auf den zugefrorenen Kanälen Hollands fand das Eislaufen große Beliebtheit, deshalb wurde damals das Eislaufen auch „Holländern" genannt.

Heute wird Eiskunstlauf als Wettkampfsportart für Herren und Damen in Einzeldisziplinen, für Paare als Paarlauf (Abb. 1, Titelphoto) und -tanz betrieben. Die ersten Meisterschaften wurden für Herren 1896, für Damen 1906, für Paare 1908 und für Tanz 1949 (vom Paarlauf getrennt) ausgetragen. Als olympische Disziplinen sind Herren- und Dameneinzel sowie Paarlauf seit 1924 und Eistanz seit 1952 üblich.

Im Eiskunstlauf unterscheidet man zwischen Kür und Pflichtleistung. Die Schlittschuhe für die spezifischen Leistungen unterscheiden sich: Für die Kür haben sie einen breiteren Hohlschliff als für die Pflicht. Ferner hat der Kürschlittschuh an der vorderen Spitze eine Zahnung für den Abstoß bei den Sprüngen.

Der Pflichtschlittschuh hat nur eine einfache Spitze. Die Schlittschuhe sind fest mit dem wadenhohen Stiefel verschraubt.

Für Meisterschaften werden überdachte Kunsteisbahnen 30×60 m groß gefordert.

Bis auf das Pflichtlaufen bei Damen und Herren werden alle Wettkämpfe im Kunstlaufen nach Musik durchgeführt. Die Länge der Kürdarbietung beträgt für Herren 5 Minuten, für Damen 4 Minuten, für Paarlauf 5 Minuten und für Tanz 3½ Minuten.

Die Folge der einzelnen Kürleistungen ist frei, obwohl in den Meisterschaften bestimmte Elemente, besonders Sprünge, Pirouetten und Schrittkombinationen je nach Leistungsklasse des Läufers enthalten sein sollen.

Wer als Jugendlicher an Meisterschaften teilnehmen will, muß für den Einzellauf und Paarlauf das 12. Lebensjahr und für Tanz das 16. Lebensjahr erreicht haben.

Um die heute in dieser Sportart geforderte Leistung erbringen zu können, muß Talentsuche und Talentförderung in immer jüngeres Alter verlegt werden, da das Erlernen der Technik im Kindesalter begonnen werden muß.

Nur durch kontinuierlichen Aufbau des entsprechenden Trainings, welches im Kindesalter die erlaubten Zeiten jedoch auch nicht übersteigen soll, ist es möglich, das technische Können als Voraussetzung für diese kompositorische Sportart zu erlernen. Nicht nur körperliche Ausdauer, sondern auch Flexibilität, Schnelligkeit, Kraft und künstlerischer Ausdruck werden schließlich insgesamt vom Kampfrichter gewertet. Das Training soll vom Trainer in seinen einzelnen Trainingsanteilen altersgerecht und individuell zusammengestellt werden.

Für die Trainingsberatung sollte auch der Sportarzt mit sportartspezifischen Kenntnissen eingesetzt werden.

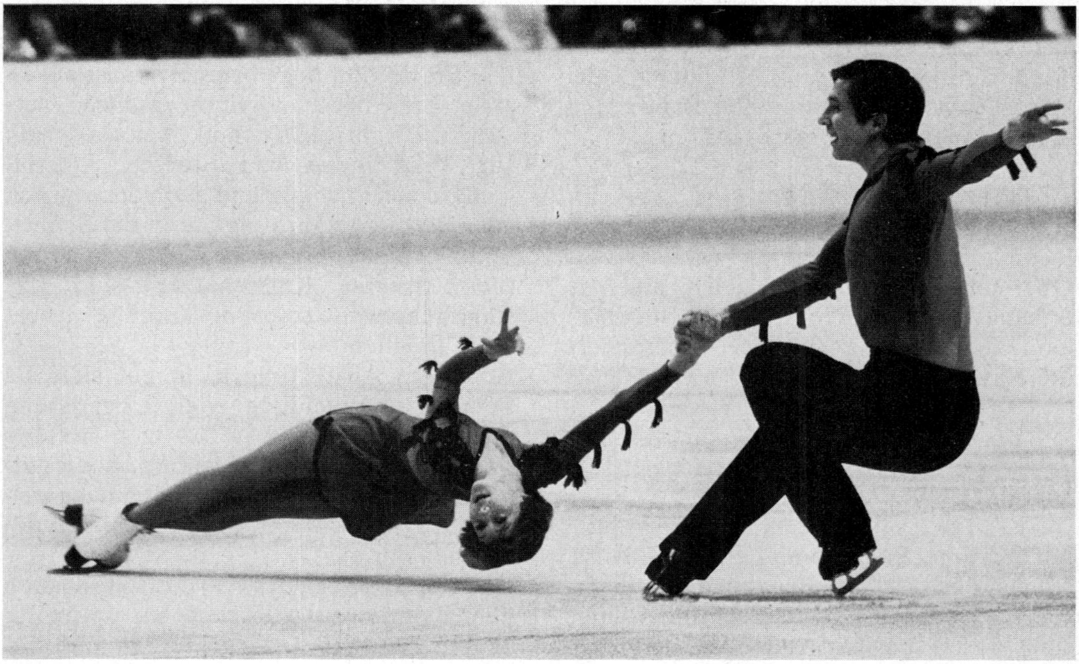

Abb. 1

Will ein Läufer die Leistungsspitze erreichen, so muß er schließlich täglich mehrere Stunden trainieren.

Typische Verletzungen

Im Eiskunstlauf werden Wirbelsäule, Kreuzbein, Hüftgelenke sowie Knie- und Sprunggelenke maximal belastet, wobei die Sprunggelenke durch den Stiefel eine gewisse Unterstützung erhalten. Das einfache Gleiten sowie die Schrittkombinationen stellen die geringere Belastung dar. Die technisch schwierigen Sprünge beinhalten besonders in der Übungsphase besondere Gefahren. Beim Einüben der Sprünge fällt jeder Läufer, wobei gleichzeitig durch gewisse Abwehrmechanismen sofort eine gewisse Technik des Fallens gelehrt wird. Relativ selten kommt es dabei zu Verletzungen:

— **Wirbelsäule:**
Überdehnungen, Distorsionen, Subluxationen, Luxationen, Zerrungen und Frakturen.
— **Os sacrum:**
Fast nur Distorsionen der angrenzenden Gelenke.
— **Hüftgelenke:**
Distorsionen oder Überlastungsschäden durch Aufsetzen nach dem Sprung.
— **Kniegelenke:**
Als häufigste Verletzung dieser Sportart mit Überdehnung, Anriß oder Ausriß des Bandapparates sowie Überlastungsschäden. Bei der Landung nach dem Sprung treten diese Schäden im Kniebereich bevorzugt auf.
Bei jugendlichen Läufern wird häufiger als in anderen Sportarten eine Schlattersche Erkrankung beobachtet. Seltener tritt eine Bursitis im Kniegelenkbereich auf. Anlagebedingte Veränderungen im Bereich der Patellarückfläche sind zu beachten.

— **Sprunggelenke:**
Distorsionen, häufig durch mangelhafte Technik, bei Absprung, Landung oder Sturz, nicht selten zusätzlich Bandverletzungen, sehr selten Frakturen.

— **Obere Extremitäten:**
Infolge von Stürzen findet man öfter Verletzungen an den Fingern. Frakturen von Ober- und Unterarm, Handgelenk und Mittelhand sind bevorzugte Verletzungsstellen. Erwähnenswert ist hier insbesondere die Naviculare Fraktur.

Überlastungsfolgen

An den unteren Extremitäten sind Überlastungsfolgen oft im Bereich der Sehnenscheiden oder der Bursen zu finden, meistens durch schlecht passende Stiefel ausgelöst.

Zerrungen der Adduktorenansätze der Leistenmuskulatur sind wegen der vielen verschiedenen Sprungkombinationen sehr häufig. Dies ist auch eine Folge der hohen artistischen Anforderungen im heutigen Eiskunstlauf.

Neben Myogelosen der stark beanspruchten Beinmuskulatur wird gelegentlich auch ein Muskelfaserriß beobachtet.
Die aufrechte Haltung mit der geforderten Lordosierung im LWS-Bereich führt oft zu Beschwerden in Form von Myalgien der langen Rückenstreckermuskulatur, der Hals- und auch der Glutealmuskulatur.
Neben Sturzverletzungen sind auch die Verletzungen durch die Kufen der Schlittschuhe besonders sportartspezifisch. Nicht nur beim Paarlauf, bei dem die Partner sich gegenseitig an den verschiedensten Körperregionen gefährden, sondern auch beim Einzelläufer können Schnittverletzungen (hier besonders an der Innenseite der Knöchelregion) auftreten.

Prävention

Die Prävention liegt beim Eiskunstlauf in erster Linie in der möglichst raschen Erlernung der richtigen Technik, was wiederum zur Vermeidung von Stürzen, Überlastungserscheinungen und auch der eigenen oder Partnergefährdung durch die Schlittschuhe dient. Typische Schutzkleidung (beispielsweise Knieschützer) sind verständlicherweise selbst im Training nur bedingt möglich.
Adäquate Ausrüstung, d. h. gut sitzende Schuhe, Vermeidung von Überlastung durch zu langes und zu häufiges Training sowie die vorzeitige Trainingswiederaufnahme bei stattgehabten Verletzungen stellen die generell wichtigsten Präventivmaßnahmen dar.
Die wichtige Rolle der Prävention fällt auch dem Trainer zu, von dem ein optimaler Trainingsaufbau verlangt werden muß, zumal bereits im Kindesalter mit dem Training begonnen wird.

Literatur

Franke, Kurt: Traumatologie des Sports. 2. Auflage, Georg-Thieme-Verlag, Stuttgart

Maier, Monika: Richtig eislaufen — blv Sportpraxis. BLV-Verlagsgesellschaft, München – Bern – Wien

Mühlbach, R.: Über Sportverletzungen und Sportschäden beim Eiskunstlauf. Medizin und Sport 7 (1967), 9—12

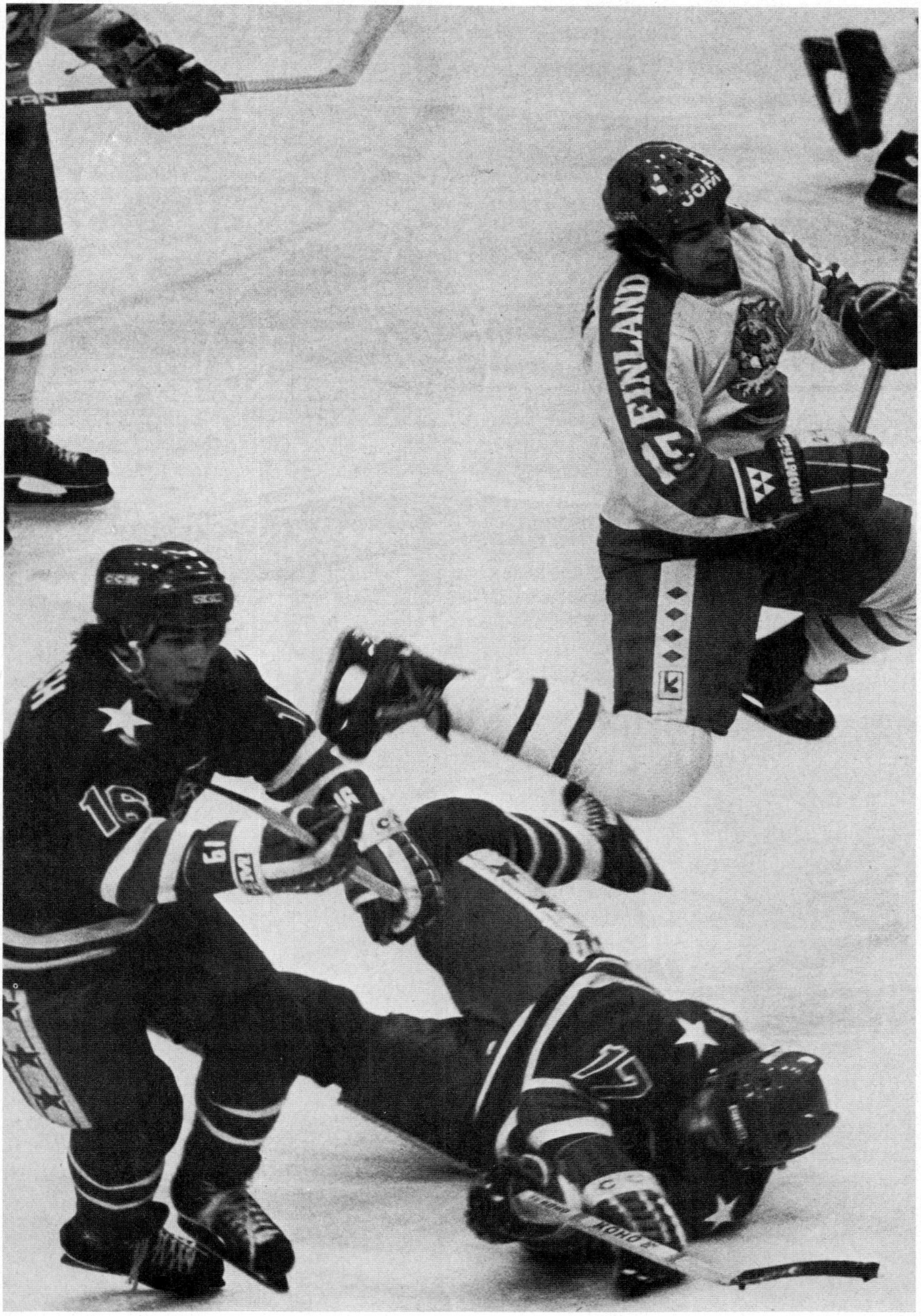
FINLAND

Eishockey

M. Kolb

Geschichte, Regeln und Technik

Indianer sollen in Kanada als erste das Eishockey-Spiel betrieben haben. Wettkämpfe sind seit 1895 bekannt. Wenige Jahre später fanden in England die ersten europäischen Meisterschaften statt. Die bis zum heutigen Tag zunehmende Popularität dieser Sportart ist sicherlich auf die Tatsache zurückzuführen, daß Eishockey die schnellste und härteste Mannschaftssportart ist (Abb. 1). Im Wettkampf stehen sich 2 Teams mit je 5 Feldspielern und je 1 Torwart gegenüber. Das 60x30 m große Natur- oder Kunsteisfeld ist von einer Holzbande umgeben. Die **Bandenhöhe** variiert leider auch heute noch — niedrige Banden erhöhen die Verletzungshäufigkeit. Seitdem Plexiglas über der Bande angebracht wurde, gingen die Verletzungen im Bandenbereich deutlich zurück.
Die effektive Spieldauer beträgt 3x20 Minuten. Das Spiel wird bei Regelverstoß abgepfiffen und gleichzeitig die Uhr angehalten. Zu diesem Zeitpunkt werden die 5

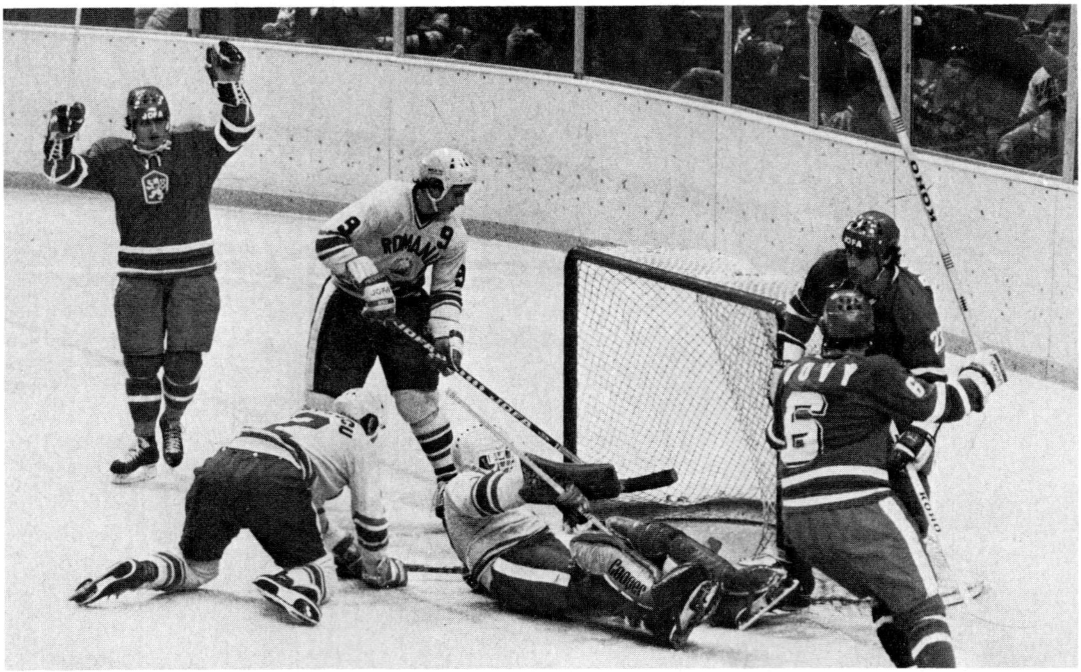

Abb. 1 Torszene.

Feldspieler meist ausgewechselt, denn die Schnelligkeit und Härte des Spieles bringen hohe physische Belastungen mit sich, so daß ein ununterbrochener Einsatz in der Regel nicht länger als 60 Sekunden dauert. 3 Schiedsrichter sorgen für die Einhaltung der Spielregeln und ahnden Verstöße mit Spielausschluß von 2, 5, 10 Minuten Dauer und bei schweren Vergehen sogar mit einer Matchstrafe. Während dieser Strafzeiten ist die Mannschaftsspielstärke um die betroffenen Spieler verringert.
Das gladiatorenhafte Aussehen der Spieler ist auf die umfangreiche Schutzkleidung zurückzuführen. Sie ist notwendig, da zum einen die Spieler eine hohe Eigengeschwindigkeit von ca. 40 km/h erreichen, und zum anderen der ca. 160 g schwere geschossene Puck (Gummischeibe) Höchstgeschwindigkeiten von über 180 km/h erreicht. Darüber hinaus führt der harte körperliche Kontakt sehr leicht zu Verletzungen.
Dennoch liegt die Verletzungshäufigkeit mit 5 % deutlich unter Sportarten wie Skilaufen und Fußball.

Verletzungen

Die Hauptursachen für Verletzungen beim Eishockey liegen in der unkorrekten Schlägerhandhabung und im Zusammenprall von 2 oder mehreren Spielern. Die Verletzungen durch den Puck sind weitaus geringer als vermutet. Ähnlich verhält es sich mit den Unfällen, die durch Anprall gegen die Bande und Torpfosten oder durch Sturz auf das Eis entstehen. Verletzungen durch den Schlittschuh spielen in der Häufigkeit nur eine untergeordnete Rolle.
Bei weniger geübten Spielern liegt die Verletzungsgefahr durch Schläger, Anprall gegen die Bande und Sturz auf das Eis weit höher als bei geübten Spielern. Der professionelle Spieler erreicht höhere Laufgeschwindigkeiten, ist öfters an der Scheibe, hat häufiger Körperkontakt und ist deshalb von dieser Seite her mehr gefährdet.

Körperkontakt	38 %
Schläger	30 %
Puck	15 %
Schlittschuh	3 %
Sonstiges (Eis, Bande, Torpfosten etc.)	14 %

Tab. 1 Unfallmechanismen (nach *Hayes* 1976).

Torhüter sind im Vergleich zu Verteidigern oder Stürmern mit ca. 7 % einer geringeren Verletzungsgefahr ausgesetzt. Außenstürmer, die mit sehr hoher Geschwindigkeit Attacken fahren, erleiden am häufigsten Verletzungen: Sie führen mit 46 % die Verletztenliste an, gefolgt von den Verteidigern mit 34 % und den Mittelstürmern mit 30 %. Im Durchschnitt nehmen pro Spiel 1–2 Spieler eine ärztliche Behandlung in Anspruch.

Verletzungstopographie

Die gefährdetste Körperregion beim Eishockey ist der Kopf bzw. das Gesicht. Eine Commotio cerebri ist auch mit Tragen eines Schutzhelmes möglich.
Augenverletzungen, die in relativ hoher Anzahl auftreten, führen nicht selten zur Erblindung. So verlieren in Kanada jedes Jahr ca. 20 Spieler die Sehkraft eines Auges.
Nahezu 60 % der Augenverletzungen werden durch den Schläger verursacht, ca. 35 % durch den Puck und der Rest durch Zusammenstöße. Ebenso verhält es sich bei den Verletzungen von Augenbrauen und Nase.
Die Verletzungen im Zahnbereich betreffen hauptsächlich die jungen Spieler, ältere tragen demzufolge meist Zahnersatz.
Halswirbelsäulen-Schleudertraumen sind selten und kommen nur bei unglücklichen Zusammenstößen zustande.
Die stark körperbetonte Spielweise führte zu einer Häufung von Verletzungen im Bereich des Schultergürtels, insbesondere an

der Klavikula und im Akromioklavikulargelenk. Ein direkter Sturz oder Check gegen die Bande sind die Hauptursachen für Klavikulafrakturen, Sprengungen des Schultereckgelenkes und Schulterluxationen.
¼ aller Verletzungen betreffen die oberen Extremitäten. Neben den seltenen Humerus- und Unterarmfrakturen finden sich bei unsachgemäßem Tragen von Ellenbogenschützern häufig Schleimbeutelläsionen. Von Bedeutung sind die Frakturen des Os naviculare im Handgelenk, der Mittelhandknochen (meist durch Boxschläge verursacht) sowie Fingerverletzungen (hauptsächlich Strecksehnenabriß und Endgliedquetschungen). Der Torwart ist besonders durch Pucktreffer oberhalb des Armschutzes am Arm gefährdet.
Weite Spagatschritte führen beim Torwart häufig zu Adduktorenzerrungen. Der Feldspieler ist besonders am Knie gefährdet. In Europa, wo im Gegensatz zu Nordamerika das dribblingbetonte Spiel bevorzugt wird, kommt es zu erheblichen Knieband- und Meniskusverletzungen. Bevorzuugt liegen Rupturen des medialen Seiten-, des vorderen Kreuzbandes und des Innenmeniskus vor. Die Verletzungshäufigkeit des Kniegelenkes liegt bei 13 %.
Frakturen der unteren Extremitäten sind selten. Die oberen Sprunggelenke sind durch die Tatsache gefährdet, daß die Schienbeinschoner aus Gründen der Bewegungsfähigkeit oberhalb des Schuhrands aufhören müssen. Es kommt deshalb häufig zu Prellungen und Distorsionen (Tab. 2 und 3).

Kopf, Gesicht	33 %
Halswirbelsäule, Schulter	10 %
Arm, Hand	21 %
Rumpf	8 %
Hüfte, Beine	17 %
Sprunggelenke, Füße	11 %

Tab. 2 Anatomische Lokalisation der Eishockeyverletzungen (n. *Hayes,* 1976).

Prellungen	29 %
Hautläsionen	27 %
Distorsionen	20 %
Zerrungen	15 %
Frakturen	5 %
Andere	4 %

Tab. 3 Verletzungsarten (nach *Hayes,* 1976).

Spätschäden

Sehr häufig treten als Folge unausgeheilter akuter Verletzungen im Bereich der Ellenbogen chronische Bursitiden auf. Arthrosen im Akromioklavikulargelenk und Pseudarthrosen des Kahnbeines bereiten vielen Exspielern erhebliche Beschwerden. Als Überlastungstendopathien werden das Gracilis-Syndrom sowie das Syndrom des M. rectus femoris beobachtet. Kniegelenkarthrosen sind als Folge von Meniskusverletzungen und gelockertem Kapsel-Band-Apparat anzusehen.

Dem Sportarzt obliegt es, durch die adäquate Therapie der akuten Verletzung, den Eishockey-Spieler zu behandeln und ihn nur in voll tauglichem Zustand zur Ausübung dieses Sportes zuzulassen.

Prävention

Schutzkleidung

Tragische Todesfälle, die durch Stürze auf das Eis durch den ungeschützten Kopf zustande kommen, werden durch stabile Plastikhelme vermieden. Darüber hinaus verhindern zusätzlich angebrachte Plexiglas- oder Gittervisiere Verletzungen im Gesicht- bzw. Augenbereich. Für jugendliche

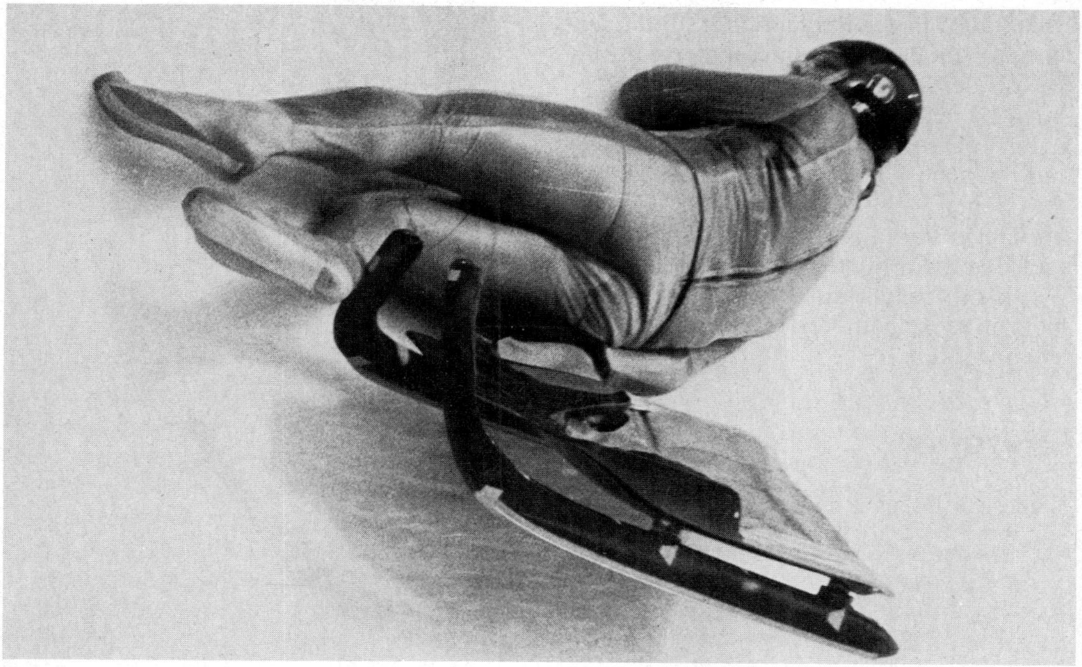

Abb. 3 Sturz in der Kurve. Unterarme und Unterschenkel sind besonders gefährdet.

Am häufigsten sind es Weichteilquetschungen an den Außenseiten der Unterarme und Beine und Distorsionen der Sprung- und Kniegelenke.
Selten sind Unfälle so schwer, daß es zu Frakturen kommt.
Auch hier überwiegen die Brüche am Fuß (Mittelfuß und Fersenbein), am Unterschenkel und Unterarm. Mehrere schwere Unterschenkeltrümmerbrüche entstanden in den letzten Jahren durch Aufschlagen des Unterschenkels auf den Bandenrand.
Bei dem einzigen tödlichen Unfall in den letzten 10 Jahren auf der Kunsteisbahn am Königssee fuhr ein Jugendlicher in einer Kurvenkombination ohne Lenkreaktion senkrecht nach oben und wurde dort mit dem Kopf gegen den Eisenmast eines Fanggitters geschleudert.
Die Diagnostik der Verletzungen bereitet an der Bahn meist keine Schwierigkeiten.
Der Sanitätsdienst, der auch beim Training vorhanden sein muß, soll so postiert sein, daß nach dem Unfall ein sofortiger schonender Transport in den Sanitätsraum der Bahn erfolgen kann.
Von da muß bei Notwendigkeit die schnellste Transportmöglichkeit zur erforderlichen Klinik gegeben sein.
Schwerste Verletzungen traten früher besonders bei Unfällen auf, wo der Rodler aus der Bahn geschleudert wurde.

Prävention

Durch den Bau technisch perfekter Bahnen, durch Optimierung der Eisbereitung, der Kurvenprofile und der Rennrodel wurde dagegen die beste Prävention erzielt. Optimales Training und die medikophysikalische Betreuung im Training und Wettkampf können zusätzlich das Verletzungsrisiko der Athleten herabsetzen.

Eine Lücke in der Prävention stellt die fehlende ärztliche Untersuchung der Aktiven, die mit dem Rodelsport beginnen, dar. Auch bei der Untersuchung des Nationalkaders fehlen bisher Vestibularisprüfungen und optische Untersuchungen auf räumliches Sehen.
Im Gegensatz zum Freizeitrodeln kann nach den Erfahrungen der letzten Jahre das Wettkampfrodeln als ein Winterleistungssport mit geringem Verletzungsrisiko angesehen werden.

Literatur

1. Internationale Rennrodelordnung 1981

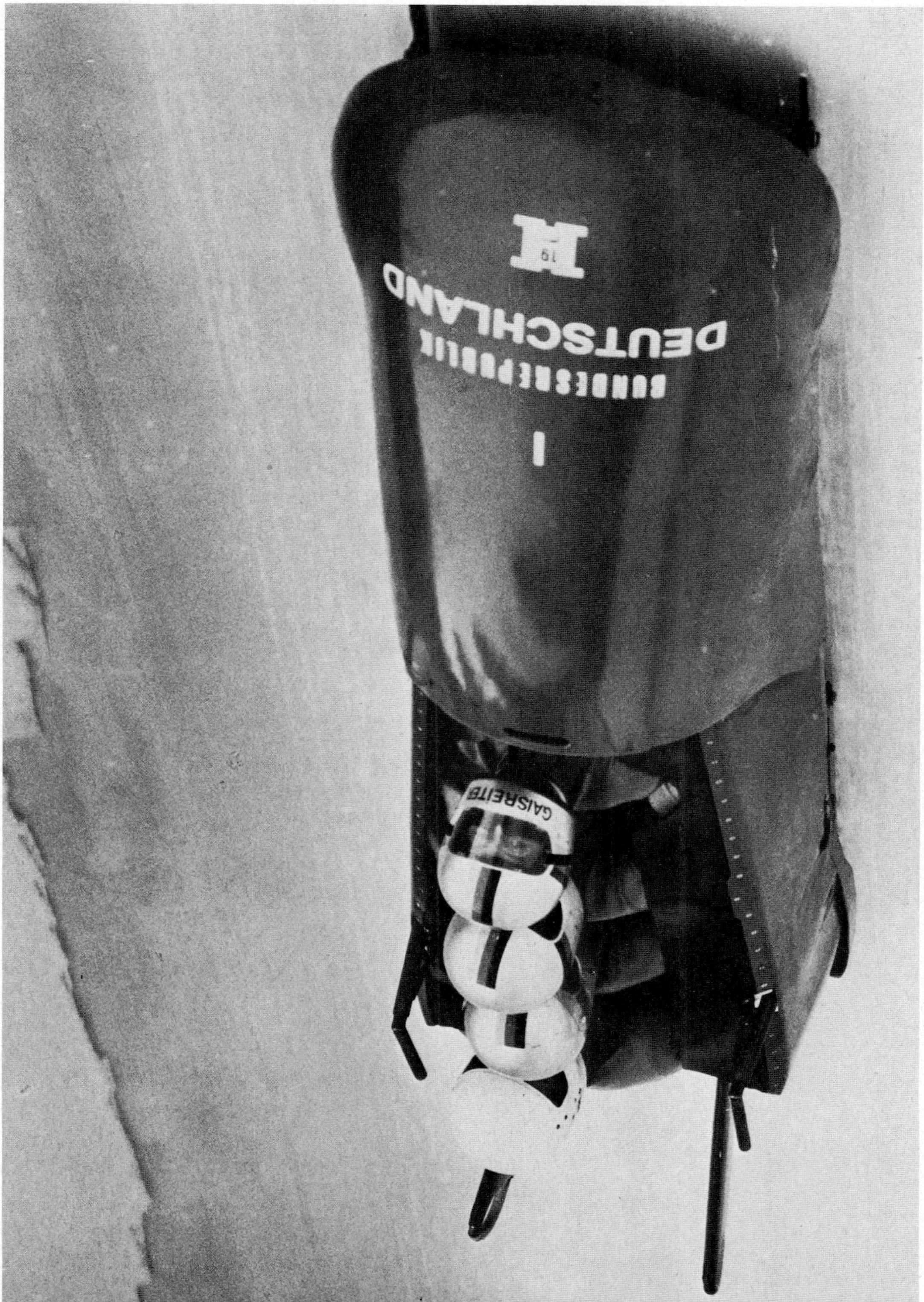
BUNDESREPUBLIK
DEUTSCHLAND
I
GAISREITER

Bobsport

C. Schmidt

Bahn und Sportgerät

Der Bobsport wird auf Kunstbahnen betrieben. Bei den neugebauten Bahnen handelt es sich dabei meistens um Kunsteisbahnen, die wegen der hohen Erbauungs- und Unterhaltskosten als kombinierte Bahnen für Bob und Rodel angelegt sind.
Entsprechend muß die Länge der Wettkampfstrecke 1200 m bei einem Durchschnittsgefälle von 8 % betragen.
Bei neuen Bahnen wird zusätzlich gefordert, daß ein Überschreiten der Fliehkraft von 4 g während 3 Sekunden in den Kurven nicht möglich ist.
Auch der Bob als Sportgerät erfuhr in den letzten Jahren ständig Verbesserungen. Alle müssen jedoch den Richtlinien der FIB entsprechen.
Der Zweierbob darf inklusive Mannschaft 390 kg, der Viererbob 630 kg wiegen.
Mannschaften, die dieses Höchstgewicht nicht erreichen, dürfen die Bobschlitten mit Gewichten bis zum Maximalgewicht belasten. Die Zusatzgewichte müssen fest am Bob verschraubt sein.

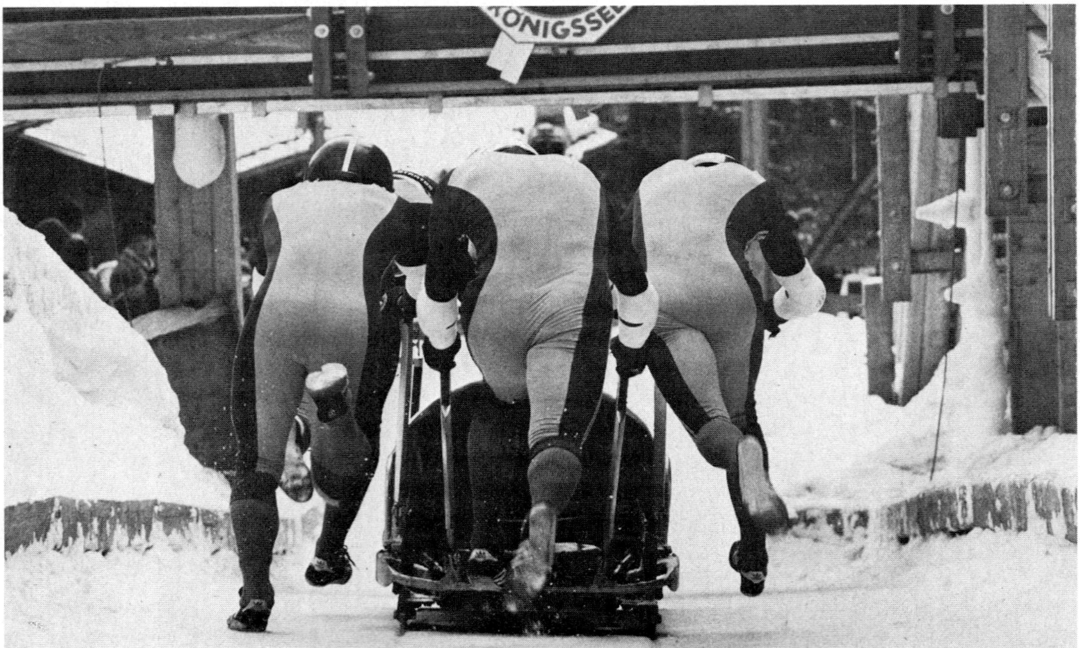

Abb. 1 Startszene. Als Bremser werden zunehmend Leichtathleten eingesetzt.

Alle Mannschaftsmitglieder müssen bei Trainings- und Rennläufen einen Sturzhelm mit Gesichtsschutz und Ellbogenschützer tragen.
Bobschlitten erreichen bei entsprechenden Bahnen und optimalen Bedingungen **Geschwindigkeiten bis 130 km/h.**

Training

Auch der Bobsport wurde aufgrund der hohen athletischen Forderungen an die betreibenden Aktiven zum Ganzjahressport.
In den letzten Jahren wurden immer mehr Leichtathleten als Bremser (Abb. 1) bzw. Mittelmänner im Bobsport eingesetzt.
Sie bringen die idealen Voraussetzungen für diese Positionen mit.
Das Konditionstraining im Sommer konzentriert sich auf Kraft- und Schnellkraftsteigerung, Koordinationsübungen und Anschubverbesserung.
Auf Eis wird im Winterhalbjahr die Fahr- und Anschubtechnik trainiert.

Verletzungen

Die Verletzungen im Sommer sind in der Mehrzahl eigentlich bobsportfremd und entsprechen denen der Leichtathleten. In der Häufigkeit sind sie jedoch größer als die beim speziellen Wintertraining.
Außer häufigen Weichteilquetschungen aufgrund von seitlichen Schlägen durch die Anschubbügel gibt es beim Bobsport keine typischen Verletzungen.
Muskelzerrungen bzw. Sehnen- und Muskelfaserrisse treten gehäuft auf und sind auf die schnelle und starke Abkühlung der Aktiven an den Bahnen zurückzuführen.

Prävention

Im Sanitätsdienst an der Bahn kommt es wie beim Rodeln auf eine günstige Verteilung ausgebildeter Sanitäter an besonderen Gefahrenstellen (Abb. 2) an. Auch beim Training darf ohne Sanitätsdienst nicht gefahren werden!

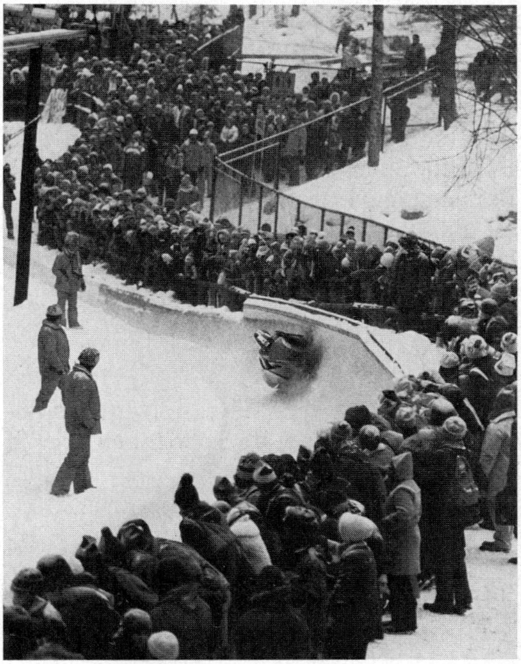

Abb. 2 Kurvenfahrt.

Die Betreuung in den Sanitätsräumen der Bahnen wird meist dadurch erschwert, daß diese zu klein und nicht für die Versorgung von evtl. vier Schwerverletzten eingerichtet sind.
Wie beim Rodelsport konnte auch beim Bobsport durch entsprechenden Bahnbau und technische Optimierung ein Herausschleudern der Bobschlitten beim Unfall weitgehend verhindert werden.
Dadurch gingen die vielen und oft tödlichen Unfälle früherer Jahre zurück.
Bei den Untersuchungsvorschriften für die jährliche Startberechtigung wird beim Bobsport die Blutgruppenbestimmung und die Vestibularisprüfung vorgeschrieben.
Auch hier muß man zusätzlich eine entsprechende Augenuntersuchung für den Piloten jeder Mannschaft fordern.

Auch der Bobsport ist bei Beachtung aller Vorschriften **kein besonders gefährlicher Sport.**
Ungenügendes Training der Sportler, schlechter Zustand von Bobschlitten und Bahnen oder technisch falsch angelegte Bahnen können in Verbindung mit schlechter Bahnaufsicht und Rennleitung jedoch leicht zu schweren Unfällen führen.

Literatur

1. Die Satzung der Fedération Internationale de Bobsleigh et de Tobogganing 1978

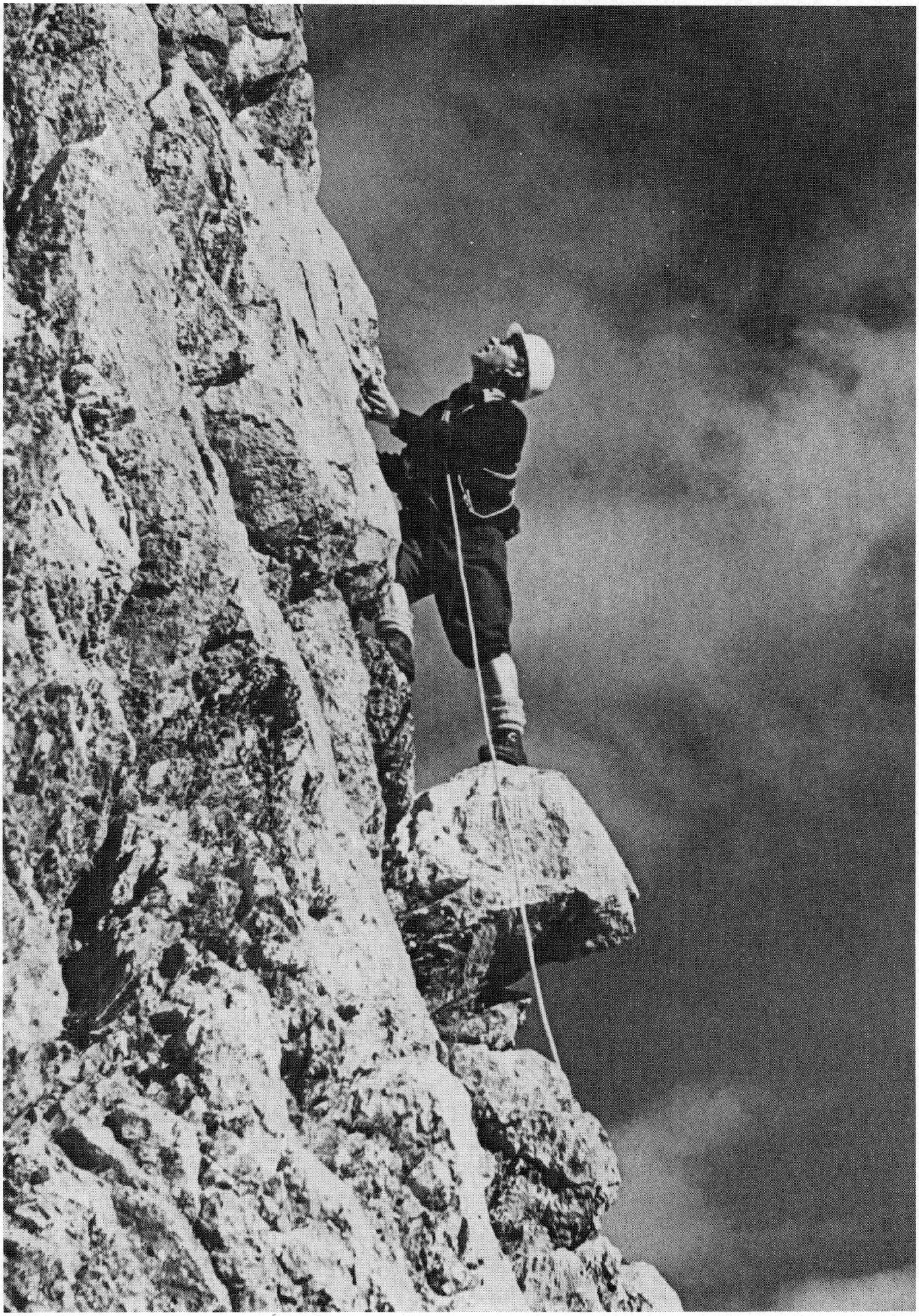

Bergsteigen

G. Neureuther

Jeder Sporttreibende sagt, seine Sportart sei die schönste — aber Recht haben nur wir Bergsteiger!
Der Bergsport umfaßt das Wandern bergauf und bergab, das Beherrschen des Kletterns im extremen Fels und Eis sowie Skifahren in Pulverschnee und Firn.

Die Vorbereitung zum sommerlichen Bergsteigen

Die Vorbereitung zum sommerlichen Bergsteigen besteht in der gedanklichen Planung und Bereitstellung der Ausrüstung, der Kleidung, in der Wahl des oder der Begleiter und in der zeitlichen Planung besonders bezüglich der Akklimatisation.

Ausrüstung und Kleidung

Ausrüstung: Ausschlaggebend ist hier neben der Qualität die Einsparung von Gewicht; denn dieses drückt auf die Wirbelsäule und die Gelenke der unteren Extremität. Die Arme können einen Teil dieser Last übernehmen. Man hole aus dem Keller die Skistöcke und nehme sie mit auf die Sommertour: Jeder **Stockeinsatz** (Abb. 1) übernimmt bergauf und bergab je 8 kg, was pro Stunde eine Entlastung von 34 000 kg bedeutet, wie jüngste Messungen ergeben haben (10).
Kleidung: Dem festen Leder-Doppelstiefel steht heute ein leichterer, wenn auch etwas weniger strapazierfähiger Kunststoff-

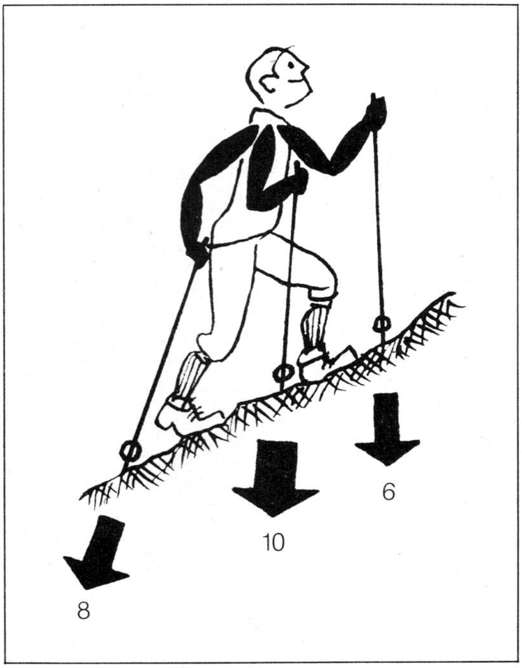

Abb. 1 Entlastung durch Stockeinsatz.

Doppelschuh gegenüber, der pro Paar 2 kg weniger wiegt. Legt man auf einer 8stündigen Wanderung im leichten Gehgelände eine Strecke von etwa 30 km zurück, dann hat man mit dem leichteren Bergschuh seinen müden Beinen den Kraftaufwand erspart, eine Last von 40 Tonnen (!) zu heben.

Der Begleiter

Die **Wahl des Begleiters** auf einer Bergtour spielt eine ausschlaggebende Rolle zum Gelingen derselben. Es gehört zur Vorbereitung einer Fahrt in die Berge, gemeinsam den Trainingszustand, die Ausrüstung und die Routenplanung festzulegen sowie das bergsteigerische Können und die Charaktereigenschaften des anderen zu kennen. **Das Kind** sollte nicht gezwungen werden, die Eltern auf längeren Bergtouren zu begleiten, weil es dazu körperlich wie psychisch nicht geeignet ist. Es soll im Berggelände spielerisch motiviert werden, Pilze und Beeren suchen und in Bachbetten mit Steinen Wasserfälle bauen. Die älteren Menschen sehen sich außer ihrem mangelnden Trainingszustand im Gebirge vor allem dem Problem der Höhe gegenübergestellt.

Die Akklimatisation

In einer Höhe um 2000 m soll man dem unangepaßten älteren Urlauber das Bergwandern nur in den ersten 2—3 Tagen verbieten. Dann aber sollen sie darauf achten, daß ihr Puls 130/min. nicht übersteigen darf.

Die 3000-Meter-Grenze wird der kardial Eingeschränkte zu Fuß nicht anstreben, wohl aber per Bergbahn in 10 Minuten erreichen. Hier eben ist der **Sauerstoff-Partialdruck** in den Alveolen — und auf den kommt es an — schon um ca. ein Drittel abgesunken. Trotz vermehrter und vertiefter Atemzüge wird es dem ungeübten Koronarpatienten, der bisher in der Tiefebene vielleicht sogar beschwerdefrei war, nicht gelingen, ohne Auftreten einer Stenokardie selbst kleinere Wegstrecken zurückzulegen.

Der Trekking-Tourismus bringt den Bergsteiger heute in Höhen zwischen 4000 und 5000 Meter und darüber; dort ist er mit dem Problem der Akklimatisation und damit der Vermeidung des **Höhenödems** konfrontiert. Auch in unseren Zentralalpen tritt dasselbe immer wieder auf; so weiß das Krankenhaus in Visp unterhalb Zermatt von fast 50 eingeflogenen Fällen zu berichten (9). Die auslösende Ursache für das Höhenödem hat der Bergsteiger selbst in der Hand, wenn er sich nicht die Zeit zu einer Höhenanpassung nahm, also mehrere Tage sich in 3000 Meter mit tagelanger, langsamer Steigerung nach oben aufgehalten hat. Das **erste Warnsignal für das Auftreten eines Hirn- oder Lungenödems ist das Nachlassen der Diurese.** 1½ Liter Urin sollten täglich abgesetzt werden, das heißt, es muß soviel Wasser getrunken werden, daß diese Menge zustande kommt. Das Durstgefühl läßt uns hier im Stich. Das Hirnödem deutet sich in Bewußtseinsschwund und Verwirrtheitszuständen an; das Lungenödem beginnt mit einem bronchitischen Syndrom und Tachykardie, also den Zeichen der Rechts-Herz-Überlastung. Interessanterweise treten die Anschoppungen in der Lunge immer rechtsseitig auf. Ferner wiesen alle Patienten auch ohne Symptomatik eine Retinablutung auf. Eine immer nachweisbare erhebliche Leukozytose verschlechtert die Rheologie. Für beide Ödemformen gibt es nur zwei **Erstmaßnahmen am Unfallort: Kortison i. v.,** aber kein Lasix (15), **Sauerstoff** und sofortiger **Abtransport.** Weil letzteres bei schlechtem Wetter und nachts nicht möglich ist, andererseits eine ausgesprochene Lebensgefahr besteht, kam *Hauser* (13) auf die Idee des **Kompressions-Sackes:** Bei den ersten Zeichen eines beginnenden Höhenödems wird der betroffene Bergsteiger in einen total verschließbaren Nylonsack mit Klarsichtfenster gelegt und über eine Fußpumpe mit Druckmesser soviel Luft in den Sack gepumpt, daß nach einer halben Stunde der Luftdruck von cirka 3000 Metern erreicht wird. Bei gleichzeitiger Sauerstoffzufuhr schwinden in dieser kurzen Zeit alle Höhenödem-Symptome. Der Sack kann, mit Schlaufen versehen, von vier Männern leicht getragen werden. Das Problem des Höhenödems wird mit der rapide steigenden Zahl der Trekking-Touristen immer gravierender, waren doch im Vorjahr 5000 von ihnen im

Basislager am Mount Everest auf 5800 m Höhe. Ob es bei einer Voruntersuchung in der Heimat einen Test für die Eignung des Höhen-Bergsteigens gibt, kann mit Sicherheit verneint werden. So haben die chinesischen Expeditionsteilnehmer festgestellt, daß diejenigen, die in der U-Kammer am besten abgeschnitten hatten, in 8000 Meter Höhe die schlechtesten waren. Soll man auf jede Trekking-Tour in Zukunft einen Arzt mitnehmen? Besser als ein eingebildeter Arzt ist ein ausgebildeter Bergführer.
In noch größeren Höhen um 8000 Meter, die von Expeditionen angestrebt werden, wird das Blut zu reich an Erythrozyten — dadurch also zähflüssiger. Hier hat sich die **Haemodilution** bewährt: So berichtet *Zink* (16), daß er in 6600 m Höhe 8 Teilnehmern je ¾ l Blut entnommen und die gleiche Menge Serum infundiert hat. Alle Teilnehmer erreichten problemlos den Gipfel; nur ein Teilnehmer, der die Haemodilution verweigert hatte, erlitt Erfrierungen an Händen und Füßen.

Verhalten in den Bergen im Sommer

Richtige Ernährung

Der Muskelzelle stehen im ganzen Körper nur 2 Energiequellen zu Verfügung: Fett (Butter, Nüsse, Öl, Käse, Wurst) und Kohlehydrate (alle Zuckerarten, Brot, Reis, Grieß, Mehlprodukte). Zu welchem Brennstoff der Körper greift, hängt von der Gangart ab (siehe Tab. 1)
Wer zu schnell losrennt, verbrennt nur Traubenzucker in der Oberschenkelmuskulatur mit Milchsäurebildung — erster toter Punkt schon nach 10 Minuten. Bleibt das Tempo weiterhin zu schnell, also mit einem Puls über 130/min., sind die Kohlehydrat-Reserven im ganzen Körper bald erschöpft; nach 2 Stunden kommt der zweite tote Punkt, weil ja bei der jetzt eingeschalteten Fettverbrennung auch mehr Sauerstoff benötigt wird. Um all das zu vermeiden, nützt es nichts, nach Pervitin oder ähnlichen Medikamenten zu greifen. Man soll am Tag vor der Tour und beim Frühstück reichlich Kohlehydrate zu sich nehmen.

Puls	Fett-Verbrennung	Traubenzucker-Verbrennung
bis 130/min	90–70 %	10–50 %
zwischen 130 und 160/min	70–50–30 %	30–50–70 %
über 160/min	unter 30 %	über 70 %

Tab. 1 Fett- und Traubenzucker-Verbrennung bei unterschiedlicher Belastung (nach *Thomas*).

In den ersten 10 Minuten ganz langsam gehen, dann an Tempo zulegen, aber nicht mehr als bis zu einem Puls von 130/min. Die erste Brotzeit soll man spätestens nach zwei Stunden einlegen, dann alle 1—2 Stunden kleinere Imbisse mit viel gesüßter Flüssigkeit trinken (14).

Jeder Bergsteiger schwitzt, was er im frischen Wind nicht spürt. Wenn die getrunkene Flüssigkeit nur aus Wasser aus Gletscherrinnsalen und kleinen Bergbächen besteht, was ja auch der Hüttenwirt zur Teezubereitung verwendet, ist sie so gut wie salzfrei und bleibt nicht im Kreislauf. Also stets Salz zuführen!

Verhalten bei Blitzschlag

Wird ein Mensch direkt vom Blitz getroffen, ist der Ausgang in der Regel letal, wobei ungeklärt ist, ob dafür ein systolischer Herzstillstand bzw. Kammerflimmern oder die Schädigung vitaler medullärer Zentren verantwortlich ist. Diesem letalen Drittel aller vom Blitz Getroffenen stehen die zwei glücklicheren Drittel gegenüber, die indirekt, d. h. durch einen von einem Naheinschlag abfließenden Blitzschlag getroffen

wurden und ohne Dauerschaden davonkamen. Auf die möglichen Schädigungen, Erstbehandlung und Prophylaxe sei im folgenden kurz eingegangen.
Die Schädigung des Herzmuskels durch Hitze-Einwirkung tritt trotz großer **Wärmemengen von 30 000 Kal** wegen der Kürze der Wirkungszeit von Bruchteilen von Millisekunden nie auf. Wird eine Person indirekt vom abfließenden Blitzstrom getroffen, wobei erstaunliche **Spannungswerte bis zu 1 Mill. Volt** und **Stromstärken von 100 bis zu 400 000 Ampere** auftreten, so kommt es viel mehr darauf an, in welcher Richtung der Blitzstrom den Körper durchfährt. Eine Längsdurchströmung des Körpers in Richtung Herzachse ist auch bei geringer Stromdichte gefährlich, während bei einer Querdurchströmung das schlecht leitende Peri- und Epikard (ähnlich Knochen, Sehnen und Fettgewebe) eine Schutzfunktion für das Myokard leisten. Von oben kommt der Blitz sozusagen leichter in das Herz hinein. Die Herzschädigung ist dabei um so größer, wenn er in die vulnerable Phase der Herzaktion fällt, also die Zeit zwischen dem Beginn der P-Welle und dem Gipfel der T-Welle. Die Erscheinungen reichen vom Kammerflimmern über alle Formen der Extrasystolie und Ischaemie-Zeichen bis zum Links-Schenkelblock und transmuralen Infarkt, Erscheinungen, die oft wochenlang noch andauern bzw. immer wieder auftreten und einer **intensiven EKG-Überwachung** bedürfen (12).
Die neurologisch-psychiatrischen Aspekte bei Blitzverletzungen sind ebenso launisch wie der Blitz selbst. Das periphere und zentrale Nervengewebe ist ein guter Stromleiter, so daß oft eindrucksvolle Krankheitsbilder auftreten. Dazu gehören zerebrale Laesionen wie Hemiplegien, Gesichtsfeldausfälle, Sprachstörungen, tonisch-klonische Krämpfe bis zur posttraumatischen Epilepsie. Im peripheren Gebiet entstehen Tetraparesen, Querschnittsbilder mit Blasen-Mastdarm-Störungen, eigenartige Bilder wie amyotrophische Lateral-Sklerose oder atrophische Lähmungen vom Vorderhorntyp wie bei der Polio oder der spinalen Muskelatrophie.

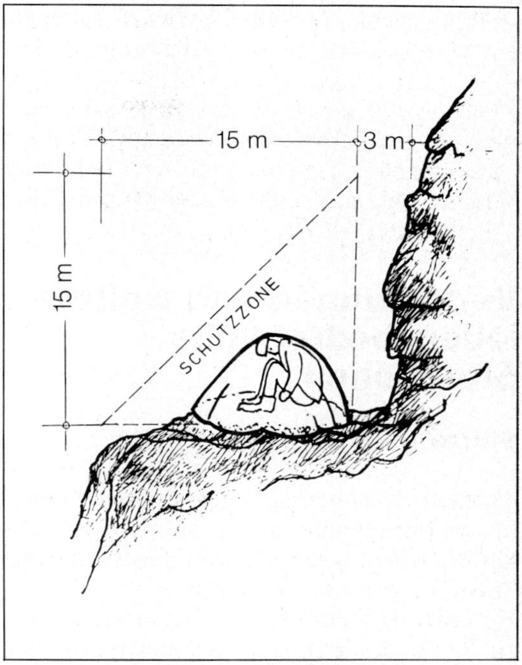

Abb. 2 Schutzhaltung unter einem Überwurf bei Gewitter.

Sofortmaßnahmen: Ohne große Voruntersuchungen muß sofort mit der Reanimation begonnen werden, also Herzmassage in Kombination mit Beatmung. Weiterhin soll der Verunglückte vor weiterer Unterkühlung geschützt seitengelagert werden. Während des passiven Abtransportes ist die Herzaktion genau zu überwachen, da Rhythmusstörungen immer wieder auftreten können, die der Fortsetzung der Herzmassage bedürfen (15).
Schutzmaßnahmen: Die Tatsache, daß der Blitz bei der Längsdurchflutung des Körpers die gefährlichsten Schäden hervorruft, fordert eine tief zusammengekauerte **Hockstellung unter einer großen Kunststoffolie** (Faradayscher Käfig). In der Praxis bedeutet dies die gezeigte Sitz-

stellung (Abb. 2). Als Überwurf genügen ein Mantel sowie weitere Kleidungsstücke.

Die im Rucksack mitgeführte Alufolie darf nicht verwendet werden. Daß alle metallischen Gegenstände weit weg zu deponieren sind, einschl. der Münzen im Geldbeutel, ist bekannt (11).

Verletzungen und weitere lebensbedrohliche Situationen

Stürze

Typische Verletzungen gibt es im sommerlichen Berggelände eigentlich nicht. Unterhalb der Waldgrenze und in Seilbahnnähe passieren etwa 60 %, oberhalb in Fels und Eis etwa 10 % der Unfälle. Bei ersteren sind zu 87 % die Extremitäten betroffen, bei letzteren zu 50 % der übrige Körper. Anders definiert läßt sich aussagen:
1. Je schwerer das Gelände, um so schwerer die Verletzung.
2. Abseits vom Wege, schon im leichten Schrofengelände, häufen sich die Unfälle enorm, beim Abstieg deutlich mehr als beim Aufstieg (2).
3. Die Schädel-Hirn-Verletzung eines Abgestürzten bedarf schon am Unfallort einer besonderen, lebensbewahrenden **Erstversorgung** in Form eines luftdicht abschließenden Verbandes, wobei etwaige **Steinsplitter in der Wunde zu belassen sind.** Dieser Hinweis wird durch zahlreiche Sektionsbefunde begründet, wobei sich zeigte, daß durch die Verletzung oft sinusnahe Brückenvenen eröffnet werden, die keine Kontraktionsfunktionen haben, so daß bei jeder Herzkontraktion Luft in das rechte Herz angesogen wird. Ein Weitertransport derselben in die Lungen erfolgt so gut wie nicht, sondern das rechte Herz dilatiert akut durch immer mehr angesogene Luft bis zur bald eintretenden **Kontraktions-Insuffizienz,** so daß als lebensbewahrender Eingriff sogar die Punktion der rechten Kammer zum Ablassen der Luft diskutiert wird (15).

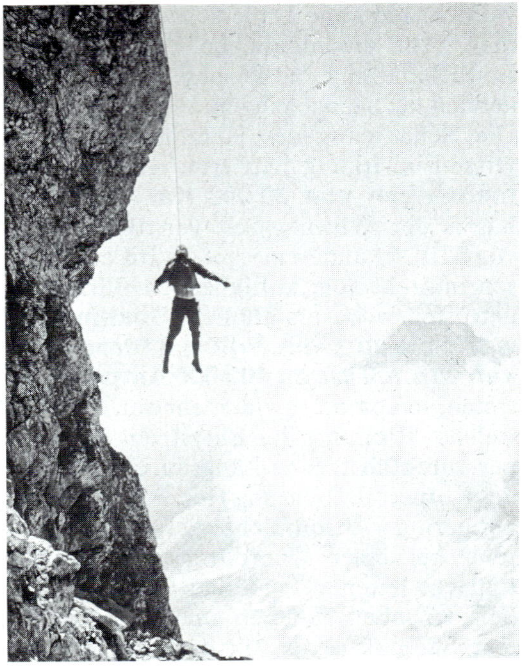

Abb. 3 Hängen im Seil.

Hängen im Seil

Es sei noch auf eine andere, lebensbedrohliche Situation beim sommerlichen Bergsteigen hingewiesen, nämlich das Hängen im Seil (Abb. 3). Wer sich in steilere, absturzgefährliche Bergregionen begibt, die das Anlegen eines Kletterseiles zur Sicherung des Bergkameraden erforderlich machen, dem sei die Mahnung mitgegeben, immer einen zusätzlichen Sitzgurt anzulegen bzw. eine griffbereite Trittschlinge bei sich zu haben. **Wer nur mit einem Brustgeschirr angeseilt ist oder das Seil gar nur um den Leib gebunden hat, stirbt bei freiem Hängen im Seil bei einem Absturz mit Sicherheit nach spätestens 2 Stunden.** Wissenschaftliche Hänge-Versuche haben ergeben, daß das Blut in den Venen der aktionslosen Muskeln der Beine wie des Abdomens (Bauchdecken) so schnell versackt, daß schon nach 10 Min. ein Abfall der Blutdruck-Amplitude von 60 % und der Nierendurchblutung von 50 % eintritt, da dieses Gefäß-System 60 % des zirkulierenden Blutes aufnehmen kann. Dieser **isovolaemische Volumen-Mangel-Kollaps** wird auch für die bei der Sektion gefundenen pathologischen Veränderung im Herzmuskel wie in der Leber verantwortlich gemacht. Der prophylaktisch angelegte Sitzgurt und noch intensiver die Benützung einer per Prusik-Knoten vorbereiteten Trittschlinge verhindern den bedrohlichen Kollaps, weil durch die Pumpwirkung der tätigen Bein- und Abdominal-Muskulatur das versackende Blut wieder nach oben befördert wird. **Bei der Bergung soll der Betroffene nicht in eine liegende, sondern in eine Hockstellung gebracht werden,** damit nicht zu viel Blut zu rasch dem geschädigten rechten Herzen zufließt; neben Strophanthin am Unfallort Schockbekämpfung mit vorsichtiger Volumenauffüllung und gleichzeitiger Gabe von Lasix wegen der Verhinderung eines akuten Nierenversagens, weswegen auch der sofortige Transport in ein Krankenhaus mit einer Dialysestation zu fordern ist (4).

Die Vorbereitung zum winterlichen Bergsteigen, der Skitour

Bergtouren im Winter erfordern sicher eine noch intensivere Vorbereitung, als dies für den Sommer in einigen Punkten angeführt wurde. Auch für die Tour im winterlichen Gelände seien hier nur einige Hinweise aus der umfangreichen Vor-Planung herausgegriffen, die von Wichtigkeit, aber vielleicht weniger bekannt sind. Angesprochen sei hier auch nicht die extreme Winterbegehung im extremen Gelände, also mit Seil, Pickel und Steigeisen und evtl. notwendigem Biwak, auch nicht das Gebiet der präparierten Piste.

Beachten Sie bei der Vorbereitung auch, daß Alleingänge im Sommer möglich sind, im Winter jedoch niemals. Bei der Planung sollten Sie sich die richtigen Gefährten aussuchen, Kameraden mit Erfahrung und Ausdauer. Wenn Sie einen Anfänger mitnehmen, so überzeugen Sie sich vorher von seiner Kondition!

Denken Sie auch an den Wetterbericht, der ausschlaggebend ist für den Tourenbeginn!

Bekleidung für die Skitour

Viele dünne Hüllen wärmen besser als eine dicke. Das gilt nicht nur für die Unterwäsche, Hemden und Pullover, sondern besonders für die Strümpfe und Socken. Wenn sie passen und nicht rutschen, kann man ihre Zahl je nach Schwellung eines kalten oder warmen Fußes variieren, dann gibt's auch keine Blasen; die gibt es aber sicher bei gestopften Löchern an den Stellen, wo der Schuh fest anliegt. Sowie eine solche Stelle schmerzt und sich rötet, sofort mit Leukoplast eine große Fläche darüber kleben, auch wenn sich schon die beginnende Blase zeigt. Trockene Reservewäsche und ein zweites Paar Handschuhe müssen unbedingt dabei sein!

Ausrüstung

Auf einem kürzeren, dafür etwas breiteren Ski schwingt man im Tiefschnee viel leichter und kann ihn beim Sturz viel leichter aus dem Schnee reißen. Statt Skistopper: **Fangriemen** benutzen! Der starre Plastik-Skistiefel muß gegen einen leichteren Kombinationsskistiefel umgetauscht werden. Ein Klebefell für den Aufstieg soll nur verwenden, wer vom Wachsen viel versteht; ansonsten: das Schnallfell. Und nicht zuletzt: **Reservespitzen!** Auch eine **Taschenlampe** sollte dabei sein. Besonders wichtig ist eine **Alufolie** für Erste Hilfe!

Verhalten in den Bergen im Winter

Zum Wetter: Manchmal wissen die Einheimischen im Talort besser über Sonne oder Schneefall Bescheid; darum soll man sich vorher bei ihnen erkundigen, auch dort hinterlassen, wohin man geht und wann man sich wieder zurückmelden wird. Diese kurze Absprache nützt der evtl. alarmierten Bergwacht, und der Skitourist kann ihr dafür sein Leben verdanken. Neben dem Wetter gehört zu den bedrohlichsten objektiven Gefahren bei einer winterlichen Bergtour die Lawine. Sicher ist man vorgebildet und erfahren, aber 3 Mahnungen seien hervorgehoben: *Abstand halten, gefährliche Hänge auch im Aufstiegs-Verlauf nur in Schrägfahrt bergab überqueren und sich nicht auf schon bestehende Spuren im Hang verlassen,* denn sie könnten von jemandem stammen, der Glück gehabt hat! Die Abfahrt muß so eingeteilt sein, daß der Schnee je nach Sonneneinstrahlung und Hangneigung noch nicht zu weich geworden ist.

Sonnenschutz

Der Schutz vor Sonnenstrahlen ist gerade im Schnee, aber auch im Schatten wichtig. Bei falschem Verhalten resultieren Sonnenbrand, Sonnenstich und Hitzschlag.

Hitzschlag

Der Hitzschlag entsteht durch eine Wärmestauung im Körper z. B. in windstillen Schneekaren, bei deren stundenlanger Durchquerung der Körper durch seine winterliche Bekleidung daran gehindert wird, durch eine ausreichende Schweiß-Sekretion den Wärmestau zu verhindern.
Erst-Therapie: Lagerung im Schatten, ausziehen, Luft zufächeln, viel trinken lassen (mit Kochsalz-Zufuhr!).

Sonnenstich

Hier handelt es sich um eine Strahleneinwirkung auf Kopf und Nacken, dem eine abschirmende Bedeckung durch eigene Haare oder einen Hut fehlt. Die Folge ist eine Entzündung der Hirnhäute mit Schwellung im Gehirn, was zu Schwindel, Erbrechen, Kopf- und Nackenschmerzen führt. Kalte Umschläge, Luft zufächeln, kalte Getränke bessern den Zustand.

Sonnenbrand

Am wichtigsten, weil jeden Skiläufer betreffend, ist die Schädigung der Haut durch die Sonneneinstrahlung. Man soll sich auf der Skitour vor Augen halten, daß in 1500 m Höhe schon doppelt so viel UV-Strahlen auftreffen wie in der Tiefebene. Im Schatten kommen immer noch 80 % davon an. Auch wenn der Himmel bedeckt ist, gelangen noch ¾ der Strahlung auf die dann sicher nicht geschützte Haut. Es kommt noch hinzu, daß der Neuschnee zu 90 %, der Altschnee zu 60 % und Eis zu 25 % die Strahlung reflektieren. Wenn dann noch ein frischer Wind die Haut kühl hält, ist der Sonnenschutz schnell vergessen. Medikamente gegen Sonnenbrand gibt es nicht, deshalb ist die Vorbeugung so wichtig.
Schutzmaßnahmen:
Dichter weißer Leinenstoff, ein weißer Hut mit breitem Rand, Sonnenbrille mit Seitenschutz.
Nylonwäsche und anderer Kunststoff nützen nichts, sie sind UV-Strahlen-durchlässig.
Die modernen Lichtschutzcremes (Abb. 4) sind alle mit einem Lichtschutzfaktor versehen. Diese Zahl gibt an, wievielmal man länger in der Sonne verweilen darf: Wenn ungeschützt ein Sonnenbrand nach einer Viertelstunde auftreten würde, darf ich mich mit einer Salbe mit der Zahl 4 also 1 Stunde in der Sonne aufhalten. Auf einer Skitour muß man sich die Schweißtropfen

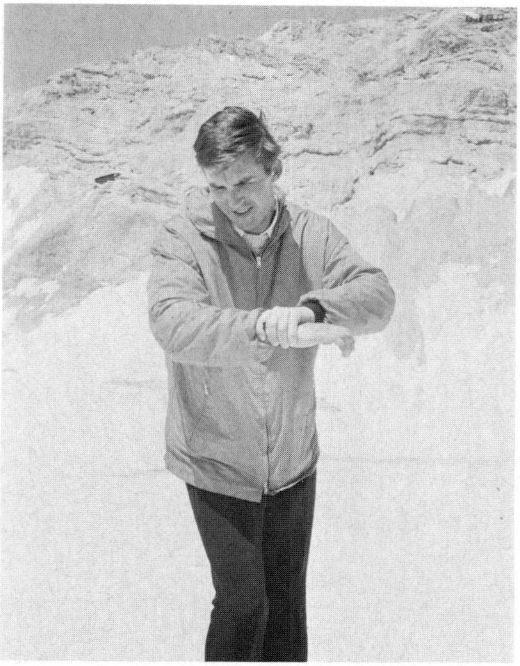

Abb. 4 Ungeschützte Körperteile sind der starken UV-Strahlung ausgesetzt.

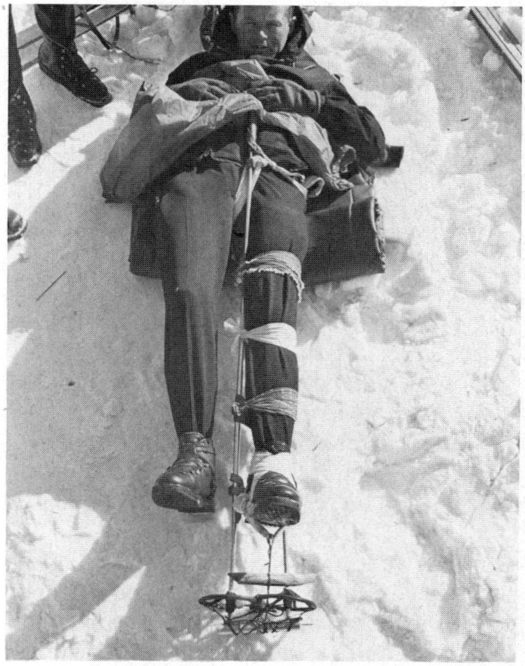

Abb. 5 Abtransport eines Verletzten.

auf der Stirn immer wieder abtupfen und die Salbe neu auflegen, denn die Schweißtropfen wirken wie ein Brennglas. Der Lippenrand ist bes. empfindlich und bedarf einer weithin sichtbaren Abdeckung mit einer weißen Salbe.
Brillenersatz: Man schneide aus Pappe eine Brille und da, wo eigentlich die Gläser sind, steche man mit einer Nadel viele kleine Löcher hinein. Man kann damit recht gut sehen und sogar mit den Skiern abfahren (Seitenschutz nicht vergessen!).

Verletzungen im winterlichen Gebirge

Die Verletzungen im winterlichen Gebirge (Abb. 5) sind beim alpinen Skilauf beschrieben. In diesem Kapitel sind daher die Behandlung von Lawinenopfern und kältegeschädigten Personen besonders erwähnt.

Lawinenverletzungen

Die primäre Frage lautet: Ist der aus der Lawine Geborgene tot oder erscheinen Reanimationsmaßnahmen sinnvoll? **Die üblichen sicheren Todeszeichen, nämlich die Leichenflecken und die Starre der Extremitäten, gelten auf dem Lawinenfeld nicht.** Leichenflecken treten in diesem Milieu nicht auf und die Extremitätenstarre ist kältebedingt auch beim noch Lebenden nachweisbar. Vielmehr spricht — aufgrund langjähriger Erfahrung — bei der Feststellung von Atemstillstand, Pulslosigkeit und weiten, starren Pupillen der Nachweis einer Atemhöhle vor dem Mund des Verschütteten für noch vorhandenes Leben, insbesondere dann, wenn die Bauchdecken noch weich eindrückbar sind. Im Gegensatz dazu darf bei Fehlen einer Atemhöhle und dem Nachweis mehrerer Frakturen der Extremitäten der schon eingetretene Tod eher angenommen werden.

— Durch Sektionen bewiesen ist der Tod in der Lawine zu 80 % durch Ersticken eingetreten, weiterhin evtl. durch einen kardial bedingten Kältetod.

Somit lautet die Forderung beim Auffinden eines Lawinen-Verschütteten: möglichst schnelle Freilegung von Kopf und Thorax. Entfernung von Schneeresten im Mund mit dem Finger. Sofortige Reanimation durch Atemspende und Herzdruckmassage. Diese Maßnahmen sind ca. 2 Stunden durchzuführen, auch während eines Abtransportes. Wenn dann noch immer keine Lebenszeichen eingetreten sind, darf die Reanimation abgebrochen werden. —

Die Verwendung eines Ambu-Beutels ist übrigens erlaubt, nachdem Messungen ergeben haben, daß die Zufuhr von kalter Luft durch denselben keinen wesentlichen Abfall der Kerntemperatur mit sich bringt.

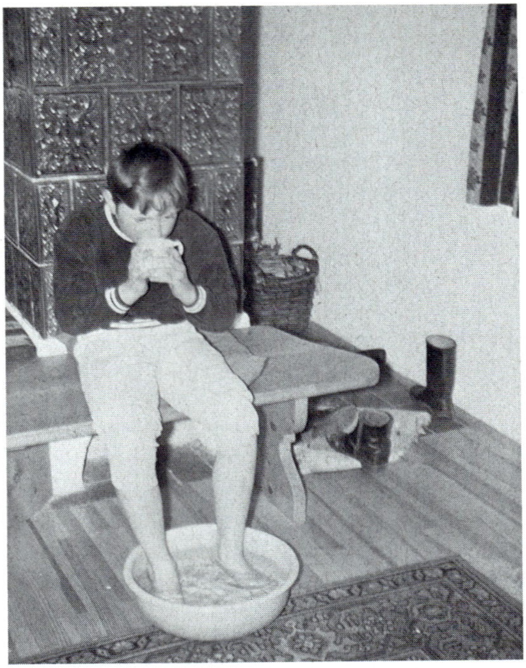

Abb. 6 Lauwarmes Wasser bei örtl. Erfrieren.

Kälteschäden

Allgemeine Unterkühlung im Gebirge ist im Sommer häufiger als im Winter, nämlich dann, wenn ein Bergsteiger gezwungen ist, regungslos stundenlang im Wind zu stehen oder zu sitzen. Kommt gleichzeitig noch Feuchtigkeit hinzu, tritt die Unterkühlung noch schneller ein. Trifft man einen unterkühlten Bergsteiger an, der noch bei Bewußtsein und gut ansprechbar ist, so genügt es, ihm durch Anschmiegen die eigene Körperwärme zu übertragen. Ist er jedoch bewußtlos, soll er in trockene Mäntel u. a. m. eingehüllt bis zur nächsten Unterkunft gebracht werden. Das immer wieder diskutierte heiße Bad lehnen wir ab zugunsten der sog. **Hibler-Packung:** Ein fünfmal zusammengelegtes Leintuch mit heißem Wasser von innen her angefeuchtet wird auf die Unterwäsche von Brust und Bauch gelegt, nicht auf die nackte Haut. Pullover und Anorak darüber, dann eine Alufolie nur um den Rumpf, die Extremitäten bleiben außerhalb; dann wird der gesamte Körper, einschließlich Arme und Beine, in mehrere Decken straff eingehüllt. Wichtig ist der enge Abschluß der Decken am Hals. Mit dieser Methode vermeidet man die *Mischung von kaltem Schalenblut und warmem Kernblut,* die bei allen anderen Methoden lebensbedrohend auftreten kann.

Örtliche Erfrierung: Schneeweiße, gefühllose Finger, Zehen, Ohren, Nasenspitze.

Eintauchen des betroffenen Gliedes in heißes Wasser ist so schmerzhaft, daß es nicht ausgehalten wird. Gute Erfolge erzielt man, wenn man im ersten Hüttenmilieu z. B. die betroffenen Beine in einen Eimer mit lauwarmem Wasser stellt (Abb. 6) und diese im Laufe einer halben Stunde durch Zugießen von wärmerem Wasser langsam erwärmt. Gleichzeitig soll der Patient heißen, gezuckerten Tee mit Alkohol erhalten.

Alkohol aber nur im warmen Hüttenmilieu!

Rucksackapotheke

Analgetika in Tropfenform (Tabletten wirken im trockenen Mund nicht bzw. können nicht geschluckt werden). Spasmolytikum als Dragee. Nützlich können Isoket-Tabletten sein. Bei Fremdkörper im Auge oder nach Sonnen-Einstrahlung: Cornecain-Tropfen. Ampullen mit Kortison. Dazu: Eine Alu-Folie, Taschenmesser mit Schere, Sicherheitsnadeln, Leukoplastrolle und dünne Reepschnur.

Literatur

1. *Bär, W.:* Akutversorgung von Bagatellverletzungen beim Wintersport. Ärztl. Praxis 3 (1979), 46

2. *Biener, U.:* Sportmedizinisches Profil der Alpinisten. Münchn. Med. Wschr. 13 (1981), 108

3. *Brendel, W.:* Optimale Erwärmung hypothermer Warmblüter. 5. Bergrett.-Ärztetagung 1976 Innsbruck

4. *Flora, G.:* Tödliche und überlebte Unfälle des Sturzes ins Seil. 2. Intern. Bergrett.-Ärztetagung 1972 Innsbruck

5. *Ganner, H.:* Neurologisch-psychiatrische Aspekte bei Blitzverletzungen. 4. Intern. Bergrett.-Ärztetagung 1974 Innsbruck

6. *Hartmann, G.:* Alpiner Hochleistungstest. Verlag Huber, Bern 1973

7. *Jenny, E.:* Retter im Gebirge. Lehrschrift des Oe. A. V., 1979

8. *Miklautz, R.:* Blitzschutz im Hochgebirge. 4. Intern. Bergrett.-Ärztetagung 1974 Innsbruck

9. *Nanzer, A.:* Pathogenetische Überlegungen und klinisches Bild des Höhenödems. 7. Intern. Bergrett.-Ärztetagung 1980 Innsbruck

10. *Neureuther, G.:* Der Skistock im Sommer, Münchn. Med. Wschr. 13 (1981), 513

11. *Neureuther, G.:* Kälteschäden. BRK-Information „Leben retten“ 4 (1977)

12. *Raas, E.:* Herz- und Kreislaufschäden nach Blitzunfällen. 4. Intern. Bergrett.-Ärztetagung 1974 Innsbruck

13. *Rave, O.:* Erste Erfahrungen mit dem Arlonsack. 7. Bergrett.-Ärztetagung 1980 Innsbruck

14. *Thomas, A.:* Die Energie-Krise beim Bergsteigen. Bergwelt Band 1—5, 1980

15. *Unterdorfer, H.:* Die Luftembolie beim Schädelverletzten. 2. Bergrett.-Ärztetagung 1972 Innsbruck

16. *Zink, R.:* Ärztlicher Ratgeber für Bergsteiger. Thieme-Verlag, Stuttgart

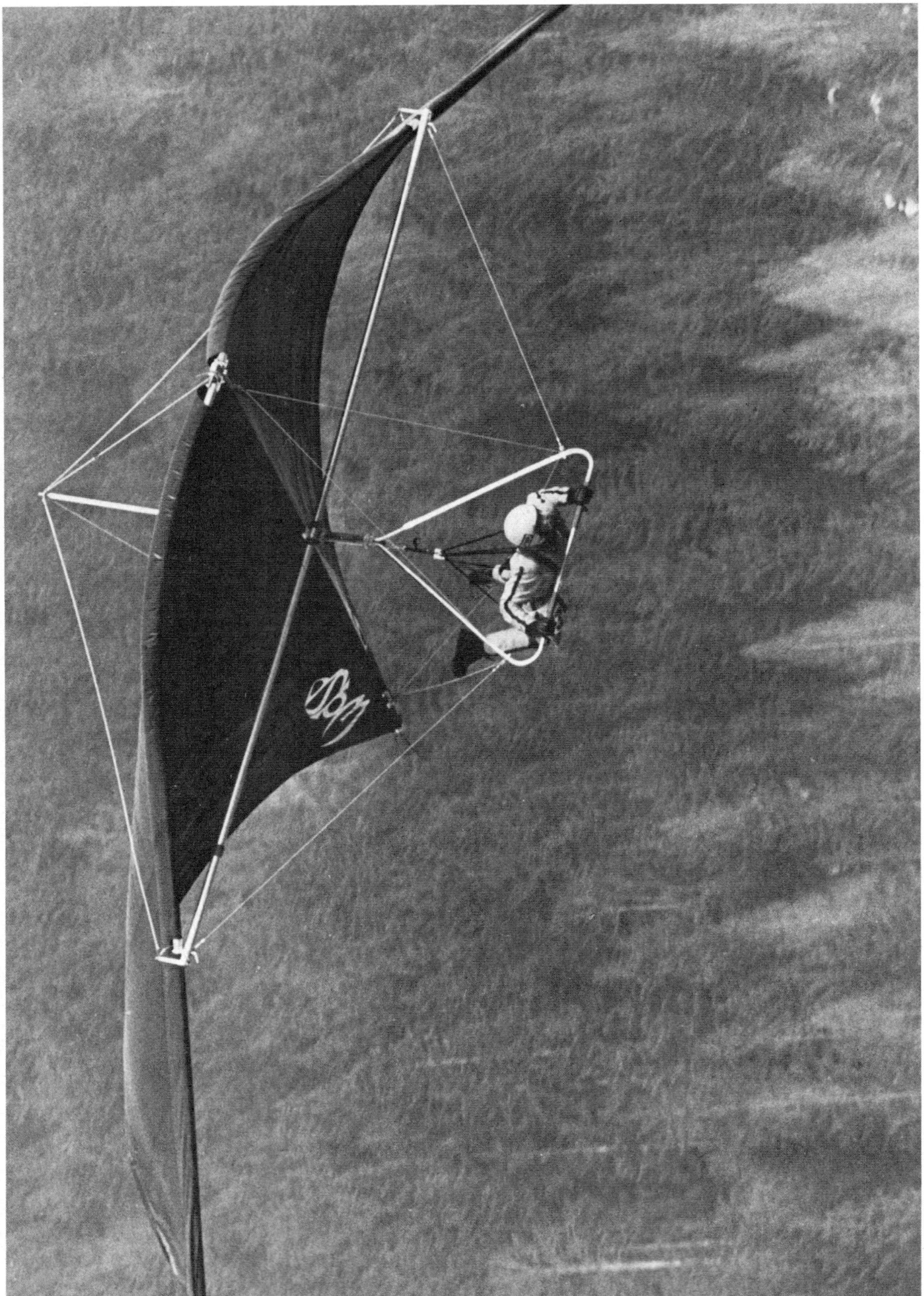

Drachenfliegen

P. Krueger, W. Mang

Der Traum des Menschen, mit primitiven Mitteln zu fliegen, ist Wirklichkeit geworden.
1971 startete erstmals ein Drachenflieger an der kalifornischen Steilküste. 1981 wird in Deutschland das 8jährige Jubiläum des ersten Drachenfluges gefeiert. Seither ist die Zahl der Piloten in Amerika und Europa sprunghaft angestiegen. 1975 gab es in den USA bereits 25 000 Drachenflieger; in der Bundesrepublik Deutschland schätzt man ihre Zahl auf derzeit ca. 8000 bis 9000 aktive Piloten mit ca. 400 000 Starts pro Jahr.

Nach Angaben des Deutschen Aeroklubs ereigneten sich 1977 37 Drachenunfälle, davon waren 6 tödlich. Obwohl in diesem Sicherheitsbericht unter Mithilfe von Behörden versucht wird, eine genaue Ursachenforschung vorzunehmen, erscheint die Unfallzahl nicht glaubwürdig. Besonders im Bereich der leichten und mittleren Verletzungen ist die Dunkelziffer sehr hoch. Piloten und Flugschulen scheuen sich, Unfälle bekanntzugeben.

Wie bei allen aktiven Sportarten sind ca. 80 Prozent der Betroffenen zwischen 20 und

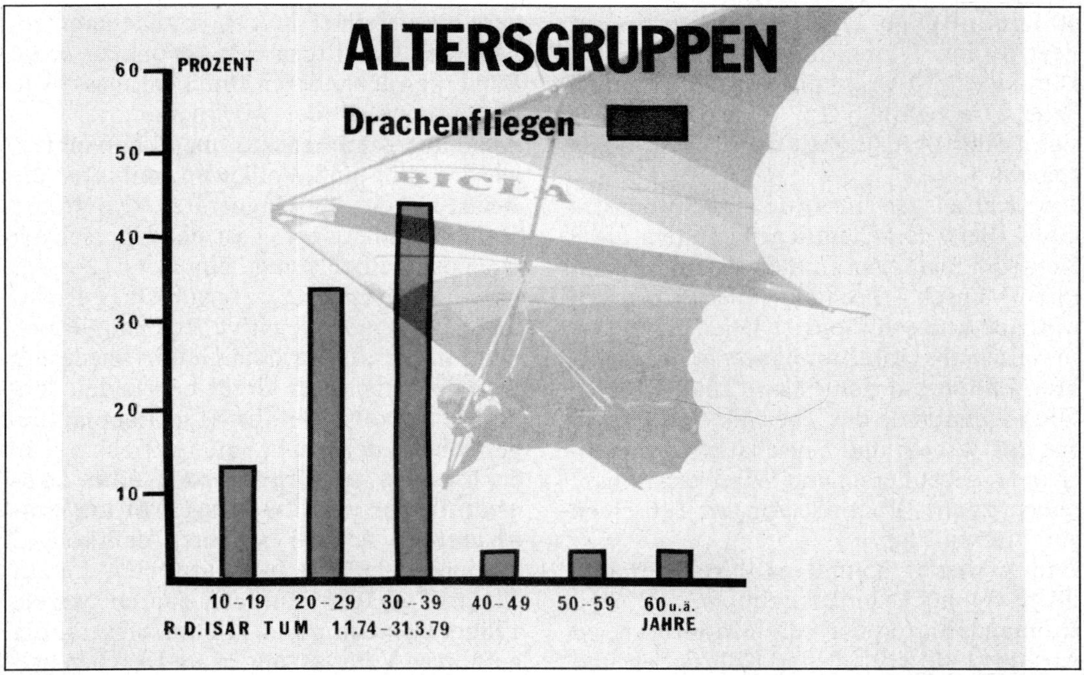

Tab. 1

ABSTURZURSACHEN BEIM DRACHENFLUG

Prozentuale Verteilung	%
Thermik	22
Fehlstart	19
Anfänger	16
Landefehler	14
Menschliches Versagen (Leichtsinn, Fahrlässigkeit)	13
Materialfehler	11
Kollision mit Leitungen	5

R.d.Isar TUM 1.1.1974 - 31.3.1979

Tab. 2

40 Jahre alt (Tab. 1). Der Anteil der Frauen liegt bei nur 7 Prozent.

Die Tabelle 2 zeigt die Absturzursachen beim Drachenflug. Im wesentlichen hat sich in der Statistik seit dieser Zeit nichts geändert.

Jede Kette ist so stark wie ihr schwächstes Glied. Beim Drachenfliegen entsteht diese Kette durch das Zusammenwirken der Faktoren Mensch – Technik – Wetter. Suchen wir nach dem schwächsten Glied der Kette, so weisen uns **Unfallanalysen in den meisten Fällen auf den Faktor Mensch hin.** Grundkenntnisse der Thermik sind ebenso wie das Wissen und Einschätzen der örtlichen Gegebenheiten und Windverhältnisse unersetzliche Voraussetzungen für einen gefahrlosen Flug.

Immer wieder kommt es durch gewagte Flüge von höchsten Berggipfeln, z. B. vom Kilimandscharo oder vom Matterhorn, zu Abstürzen. Die Zahl der Kollisionen und Beinahzusammenstöße unter Drachenfliegern hat in letzter Zeit stark zugenommen. Eine der Hauptursachen ist das zu späte Bemerken der anderen Drachenflieger, d. h. die Möglichkeit der Wahrnehmung.

Auch überschreiten extreme Flugmanöver, wie Looping und Vollkreise, mitunter die Belastbarkeit des Fluggerätes. Die größte Gefahr beim Looping ist der Überschlag. Die positive Belastung beim Loop (2—4 g) hält ein Gütesiegelgerät nach DHV-Richtlinien aus, einen Negativüberschlag jedoch nicht immer. Die größte Gefahr wiederum ist jedoch nicht im Gerät begründet, sondern die größte Gefahr beim Loopingfliegen scheint der Nachahmungstrieb zu sein. **Besonders unfallgefährdet sind Drachenflieger, die ihr Fluggerät umkonstruieren.** *Tongue* berichtet, daß von 12 tödlichen Unfällen in Kalifornien, die auf Materialschaden zurückzuführen waren, 11 ihre Ursache in vom Piloten selbst durchgeführten Veränderungen am Drachen hatten.

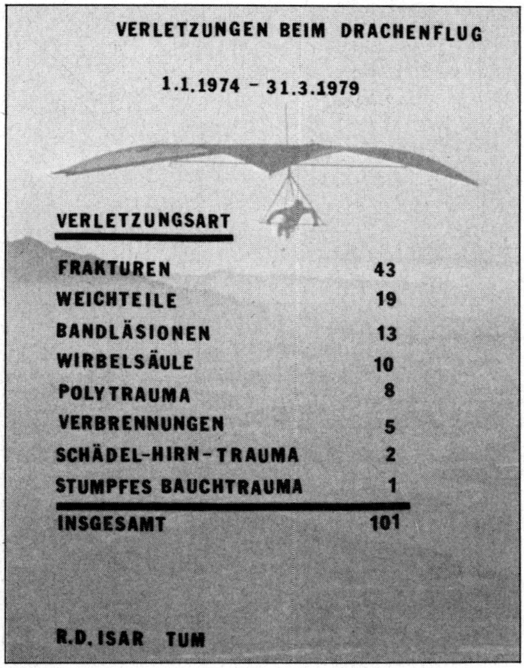

VERLETZUNGEN BEIM DRACHENFLUG 1.1.1974 – 31.3.1979	
VERLETZUNGSART	
FRAKTUREN	43
WEICHTEILE	19
BANDLÄSIONEN	13
WIRBELSÄULE	10
POLYTRAUMA	8
VERBRENNUNGEN	5
SCHÄDEL-HIRN-TRAUMA	2
STUMPFES BAUCHTRAUMA	1
INSGESAMT	101

R.D. ISAR TUM

Tab. 3

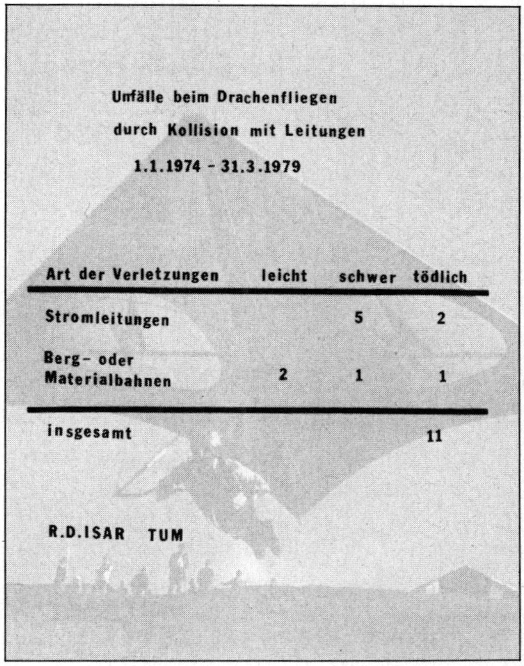

Unfälle beim Drachenfliegen durch Kollision mit Leitungen 1.1.1974 – 31.3.1979

Art der Verletzungen	leicht	schwer	tödlich
Stromleitungen		5	2
Berg- oder Materialbahnen	2	1	1
insgesamt			11

R.D.ISAR TUM

Tab. 4

Die Verletzungen entstehen durch die Art des Aufpralls, wobei es, je nachdem, ob sitzend oder liegend geflogen wird, zu Verletzungen im Bereich der unteren Extremität oder aber des Kopfes und der oberen Extremitäten kommt.

Gibt es nun typische immer wiederkehrende Verletzungen (Tab. 3)?

Beim Start kommt es beim Anlauf durch maximale Geschwindigkeit gehäuft zu Muskelzerrungen und Muskelrissen. Im eigenen Krankengut konnten neben zwei ausgedehnten Einrissen des M. quadriceps femoris auch Achillessehnenrupturen festgestellt werden. Nach Fehlstart fanden wir im bearbeiteten Krankengut 4 Oberarmschaftbrüche durch Anprall gegen den Steuerbügel. *Häring* und *Kunert* berichten 1978 bereits über 6 Humerusschaftfrakturen mit dorsomedialem Biegungskeil. Hierbei handelt es sich tatsächlich um immer wiederkehrende Verletzungsmuster.

Schwere typische Unglücksfälle während der Flugphase ereignen sich durch Kollision mit Leitungen (Tab. 4). Nach Berührung von Starkstromkabeln kam es zu 5 schweren Verbrennungen. In einem Fall mußten beide Unterarme amputiert werden. 2 Todesfälle waren Folge großflächiger Brandverletzungen. In unserem Untersuchungsgut konnten wir 4 Unglücksfälle durch Kollision mit Berg- und Materialbahnen registrieren. Ursache war meist diffuses Licht, denn die Drahtseile sind für den Piloten oft schwer zu erkennen.

Seit es die **Fallschirmpflicht** gibt, sind Abstürze aus großen Höhen höchst selten geworden.

Bei der Landung ist grundsätzlich ein ähnlicher Unfallmechanismus wie beim Fehlstart möglich. Zwei Unfallursachen erscheinen jedoch erwähnenswert:

1. Bei der sogenannten überzogenen Landung kommt es oft durch seitliches „Abschmieren“ des Drachens bei geringer Flughöhe zu nicht unerheblichen Verletzungen.

Tödliche Verletzungen beim Drachenfliegen

1.1.1974 – 31.3.1979

Polytrauma	20
Schädel-Hirnverletzungen	7
Verbrennung	2
Insgesamt	29

R.d.Isar TUM

Tab. 5

Hier sind Mehrfachverletzungen möglich.
2. Bei überhöhter Geschwindigkeit, z. B. durch Rückenwind bedingt, ist es oft dem Piloten nicht möglich, durch Mitlaufen weich zu landen. Hier kommt es in typischer Weise zu Sprunggelenkverletzungen. Frakturen sind in den letzten zwei Jahren durch die Verwendung von festen, über die Knöchel reichenden Sportschuhen selten geworden.

Analysiert man die 29 tödlichen Unfälle (Tab. 5), stellt man fest, daß fast ausschließlich erfahrene Drachenflieger betroffen waren.

Der routinierte Pilot fliegt höher, weiter und nimmt größere Risiken auf sich.

Auf der anderen Seite zeigt sich, daß die meisten der insgesamt abnehmenden Unfälle im Jahre 1980 in der Schweiz während der Ausbildungsphase geschahen.

Die Auswertung der Drachenflugunfälle zeigt, daß es immer wiederkehrende Unfallmechanismen gibt. Es gibt jedoch keine Verletzungsart, die nur beim Drachenfliegen vorkommt. Die Kenntnis der Unfallmechanismen kann Ärzten, Flugschulen und Sportartikelherstellern in gleicher Weise Ansatzpunkte für die Unfallprophylaxe bieten.

Das Landesarbeitsgericht in München hat unter Hinweis auf die vom Landesarbeitsgericht in Berlin geäußerten Bedenken am 20. 02. 1979 (34) SA 1065 (77) in seinem Urteil u. a. festgestellt: „Die Möglichkeit der generellen Einstufung einer bestimmten Sportart als besonders gefährlich wird verneint, weil es eine Definition des Begriffes besonders gefährlich bisher nicht gibt. Die bloße Ausübung einer nicht alltäglichen Sportart, wozu auch das Drachenfliegen gehört, ist noch nicht als besonders gefährlich im Sinne der Rechtssprechung des Bundesarbeitsgerichtes zu werten (Heinrich Kunert, I. Vorsitzender des Drachenflugsportclubs Weserbergland e. V.).“

Literatur

1. Deutscher Aero Club e. V., Sportfachgruppe Hängegleiten. Persönliche Mitteilung (1979)

2. *Häring, M., E. H. Kuner:* Zur Entstehung des Oberarmbruches beim Drachenfliegen. H. Unfallheilk. 81 (1978), 36

3. *Mang, W. R., P. M. Karpf:* Verletzungen beim Drachenfliegen. Fortschr. Med. 95, 24 (1977), 1575

4. *Schader, R.:* Drachenfliegen am Wendepunkt? Drachenflieger 12/80

5. *Tongue, J. R.:* Hang gliding injuries in California. The Journal of Trauma 17, 12 (1977), 898

6. *Krueger, P., L. Bannasch, Th. Hewel, F. Zieglgänsberger:* Skateboard-Fahren — eine nicht ungefährliche Sportart. Ärztl. Praxis, XXIX Jhrg., 62 (1977), 2725

7. *Krueger, P., W. Mang:* Verletzungen beim Skateboardfahren, Drachenfliegen und Windsurfen. Langenbecks Archiv Chir. 340 (1979), 393—398

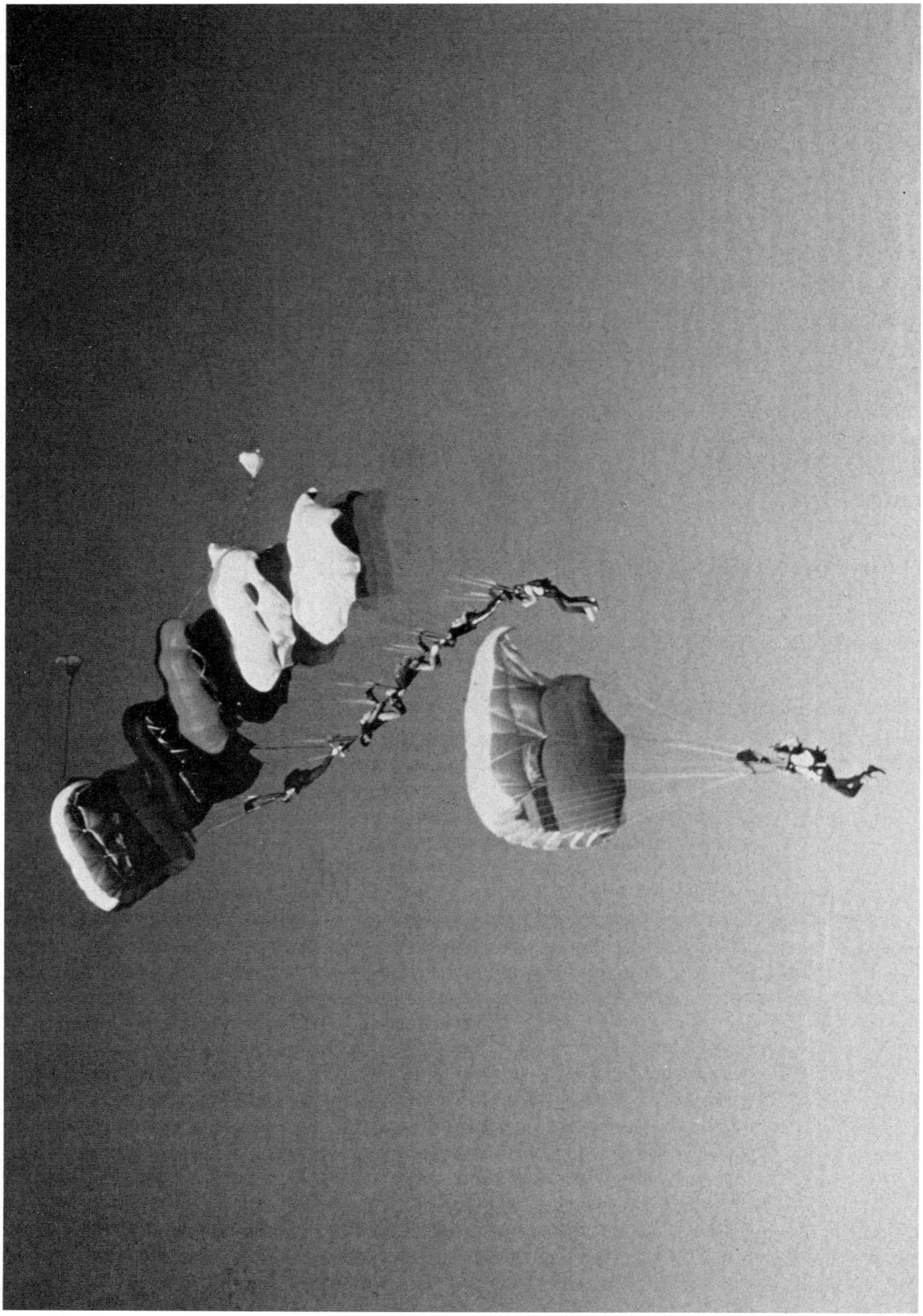

Fallschirmspringen

D. Kukla

In kaum einer anderen Sportart werden die Bewerber so unter die Lupe genommen und gesiebt, wie beim Fallschirmspringen. Mit dem Fliegerarzt und dem Sprunglehrer haben wir gleich zwei Sicherungen eingebaut, die Unfallrisiken verhindern sollen.
In der Persönlichkeitsstruktur des Sprungbewerbers kann schon eine Unfallgefährdung begründet sein, die Fliegerarzt und Ausbilder erkennen müssen. Niemand sollte bis zum Sprung kommen, der dann unter emotionaler Belastung seine Angst nicht kontrollieren kann. Andererseits ist ein Draufgänger am Fallschirm ebenso höher gefährdet wie im Fels oder unter Wasser.

Voraussetzungen

Bedingungen für das Fallschirmspringen und für den Erwerb des Springerscheins sind ein Mindestalter von 17 Jahren, charakterliche Eignung und Zuverlässigkeit und schließlich die physische und psychische Tauglichkeit, die durch ein fliegerärztliches Gutachten nachgewiesen werden muß. Die Untersuchung entspricht der von Privatpiloten. Zusätzlich werden die besonderen Ansprüche des Fallschirmspringens berücksichtigt, wie das Sehvermögen, auch nach Brillen- oder Kontaktlinsenkorrektur (keine harten Kontaktschalen!), die Beweglichkeit und Belastbarkeit der Wirbelsäule und der Gliedmaßen (in Zweifelsfällen Röntgenaufnahmen!). Besonders gründlich müssen Verletzungen und Erkrankungen auf ihre vollständige Ausheilung hin überprüft werden. Es hat schon Refrakturen beim Springen gegeben. Hirnverletzungen führen gewöhnlich zum Ausschluß vom Fallschirmspringen.

Verletzungshäufigkeit

„Fallschirmspringen ist nicht wesentlich gefährlicher als andere, verbreitetere Sportarten". Das ist das Ergebnis der statistischen Auswertung von 360 000 Fallschirmsprüngen in Deutschland und von 1 Mio. Sprüngen in den USA *(Schlitt,* 7). 1968 lag die Unfallhäufigkeit in den USA bei einem Unfall auf 1000 Sprüngen: auf 1 Mio. Sprünge kamen 125 Todesfälle, $^1/_5$ davon durch Ertrinken bei der Landung im Wasser. In Deutschland lag nach der Statistik des Deutschen Aeroclubs über die Zeit von 1955 bis einschließlich 1973 der Verletzungsanteil bei 0,14 Prozent von 318 000 Sprüngen, der schwererer Verletzungen bei 0,08 Prozent, der Anteil tödlicher Verletzungen bei 0,0072 Prozent. Auch hier gab es 3 tödliche Unfälle durch Ertrinken. Ein unmittelbarer Vergleich mit anderen Verletzungsstatistiken ist nur bedingt möglich, da die Fallschirmsprungverletzungen im Verhältnis zur Zahl der Sprünge ausgewertet werden, und die sind pro Springer und Jahr sehr unterschiedlich. Ein repräsentativer Querschnitt von 113 aktiven Springern eines Fallschirmsportclubs, von *Schlitt* hinsichtlich seiner jährlichen Verletzungshäufigkeit mit anderen Sportarten verglichen, gibt aber einen Anhalt. Danach verletzte sich im Jahr jeder 7.

Springer, aber nur jeder 22. ernsthaft mit Bänderrissen oder Frakturen. Die Verletzungshäufigkeit lag damit zwischen der vergleichbarer Kollektive im Radrennsport und Handball.
Schlitt fand bei den aktiven Fallschirmspringern ein Durchschnittsalter von 29 Jahren, von 23 Jahren beim ersten Sprung. Paradoxerweise lag der **Gipfel der Verletzungshäufigkeit nach dem 100. Sprung.** Neben den bekannten Risiken der Routine könnten höhere Schwierigkeitsgrade der Sprünge diesen Umstand erklären, vielleicht auch eine höhere Risikobereitschaft bei Erfahrenen oder nachlässiges Packen.

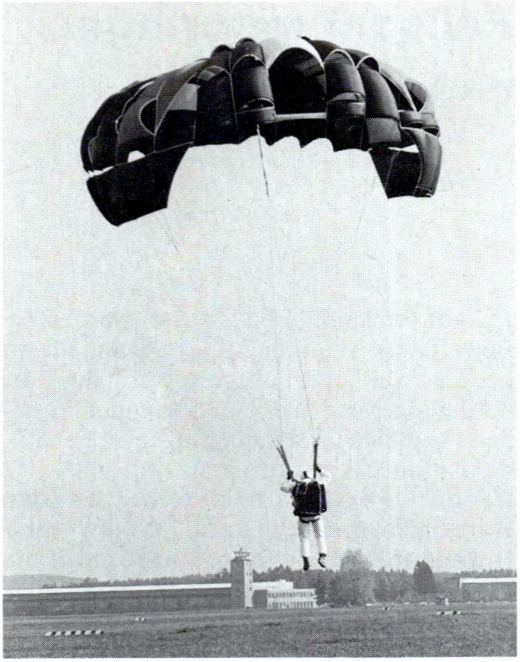

Abb. 1 Unfallträchtigster Landefehler: Beine nicht geschlossen. Archiv: *K. Heller*, Fallsch. Werbung, München

Verletzungsursachen

Absprungverletzungen

Sie entstehen durch Anschlagen an das Leitwerk oder Zusammenprall mit anderen Springern.
Kommen nur bei Notabsprung oder schwerem Fehler des Springers vor. Bei vorschriftsmäßigem Absprung ausgeschlossen.

Schirmöffnungsstörungen

Schirmöffnungsstörungen können bei automatischer Schirmöffnung (Aufziehleine im Flugzeug befestigt) eigentlich nur durch Anfängerfehler in der Körperhaltung während der Fallschirmöffnung entstehen.
Bei Schirmöffnungsstörungen können in extrem seltenen Ausnahmen ein Arm oder ein Bein in die Fangleinen geraten (Gefahr von Klavikulafraktur, Schulterluxation, Gefäßverletzung). Bei Öffnungsstörungen des Hauptschirmes und hoher Fallgeschwindigkeit Möglichkeit einer Wirbelsäulenverletzung durch den Öffnungsruck des Reserveschirmes, Öffnungsstörungen beim Freifall-Springen mit manueller Schirmöffnung (Endgeschwindigkeit von 180—200 km/h nach 10—15 Sekunden) können dieses Risiko erhöhen.

Regel: Allerspätestens in 500 m Höhe andere Notverfahren beenden, Reserveschirm öffnen!

Landungsverletzungen

Verletzungen beim Aufsprung in unebenem Gelände oder auf glattem Boden, bei Fehleinschätzung der eigenen Höhe und Landegeschwindigkeit, bei falscher Aufsprunghaltung (Abb. 1, 2). Möglichkeit von Knie- und Sprunggelenkverletzungen; besondere Gefahr durch ungeeignetes Schuhwerk. Bei Landung auf Bäumen, Häusern, Hindernis-

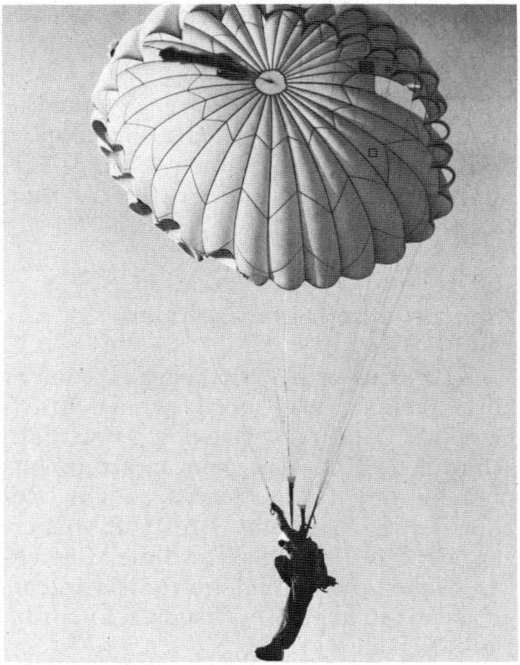

Abb. 2 Verletzungsgefahr bei Landung mit durchgestreckten Kniegelenken. Archiv: *K. Heller*, Fallsch. Werbung, München.

sen besteht Gefahr penetrierender Verletzungen, nachträgliche Verletzungsgefahr ist durch plötzliches und unvorhersehbares Abgleiten des Schirmes gegeben. Beim Schleifen am Boden durch starken Wind und Unmöglichkeit eines Öffnens der Kappentrennschlösser resultieren Schürfwunden und Kopfverletzungen. Bei Wasserlandung und falschem Verhalten besteht Gefahr des Ertrinkens.
Nicht zu unterschätzende Verletzungsgefährdung bei der Sprungeinweisung: Der Sprungschüler ist noch ungeübt und manchmal ängstlich. Besonders gefährdet sind Wirbelsäule, Sprunggelenke.

Traumatologie des Fallschirmspringens

Kopfverletzungen

Sie entstehen in erster Linie beim Schleifen am Boden. Nur ausnahmsweise Commotio cerebri, Nasenbeinfraktur. Meist Rißwunden, Schürfwunden im Gesicht.

Wirbelsäulenverletzungen

Halswirbelsäulendistorsion

Sie findet man nach starkem Entfaltungsruck, bei zu schwerem Helm. Lokale Druckempfindlichkeit, schmerzhafte Bewegungseinschränkung, Muskeldehnungsschmerz.
Diagnostik: Vorsorglich Prüfung von Sensibilität und Motorik der Arme: Armplexusläsionen nicht ausgeschlossen.

Querfortsatzfrakturen

Zu Querfortsatzfrakturen kommt es durch **Öffnungsruck des Reserveschirmes** bei hoher Fallgeschwindigkeit und ungünstiger Öffnungslage (Abb. 3).
Typischer Druckschmerz paravertebral an der Lendenwirbelsäule, Biege- und Dehnungsschmerz.
Therapie: Kühlung der Verletzungsstelle, elastischer Thoraxverband mit 20 cm breiter Idealbinde. In jedem Falle Röntgenaufnahmen und bei Druckempfindlichkeit der Nierenlager Urinuntersuchung veranlassen. Vor Ablauf von 8 Wochen nicht wieder springen.

Wirbelfrakturen

Sie sind verhältnismäßig **selten beim Fallschirmspringen,** aber auch schon bei der Sprungeinweisung vorgekommen. Im-

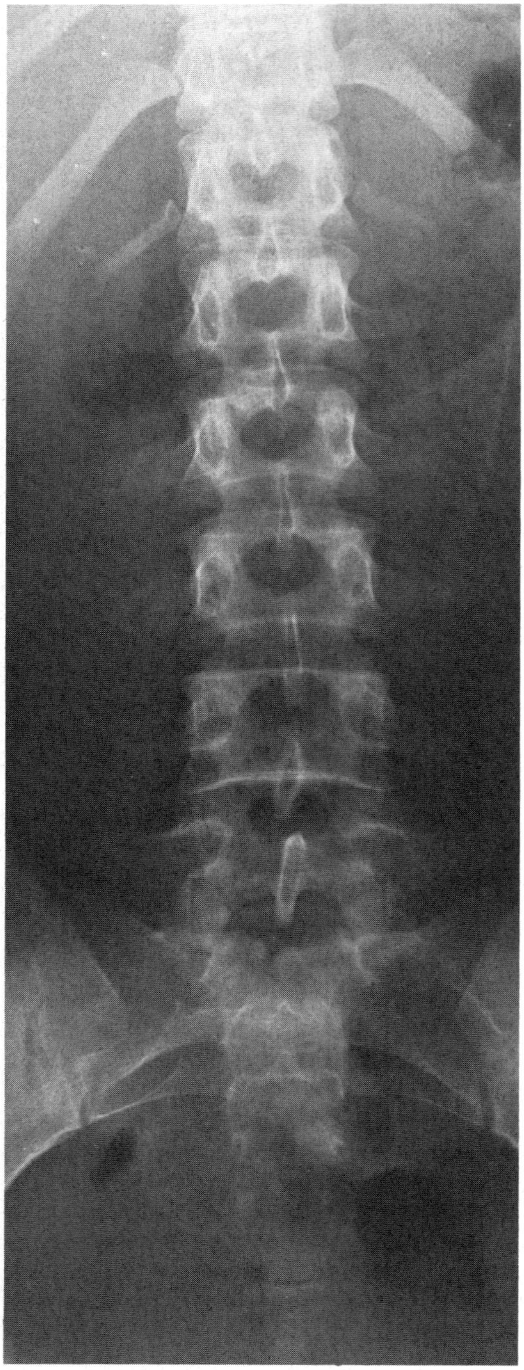

Abb. 3 Fraktur der Querfortsätze L II + III rechts nach Landung mit Notfallschirm wegen Öffnungsstörung des Hauptschirmes.

mer an diese Möglichkeit denken und gezielt untersuchen.

Bei Bergung Schwerverletzter in unwegsamem Gelände, Wald- oder Bergregion, SAR-Rettungshubschrauber mit Bergungsausrüstung anfordern (für die Bundesrepublik: Tel. 0 28 23 / 33 33).

Kinn-Brustbein-Verletzungen

Zu Kinn-Brustbein-Verletzungen kommt es bei Stauchung des Kinns gegen das Brustbein als Aufprallverletzung. Bei Fallschirmjägern häufiger, gelegentlich in Verbindung mit Herzverletzungen (8). Bei Kinnplatzwunden und Brustkorbschmerzen oder Bewußtlosigkeit an diese Möglichkeit denken. Bei Commotio cordis vorübergehende pectanginöse Zustände, auch Bewußtlosigkeit.

Haematothorax

Differentialdiagnostisch ist ein Haematothorax in Betracht zu ziehen, gewöhnlich physikalisch nachweisbar ab 300—400 ml Blut im Pleuraraum; Schockzustand.

Pneumothorax

Demgegenüber ist der Pneumothorax durch zunehmende Dyspnoe und Cyanose leicht unterscheidbar, mit hypersonorem Klopfschall auf der betroffenen Seite, Seitverschiebung des Herzspitzenstoßes nach der gesunden Seite und Aufhebung des Atemgeräusches. Im Gegensatz zum Spontanpneumothorax, dessen Symptome sich meist von selbst verhältnismäßig rasch bessern, nehmen die Symptome beim Spannungspneumothorax zu. Kombination mit Rippenfrakturen möglich, kenntlich am

umschriebenem Druckschmerz, Biegeschmerz und evtl. auskultatorischer oder palpatorischer Krepitation.
Therapie: Bei allen Thoraxverletzungen Infusion anlegen. Bei stumpfen Thoraxtraumen flache Rückenlagerung. Beim Haematothorax Eiltransport in nächstgelegene Fachklinik; nur bei lebensbedrohlichem Zustand unter aseptischen Kautelen vorher Punktion im 5. oder 6. ICR in der hinteren Axillarlinie.
Beim Spannungspneumothorax mit bedrohlicher Zunahme als lebensrettende Sofortmaßnahme Punktion im 2. oder 3. ICR in der Mamillarlinie mit dicker Kanüle, die liegen bleiben muß. Soweit möglich provisorisches Ventil an der Kanüle mit Hilfe eines abgeschnittenen Gummihandschuhfingers oder Fingerlings. Schocktherapie siehe auch unter Radsport.

Isolierte Rippenfrakturen

Auch isolierte Rippenfrakturen kommen als Landungsverletzung vor.

Armverletzungen

Schulterdistorsion

Eine häufigere Verletzung bei falschem Landeverhalten, Schleifen am Boden, auch Baumlandungen ist die Schulterdistorsion.

Schulterluxation

Die Schulterluxation ist eine seltene Komplikation, wenn sich bei der Schirmöffnung durch falsche Körperhaltung ein Arm in den Fangleinen oder im Haupttragegurt verfängt. Gefahr zusätzlicher Landungsverletzungen!

Spießverletzung der Axilla bei Baumlandungen

Therapie: Verband mit trockenem, sterilem Mull, keine Zusätze. Bei arterieller Blutung Kompression der Axilla durch zusammengeballte Textilien bei angewickeltem Arm. Notfalls Kompression der Art. subclavia gegen die 1. Rippe durch Druckverband in der Schlüsselbeingrube. Infusion! Schockbehandlung!

Verletzungen der unteren Extremität

Oberschenkelverletzungen, Gefäßverletzungen

Bei **fehlerhafter Sprunghaltung** mit Verfangen eines Beines in den Fangleinen beobachtet man Oberschenkelverletzungen. Durch den Öffnungsruck des Schirmes kommt es dabei zum Einschneiden der Fangleinen, unter Umständen mit arterieller Gefäßverletzung und Verblutungsgefahr.

Kniegelenkverletzungen

Relativ häufige **Landeverletzung,** besonders bei Fallschirmjägern (Geländelandungen, höhere Gewichtsbelastung). Collateralbandverletzungen durch schräges Aufkommen bei starkem Wind oder bei ungünstigen Bodenverhältnissen. Durch Zusammenstauchen der Kniegelenke bei zu hoher Landegeschwindigkeit auch bei korrekter Landehaltung Hyperflexionsverletzungen mit komplexen Bandläsionen möglich (z. B. vordere Kreuzbandruptur). Bei unkorrekter Landung mit überstreckten Kniegelenken Möglichkeit der Ruptur von hinterer Kapsel, Innenband und Kreuzbändern (Abb. 2).

Sprunggelenkverletzungen, Bandläsionen

Häufigste Verletzungen im Fallschirmsport durch harte Landung, ungünstige Bodenverhältnisse oder unkorrektes Aufkommen.

Bandagen und Springerstiefel verhindern gewöhnlich diese Verletzungen. Sie wirken außerdem ruhigstellend und komprimierend, so daß sie bei Frakturverdacht nur aus wichtigen Gründen und nur vom Arzt am Unfallort abgenommen werden sollten.

Sprunggelenkfrakturen

Bei harten oder Hindernislandungen in ungünstigem Gelände (Notabsprung, Fallschirmjäger) oder bei unkorrektem Landefall und ungeeignetem Schuhwerk sind Sprunggelenkfrakturen und Luxationsfrakturen möglich (Abb. 4).

Luxatio pedis sub talo

Sie ereignet sich durch Verkanten des Fußes beim Aufsprung. Typische Luxation des Fußes nach medial-dorsal mit federnder Fixation bei erhaltener Beweglichkeit des oberen Sprunggelenkes.
Wegen der Gefahr der Hautnekrose infolge starker Spannung möglichst rasche Reposition in Allgemeinnarkose, um zusätzliche Repositionsschäden zu vermeiden (1). Auch hier möglichst Hubschraubertransport in Unfallklinik.

Verletzungsvorbeugung

Ein wesentlicher, aber beeinflußbarer Teil der Verletzungen kommt während der Sprungausbildung vor. Hier haben sich besonders Sprunghelme bewährt, die einen Sprechfunkkontakt des Ausbildungsleiters mit dem Sprungschüler ermöglichen. Fehler des Schülers in der Landephase können damit durch Anweisungen korrigiert werden, außerdem verleiht dem Schüler die Sprechverbindung mit dem Lehrer Sicherheitsgefühl.
Handgelenke und Sprunggelenke werden bandagiert, außerdem erhält der Anfänger hohe Sprungstiefel mit weich gedämpften Sohlen, die Stauchungen und Sprunggelenkverletzungen verhindern sollen.
Diese für den Fallschirmsprung gültigen Vorsichtsmaßnahmen werden schon bei den Einweisungssprüngen aus gut 2 m Höhe ergriffen. Ebenso wichtig sind gut sitzende Fingerhandschuhe, am besten mit Gummibund, damit sie während des Springens nicht verloren werden können. Der Sprunganzug muß vor Hautverletzungen schützen, muß eng anliegen, darf keine abstehenden Teile besitzen. Der Kinnriemen des Sturzhelmes muß außen an der Schale befestigt sein, damit Fangleinen abgleiten und nicht unterschlagen können.
Erst später, bei entsprechender Erfahrung werden Spezialanzüge für Stilspringen oder Formationsspringen (Relativspringen) benützt (Abb. 5). Der Gebrauch spezieller Wettbewerbsschirme und die Landung in einem Zielkreis mit Sandfüllung gestatten dann auch die Verwendung von leichterem Schuhwerk, das aber immer dem Sprunggelenk guten Halt bieten sollte.
Unter keinen Umständen sollte bei einer beginnenden grippalen Erkrankung gesprungen werden. In dieser Phase der Erkrankung sind Herz und Kreislauf besonders betroffen. Wenn dazu noch die psychischen und vegetativen Belastungen des Springens kommen — häufig Tachykardie, Blutdruck- und Blutzuckeranstieg, vorübergehende Einengung des Bewußtseins (6) — ist eine Bewußtseinsstörung mit Hemmung der Reaktionen (emotioneller Schock) schon einmal möglich. Mancher unerklärliche tödliche Sprungunfall ist wohl so deutbar.

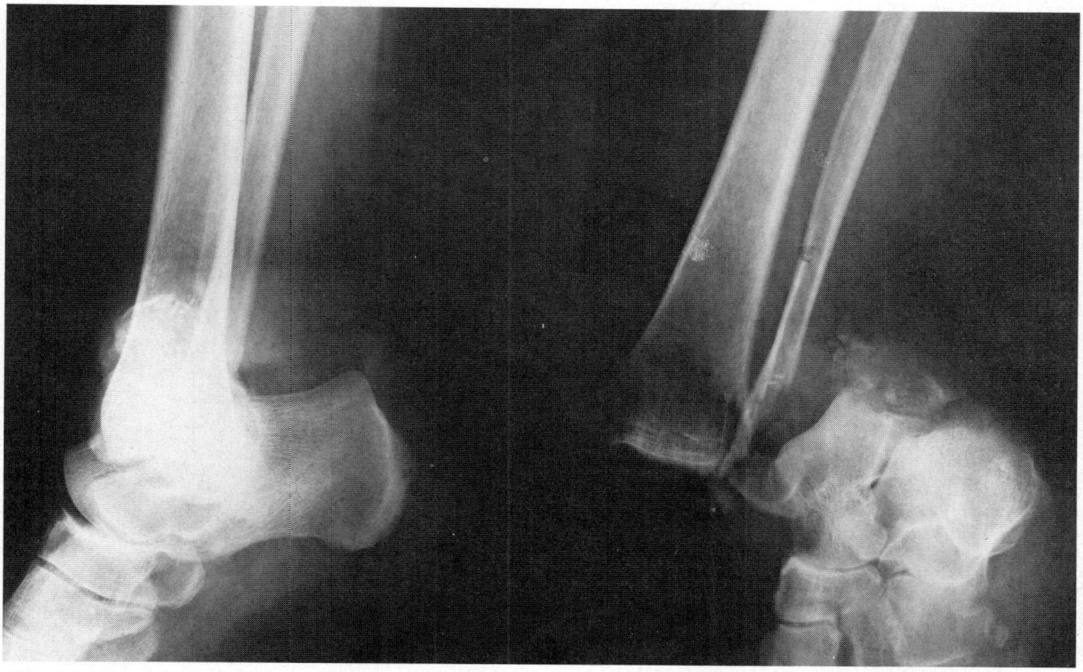

Abb. 4 Offene Luxationsfraktur des Sprunggelenkes nach Absturz von einem Baum (Baumlandung).

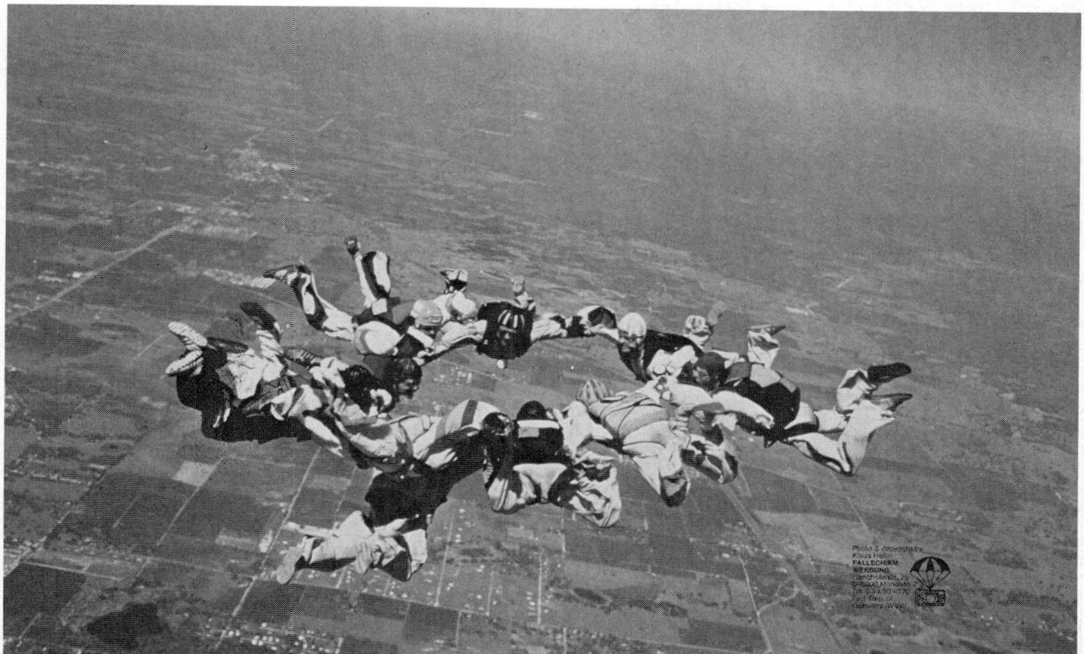

Abb. 5 Kunstspringen.

Bei Erkältungen sollte ebenfalls nicht gesprungen werden. Ein Tubenkatarrh verhindert den Druckausgleich während des Sprunges. Dadurch kann die Konzentration auf die Landung empfindlich gestört werden. Die Anwendung von abschwellenden Mitteln wirkt nicht sicher und lange genug.

Literatur

1. *Bauer, H., G. Pfeifer, D. Balser:* Die luxatio pedis sub talo. Wehrmed. Mschr. 18 (1974), 277—281

2. *Bembnowski, B., W. Pawlicki:* Pathophysiologie der Wirbelsäulenerkrankungen bei Flugzeugführern. Z. Mil. Med. (DDR) 17 (1976), 22

3. *Delahaye, R. P., P. J. Metges, A. Léger:* Les lésions traumatiques des membres inférieurs chez les parachutistes. Rev. intern. Serv. Santé (F) 46 (1973), 819—830

4. *Heller, K.:* Fallschirmspringen. Nymphenburger Verlagsgesellschaft, München 1979

5. *Jäger, M., C. J. Wirth:* Kapselbandläsionen. Thieme, Stuttgart 1978

6. *Pamow, A. G., N. S. Kusjimitsch, D. A. Ulitowskij:* Fragen der Psychoneurologie in der medizinischen Versorgung der Luftlandetruppen. Voenno-med. Zh. (UDSSR) 10 (1973), 7

7. *Schlitt, R.:* Fallschirmspringen — ein gefährlicher Sport? Therapiewoche 26 (1976), 6817— 6822

8. *Simson, R. Laurence jr.:* Chin – sternum – heart – syndrome: Cardiac injury associated with parachuting mishaps. Aerosp. Med. (USA) 42 (1971), 1214—1217

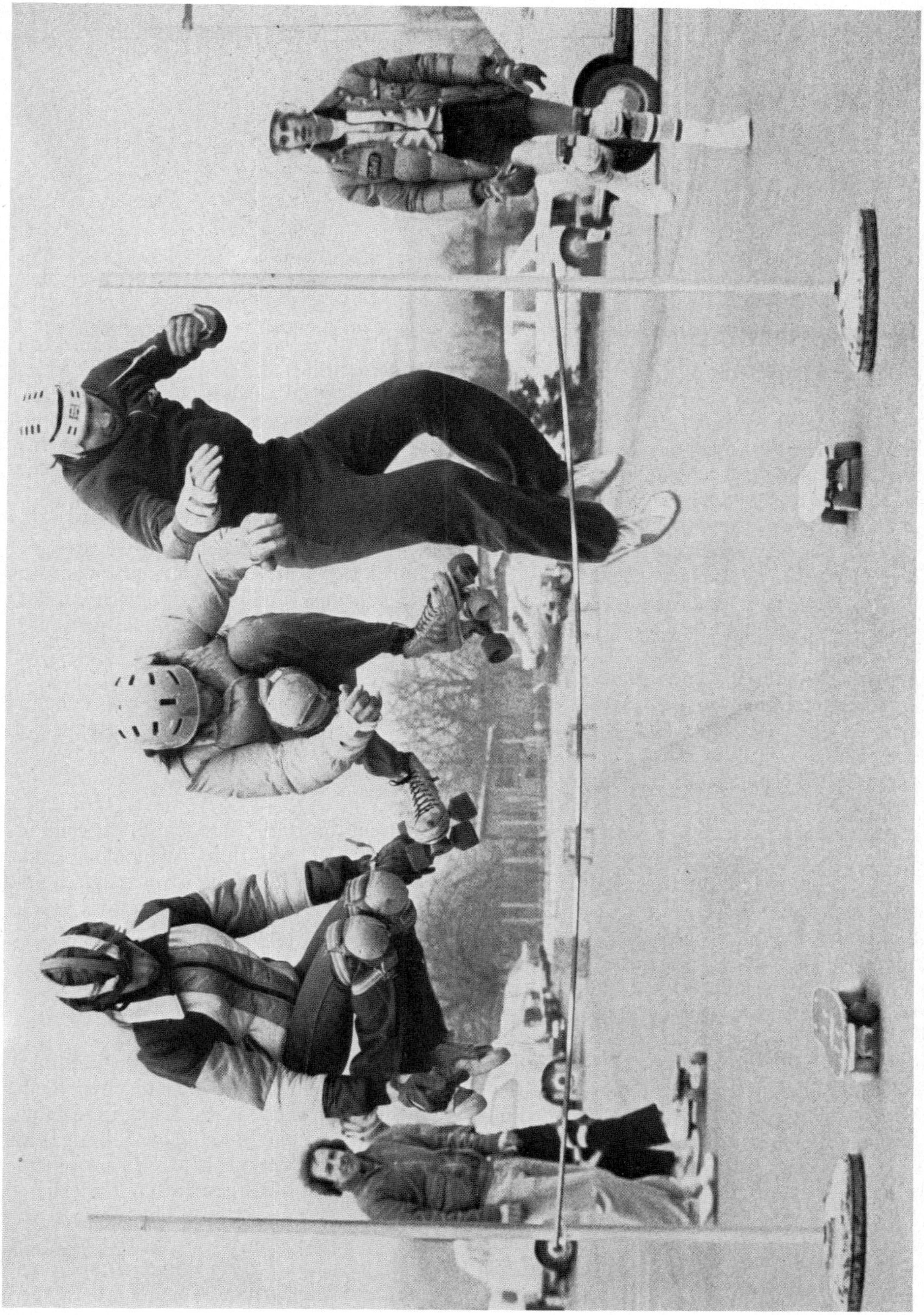

Skateboarding und Rollschuhsport

J. Siegfried, B. Rosemeyer

Skateboarding als Freizeitsport

Seit ca. 25 Jahren ist Skateboarding bekannt. Diese Sportart wurde erstmals in Südaustralien als Freizeitsport betrieben. In den letzten 10 Jahren ist Skateboarding in Europa und besonders auch in Deutschland als Sportart beliebt geworden.
Auf einer 50 bis 100 cm langen flachen Platte, die aus Holz, Aluminium oder Kunststoff bestehen kann, sind an jedem Ende 2 Rollen auf Präzisionslagern aus Kunststoff befestigt. Diese rollende Unterlage wird nicht fest mit dem Schuh verbunden, sondern man stellt sich zunächst mit einem Fuß darauf, stößt sich mit dem anderen Fuß ab und stellt danach auch den zweiten Fuß auf das Rollbrett. Man gleitet rollend vorwärts, in dem man auf dem Brett balanciert. Als Sportschuhe sollen dazu Turnschuhe mit nicht rutschender Sohle benutzt werden.
Skateboards gibt es bisher in 11 verschiedenen Ausführungen, die auch für die einzelnen Skateboarddisziplinen gedacht sind. Die neuen Sportdisziplinen werden laufend weiter spezialisiert. Auch die Schutzkleidung wird ständig verbessert. Es gehören Schutzhelm, Handschuhe, Knie- und Ellenbogenschützer dazu, die entsprechende Polsterungen aufweisen.
In erster Linie wird Skateboarding als Freizeitsport ohne Reglement von Kindern und Jugendlichen betrieben. Ebenfalls als Freizeitsport wird neuerdings das Windskating mit einem speziellen Aufsatz auf dem Board eingeführt.

Skateboarding ist ein Sport, der nur von außerordentlich flexiblen jungen Menschen ausgeübt werden kann. Die Verletzungsgefahr ist durch die lose Verbindung mit dem Board in besonderem Maße für Kopf, Finger, Hände und Arme sowie für den Steiß groß.
Die Beine werden beim Stürzen meistens weggerissen und sind hierdurch weniger gefährdet. Da in Gefahrensituationen nur der Absprung vom Board möglich ist, das Board jedoch weiterrollt, bildet es sekundär eine weitere Gefahr für andere Personen.

Aus diesem Grund kann das Ausüben dieses Sportes auf Gehwegen und Straßen eigentlich nicht verantwortet werden.

Man benötigt dafür Bahnen, die bereits in mehreren Sportstätten vorhanden sind. Durch diese Einrichtung ist es möglich geworden, Skateboarding nun auch als Wettkampfsportart zu betreiben.

Wettkampfsport

Seit dem Jahre 1978 ist die Sportkommission Skateboarding dem Deutschen Rollsportbund angeschlossen. Es werden jährlich eine Deutsche Meisterschaft und mehrere Landesmeisterschaften ausgetragen. Internationale Meisterschaften sind ebenfalls in den letzten Jahren bekannt geworden.
An den Meisterschaften können Schüler bis 13 Jahre, Junioren von 14 bis 17 Jahren und

Senioren ab 18 Jahren teilnehmen. Das Tragen der Schutzkleidung ist dabei Pflicht.

Parallelslalom

Hierbei finden zwei Läufe statt, die nach Zeit bewertet werden. Für jedes umgefahrene Hütchen der Slalomstrecke wird dem Läufer 0,1 sec. zur Laufzeit addiert. Die Pistenlänge beträgt zwischen 30 m und 100 m. Die Steigung der Startrampe ist vorgeschrieben. Der Abstand der Slalomhütchen muß zwischen 1,50 m und 2,50 m liegen. Das Board darf nicht länger als 1 Meter sein.

Hochsprung

Jeder Teilnehmer hat pro eingeteilter Höhe drei Versuche. Es darf nur ein Board benutzt werden, d. h. Absprungboard muß auch Landeboard sein, mit den Maßen: Länge 1 m, Breite 20 cm, Höhe 14 cm. Der maximale Anlauf beträgt 20 m, die Breite der Strecke 4 m, Breite der Sprunglinie 2—3 m, die Breite der Ziellinie muß 4—5 m, die Länge 4 m haben.
Die Hochsprunglatte ist 2 m breit, die Mindestsprunghöhe liegt bei 50 cm. Ein Fehlstart wird erlaubt.
Zur Wertung werden Sprunghöhe und doppelfüßiges Stehen nach der Landung gemessen.

Weitsprung

Jeder Teilnehmer hat pro eingestellter Weite drei Versuche. Das Landeboard muß aus Holz sein, die Maße sind denen vom Hochsprungboard gleich. Die Breite der Sprunglinie beträgt 2—3 m, die der Ziellinie 4—5 m. An der Startlinie befindet sich ein markierter Balken 10 m x 1,50 m, der das Auffahrboard aufhält. Der Anlauf beträgt 20 m auf einer 4 m breiten Bahn. Die Anfangsweiten betragen für Schüler 100 cm, für Junioren 150 cm und für Senioren 200 cm.
Bewertet wird nach der Weite des Sprunges und der exakten Landung, wobei der Körper den Boden nicht berühren darf.

Freistil

Im Freistil wird eine Kür von 2 Minuten Dauer vorgeführt. Sie wird nach selbstgewählter Musik gelaufen. Dabei dürfen gleichzeitig mehrere Boards — maximal 4 — benutzt werden. Die Fläche für die Freistilvorführungen soll die Maße von 15 × 25 m haben. Bewertet wird die Kür von 5 Kampfrichtern in offener Wertung, wobei die niedrigste und höchste Note jeweils gestrichen wird. Die Notenskala geht von 1—10 in der Note A für den sportlichen Inhalt, in der Note B für die künstlerische Ausführung.

Halfpipe Freistil

Diese neue Diszipin wird z. Zt. noch nicht wettkampfmäßig ausgetragen, da noch nicht 5 dafür geforderte Anlagen in Deutschland gebaut wurden. Es handelt sich dabei um ein Freistilverfahren auf einer kleineren, runden Bahn mit einem Radius von 2—2,5 m.
Wettkampf- und Wertungsregeln werden noch erarbeitet.

Typische Verletzungsursachen

Im wesentlichen kamen Verletzungen nach Verlust des Gleichgewichtes durch direkten Sturz zustande. In ⅔ der Fälle waren die oberen Extremitäten betroffen (Abb. 1). Der Skateboard-Fahrer versuchte regelmäßig und instinktiv, sich beim Sturz mit der

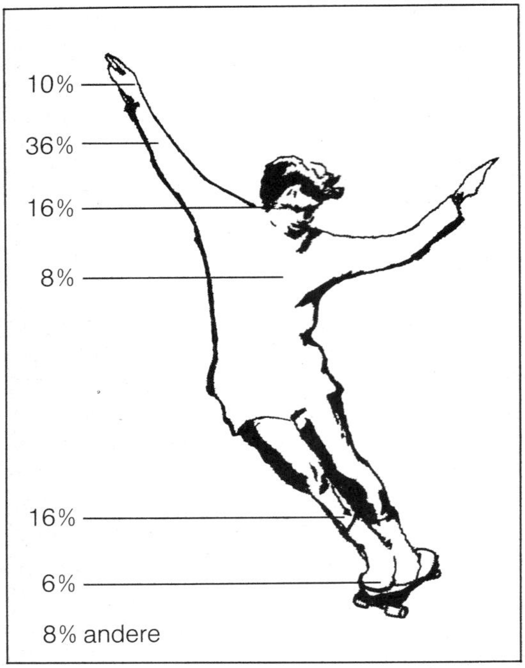

Abb. 1 Verletzungslokalisation beim Skateboard-Fahren nach *Jacobs* und *Keller*. Zu 2/3 wird bei Verletzungen die obere Extremität betroffen.

Hand abzustützen. Neben den Sturzverletzungen kam es nach Kollisionen mit Autos auf öffentlichen Straßen zu allen Verletzungen, wie sie nach schweren Verkehrsunfällen beobachtet werden können.

Die Statistik von *Jacobs* und *Keller* aus dem Jahre 1975 zeigt nach mehr als 1200 ausgewerteten Fällen, daß Verletzungen von Unterarm und Hand zusammen 46 % betragen (Abb. 1). Unterschenkel und Fuß wurden in 22 %, Kopf und Gesicht in 16 % verletzt. *Cook* und *O'Hare* fanden in 70 % Verletzungen der oberen Extremität, überwiegend linksseitig. Die Tatsache, daß die meisten Skateboarder auf dem Brett ihren linken Fuß vor den rechten stellen und dann zwangsläufig eher auf die linke Körperseite stürzen, erklärt diese Beobachtung.

Überlastungsschäden

Überlastungsschäden betreffen im wesentlichen das patellofemorale Gleitlager. Durch die Notwendigkeit, das instabile Gleichgewicht im wesentlichen über die Kniegelenke auszugleichen, wird das Retropatellargelenk ausgeprägt belastet. Bei bestehender Disposition sind hier Beschwerden im Sinne einer Chondropathia patellae beobachtet worden.

Therapie von Verletzungen und Überlastungsschäden

Die Frakturen werden entsprechend ihrer Lokalisation konservativ oder operativ behandelt. Dabei muß besonders den Epiphysenverletzungen große Aufmerksamkeit gewidmet werden. Hier können bei unsachgemäßer Behandlung bleibende Schäden entstehen, die das gesamte Leben der jugendlichen Sportler beeinträchtigten.
Überlastungsschäden im patellofemoralen Gleitlager sollten zu einer Aufgabe dieses Sports und zur Wahl einer anderen Sportart führen.

Prävention

Die Tatsache, daß sich bei ⅔ der Verletzten der Unfall in den ersten 2 Wochen seit Beginn der Ausübung der neuen Sportart ereignete, weist darauf hin, wie sehr das Verletzungsrisiko bei mangelnder Routine ansteigt. Der Skateboard-Fahrer muß sich darüber im klaren sein, daß sein Sport besonders zu Beginn sehr leicht zu Verletzungen führen kann. Allein das Stehen auf dem schmalen und sehr beweglichen Brett verlangt ein ausgeprägtes Gleichgewichtsempfinden, welches nicht jeder als Anlage mitbringt. In kritischen Situationen ist beim ungeübten Skateboarder sehr schnell die

Reaktionsfähigkeit erschöpft. Unkontrollierbare Stürze sind die Folge. Diese Situation kann nur dadurch vermieden werden, daß der Skateboard-Fahrer die Gefährlichkeit seines Sportes erkennt. Zusammen mit einem erfahrenen Lehrer sollten Wochen und Monate für die Erlernung der Sportart aufgewendet werden. Die labile Bewegung vom Körper zum Skateboard und vom Skateboard zum harten Untergrund gibt dem Sport seine Faszination, macht ihn jedoch auch sehr gefährlich.

Schlußbetrachtung

Bei einer so jungen Sportart wie Skateboarding bleibt es vorerst abzuwarten, wie sie sich als Wettkampfsportart behauptet. Einstweilen scheint es noch ein weiter Weg zu sein, bis diese Sportart einen festen Platz im Sportangebot einnimmt. Der Deutsche Rollsportbund ist bemüht, Richtlinien und Reglement, in Abstimmung mit anderen Ländern zu erarbeiten und zu empfehlen. Auch sportartspezifische medizinische Kenntnisse müssen erarbeitet und bekanntgemacht werden. Bislang gelten allgemeine Richtlinien des Rollsportes, sowohl für Training, Wettlauf und sportartspezifische Betreuung.

Literatur

1. *Cook, S., P. O'Hare:* Med. J. Aust. 2 (1976), 733

2. *Franke, K.:* Traumatologie des Sports. Thieme, Stuttgart 1980

3. *Hollmann, W.:* Zentrale Themen der Sportmedizin. Springer, Berlin - Heidelberg 1980

4. *Jacobs, R. A., E. L. Keller:* Pediatrics 59 (1977), 939

5. *Krüger, A., H. Oberdieck:* Kleiner Ratgeber für Leichtathletik-Verletzungen. Bastels u. Wernitz KG, München - Berlin - Frankfurt 1979

6. *Maier, M.:* Richtig Eislaufen — blv Sportpraxis. BLV Verlagsgesellschaft, München - Bern - Wien 1979

7. *Stürz, H., B. Rosemeyer:* Verletzungen beim Skateboard-Fahren. Münchn. med. Wschr. 121 (1979), 485—488

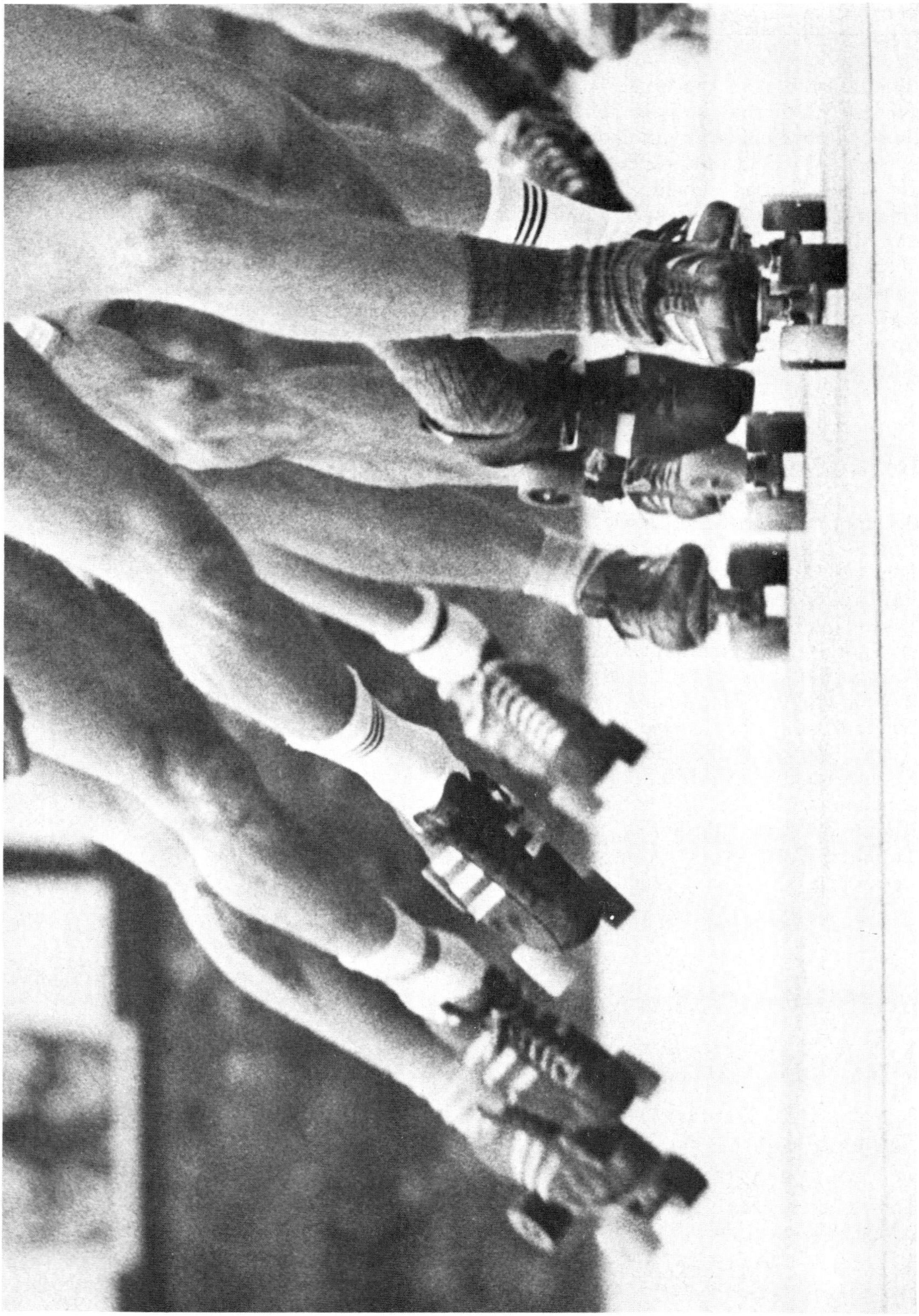

Rollschuhsport

J. Siegfried

Rollschuhlaufen als Freizeitsport

Das freie Rollschuhlaufen auf eigens dafür geschaffenen Rollschuhen mit zwar leichten, jedoch fest angebrachten Sportschuhen ist in Mode gekommen. Diese Art des Rollschuhsportes, auch auf Tanzböden benutzt, ist ein Freizeitsport ohne ein festes Reglement.
In den letzten Jahren erlebt der Rollsport eine Renaissance.

Rollschuhlaufen als Wettkampfsport

Gemessen am Eissport stellt der Rollschuhsport eine wesentlich jüngere Sportart dar. Die erste Rollschuhbahn wurde 1710 in London gebaut.
Im Jahre 1876 feierte man die Einweihung der ersten deutschen Rollschuhbahn in Berlin. Um 1900 führte man Kugellager für Rollschuhe ein und 1910 gab es in Stuttgart die erste deutsche Meisterschaft im Kürlaufen.
Von 1929 an waren die gleichen Pflichtfiguren für Rollkunst- und Eiskunstlaufen gültig. Seitdem sind beide Disziplinen gleichgestellt, jedoch erfreut sich der Eiskunstlauf größerer Beliebtheit. Rein technisch sind Rollschuhlaufen und Eislaufen gleiche Sportarten und werden in gleicher Weise aufgegliedert in Kunstlauf, Schnelllauf und Hockey. Die sportliche Ausrüstung sowie die Bodenfläche unterscheiden sich jedoch.

Rollkunstlauf

Auch Rollkunstlauf wird unterteilt in Einzellauf für Herren und Damen (mit Pflicht- und Kürprogramm), Paarlauf (Abb. 1) und Tanz. Die dazu benötigte Bahn ist 20 x 40 m groß und besteht aus Terrazzo, Hartbeton, Holz oder einem Plastikbelag auf Beton- oder Holzunterlage.
Die Rollschuhe bestehen aus einem Spezialschuh, fest verankert mit der Platte, die vier Rollen mit Spezialkugellagern trägt. Für die verschiedenen Rolldisziplinen unterscheiden sich die Rollschuhe gering. An der Spitze haben sie einen Stopper aus Gummi, entsprechend der Säge beim Schlittschuh.
Die Sportart entspricht in der Technik und auch etwa in den Wettkampfregeln dem Eiskunstlauf, wird auch von vielen Läufern gleichzeitig mit diesem betrieben.
Der Rollschuh ist jedoch schwerer und die Bodenfläche weniger glatt. Aus diesem Grunde ist der geforderte Kraftaufwand größer, d. h., ein Läufer muß, um die gleiche Leistung wie auf dem Eis zu bringen, konditionell besser ausgerüstet sein.

Rollschnellauf

Diese Disziplin wird auf Holzbahnen von etwa 400 m Länge, mit oder auch ohne erhöhten Rundungen, von Herren über 1000, 5000, 10 000 und 20 000 m als Einzellauf und von Damen über 500, 3000 und 5000 m ebenfalls als Einzellauf ausgetragen. Mehrkampfmeister gibt es im Gegensatz zum Eisschnellauf nicht. Das sportli-

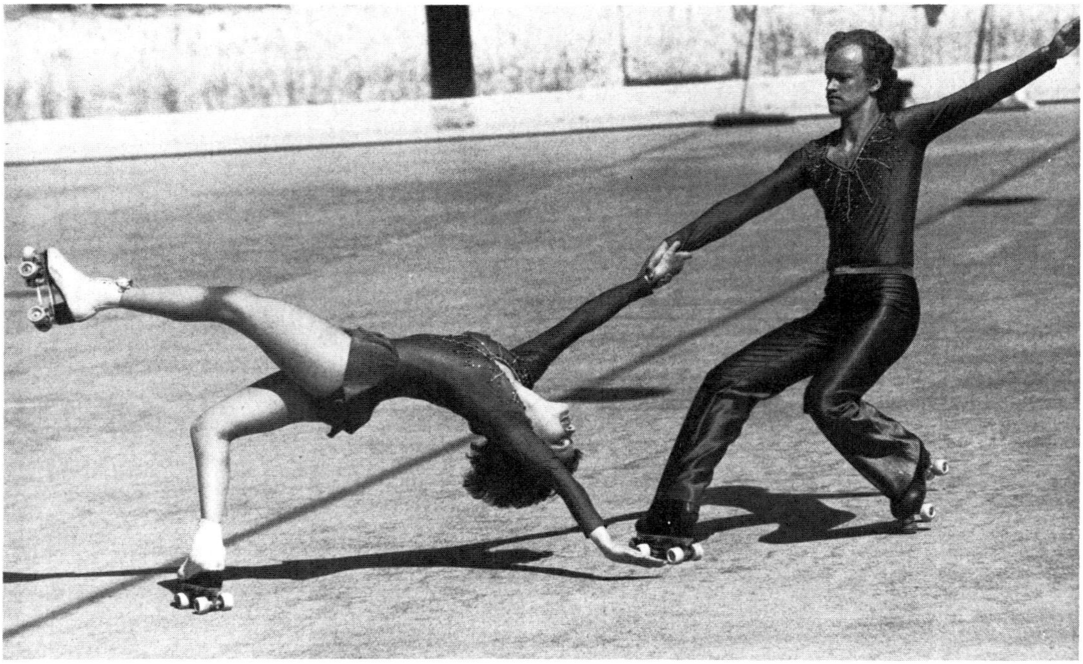

Abb. 1 Paarlauf.

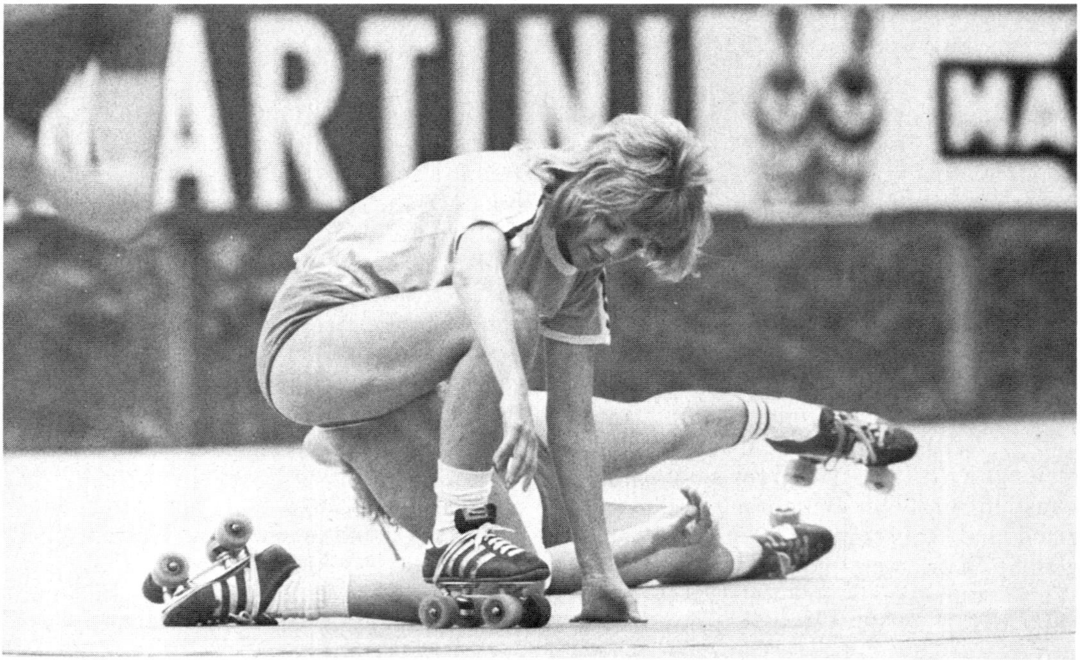

Abb. 2 Sturz beim Training.

che Reglement entspricht teilweise dem des Eisschnellaufs, wurde jedoch in den letzten Jahren vielfach abgeändert und den Regeln des Straßen- oder Bahnradfahrens angeglichen. Ferner wurden Staffelläufe und Verfolgungsläufe eingeführt. Die Sportart unterscheidet sich nur durch die Rollschuhe und die Lauffläche. Aufgrund der vermehrten Reibung der vier Rollen auf trockener Unterfläche sind die Geschwindigkeiten geringer, der Kraftaufwand muß, um die gleiche Strecke wie auf Eis zu bewältigen, größer sein.

Rollhockey

Um 1900 wurde die erste Rollhockeymeisterschaft in England ausgetragen. 1925 fand in Deutschland die erste Europameisterschaft statt.
Rollhockey entspricht im Reglement dem Eishockey. Auf Spezialrollschuhen dauert das Spiel 2 x 20 Minuten. Eine Mannschaft setzt sich zusammen aus 5 Läufern und dem Tormann. Das Spielfeld ist 15 x 30 oder 20 x 40 m groß und besteht aus Beton, Holz, Asphalt oder Steinplatten. Die Hockeystöcke sind größer als beim Eishockey, statt des Pucks verwendet man einen Spezialball. Die kürzere Spielzeit entspricht dem vermehrten Kraftaufwand und dem weniger glatten Boden gegenüber dem Eishockey. Rollhockey ist wesentlich weniger bekannt als Eishockey und wird praktisch nur im Sommer ausgetragen, weshalb es besonders in wärmeren Ländern gespielt wird.

Rollsportverletzungen und Therapie

Rollsport stellt mit allen Unterdisziplinen einen Sommersport dar, deshalb ist die Temperaturexposition dem Eissport entgegengesetzt. Die leichte Kleidung allein kann noch nicht verhindern, daß die sportliche Leistung in hohen Temperaturen zu entsprechenden Störungen führen kann. Von Wärmestau bis Sonnenstich und Kreislaufkollaps sind Ausfallerscheinungen einzukalkulieren. Aus diesem Grund finden Meisterschaften in warmen Ländern in den Abendstunden statt.
Die Belastung des Rolläufers ist rein technisch der des Eisläufers gleich, obwohl in jedem Fall der schwerere Rollschuh und die stumpfere Bahn einen Unterschied darstellen.
Die Sport- und Überlastungsschäden, die allein durch die Sportart bedingt sind, sind gleich. Allerdings kommt es bei Stürzen (Abb. 2) zu schwerwiegenden Verletzungen, insbesondere vermehrt zu Hautabschürfungen und Hämatomen. Sportarzt, Trainer und Athlet müssen diese Tatsache einkalkulieren und entsprechende Maßnahmen wie Tetanusprophylaxe und Sofortmaßnahmen darauf abstimmen.

Literatur

1. *Franke, K.:* Traumatologie des Sports. Thieme, Stuttgart 1980

2. *Hollmann, W.:* Zentrale Themen der Sportmedizin. Springer, Berlin - Heidelberg 1980

3. *Krüger, A., H. Oberdieck:* Kleiner Ratgeber für Leichtathletik-Verletzungen. Bastels u. Wernitz KG, München - Berlin - Frankfurt 1979

4. *Maier, M.:* Richtig Eislaufen — blv Sportpraxis. BLV Verlagsgesellschaft, München - Bern - Wien 1979

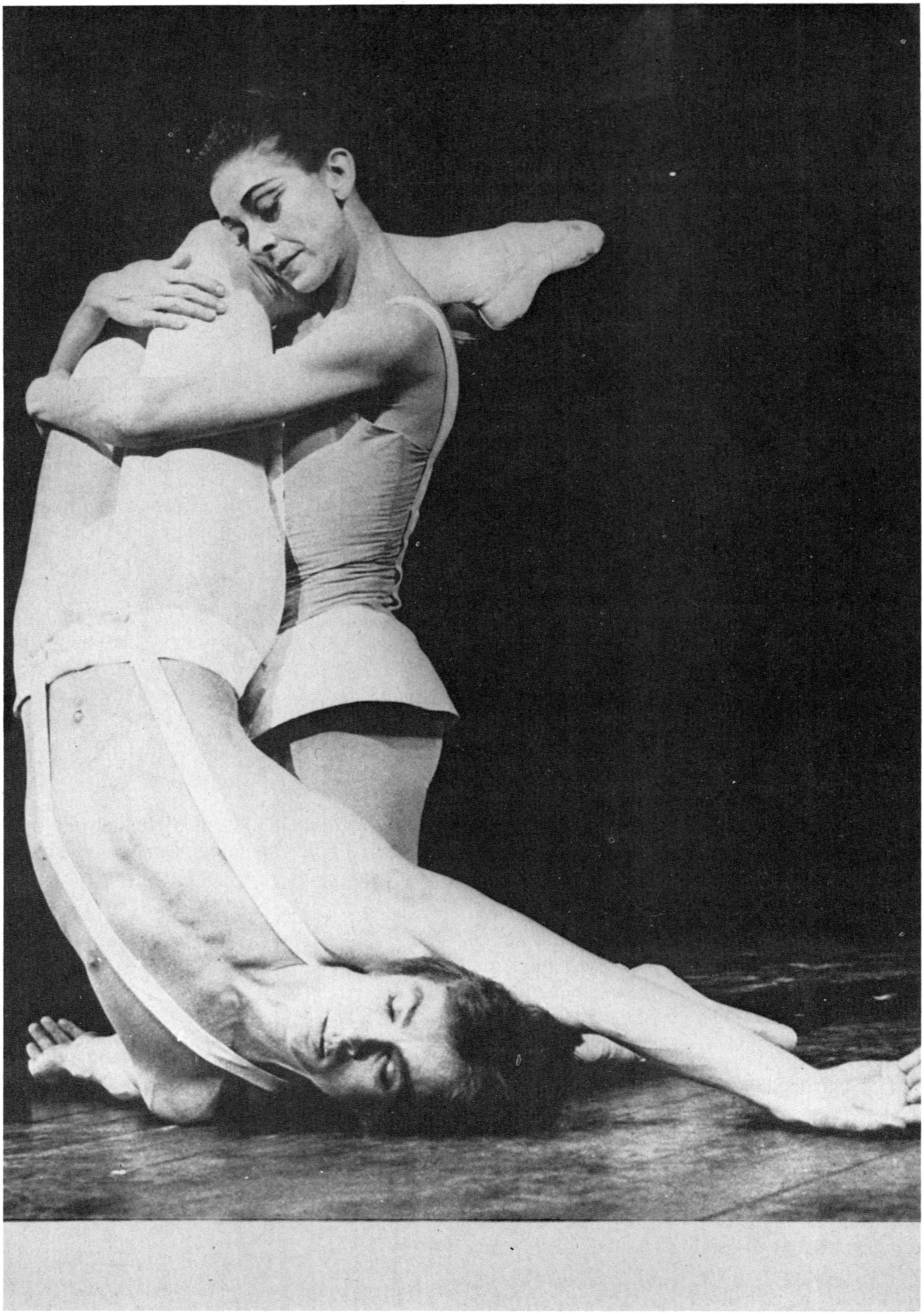

Klassisches Ballett

K.-H. Berquet

Jeder Tänzer und Choreograph wird bestreiten, daß klassisches Ballett ein Hochleistungssport sei. Klassisches Ballett aber ist ein Hochleistungssport, den man nur ausüben kann, wenn man jeden Tag mehrere Stunden trainiert. Ein Tänzer, der mehr als vierzehn Tage im Jahr Urlaub macht, ohne zu trainieren, verliert seine Kondition.

Tanzen ist zu allen Zeiten der Menschheit Ausdrucksform gewesen. Trauer, Freude, Verehrung, Zuneigung und Zuwendung zum Göttlichen wie zum Bösen sind darin ausgedrückt.

Wenn auch primitive Tanzarten sicherlich keine besonderen Voraussetzungen brauchten, so hat sich das in der Entwicklung des Tanzes erheblich geändert. Wenn man einmal thailändische Tempeltänzerinnen ansieht, bei denen insbesondere die Schulung der Arme und Hände eine Rolle spielt, und im Gegensatz dazu unser klassisches Ballett, sieht man, welch verschiedenartige Anforderungen gestellt werden.

Klassisches Ballett wird nur Kunst, wenn eine maximale körperliche Leistungsform vorhanden ist.

Erstaunlicherweise wissen die wenigsten Choreographen und Tänzer in den deutschen und französischen Schulen über die Anatomie des menschlichen Körpers Bescheid. Sie sind oft auf bestimmte Bewegungen und Bewegungsabläufe so fixiert, daß sie geradezu unphysiologische Bewegungen verlangen.

Die russischen Schulen beherzigen diese Voraussetzungen wesentlich mehr. Dabei gibt es gerade in der englischen Literatur hervorragende Bücher über die Anatomie des menschlichen Körpers, so wie sie der Tänzer kennen sollte. Ich nenne hier nur das von *Como* herausgegebene zweibändige Werk „Anatomy for the dancer“. Erwähnt werden sollte auch die in Deutschland noch nicht vergessene „Plastische Anatomie“ von *Mollier*.

Durch das klassische Ballett werden bestimmte Muskeln und Gelenke besonders trainiert und aufgeschult. Man kann hierdurch, wenn das Training richtig erfolgt, durchaus Haltungsverbesserungen erzielen (Abb. 1). Leider wird durch das „Gehopse“ meist das Gegenteil erreicht. Um in dieser Form eines Hochleistungssportes wirklich Kunst ausdrücken zu können, müssen die Muskelgruppen der Beine und der Rückenmuskulatur besonders aufgeschult werden (Abb. 2). Dabei kommt es zu einer deutlichen Änderung der Bewegungsausschläge der geschulten Gelenke.

Beim klassischen Ballett ist insbesondere die „Auswärtsdrehung“ der Hüftgelenke Voraussetzung. Um sie einnehmen zu können, scheint eine von Geburt an vorhandene Bindegewebsschwäche und leichte Coxa valga Voraussetzung zu sein. Nur wenn ein Tänzer wirklich in der Lage ist, in der 1. Position die Füße in einen Winkel von 90° zur Körperachse zu bringen, können die meisten Tanzschritte ausgeführt werden. Bei den Sprüngen ist es besonders erforderlich, Beinachsen und Körperhaltung in eine solche Übereinstimmung zu bringen, daß praktisch die Fußspitzen mit den Hüftgelenken eine Gerade bilden.

Wir betreuen Tänzer sechs verschiedener Ballettensembles in Deutschland und haben am Düsseldorfer Ballett Untersuchungen über Haltung und Bewegungsfähigkeit,

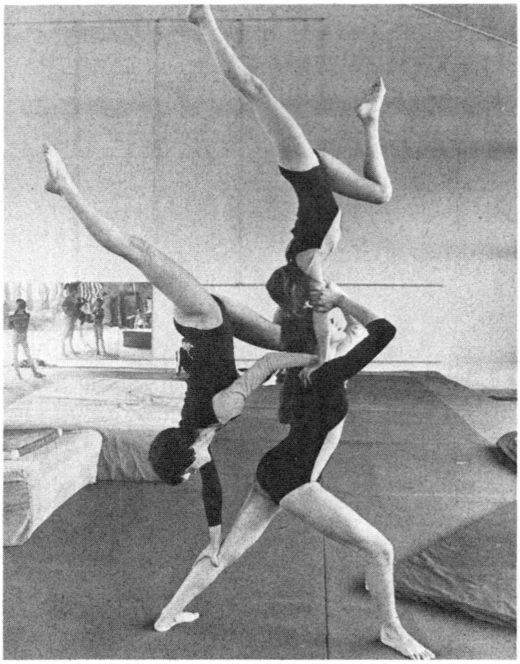

Abb. 1 Training.

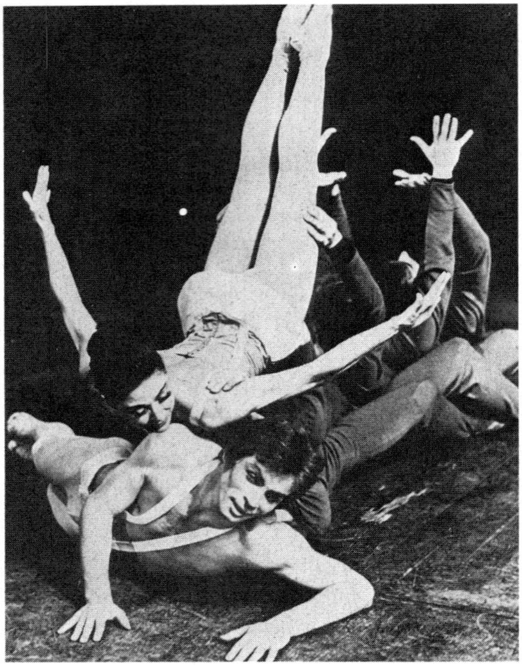

Abb. 2 Klassisches Ballett.

sowie Änderung der Beweglichkeit durch Tanzen durchgeführt. Dabei wurden 24 Tänzer und 26 Tänzerinnen untersucht.

Typische Verletzungen

Es suchen uns immer wieder zahlreiche Tänzer wegen Verletzungen auf, die typisch sind. Operiert wurden bisher 26 Tänzer und Tänzerinnen. Im Vordergrund stand jeweils die **Meniskusverletzung.** Fast immer handelte es sich, wie bei Europäern üblich, um die Verletzung des inneren Meniskus, im Gegensatz zu Asiaten, bei denen aufgrund andersartiger Gelenkverhältnisse ja sehr häufig der Außenmeniskus verletzt wird. Eine Tatsache, auf die *Amako* zwar schon 1926 hingewiesen hat, die aber kaum bekannt ist.

Obere Extremitäten

Beim klassischen Ballett werden die oberen Extremitäten erheblich weniger eingesetzt als die unteren, so daß man hier nur bei bestimmten Spitzentänzern, etwa Primaballerinen, die den „Weißen Schwan" oder die „Giselle" tanzen, auch Distorsionen in den Schultergelenken findet.

Wirbelsäulenverletzungen

Relativ selten kommt es zu echten Wirbelsäulenverletzungen. Meist ist „nur" die Rückenstreckmuskulatur betroffen. Insbesondere Tänzer, die sich nicht „warm gearbeitet" haben, klagen darüber. (Wenn eine Ballettaufführung erfolgen soll, muß ein Tänzer vorher wenigstens eine halbe Stunde Stangenarbeit geleistet haben, um die nötige Geschmeidigkeit der Muskulatur zu erreichen. Ein alter Ballettspruch sagt: **„Wenn das Trikot nicht naß ist, brauchst Du gar nicht auf die Bühne zu gehen.“)** Hierbei sind aber nicht nur der Erector trunci, sondern auch die Rhomboiden und der Trapezius betroffen. Diese Verspannungen können sehr schmerzhaft sein und unter Umständen sogar ein Wurzelreizsyndrom vortäuschen. Man tastet in der Muskulatur zahlreiche Myogelosen und oft einen flächenhaften Hartspann. Hier verwenden wir gerne lokale Medikamente. Angebracht sind auch gezielte Novocain- oder Scandicainquaddeln und anschließende Massage. Eine reine Wärmeanwendung hingegen bringt meistens nicht den gewünschten Erfolg.

Untere Extremitäten

Wenn man die unteren Extremitäten, die am meisten befallen sind, betrachtet, so muß man sagen, daß ein Unterschied zwischen Tänzer und Tänzerinnen besteht. Die Tänzerinnen, die mit voller Spitze tanzen, haben fast alle chronische Veränderungen in den Großzehengrundgelenken und in den Fußwurzelgelenken. Im Talonaviculargelenk ist häufig eine isolierte Arthrose anzutreffen, und das Pfannenband ist überdehnt. Da sich beim Tanzen eine Einlagenversorgung erübrigt, kann hier meist nur eine Lokalbehandlung durch sehr gezielte Injektionen Besserung bringen. Tänzer tanzen hingegen mit halber Spitze und weisen besonders degenerative Veränderungen in den unteren und oberen Sprunggelenken auf, auch durch die Sprungbelastung. Sie haben sehr viel häufiger Innenmeniskusverletzungen als die Tänzerinnen. Nicht vergessen werden darf aber, daß es gerade durch die Sprungbelastung bei Tänzern häufig zu **Achillessehnenrissen** kommt. Sie sind oft sehr schwer zu erkennen, da manchmal der Riß nicht in der Sehne selbst, sondern am Übergang der Sehne zum Muskel, also im Sehnenspiegel liegt. Es hat sich bewährt, einen Tänzer, der über Schmerzen im Waden- und Achillessehnenbereich klagt, auf den Bauch zu legen, den Fuß über die Untersuchungsliege herausragen zu lassen und dann nachzutasten. Auch Weichteilaufnahmen können oft hier Risse deutlich machen. Eine sofortige Operation ist dann unumgänglich. Bei Tänzern sollte man nicht eine Umkippplastik durchführen, sondern versuchen eine End-zu-Endvereinigung mit Umhüllung durch Dura, die dabei ja selbst keine Haltefunktion, sondern nur Gleitfunktion bekommen soll, vorzunehmen.

Kaum bekannt ist, daß es **bei Tänzern oft zum Riß der Tibialis posterior-Sehne** kommt. Die Sehne wird insbesondere beim Pliée stark belastet und kann dann viel häufiger als die Achillessehne reißen. Wie gesagt, wird diese Verletzung oft verkannt. Sie äußert sich durch Schmerzen in der Wadenmuskulatur und der Unmöglichkeit, Spitze zu tanzen. Sprungbelastungen hingegen werden meistens durchaus gut vertragen. Hier hilft natürlich auch nur ein operatives Vorgehen, wobei man aber damit rechnen muß, daß der Sehnenansatz bis zum Tibiakopf nach oben geschlüpft ist.

Verletzungen des unteren und oberen Sprunggelenkes sind eigentlich nicht so häufig wie man annimmt, **Verletzungen des Kniegelenkes überwiegen.** Zur Ausführung des klassischen Ballettes ist eine Auswärtsdrehung der gesamten Beinachsen notwendig. Wenn diese Auswärtsdrehung nicht entsprechend von Kindheit an geübt wird, kann sie nicht im Hüftgelenk erreicht werden, sondern ein Teil muß von den Kniegelenken übernommen werden. Dabei kommt es zu einer unphysiologischen Überlastung des inneren Kniegelenkes mit entsprechender Zermürbung des Meniskus, betroffen sind aber auch oft die Innenbänder. Aufgabe eines Trainers und eines Sportarztes ist es, Tänzer darauf hinzuweisen, und die Außendrehung im Hüftgelenk zu fordern, gleichzeitig aber auch eine

Kräftigung der Muskulatur, die den inneren Kniegelenkspalt festigt, zu erreichen. Hierzu gehören insbesondere Bewegungsübungen im Wasser. Das Training im Wasser ermöglicht durch die Abnahme der Körperschwere eine erheblich größere Belastung als sonst möglich. Zusätzlich aber kommt es durch den Widerstand des Wassers zu einer Zunahme der Trainingsbelastung. Sie kann durch die Schnelle der Bewegungen gegen den Widerstand des Wassers dosiert werden.

Bei gut trainierten Tänzern kommt es nur selten zu echten Zerreißungen der Muskulatur der unteren Extremitäten, während man auch hier häufig lokale Muskelverspannungen findet.

Da für Tänzer ihr Körper ein „Kapital" ist, das sie besonders studieren, werden diese Beschwerden oft sehr stark geäußert. Sind isolierte Verhärtungen vorhanden, so bevorzugen wir lokale Injektionen mit Lokalanästhetika, vermeiden aber jede Kortisonapplikation. Zum Abschwellen benutzen wir ein lokales Antiphlogistikum, das wir auch oral verwenden.

Spezifische Frakturen haben wir bei Tänzern nicht finden können. Wenn es zum Sturz auf der Bühne kommt, sind diese Frakturen praktisch den auch sonst auftretenden gleichzusetzen.

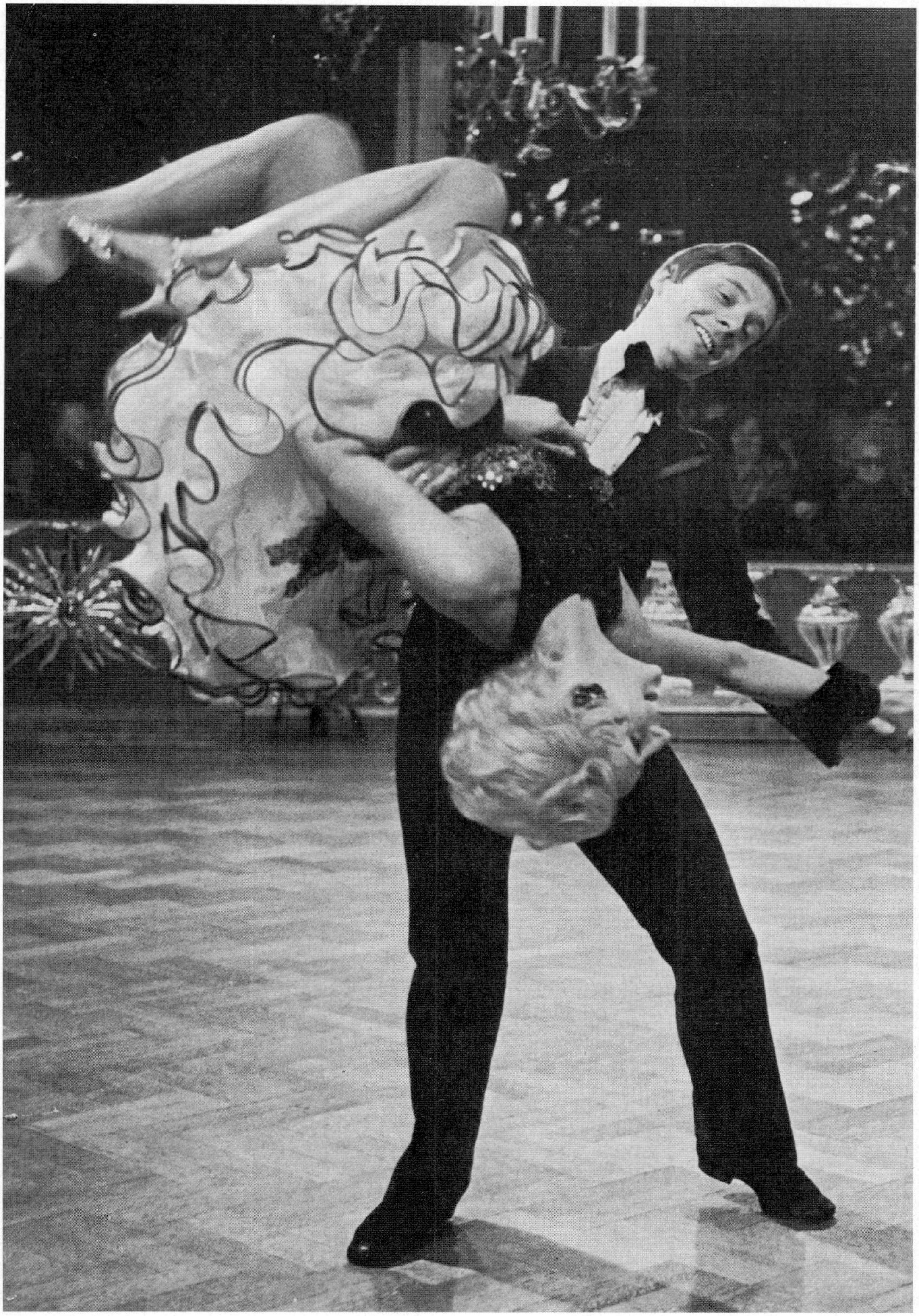

Tanzsport

D. Böhmer, A. P. Ambrus

Der Tanzsport erfreut sich einer zunehmenden Beliebtheit. Sie drückt sich in den steigenden Zahlen aktiver Tanzsportler in allen Leistungsklassen aus. Neben der Freude an der rhythmischen Bewegung sind Gelenkigkeit, Koordination, Kraft und Körperbeherrschung sowie Einfühlungsvermögen für den Partner wichtige Voraussetzungen für den sportlichen Erfolg. Besonders in Deutschland ist das Niveau der Meisterpaare sehr hoch. Um in die Spitze zu gelangen, muß wenigstens 7 Jahre 2—3x in der Woche trainiert werden. In der Wettkampfperiode ist tägliches Training notwendig. Gewertet werden neben guter Raumaufteilung und harmonischem Aufbau des Tanzes die Körperhaltung, die mit dem Rhythmus der Musik übereinstimmenden Bewegungen beider Partner und die Beinarbeit (2). Die Tanzzeit dauert im Turnier eineinhalb bis zwei Minuten und liegt damit an der Grenze der anaeroben/aeroben Belastung. Die während dieser Zeit gemessenen Pulsfrequenzen liegen zwischen 160 und 180 mit Spitzenwerten von über 190 Schlägen/min (3). Häufig liegen die Pulsfrequenzen während der Belastung bei den Frauen höher als bei den Männern.

Die **klassischen Turniertänze** werden 2 Disziplinen zugeordnet.

1. Standardtänze:
a) langsamer Walzer
b) Tango
c) Slow Fox
d) Quickstep
e) Wiener Walzer

2. lateinamerikanische Tänze:
a) Rumba
b) Cha-Cha-Cha
c) Samba
d) Pasodoble
e) Jive

Sowohl bei den Standard- als auch bei den lateinamerikanischen Tänzen wechseln rhythmisch-schwebende Bewegungen mit abgebremsten statischen Belastungen für den Haltungs- und Bewegungsapparat.

Die besonders bei den lateinamerikanischen Tänzen bevorzugten und zum Teil vorgeschriebenen Bewegungsabläufe setzen ein hohes Maß an Kraft, Koordination und Konzentration voraus. Fehlt diese Kondition oder wird über die Ermüdungsgrenze hinaus trainiert, droht, wie in jeder Sportart, der **Überlastungsschaden.** Diesen fanden wir bevorzugt an den Kniegelenken. Bei den Herren war das rechte, bei den Damen das linke Knie besonders betroffen. Häufig bestanden die Zeichen einer Chondropathie. Bei entsprechender Behandlung heilten die Schäden im Frühstadium folgenlos aus, und in allen Fällen konnten die meist jugendlichen Tänzer ihren Sport wieder betreiben. Bei nicht sauber getanzten Abschnitten können die Torsionsbewegungen im Kniegelenk, besonders bei den Damen, zu Kapsel- und Banddehnungen mit entsprechenden Mikrotraumen in den Gewebsstrukturen führen. Lockerungen des Kapsel-Band-Apparates können die Folge sein. Konsequente Behandlung auch kleinerer Verletzungen und eine häufige Begutachtung des Bewegungsablaufes durch einen fachlich guten Trainer können diese Schäden weitgehend vermeiden. An zweiter Stelle der Häufigkeit von Sportschäden stehen Veränderungen an der Lendenwirbelsäule. Durch die starke Betonung der Lendenlordose bei den Damen einerseits und der statischen Belastung der Rücken- und Lendenmuskulatur bei den Herren andererseits werden Reizzustände im neuromuskulären Bereich begünstigt. Trifft dies besonders bei den Standardtänzen zu, so droht bei den lateinamerikanischen Tänzen mehr die Hypermobilität der Wirbelgelenke. Dann können die sehr schnellen und häufig ruckartigen Richtungsänderungen mit abrupten Abbremsungen zu Blockierungen der kleinen Wirbelgelenke mit plötzlich auftretenden starken Schmerzen führen. Dies gilt auch für die Halswirbelsäule. Bei den Herren besteht durch die weitgehend isometrische Belastung des Nacken-Schulter-Armgürtels rechts bei den Standardtänzen die Gefahr der frühen Ermüdbarkeit mit entsprechenden Schmerzzuständen dann, wenn die Muskulatur nicht durch Krafttraining vorbereitet wurde.

Das obere und vor allem das untere Sprunggelenk sowie die Chopartsche Gelenklinie werden dann besonders belastet, wenn Fußfehlformen vorliegen. Einlagen in die Sportschuhe sind nur bei den Herren möglich. Mit Hilfe eines geschickten Orthopädieschuhmachermeisters sind aber auch die Fußbeschwerden der Damen nahezu immer zu beheben. Durch das Tanzen auf hartem Parkettboden kann es sonst zu Reizzuständen an Sehnen und Periost kommen.

Verletzungen, bedingt durch Ausrutschen auf glattem Boden, verursachen Zerrungen und Risse der Weichteile. Sehr schmerzhaft und längere Therapiezeiten in Anspruch nehmend, sind die Steißbeinverletzungen beim Sturz aufs Gesäß. In einem Jahr mußten wir zwei Kontusionen und zwei Frakturen des Steißbeines bei Tänzern behandeln. Durch die spitzen Absätze können sehr tiefe Wunden am Unterschenkel verursacht werden.

Die Muskelkrämpfe der Waden beruhen häufig auf einem Elektrolytmangel, der durch orale Gaben von entsprechenden Getränken schnell behoben wird (1). Eine andere Ursache für Wadenkrämpfe, besonders bei den Damen, kann ein plötzlicher kalter Zug in der Vorhalle während einer Tanzpause sein. Die beste **Prophylaxe** ist ein physikalisches Gefäßtraining mit Wechselbädern, Bürstenmassage und ähnlichen durchblutungsfördernden Maßnahmen. Wesentlich ist auch das häufige Wechseln der Schuhe — mit flachen und hohen Absätzen — im Laufe des Tages. Großer Wert sollte nicht nur auf die äußerliche Wirkung der Turnierkleidung gelegt werden, sondern es sollte auch die Hautfreundlichkeit berücksichtigt werden. Wenn auch oft als störend empfunden, muß auch der Körper eines Tanzsportlers Schweiß abgeben können. Unsachgemäße Sportbekleidung und stark aufgetragene Kosmetika (z. B. Bräunungsmittel) können zu einem Hitzestau führen.

Im Vordergrund sportlicher Untersuchungen der Tanzsportler sollten das Herz-Kreislauf-System, das Vestibulum (Gleichgewicht), die Koordination und die neuromuskuläre Erregbarkeit stehen.

Der Tanzsport steht hinsichtlich der Verletzungshäufigkeit und der Überlastungsschäden im unteren Teil der Sportartenskala und wird daher in den entsprechenden Tabellen selten überhaupt aufgeführt. Bei einem durchdachten Aufbau des Trainings unter Leitung eines vom Deutschen Tanzsport Verband ausgebildeten und lizensierten Tanztrainers oder Übungsleiters und der Obhut eines Sportarztes sind bis auf einige Unfälle alle Schäden zu vermeiden. Die großen Vorteile des Tanzsportes, die zu einem Training aller motorischen Grundeigenschaften führen, also zu einer umfassenden Verbesserung der Kondition, können allen Bürgern, auch ältesten (Seniorentanz) empfohlen werden.

Literatur

1. *Böhmer, D.:* Der Einfluß des Hochleistungssportes auf den Wasser-Salz-Haushalt. In: Sport an der Grenze menschlicher Leistungsfähigkeit. *Rieckert, H.:* (Hrsg). Springer-Verlag 1981

2. *Nordheim, E., W. Nordheim:* Sport international - blv Sportlexikon. BLV-Verlagsgesellschaft, München - Basel - Wien 1970

3. *Traut, P., H. Heck, W. Hollmann:* Über die Kreislaufbeanspruchung bei Turnier-Tanzpaaren in Training und Turnier, Sportarzt und Sportmedizin 2 (1976), 31

Allgemeine Diagnostik und Therapie von Sportverletzungen

Beiträge aller Autoren. Überarbeitet von den Herausgebern

Schädelfrakturen

Kalottenfraktur: Weichteilschwellung, Hämatom, evtl. Krepitation. Nicht zwangsläufig Bewußtlosigkeit.
Schädelbasisfraktur: Es kann Blut oder Liquor aus Ohr, Nase, Mund austreten; zunehmendes Brillenhämatom. Meist Bewußtlosigkeit.
Sofortdiagnostik: Neurologische Untersuchung. Auf Pupillendifferenz achten, zunehmende einseitige Pupillenerweiterung kann Hinweis sein auf einen sich entwickelnden gleichzeitigen Hirndruck, z. B. durch ein epidurales Hämatom. Während der Erweiterungsphase noch Reaktion auf Licht. Bei weiterer Zunahme des Hirndrucks auch kontralateral Pupillenerweiterung. Höchste Lebensgefahr!
Therapie: Hitze- oder Kälteexposition vermeiden. Offene Schädelwunden steril verbinden, keine Reinigung. Atemwege freimachen oder freihalten, bei Bewußtlosigkeit Oro-Tubus einlegen, Seitenlagerung. Notfalls Intubation (durch Geübten).
Schocktherapie durch Anlegen einer Infusion. Dabei auf Temperatur der Infusionslösung achten. Zusätzlich bei traumatischem Schock hohe Dosen von Kortison. Bei Abfall des systolischen Blutdrucks unter 80 mm/Hg Lebensgefahr! Keine vasopressorische oder zentral dämpfende Medikamente. Keine Kopf-Tieflagerung. Medikamente nur intravenös, da im Kollapszustand nur so der Transport zum ZNS gewährleistet ist.
Kumulationsgefahr bei i. m. oder Subcutananwendung.

Begleitzettel mitgeben mit der Angabe des Verletzungszeitpunktes, besonderer Beobachtungen und der verabreichten Medikamente (Uhrzeit).

Gehirnverletzungen

Commotio cerebri

Bewußtseinsstörung unterschiedlicher Dauer, retrograde Amnesie, Brechreiz oder Erbrechen, Schwindel, Kopfschmerzen. Im Akutstadium evtl. Areflexie und Reaktionslosigkeit der Pupillen.
Kriterien: Flüchtigkeit der Erscheinungen, folgenlose Ausheilung.

Contusio cerebri

Grob-anatomische Hirnschädigung mit Auftreten von Hirnkontusionsherden, auch in Form eines Contre-Coup-Herdes. Contusio nicht zwangsläufig mit commotionellen Symptomen verbunden. Allgemeinerscheinungen mit Benommenheit, Unruhe, Erregungszuständen. Unter Umständen Koma mit Störungen von Kreislauf, Atmung, spontanem Abgang von Urin und Stuhl.
Herderscheinungen je nach Lokalisation und Schwere des Kontusionsherdes (Hirnnervenparesen, besonders des N. opticus, facialis und acusticus). *Temperaturanstieg deutet auf steigenden Hirndruck hin.*

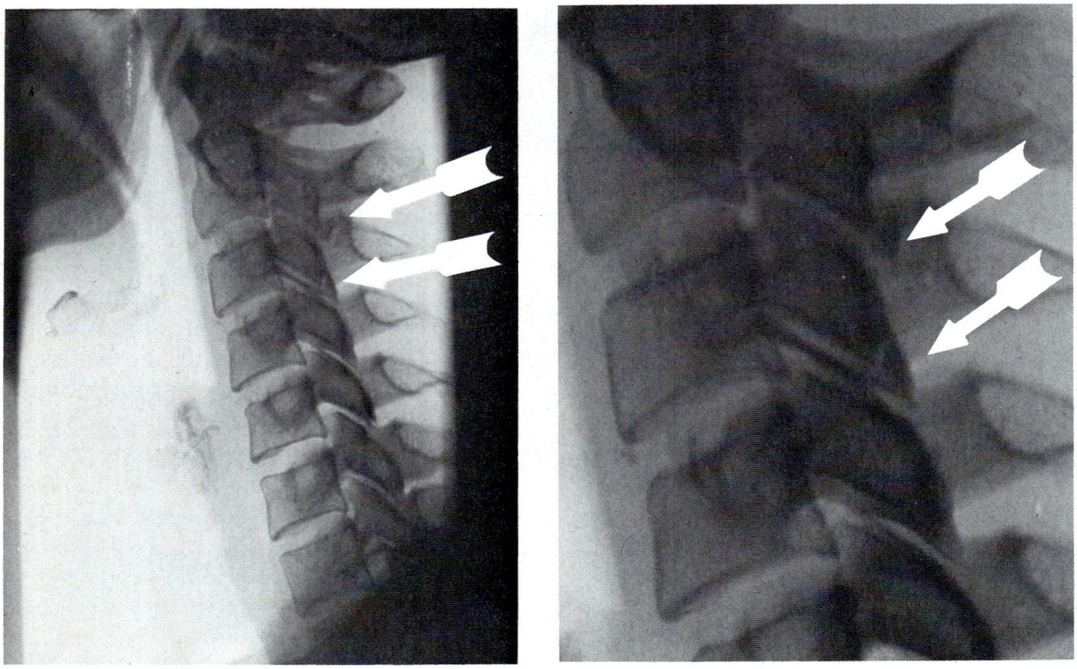

Abb. 1a und b **Facettenfraktur von HWK 2 und 3 nach Sturz auf den Kopf aus ca. 1,5 m Höhe.**

Compressio cerebri

Durch Hirnschwellung, Hirnblutung, Pulsverlangsamung mit Druckpuls, unregelmäßige Atmung. Zunehmende Benommenheit (3-Phasen-Syndrom mit freiem Intervall nach anfänglicher Bewußtlosigkeit und Übergang in neuerliche Bewußtlosigkeit). Anisokorie mit einseitiger Pupillenerweiterung auf der Seite der Blutung, kontralaterale Herdsymptome oder Jackson-Krämpfe.

Diagnostik: Genaue neurologische Untersuchung, **Eile.**

Therapie: Bei Verdacht auf Contusio cerebri strenge Flachlagerung, Kopf kühlen. Laufende Puls- und Blutdruck-, wiederholte neurologische Kontrollen, besonders Überwachung der Pupillen. Puls- und Atemkontrolle. Freimachen oder Freihalten der Atemwege. Schocktherapie. Kortison i. v. Stündlich Temperaturkontrolle.

Schriftliche Fixation von Zeitpunkt und Reihenfolge der aufgetretenen neurologischen Ausfälle.
Klinikbehandlung!

Wirbelsäulenverletzungen

Die meisten Wirbelsäulenverletzungen entstehen nicht durch direkte, sondern indirekte Gewalteinwirkung (Abb. 1a, b). Das Verletzungsspektrum reicht von Kontusionen und Distorsionen über Querfortsatz-Dornfortsatzfrakturen bis zu Luxationsfrakturen, meist im Bereich der Halswirbelsäule (Abb. 2).

Sofortdiagnostik: Bei allen Verletzungen im Bereich der Wirbelsäule muß damit gerechnet werden, daß es sich um eine schwerwiegende Verletzung handelt.

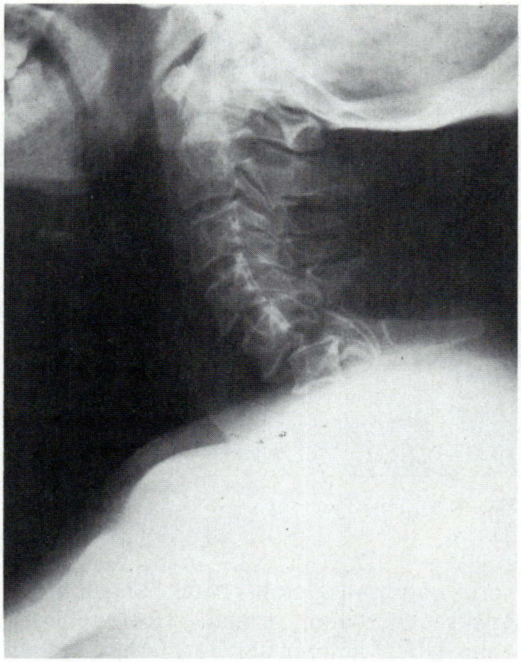

Abb. 2 HWS-Luxationsfraktur.

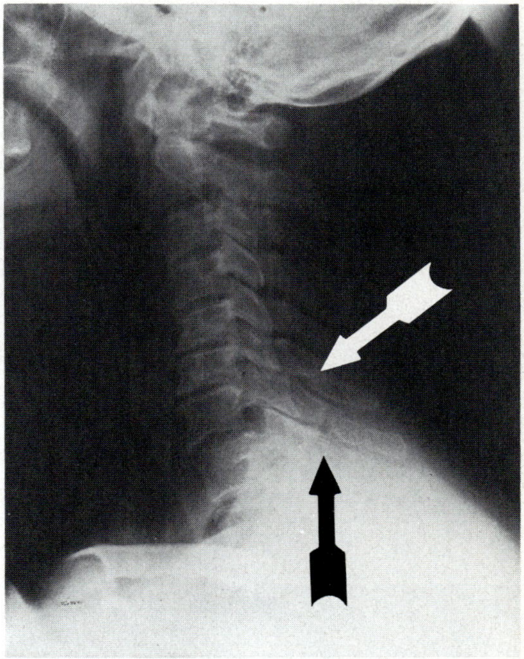

Abb. 3 Frakturen der Dornfortsätze von C 6 und C 7.

Auf dem Sportplatz kann eine Querfortsatzfraktur nicht von einer Luxationsfraktur unterschieden werden, da nicht zwangsläufig neurologische Ausfallserscheinungen vorliegen. Bei jeder Verletzung im Bereich der Wirbelsäule sofortige Prüfung der Reflexe, der Sensibilität und der Motorik. Darüberhinaus ist auf dem Sportplatz keine weitere Diagnostik möglich. *Transport liegend und schonend in die nächstgelegene Klinik.*

Klinische Diagnostik: Röntgenuntersuchung des von der Verletzung betroffenen Wirbelsäulenabschnittes in mehreren Ebenen. Evtl. Computertomographie. Genauere neurologische Untersuchung (EMG), evtl. Liquorpunktion, evtl. Myelographie.

Therapie: Sofern keine stationäre Behandlung notwendig, wird symptomatische Therapie mit Ruhigstellung, abschwellenden und schmerzlindernden Behandlungsmaßnahmen durchgeführt. Bei Quer- oder Dornfortsatzfrakturen (Abb. 3). Sportverbot für mindestens drei Wochen.

Obere Extremität

Schlüsselbeinfrakturen

Sofortdiagnostik: Bewegungseinschränkung des Schultergürtels. Deformität. Schmerzen, Schwellung und Krepitation im Verlauf des Schlüsselbeines (Abb. 4a). Neurologische Untersuchung und Prüfung der arteriellen Durchblutung am betroffenen Arm. Auf Beteiligung des Akromioklavikulargelenkes achten! Im Wachstumsalter Seitenvergleich.

Aufgrund der hier möglichen Grünholzfrakturen wird die Verletzung im Wachstumsalter häufig übersehen!

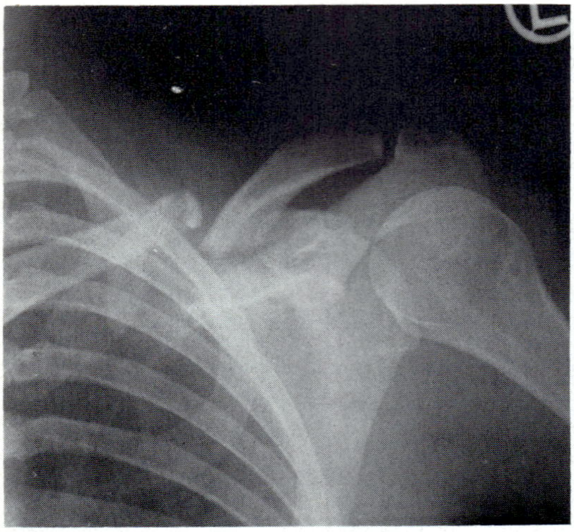

Abb. 4a **Klavikulafraktur, loco typico.**

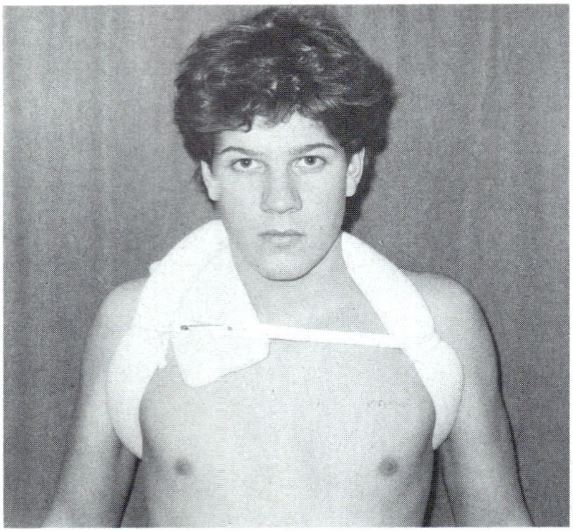

Abb. 4c

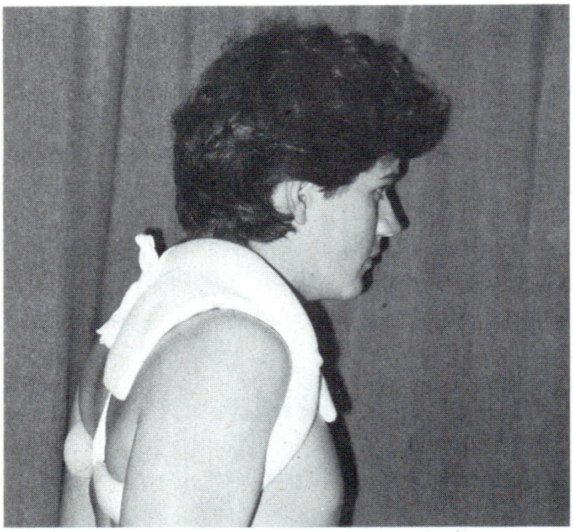

Abb. 4b und c **Klavikulafraktur: Rucksackverband.**

Klinische Diagnostik: Röntgenuntersuchung im Seitenvergleich. Bei Verdacht auf Mitbeteiligung des Akromioklavikulargelenkes evtl. Belastungsaufnahmen des Schultergürtels. **Soforttherapie:** Armtragetuch oder Fixation des Armes an den Rumpf mit elastischer Binde.

Klinische Therapie: Im allgemeinen Rucksackverband (Abb. 4b und c), nicht nur zur Ruhigstellung, sondern auch zum Verkürzungsausgleich. Nach angelegtem Rucksackverband erneut Röntgenkontrolle. Überwachung der Durchblutung und der Nervenfunktion. Zuerst tägliche Kontrolle des Verbandes, der drei bis vier Wochen belassen wird. Wöchentliche Röntgenkontrolle.

Operative Frakturversorgung ist immer angezeigt bei Begleitverletzungen (Gefäße oder Nerven) oder Ausbildung einer instabilen Pseudarthrose.

Akromioklavikulargelenkverletzung

Die Verletzungsskala reicht von der einfachen Distorsion über Kapselzerrung bis zur völligen Zerreißung des Gelenkes. Nach *Tossy* wird die Verletzung in drei Schweregrade eingeteilt:

Grad I – Bänderdehnung
Grad II – Riß des Ligamentum acromioclaviculare mit Bänderlockerung
Grad III – komplette Luxation durch zusätzliche Ruptur des Ligamentum coracoclaviculare

Sofortdiagnostik: Inspektion. Häufig ist die Verletzung sichtbar durch Hochstehen des lateralen Klavikulaendes. Bei der Pal-

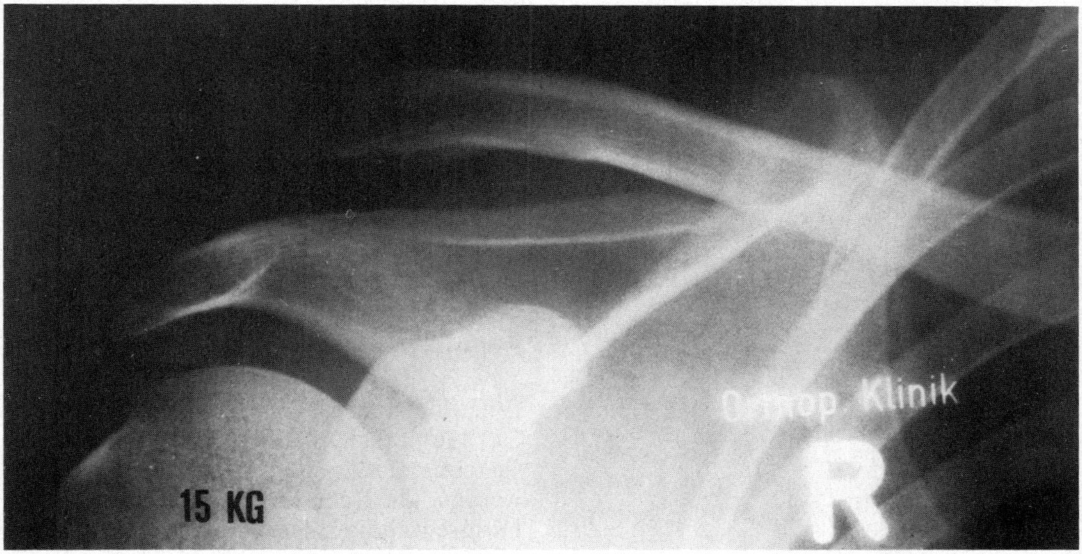

Abb. 5a **Schultereckgelenksprengung Tossy III.**

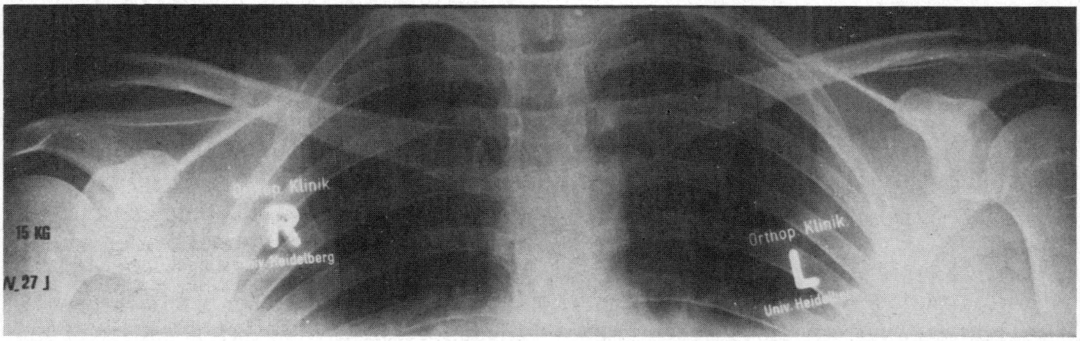

Abb. 5b **Beide Schultereckgelenke (zum Vergleich).**

pation Druckschmerz im Gelenk und federnder Hochstand des lateralen Klavikulaendes (Klaviertastenphänomen).

Klinische Diagnostik: Röntgenaufnahmen im Seitenvergleich (Abb. 5a und b), unter Belastung (Abb. 6). Sternoklavikulargelenk immer mitprüfen.

Soforttherapie: Bei Grad I und II keine Sofortmaßnahmen notwendig, bei Grad III Sportunterbrechung und Einleiten **klinischer Therapie.**

Verletzungen der Schweregrade I und II können konservativ durch Ruhigstellung behandelt werden, wobei nicht die Reposition, sondern die Retention das Problem darstellt. Bewährt hat sich ein ca. 50 cm langer Zügel aus elastischem Pflaster in mehreren Lagen. Hierdurch wird das laterale Klavikulaende reponiert und retiniert. **(Olympiazügel).** Belassung des Verbandes für mindestens drei Wochen. Bei kompletten Bandzerreißungen ist eine möglichst

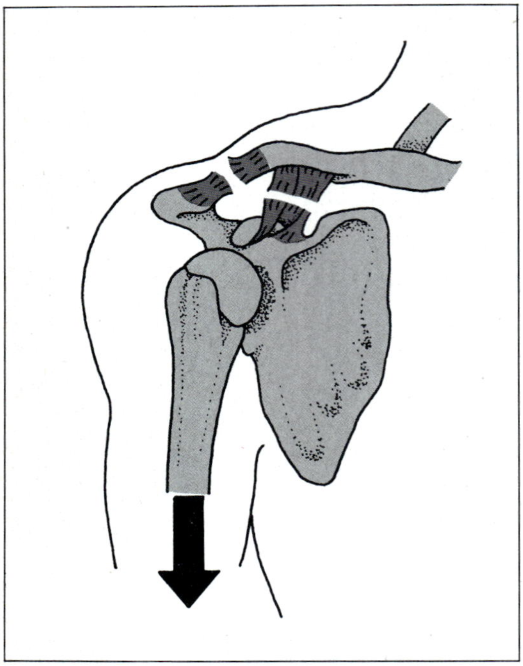

Abb. 6 Röntgenologischer Nachweis einer Schultereckgelenksprengung unter Belastung.

frühzeitige operative Rekonstruktion evtl. mit Entfernung des rupturierten Diskus erforderlich.

Bandplastische Maßnahmen bei älteren Verletzungen haben eine wesentlich schlechtere Prognose als die primäre Bandnaht.

Schulterdistorsion

Sofortdiagnostik: Druckschmerz der Muskelansätze. Aktive Beweglichkeit weit stärker behindert als passive. Prüfung des Schultereckgelenkes und der Rotatorenmannschette („painful arc"). Prüfung des N. axillaris (Deloideusfunktion und kleines sensibles Autonomgebiet).
Klinische Diagnostik: Vergleichende Röntgenaufnahmen in 2 Ebenen. Bei Verdacht auf Rotatorenmanschettenruptur Arthrographie. **Soforttherapie.** Kälteanwendung. Bei Schwellung zusätzliche Kompression. Ruhigstellung im Armtragetuch bis zur erfolgten Röntgenuntersuchung.
Klinische Therapie: Symptomatisch. Evtl. Ruhigstellung auf der Thoraxabduktionsschiene bis zum Abklingen der akuten Symptomatik. Anschließend Krankengymnastik, physikalische Therapie.

Schulterluxation

Luxation überwiegend nach unten vorne. Der Humeruskopf kann unter dem Processus coracoideus sichtbar sein und getastet werden. Die Schultergelenkpfanne ist leer. Differentialdiagnose zur Fraktur: Bei der reinen Luxation Halten des Armes meist in federnder Abduktion. Bei Luxationsfraktur Adduktion des Armes an den Oberkörper.
Sofortdiagnostik: Unbedingt das sensible Autonomgebiet des N. axillaris prüfen und soweit möglich Sensibilität und Motorik des Armes. Dadurch Vermeidung der Gefahr, daß eine Axillarisparese dem Repositionsmanöver angelastet wird.
Klinische Diagnostik: Röntgenaufnahme in 2 Ebenen. **Soforttherapie:** Gleich nach der Verletzung kann ein schonender Repositionsversuch unternommen werden. Im Liegen vorsichtig dosierter Längszug am Arm bei leichter Abduktion und Gegendruck in der Axilla.

Es muß jedoch darauf hingewiesen werden, daß bei Repositionsversuchen ohne vorherige Röntgenkontrolle der Vorwurf erhoben werden kann, eine Fraktur verursacht oder disloziert zu haben (Abb. 7).

Nach erfolgreicher Reposition Ruhigstellung mittels Armtragetuch sowie breiter elastischer Binde, die zusätzlich um Oberarm und Thorax gewickelt wird. Röntgenkontrolle.
Klinische Therapie: Reposition in Narkose. Ruhigstellung des Schultergelenkes

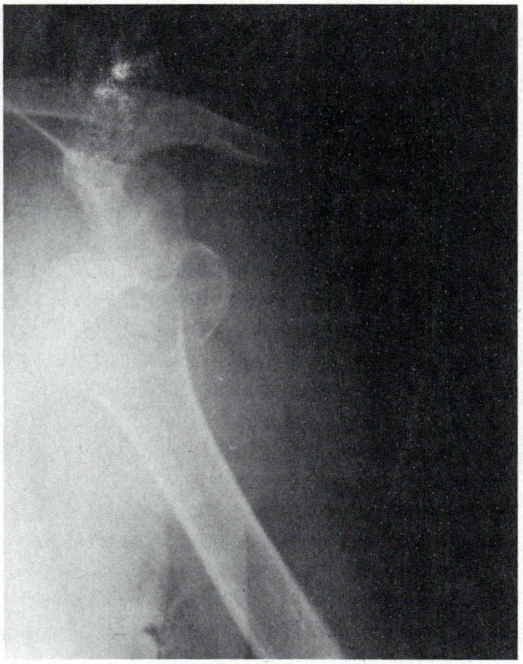

Abb. 7 Luxation des Humeruskopfes mit gleichzeitiger Abrißfraktur des Tuberculum majus (forensisch bedeutsam als Dokumentation vor dem Repositionsmanöver).

für drei Wochen im Desaultverband oder auf der Thoraxabduktionsschiene. Krankengymnastische Nachbehandlung mit Kräftigung insbesondere der Innenrotatoren. Sportpause je nach Sportart, jedoch **mindestens 6 Wochen.** Gefahr der Ausbildung einer rezidivierenden Schulterluxation.

Ellenbogen

Häufigster Überlastungsschaden: Epicondylitis humeri radialis. Bekannt als „Tennis-Ellenbogen", „Golfer-Ellenbogen", „Werfer-Ellenbogen" etc. Hierbei handelt es sich immer um das gleiche Krankheitsbild. Diagnostik und Therapie siehe Kapitel Tennis. Beim Gewichtheber: Epicondylitis ulnaris!

Hand

Bei Hyperextensionsverletzungen muß auf die Möglichkeit einer Luxation des Os lunatum mit oder ohne Fraktur des Os naviculare geachtet werden (Abb. 8). **Sofortdiagnostik:** Schwellung und Druckschmerz über dem Handgelenk volar, evtl. Störungen im Ausbreitungsgebiet des N. medianus.
Klinische Diagnostik: Röntgenuntersuchung in mehreren Ebenen. Hierbei ist besonders eine exakte seitliche Aufnahme wichtig.
Klinische Therapie: Möglichst schnelle Reposition. Sonst muß wegen der Retraktion der Bänder mit Verkleinerung der entstandenen Lücke in Narkose evtl. operativ reponiert werden.

Navicularefraktur

Häufig übersehene Verletzung.

Sofortdiagnostik: Druckschmerz über der Tabatière.
Klinische Diagnostik: Röntgenaufnahme (Abb. 9) in 4 verschiedenen Ebenen (Naviculareserie).
Klinische Therapie: Beim klinischen Verdacht auf Vorliegen einer Fraktur auch ohne positives Röntgenergebnis Gipsruhigstellung und Wiederholung der Röntgenkontrolle nach 2—3 Wochen. Ruhigstellung im Unterarmgipsverband unter Einschluß des Daumens. Ruhigstellungsdauer abhängig von der Lokalisation der Fraktur, **mindestens 8 Wochen.** Pseudarthrosen werden operativ behandelt.

Fingerverletzungen
Luxationen

Meist eindeutig bei der Inspektion zu erkennen.

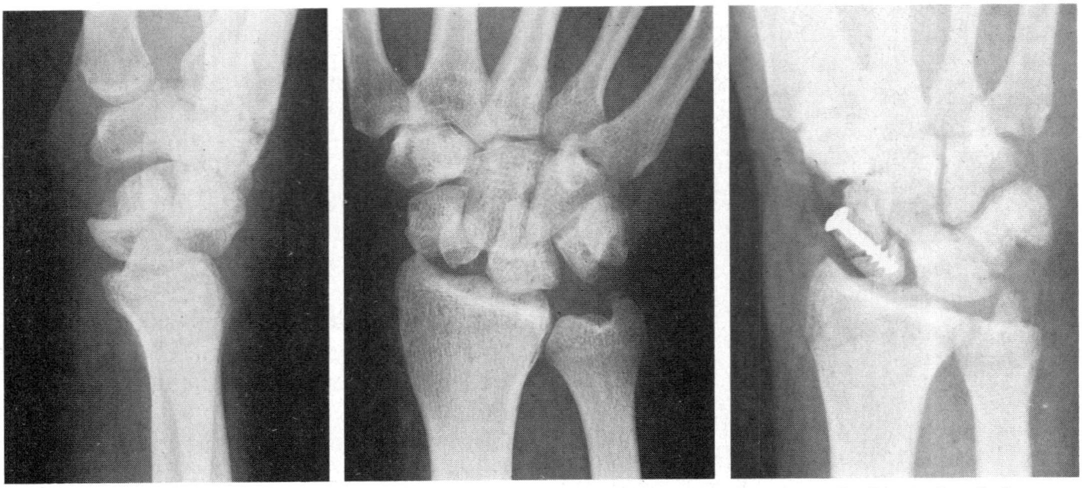

Abb. 8 Transnaviculo-lunäre Luxation. Zustand nach Reposition und Verschraubung der Navicularefraktur.

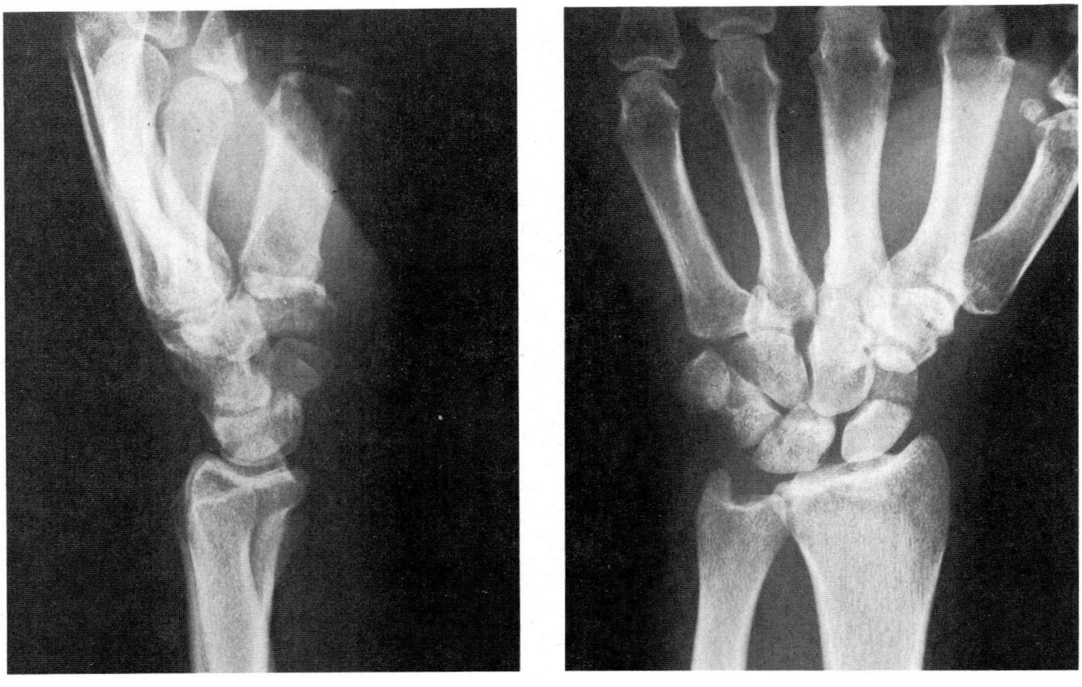

Abb. 9 Navicularefraktur.

Klinische Diagnostik: Röntgenaufnahme in 2 Ebenen.
Soforttherapie: Möglichst schnelle Reposition.
Klinische Therapie: Reposition in Lokalanaesthesie. Ruhigstellung in korrekter Beugestellung für drei Wochen.

Strecksehnenabriß

Erkennbar am Hängen des Endgliedes und fehlender aktiver Extension (Abb. 10).
Klinische Diagnostik: Röntgenkontrolle in 2 Ebenen zum Ausschluß knöcherner Ausrisse.
Soforttherapie: Fingerschienenverband unter Überstreckung im Endgelenk für 6—8 Wochen.
Klinische Therapie: Bei knöchernen Ausrissen operative Refixation des ausgerissenen Fragments. Evtl. Strecksehnennaht mit temporärer Transfixation des distalen Interphalangealgelenkes. Bei insuffizienter Streckfähigkeit nach konservativer Behandlung Raffung der Strecksehne.

Seitenbandriß am Metacarpophalangealgelenk I („Skidaumen")

Riß des ulnaren und (seltener) des radialen Seitenbandes. **Sofortdiagnostik:** Schwellung. Druck- und Bewegungsschmerz. Evtl. Greifunfähigkeit speziell beim Kraftgriff.
Klinische Diagnostik: Röntgenkontrolle in 2 Ebenen. Gehaltene Aufnahmen, evtl. in Lokalanaesthesie (Abb. 11a und b).
Klinische Therapie: Je nach Schwere des Falls Fixation mit Tape- oder Pflasterzügeln über mindestens vier Wochen, Gipsruhigstellung über 6 Wochen, Operation. Besonders bei kompletten Zerreißungen des Kapsel-Band-Apparats besteht die Gefahr, daß sich das abgerissene Seitenband über die Fascie des M. adductor pollicis schlägt und eine chronische Instabilität des Gelenkes resultiert. Deshalb ist in diesen Fällen eine operative Revision notwendig. Knöcherne Bandausrisse werden mit einer Ausziehdrahtnaht fixiert. Auch hier Gipsfixation für mindestens 4 Wochen.

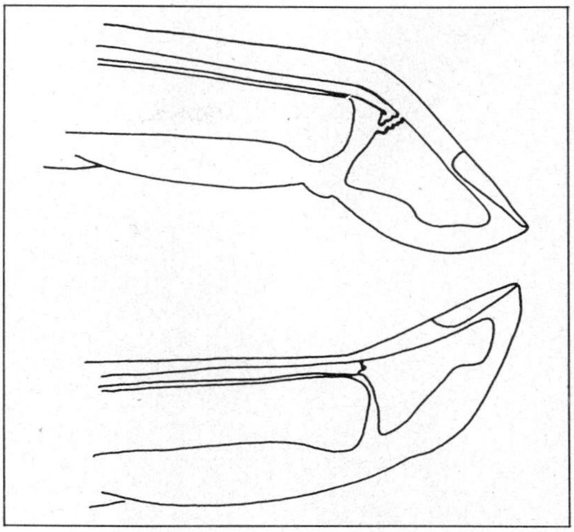

Abb. 10 Skizze: Strecksehnenabriß. Fixation in Überstreckung.

Fingerendgliedverletzungen mit subungualem Hämatom

Soforttherapie: Hämatomentlastung durch Nageltrepanation mit steriler Injektionskanüle (siehe Kapitel: Hockey).

Untere Extremität

Hüftgelenk

Jede schwerere Hüftgelenkverletzung erfordert eine exakte **klinische** Diagnostik mit Röntgenuntersuchung. Maßnahmen am Sportplatz beschränken sich auf Schmerzbekämpfung.

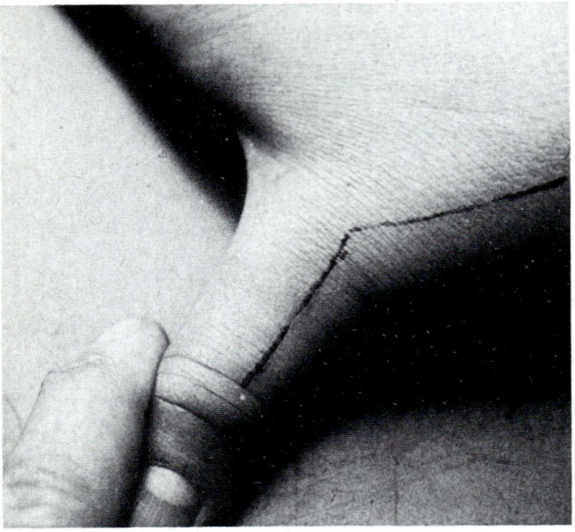

Abb. 11a Seitenbandriß am Metacarpophalangealgelenk I („Skidaumen").

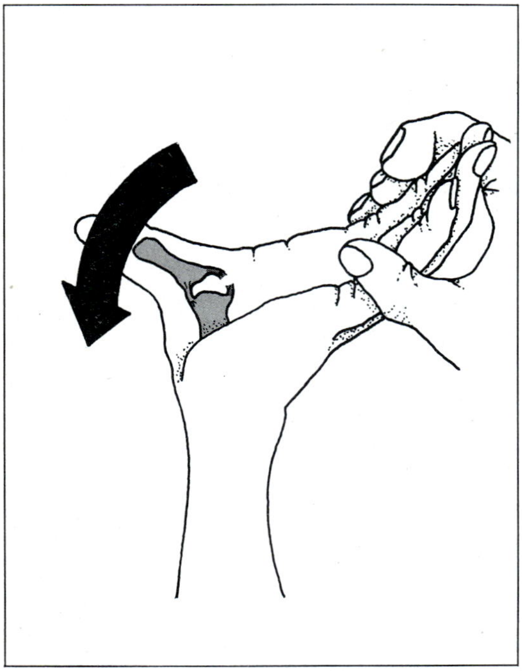

Abb. 11b Röntgenologischer Nachweis einer Seitenbandruptur des Metacarpophalangealgelenkes I: Haltetechnik.

Kniegelenk

Kniegelenkdistorsion, Meniskusschaden, einfache oder komplexe Kapselbandläsionen. Chondrale oder osteochondrale Frakturen, Patellaverletzungen.
Sofortdiagnostik: Inspektion des Kniegelenkes. Unterscheidung zwischen Kapselschwellung und Kniegelenkerguß. Kontrolle der Stellung der Patella. Bei der Palpation Festlegung der Druckpunkte (Meniskusschmerz, Bandansatzschmerz), Bewegungsprüfung, Untersuchung der Patella und des Ligamentum patellae, aktive Streckung möglich?
Banddiagnostik: Seitenbandprüfung in voller Streckung und 30 Grad Beugung (Entspannung der hinteren Kapsel). Kreuzbandprüfung. Gefahr des Übersehens einer hinteren Schublade, da der Unterschenkel in die hintere Schublade fällt. Bei starker Schmerzhaftigkeit Lachman-Test empfehlenswert (Prüfung des vorderen Kreuzbandes in 30 Grad Kniebeugung).
Sofort **klinische Diagnostik:** Vergleichende Röntgenaufnahmen. Gehaltene Aufnahmen (Abb. 12a, b, c), evtl. in Lokal- oder Allgemeinanaesthesie. Evtl. Arthrographie oder Arthroskopie. Bei ausgeprägtem Erguß Punktion. Bei Vorliegen eines Hämarthros unklarer Genese auf Fettaugen achten:

Indikation zur Arthrotomie.

Hämarthros: Ein Hämarthros ist auch bei Fehlen von klinischen Hinweisen auf eine Band- oder Meniskusläsion stets eine Indikation zur Arthroskopie! Hierbei ist eine genauere Diagnostik eventueller Kniebinnenläsionen möglich. Noch blutende Gefäße können durch das Arthroskop hindurch kauterisiert werden, und das Hämarthros wird durch das Ausspülen des Gelenkes weitgehend entfernt.
Nach einem Kniegelenkhämarthros, das über mehrere Tage bestanden hat, ist eine Wettkampfpause sowie das Vermeiden von

Schach dem Altern geistig fit sein

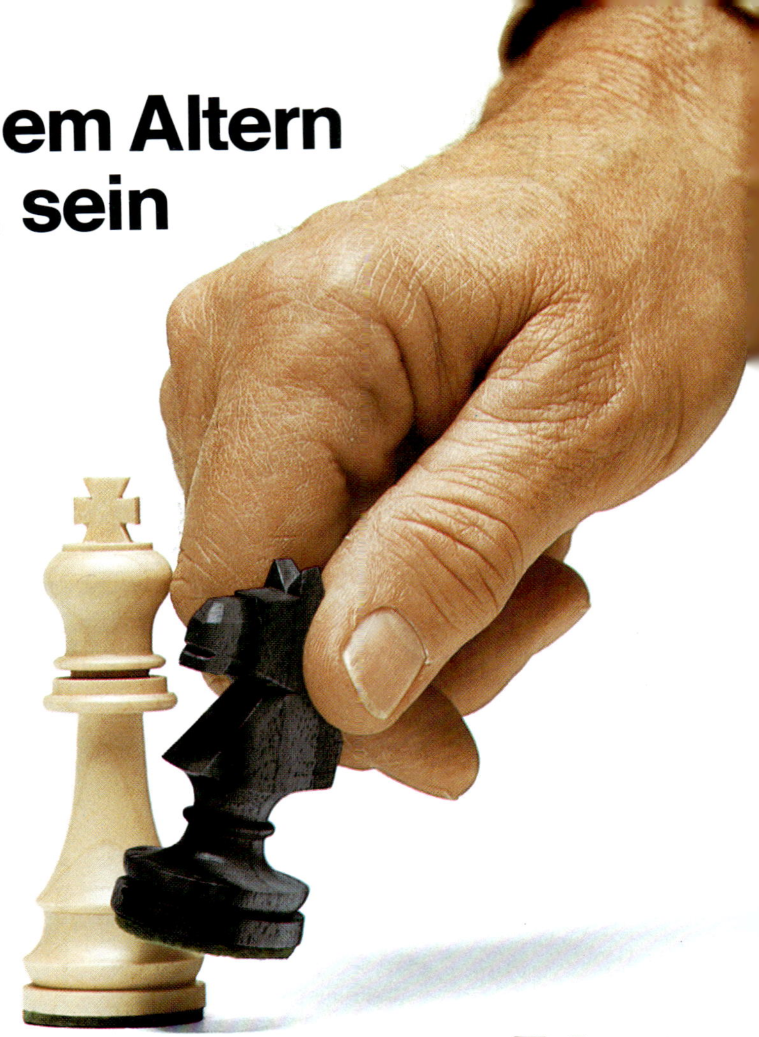

besonders preisgünstige Therapie

Circanol®

Standardtherapie gegen zerebrale Insuffizienz

Circanol®

Zusammensetzung
1 Tablette (1 ml Tropflösung = 20 Tropfen) enthält:

Dihydroergocorninmethansulfonat	0,33 mg
Dihydroergocristinmethansulfonat	0,33 mg
Dihydro-α-ergocryptinmethansulfonat	0,22 mg
Dihydro-β-ergocryptinmethansulfonat	0,11 mg

(entspr. 1 mg Dihydroergotoxinmethansulfonat)

Anwendungsgebiete
Zerebrovaskuläre Insuffizienz
Altershochdruck
Intervallbehandlung der Migräne bei hypertoner Ausgangslage oder bei älteren Patienten
Periphere Durchblutungsstörungen
Symptomatische Behandlung des Zervikalsyndroms, speziell Migraine cervicale

Unverträglichkeiten und Risiken
Bisher nicht bekannt geworden.

Eigenschaften
Circanol verbessert die im höheren Lebensalter auftretende Verminderung der Hirndurchblutung, fördert die zerebrale Leistungsfähigkeit und befreit von den Begleitsymptomen: Schwindel, Kopfschmerz, depressive Verstimmung, Ohrensausen, psychomotorische Unruhe, Ermüdbarkeit, verminderte Merkfähigkeit und Kontaktmangel. Circanol erweist sich auch in der Gefäß-Peripherie als wirksam. Der Effekt beruht vornehmlich auf einer Steigerung des Perfusionsvolumens mit einer Verminderung des peripheren Gefäßwiderstandes. Die Kollateralöffnung wird nachhaltig gefördert, die Ischaemie des Gewebes gebessert. Circanol beseitigt die vasomotorischen Störungen des Zervikalsyndroms, bei dem Hinterhauptkopfschmerzen und Druckgefühl hinter den Augen, Augenflimmern, Schwindel und Gleichgewichtsstörungen im Vordergrund der Beschwerden stehen. Bei konsequenter Gabe von Circanol kann eine weitgehende Besserung bis zur völligen Beseitigung der Beschwerden erzielt werden. Circanol ist wegen seiner ausgezeichneten Verträglichkeit zur Langzeittherapie besonders geeignet. Auch bei jahrelangem Gebrauch von Circanol treten keine Intoleranzsymptome auf.

Dosierung und Anwendungsweise
Die Dosierung ist dem Schweregrad der Erkrankung und der individuellen Ansprechbarkeit anzupassen. Falls vom Arzt nicht anders verordnet, gelten folgende Empfehlungen:
Zerebrovaskuläre Insuffizienz oder Altershochdruck: in leichten Fällen 3 x täglich 1 Tablette bzw. 3 x täglich 20 Tropfen, in schweren Fällen 5-6 Tabletten täglich bzw. 3 x täglich 30-40 Tropfen.
Migräne-Intervallbehandlung: 3-5 Tabletten täglich bzw. 3 x täglich 20-30 Tropfen.
Periphere Durchblutungsstörungen oder Zervikalsyndrom: 3 x täglich 1-2 Tabletten bzw. 3 x täglich 20-40 Tropfen.

Darreichungsformen, Packungsgrößen und Apothekenverkaufspreise
Packung mit 25 ml Tropflösung DM 13,65, Packung mit 50 ml Tropflösung DM 22,95, Packung mit 100 ml Tropflösung (2x50 ml) DM 39,15, Packung mit 200 ml Tropflösung (4x50 ml) DM 71,75. Packung mit 20 Tabletten (N1) DM 7,20, Packung mit 50 Tabletten (N2) DM 17,90, Packung mit 100 Tabletten (N3) DM 33,50, Packung mit 250 Tabletten DM 75,45.
Stand: September 1983

Kettelhack Riker Pharma GmbH
4280 Borken, Westf.

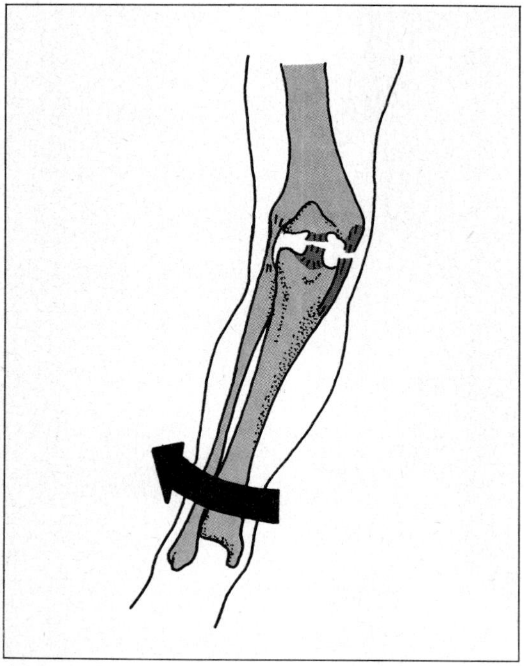

Abb. 12a

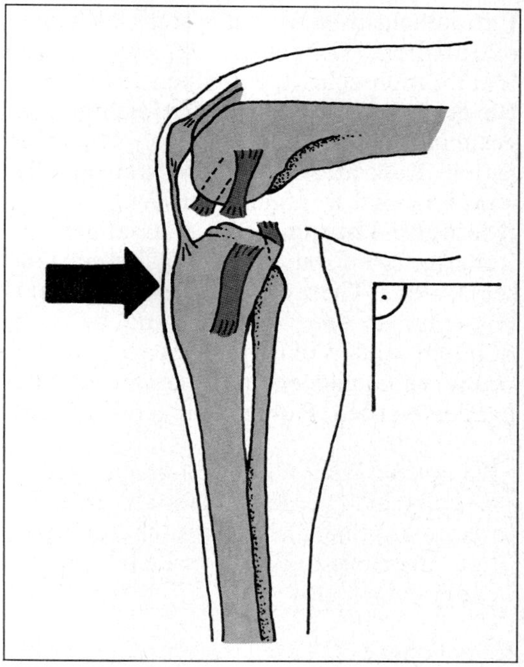

Abb. 12c

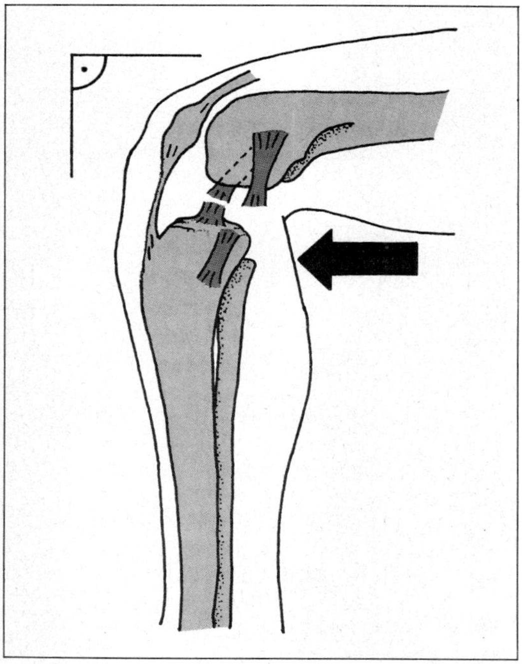

Abb. 12b

Abb. 12 Gehaltene Aufnahme zur röntgenologischen Dokumentation eines medialen Kapselbandrisses (Valgusstress). Bei starker Aufklappbarkeit Verdacht auf zusätzliche Ruptur des vorderen Kreuzbandes. Der manuellen Technik ist eine definierte Belastung mit entsprechenden Halteapparaturen vorzuziehen (a). Gehaltene Aufnahme zur röntgenologischen Dokumentation einer Ruptur des vorderen (b) und des hinteren (c) Kreuzbandes (hier in Verbindung mit einer medialen Seitenbandruptur).

Extrembelastung für mindestens 8 Wochen einzuhalten. (Literatur: *Pförringer, W.:* Habilitationsschrift, München 1981)

Soforttherapie: Lagerung in leichter Beugestellung. Eis. Kompression. Nüchtern lassen! Reposition einer luxierten Patella. Anschließend Röntgenkontrolle.

Klinische Therapie: Bei erstmaliger und isolierter Meniskusverletzung ist ein konservativer Therapieversuch vertretbar. Gipstutor für drei Wochen. Einfache Instabilitäten und nicht verschobene Patellafrakturen können ebenfalls konservativ behandelt werden (Ruhigstellung 6 Wochen).

Komplexe Instabilitäten müssen operativ behandelt werden (eine spätere Bandrekonstruktion hat wesentlich schlechtere Ergebnisse als die primäre Bandnaht).

Verschobene Patellafrakturen (Abb. 13a—c) und Risse des Ligamentum patellae müssen ebenfalls operiert werden. Während und besonders im Anschluß an die Gipsbehandlung intensives Muskeltraining mit Krankengymnastik etc.

Bei veralteten Kapselbandläsion mit Instabilität Kompensationsversuch durch Auftrainieren der Muskulatur (insbesondere des M. quadrizeps femoris). Sonst operativ Kapselbandrekonstruktion (besonders bei nicht arthrotisch verändertem Kniegelenk).

Kniegelenkdistorsionen werden mit Ruhigstellung und Sportpause je nach Schweregrad bis zu 2 Wochen bei sicherem Ausschluß weitergehender Verletzungen behandelt. Primär Kompression und Kühlung, anschließend zusätzliche analgetisch-antiphlogistische Salbentherapie (z. B. Mobilatsalbe oder -gel).

Achillessehne

Achillessehnenruptur

(in aller Regel komplett).

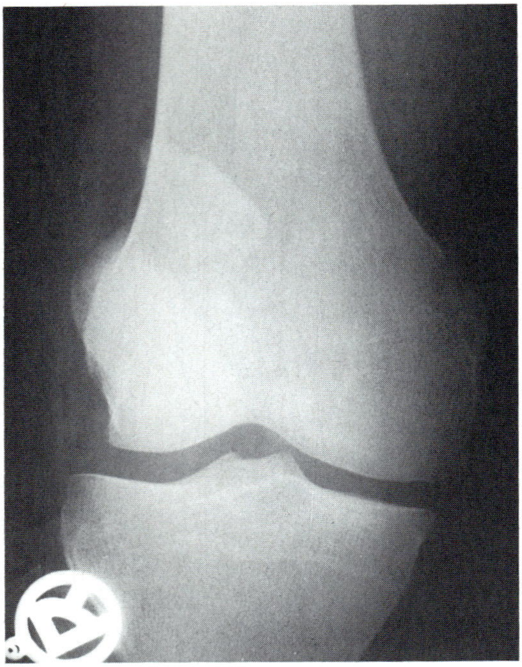

Abb. 13a

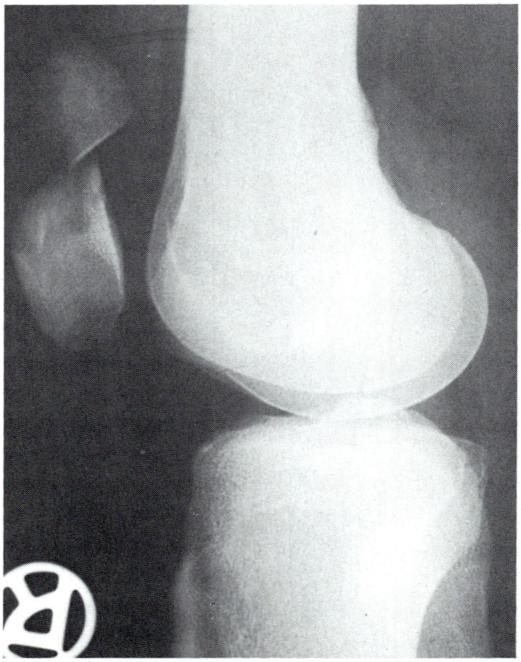

Abb. 13a und b Patellafraktur.

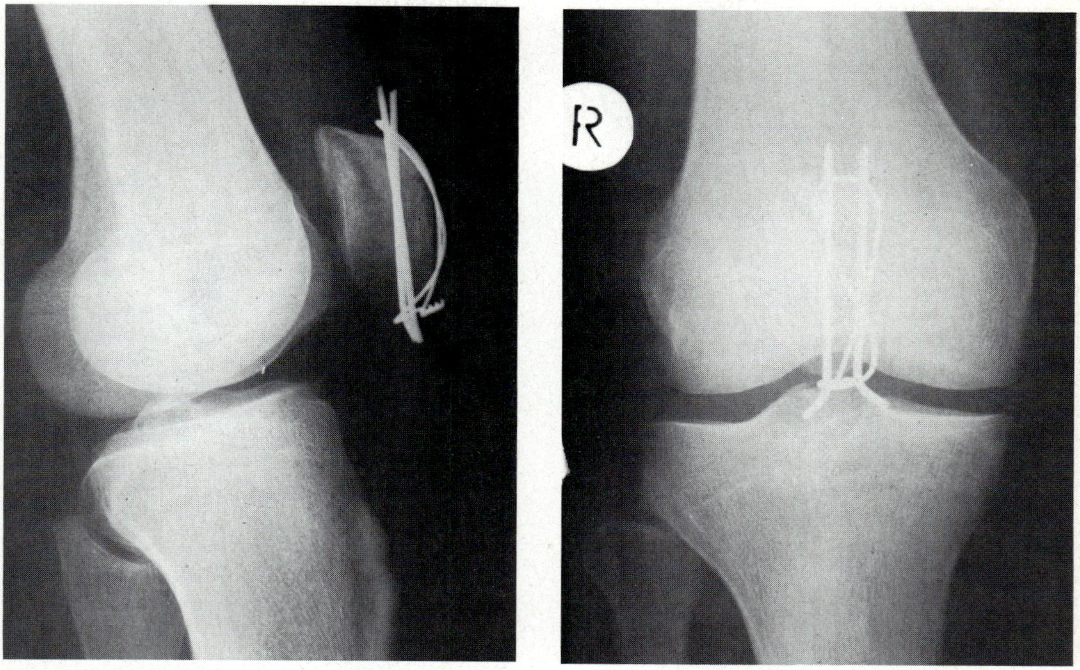

Abb. 13c Patellafraktur: Operative Versorgung.

Anamnese: Schlagartiges Ereignis, subjektives Gefühl einen Knall gehört zu haben.

Sofortdiagnostik: Bei Inspektion Schwellung der Sehnenkontur. Gelegentlich Lücke sichtbar. Bei Palpation tastbare Lücke. Druckschmerz am Übergang von Muskelbauch zu Sehnenspiegel. Thompson'scher Handgriff negativ (fehlende Plantarflexion des Fußes bei Kompression der entspannten Wadenmuskulatur). Aktive Plantarflexion noch möglich, jedoch nicht einbeiniger Zehenstand.

Klinische Diagnostik: Röntgenuntersuchung, zum Ausschluß von knöchernen Ausrissen. **Soforttherapie:** Kühlung und Kompressionsverband.

Klinische Therapie: Wiederherstellung der Kontinuität der Sehne durch Sehnennaht. Gipsruhigstellung für sechs Wochen. Danach 3 Monate Entlastung durch erhöhten Absatz.

Achillodynie

Entweder chronische Irritation des Achillessehnengleitgewebes mit Auftreten von akuten Beschwerden oder Insertionstendinopathie.

Diagnose: Verstrichene Sehnenkontur im Seitenvergleich. Starker Druckschmerz.

Soforttherapie: Sportpause. Absatzerhöhung. Lokale antiphlogistische Maßnahmen, evtl. Zinkleimverband.

Keine Kortisoninjektion in den Sehnenbereich.

Bei chronischen therapieresistenten Veränderungen, Operation: Entfernung des chronisch veränderten Sehnengleitgewebes. Grundsätzlich Hyperuricämie und Hypercholesterinämie ausschließen.

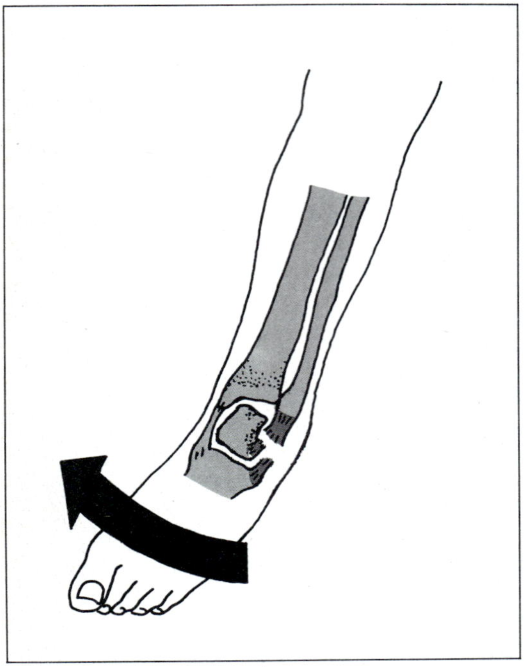

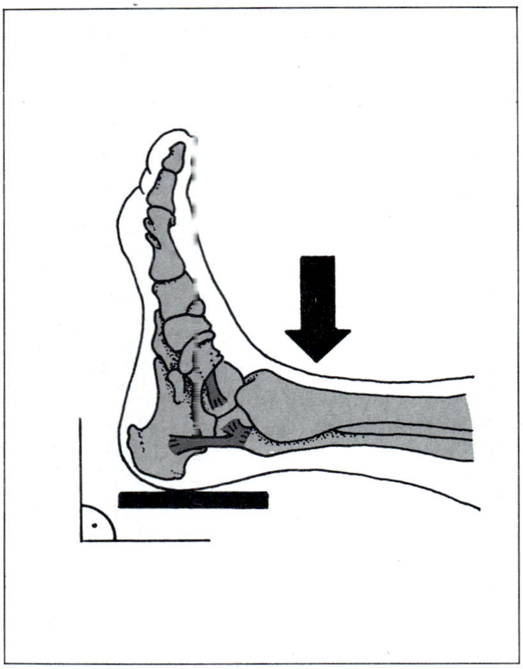

Abb. 14a und b Röntgenologischer Nachweis der Taluskippung im ap Strahlengang (a) und der Talussubluxation im seitlichen Strahlengang (b) bei Rupturen des fibularen Kapselbandapparates des oberen Sprunggelenkes: Haltetechnik.

Oberes Sprunggelenk

Sprunggelenkdistorsion mit oder ohne Verletzung, besonders des lateralen Kapselbandapparates.

Sofortdiagnostik: Schwellung im Bereich des Außenknöchels. Bei Palpation Druckschmerz insbesondere vor dem Außenknöchel. Stabilitätsprüfung des oberen Sprunggelenkes im Seitenvergleich. Differentialdiagnose: Peronealsehnenluxation.

Klinische Diagnostik: Röntgenaufnahmen und gehaltene Aufnahmen (Abb. 14a und b) im Seitenvergleich. Evtl. in Lokalanaesthesie. Evtl. Arthrographie zum Ausschluß einer Syndesmosenverletzung (dabei Beurteilung auch der Talusoberfläche — flake fracture). **Soforttherapie:** Kühlung, Kompression und Ruhigstellung.

Klinische Therapie: Je nach Schwere der Kapselbandverletzung und unter Berücksichtigung des Alters und der sportlichen Aktivität konservativ oder operativ.
Bei reiner Distorsion ohne Aufklappbarkeit drei Wochen Immobilisation (Gehgips oder funktioneller Tapeverband). Äußerlich: Salbenverbände oder Gele mit analgetisch-antiphlogistischer Wirkung für einige Tage. Nachts: Salbenpackungen (z. B. Dolo-Mobilat Gel). Bei komplexen Kapselbandrupturen 6 Wochen Immobilisation. Sportpause nicht unter vier Wochen. Bei operativer Behandlung 6 Wochen Immobilisation, evtl. vorübergehend laterale Schuhranderhöhung oder Flügelabsatz.

Auch hier: Die primäre Bandnaht bringt bessere Ergebnisse als eine später evtl. notwendig werdende Bandrekonstruktion.

Allgemeine Behandlungsempfehlung bei Schürfwunden

Typische Sturzverletzung oft mit Fremdkörpereinsprengungen.
Therapie: Bei starker Blutung steriler Druckverband. Hochlagerung. Bei verschmutzten Schürfwunden Reinigung mit Wasserstoffsuperoxyd, anschließend antibiotischer Fettgazeverband. Bei allen größeren Platzwunden, Schnitt- oder Stichverletzungen trockener steriler Verband. Sofortige chirurgische Wundversorgung veranlassen.
Tetanusimmunisierung überprüfen!

Kryotherapie: Das Prinzip von Kompression und Kühlung ist in der Sportmedizin bei der Akutbehandlung, aber auch bei der längerdauernden Therapie nicht mehr wegzudenken.
Bei der Erstbehandlung steht der analgetische Effekt im Vordergrund, gleichzeitig wird das Anschwellen stark verzögert, der „Soforteffekt" dieser Therapie ist am Unfallort von Bedeutung.
Als längerfristige Therapie, zusammen mit Kompression und entsprechenden äußerlichen Therapeutika (z. B. Traumasalbe 301—303) hat sich dieses Vorgehen bei frischen Verletzungen bewährt. In der über die Akutphase hinausgehenden Behandlung wird eine Dämpfung sekundär entzündlicher Reaktionen angestrebt.
Kältesprays und Kältekissen für diese Behandlung sind im Handel (z. B. Sportslife) und haben den Vorteil der schnellen Verfügbarkeit gegenüber früheren Kälteanwendungen (wie z. B. Eisbeutel).

Prellungen

Nicht jedes Hämatom dringt an die Oberfläche, da es oft innerhalb der Muskelfaszie entsteht. In diesem Fall typische Weichteilschwellung und lokalisierter Druck- und Anspannungsschmerz.
Therapie: Kälteanwendung (Kühlspray, feuchtkalte Umschläge, Eisbeutel). In den ersten Stunden bis Tagen Druckverbände, danach entlastende Stützverbände und bewußte Schonung des verletzten Muskels. **Keine Massage.** Äußerlich: kühlende Gele (z. B. Rheumon-Gel = Etofenamat) sind subjektiv und objektiv hilfreich.

Akute Myalgie

Schmerzhafte akute Verkrampfung einer oder mehrerer Muskelgruppen bei Belastung im Sport, meist beeinflußt durch eine Störung der Durchblutung bei ungünstigen äußeren Bedingungen.
Diagnostik: Umschriebener Muskelhartspann bei starker funktioneller Beeinträchtigung.
Therapie: Zur Krampflösung Dehnen der betroffenen Muskulatur, lokale Wärme und auflockernde Massage. Bei Rezidiv Sportpause und physikalische Therapie. Bei Myalgien ist es unerläßlich, den schmerzauslösenden Spasmus der Muskulatur zu lösen. Neben medikomechanischen Maßnahmen ist äußerlich die Applikation entsprechender Pharmaka hilfreich (z. B. Midysalb-M mit Mephenesin).

Distorsionen

Distorsionen werden oft unterschätzt. Neben der Soforttherapie (Kompression und Kühlung) stets mehrwöchige Sportpause mit äußerlicher Fixation (je nach Schweregrad Gips oder Tape). Salbenverbände wenn möglich, zusätzlich orale Antiphlogistika mit analgetischem Effekt und guter Verträglichkeit (z. B. Fluniget-Diflunisal).

Muskelriß

Entsteht meist unter ungünstigen äußeren Umständen, bei ungenügendem vorherigem Aufwärmen, bei gleichzeitiger plötzlicher Überbeanspruchung oder unkoordinierter Abwehrbewegung. Prädisponierend sind Vorschäden. Je geringer das Hämatom, desto größer ist die Wahrscheinlichkeit einer degenerativen Vorschädigung.
Symptomatisch ist ein messerstichartiger Schmerz, bei infrafaszialem Hämatom häufig zunehmend. Hochgradig behinderte Funktion bis zur Belastungsunfähigkeit. Palpatorisch häufig Dellenbildung an der Rißstelle tastbar.
Therapie: Kältespray, feuchtkalte Umschläge, Eispackungen.
Je nach Hämatom Druckverband über Tage. Konsequente Schonung bzw. Entlastung über Tage bis Wochen, je nach Schwere des Befundes. Bei Wadenmuskelrissen Absatzerhöhung.

Keine Wärme, keine Massagen, keine Injektionen.

Wiederaufnahme von Belastung und Hydrotherapie in Abhängigkeit von der Schwere der Verletzung erst nach Abklingen der Beschwerden, frühestens nach 2—3 Wochen. Wiederaufnahme eines dosierten Trainings erst nach Wiedereintritt der schmerzfreien Dehnbarkeit des Muskels. Bei ausgedehnten Defekten evtl. Operation: Muskelnaht.

Akute Tendinosen

Auftreten unter plötzlicher oder andauernder Überbelastung. Oft bei degenerativer Vorschädigung. Typisch für die Tendinosen ist der lokalisierte Druck- oder Anspannungsschmerz am Übergang vom Muskel zur Sehne oder am Sehnenansatz.
Therapie: Unterbrechung der sportlichen Betätigung. Kurzfristige Ruhigstellung. Die lokale Kälteanwendung kann zwar vorübergehend helfen, gewöhnlich jedoch das Problem nicht beseitigen.
Entlastende Aufhängestützverbände mit Fixierung der befallenen Muskelgruppen in entlastender Stellung der Muskel-Sehnen-Übergänge mit Näherung von Ursprung und Ansatz. Zirkuläre Pflastertouren müssen wegen der Gefahr von Durchblutungsstörungen vermieden werden. Salbenpackungen und Gelapplikationen (z. b. Reparil-Gel).
Elektrotherapie mit Galvanisation, Iontophorese, diadynamischen Strömen sowie Interferenzstromtherapie. Evtl. lokale Kortikoidinfiltrationen. Die rechtzeitige Umflutung des tendopathischen Schmerzpunktes durch ein mit einem Depot-Anaesthetikum verdünntes Glukokortikoid kann oft sehr schnelle und wirkungsvolle Hilfe bringen.

Diese Maßnahme sollte jedoch nur unter besonders kritischer Indikationsstellung erfolgen

(s. Kapitel Tennis).
Als Therapiealternative existiert die Friktionsmassage nach *Zyriax.* Diese Therapiemethode wird hauptsächlich am Ellenbogen angewandt.
Bei völliger konservativer Therapieresistenz kann die operative Diszision im Bereich der tendopathischen Punkte erwogen werden.

Ausrüstung des Sportarztes im Notfallkoffer

Für den Einsatz am Sportplatz/Wettkampfort sind neben sportartspezifischen Therapeutika (vgl. auch „Skifahren“ und „Bergsteigen“) einige Basisteile der Ausrüstung empfehlenswert.
Zur Wundversorgung: sterile Kompressen, Fettgaze, Mullbinden, Pflaster, Klammer-

pflaster, Wundreinigungsmaterial. Nahtmaterial ist in den seltensten Fällen am Unfallort notwendig, eine genügend sterile Versorgung ist hier zumeist nicht möglich.
Zur Kühlung: Kältesprays, Kältekissen.
Zur Kompression: elastische Binden. Praktisch sind zum Mitführen für den Sportler selbst Binden, die nicht gerollt, sondern flach gelegt sind und somit kaum Platz beanspruchen (z. B. Sportbandage, Fa. Rogg, München).
Injektionsmaterial: Auf Notfälle beschränken (Sterilität)! Analgetika, Kreislaufmittel, eventuell Kortison zur Schockbekämpfung.
Orale Therapeutika: Besser als Tabletten oder Dragees sind flüssige Lösungen (Tropfen) zur Kreislaufstabilisierung oder zur Analgesie.
Stützverbände: Aufblasbare Schienen oder dünne Drahtschienen zur Frakturstabilisierung oder nach Luxationen sind meist nur im freien Gelände notwendig. Wichtig und nützlich sind immer einige Rollen Sporttape! Elastische Binden verschiedener Breite, selbstklebende Binden und Heftpflaster sollten immer in ausreichender Menge bereit gehalten werden.
Instrumente: Schere, Pinzette, 2 sterile Einmalskalpelle, Staubinde, Einmalkanülen (auch zur Nageltrepanation bei subungualen Hämatomen) sind zur Sofortversorgung zumeist ausreichend.
Notfalltaschen werden meist nach individuellem Geschmack zusammengestellt, sie sollten aber nicht zu umfangreich sein, um noch handlich und übersichtlich zu bleiben. Fertige Sportunfalltaschen sind auch im Handel und können zusätzlich ergänzt werden. Oft ist die Ausstattung aber bereits so vollständig, daß dies nicht mehr nötig ist (z. B. Sanitätskoffer von Pharmakon Rödler, Flörsheim).

Funktionelle Verbände — Verbandtechnik

J. Montag, P. D. Asmussen

Die Erfahrungen, die mit „Funktionellen Verbänden“ in den vergangenen Jahren in der Sportmedizin gemacht wurden, zeigen, daß es möglich ist, mit dieser Verbandtechnik bestimmte Verletzungen in kurzer Zeit zur Ausheilung zu bringen, ohne daß die bei Starrverbänden durch die Immobilisation bedingten Folgeschäden auftreten.

Zweck dieses Kapitels ist es, eine Verbandtechnik vorzustellen, mit deren Hilfe einige häufig auftretende Schäden am Stütz- und Bewegungsapparat funktionell versorgt werden können. Aus der Fülle der Möglichkeiten wurden einige typische Verbände für die häufigsten Verletzungen ausgewählt.

Besonderer Wert wurde auf die einfache und exakte Nachvollziehbarkeit der einzelnen Verbandschritte gelegt. Die Darstellung beschränkt sich bewußt auf die Verbandtechnik und setzt die Mitwirkung des Arztes voraus, besonders bei der Diagnose und der Verbandtherapie.

Verbandmaterial

Die meisten der hier gezeigten Verbände werden aus der starren Pflasterbinde Leukotape aufgebaut. Als elastische Pflasterbinden werden Acrylastic und Elastoplast eingesetzt. Der Sprühkleber Leukospray dient zur Haftverbesserung und die Fixierbinde Gazofix als Hautschutz.

Hilfs- und Polstermaterial

Benzin und Verbandwatte

Zur Reinigung fettiger Haut sowie zum Entfernen von vorhandenen Kleberückständen dient ein in Benzin getauchter Wattebausch oder Mulltupfer.

Vaseline

Weiße Vaseline dient zum Einfetten der Spitze einer Schere oder eines tape-cutters, um die Gleitfähigkeit zu verbessern.

Polstermaterial

In der Regel werden zum Unterpolstern oder zum Hohllegen eines „Funktionellen Verbandes“ textilkaschierte Schaumgummiplatten verwendet, die individuell zugeschnitten werden. Die Schaumgummiplatten dienen auch als Träger für Salben, Flüssigkeiten oder Gele.
Folgende Instrumente werden benötigt:
— Rasierapparat mit auswechselbaren Klingen oder Einmalrasierer.
— Verbandschere mit abgewinkelter flacher Spitze oder ein tape-cutter.

Lagerung des Patienten

Bei Fuß- und Unterschenkelverbänden wird der Patient auf einer Untersuchungsliege

oder Massagebank gelagert — der zu versorgende Teil des Unterschenkels ragt über das Ende der Liege hinaus.
Verbände am Handgelenk sowie an den Fingern bereiten hinsichtlich der Lagerung meistens keine Schwierigkeiten, ggf. kann der Ellenbogen aufgestützt werden.
Das Kniegelenk läßt sich am einfachsten verbinden, wenn der Patient auf der Untersuchungsliege steht.
Die Schulter- und die Rumpfregion werden meist in stehender Position versorgt.
Für Ellenbogenverbände wird die Hand z. B. auf einer Nackenrolle abgestützt.

Vorbereitung der Haut

Weitgehend intakte Haut ist die Voraussetzung für das Anlegen von „Funktionellen Verbänden“. Während kleinere Hautdefekte abgedeckt werden können, sind große Wundflächen und allergische Hautreaktionen als Gegenanzeige für einen „Funktionellen Verband“ anzusehen.
Die Haut des Patienten muß trocken und sauber sein. Eine Rasur der Haut ist nur in Ausnahmefällen bei extrem starker Behaarung erforderlich.
Eine dünn aufgesprühte Schicht eines Sprühklebers erfüllt mehrere Aufgaben:
— Sie verbessert die Haftung zwischen Verbandmaterial und Haut;
— sie wirkt bei Überempfindlichkeit gegen Kautschuk-Harz-Klebemassen als Hautschutz;
— sie reduziert die Epilation, wenn die Haare nach dem Einsprühen in Wuchsrichtung angestrichen werden und der Verband in Wuchsrichtung abgezogen wird.

Gelenkstellung

Gelenke werden im Regelfall in ihrer funktionellen Mittelstellung versorgt. Die Gelenkstellung darf während des gesamten Anlegevorgangs nicht verändert werden, da sonst Falten im Verband entstehen, die zu Druckstellen führen können.

Polsterung

„Funktionelle Verbände“ werden in der überwiegenden Zahl ungepolstert auf der Haut angelegt. Jede Polsterung reduziert den direkten Hautkontakt und beeinträchtigt die Stabilität. Es sollte deshalb nur gepolstert werden, wenn es unbedingt erforderlich ist, z. B.
— bei flächigen Narben oder Wunden,
— an sehr dünnen Extremitäten,
— zur lokalen Druckerhöhung, z. B. bei der Fixierung des Schultergelenks (Abb. 1),
— zur Resorption von Hämatomen; hier dient der Zuschnitt aus textilkaschiertem Schaumgummi zum Hohllegen des Gelenkvorsprungs.
Für die Polsterung und das Hohllegen haben sich textilkaschierte Schaumgummiplatten bewährt. Für feste Polsterungen kann auch Filz verwendet werden.
Werden die Schaumgummiplatten nur zur Polsterung bzw. zum Hohllegen angewandt, so kommt die unkaschierte Seite, die durch Einsprühen klebend gemacht wird, auf die Haut. Durch weiteres Einsprühen des aufgeklebten Formteils wird die Haftung des Verbandes verbessert (Abb. 2).
Soll der Schaumgummizuschnitt als Träger für Medikamente dienen, so wird in der Regel auch die unkaschierte Seite mit den Salben, Flüssigkeiten oder Gelen bestrichen. Der Schaumgummizuschnitt muß in diesem Fall durch Anlegen einer Fixierbinde in Position gehalten werden.

Handhabung Leukotape

Leukotape ist das hauptsächlich für die „Funktionelle Verbandtechnik“ verwendete Verbandmaterial. Folgende praktische Hinweise sollen die Anwendung erleichtern:

— Die Rolle wird locker zwischen Daumen, Zeigefinger und Ringfinger gehalten, der Mittelfinger wird durch den Bindenkern gesteckt (Abb. 3). Die Rolle bleibt normalerweise während des Verbandanlegens in der Hand.
— Leukotape mit beiden Händen zwischen Daumen und Zeigefinger möglichst dicht fassen (die Daumennägel sollten sich dabei berühren) (Abb. 4) und mit einem kurzen Ruck in sehr spitzem Winkel abreißen (Abb. 5). Leukotape läßt sich ebenso in Längsrichtung teilen, z. B. für die Anwendung an den Fingern oder als geschlitzter Zügel.
— Damit Leukotape nicht unbeabsichtigt unter Zug angelegt wird, sollte die benötigte Länge für die einzelnen Streifen des Verbandes erst von der Rolle abgezogen werden. Dann reißt man den Streifen ab und appliziert ihn.
— Zirkuläre Leukotape-Streifen dürfen, um Abschnürungen zu vermeiden, nur locker ohne Zug und bei angespannter Muskulatur angelegt werden. Besteht die Tendenz zu Schwellungen, so darf mit Leukotape nur semizirkulär verbunden werden.

Fixationszeitraum

Die Behandlungsdauer mit „Funktionellen Verbänden" orientiert sich an der Art und Schwere der Schädigung sowie am Heilungsverlauf und kann zeitlich nicht schematisiert werden. Im Regelfall werden „Funktionelle Verbände" bis zur Ausheilung der Verletzung oder bis zur Beseitigung der Beschwerden angelegt. Während der gesamten Behandlungszeit muß der korrekte Sitz der Verbände gewährleistet sein. Sie müssen deshalb häufig kontrolliert, dem Heilungsverlauf angepaßt und wenn sie nicht mehr voll funktionsfähig sind, korrigiert oder neu angelegt werden. Direkt auf die Haut geklebte Verbände sollten, um die Hautbelastung so niedrig wie möglich zu halten, nach 2 Tagen, spätestens aber nach einer Woche erneuert werden. Wird der Verband auf einer gut hautverträglichen Unterlage angelegt, so kann er, wenn er gut sitzt, auch länger getragen werden.
Zur Prophylaxe von Überbelastungen und Verletzungen werden für Wettkampf und Training, besonders im Hochleistungssport, „Funktionelle Verbände" angelegt. Aufgrund der zu erwartenden extremen Belastung muß diese Art der „Funktionellen Verbände" sehr fest angelegt werden. Sie dürfen nur während der Dauer der Belastung getragen werden und müssen unmittelbar nach Rückkehr zu normaler Beanspruchung entfernt und ggf. durch einen anderen Verband ersetzt werden.

Abnahme des Verbandes

Die Verbände lassen sich, obwohl sie auf der Haut kleben, leicht mit einer Verbandschere oder einem tape-cutter aufschneiden und entfernen. Dazu zunächst den Rand des Verbandes an einer Stelle anheben und durch Darunterschieben eines Fingers ein kleines Verbandstück von der Haut trennen. In diese Öffnung wird die mit Vaseline eingefettete flache Spitze einer Verbandschere eingeschoben. Die Schere wird beim Schneiden angehoben und Stück für Stück vorgeschoben. Der Verband sollte so aufgeschnitten werden, daß die Schere nicht über Knochenvorsprünge, z. B. die Tibiakante, geführt werden muß.
Der aufgeschnittene Verband wird dann in Wuchsrichtung der Haare abgezogen; auf diese Weise wird eine Epilation weitgehend vermieden.

Nachbehandlung der Haut

Nach Entfernen des Verbandes wird die Haut sorgfältig gereinigt. Mit Benzin und Watte lassen sich Rückstände des Sprühklebers und der Pflastermasse leicht von der

Haut entfernen. Danach empfiehlt sich die Hautpflege mit einer unparfümierten Hautcreme, die den Säureschutzmantel sowie den Fett- und Feuchtigkeitsgehalt der Haut erhält.

Die einzelnen Segmente des „Funktionellen Verbandes"

Jeder „Funktionelle Verband" ist aus verschiedenen Segmenten mit unterschiedlichen Funktionen aufgebaut.
Wir unterscheiden:
— Anker- oder Haltestreifen,
— Zügel,
— Fixierstreifen,
— Schließ- oder Verschalungsstreifen.

Anker- oder Haltestreifen

Anker- oder Haltestreifen sind ein wichtiger Teil eines jeden „Funktionellen Verbandes", an dem die einzelnen Verbandzügel aufgehängt werden.
Ihre Laufrichtung wird durch die funktionellen und anatomischen Gegebenheiten bestimmt. Sie können in einer Region angelegt werden:
— im Querverlauf (Abb. 6),
— im Längsverlauf (Abb. 7),
— im Längs- und Querverlauf (Abb. 8).

Zügel

Zügel sind die tragenden Teile eines „Funktionellen Verbandes". Sie stützen oder entlasten Muskeln, Bänder und Innenstrukturen sowie andere Gelenkteile.
Zügel werden angelegt als:
— aufsteigende Zügel von distal nach proximal (Abb. 9),
— absteigende Zügel (Abb. 10),
— Querzügel von dorsal nach ventral (Abb. 11),
— U-Zügel (Abb. 12),
— kreuzende Zügel.

Fixierstreifen

Mit Fixierstreifen (Abb. 13) werden die Zügel, die teilweise unter Zug stehen, auf den Ankerstreifen befestigt, so daß sie sich nicht ablösen können. Fixierstreifen werden meistens semizirkulär angelegt und verlaufen in der Regel quer zu den Zügeln.

Schließ- oder Verschalungsstreifen

Mit Schließ- oder Verschalungsstreifen (Abb. 14) wird der „Funktionelle Verband" geschlossen. Durch die Schließ- oder Verschalungsstreifen erhalten die einzelnen Zügel untereinander einen festen Halt. Außerdem erhält der Verband so eine geschlossene Hülle. Schließ- oder Verschalungsstreifen können semizirkulär oder zirkulär sowie längsverlaufend angelegt werden.

Zirkuläre Streifen aus unelastischem Material sind immer ohne Zug um die Extremität zu legen, weil sonst die Gefahr von Abschnürungen besteht. Bei Schwellungsneigung nur semizirkulär verbinden.

Sprunggelenkverband I
mit elastischen und unelastischen Pflasterbinden

Material: 1 elastische Pflasterbinde, 6 oder 8 cm breit, 2,5 m lang; 1—2 Rollen Tape, 3,7 cm breit, 10 m lang.

Es wird in der funktionellen Mittelstellung verbunden (Abb. 15).

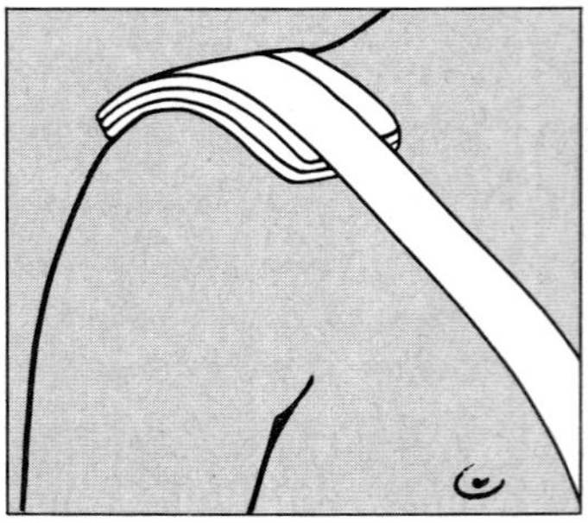
Abb. 1

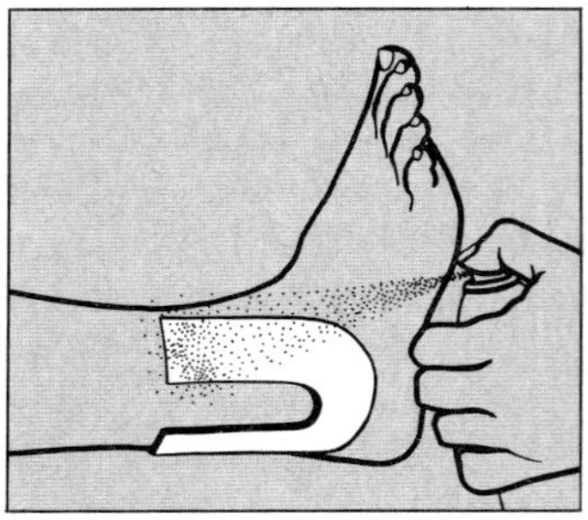
Abb. 2

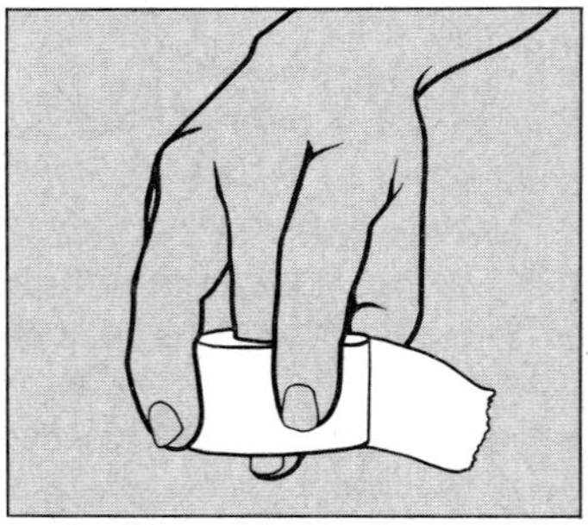
Abb. 3

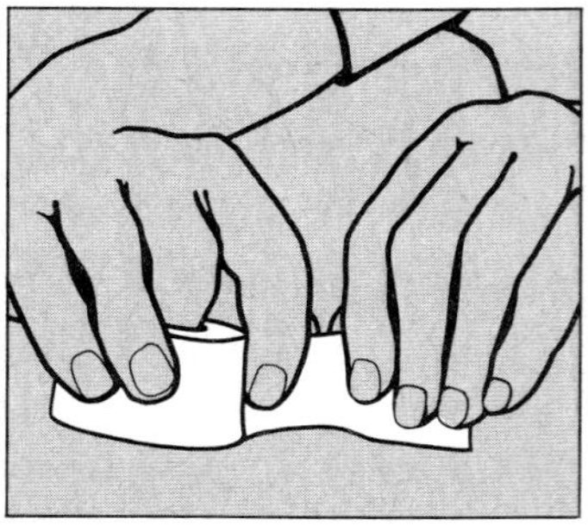
Abb. 4

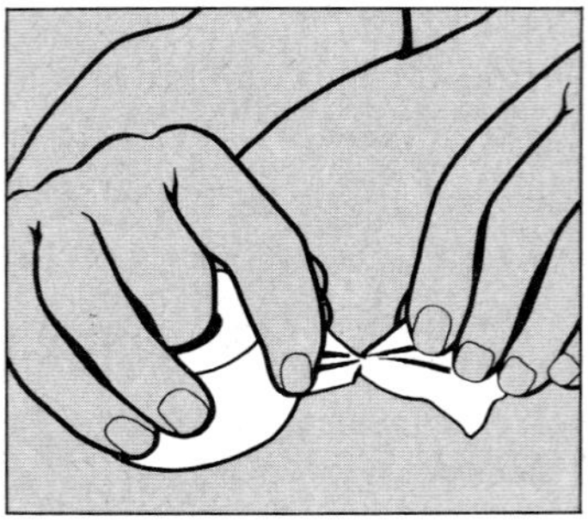
Abb. 5

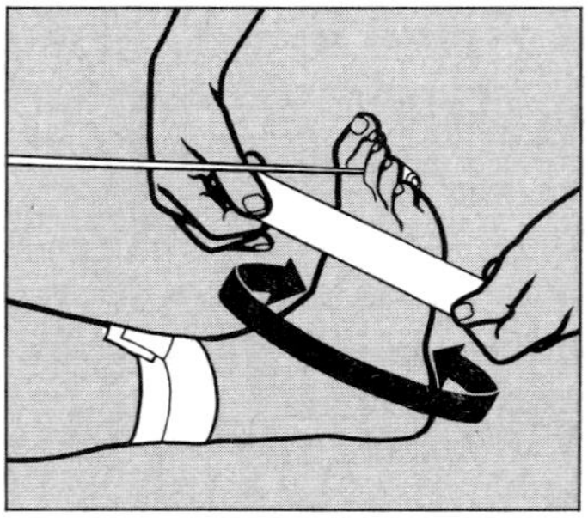
Abb. 6

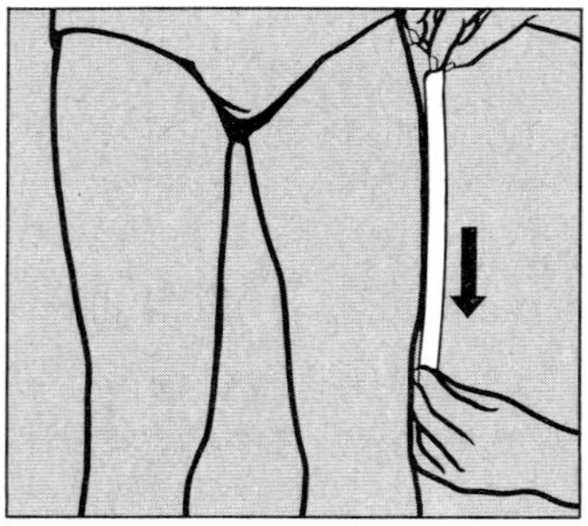
Abb. 7

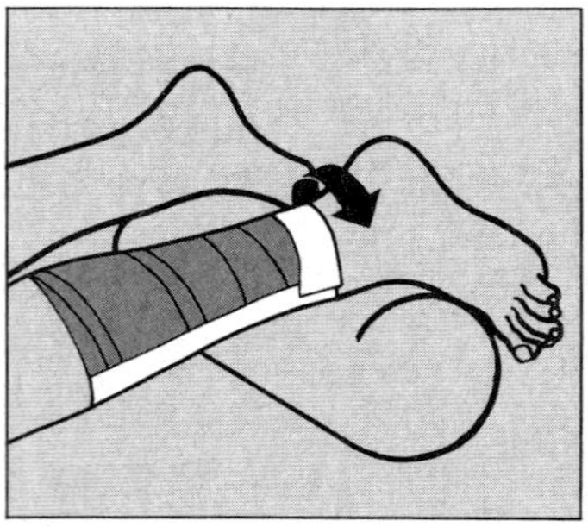
Abb. 8

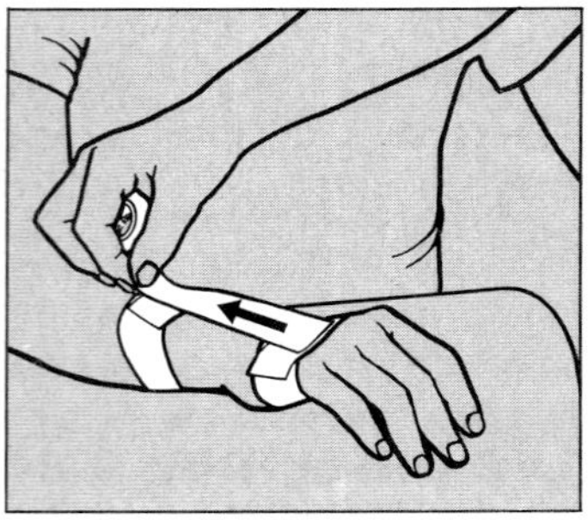
Abb. 9

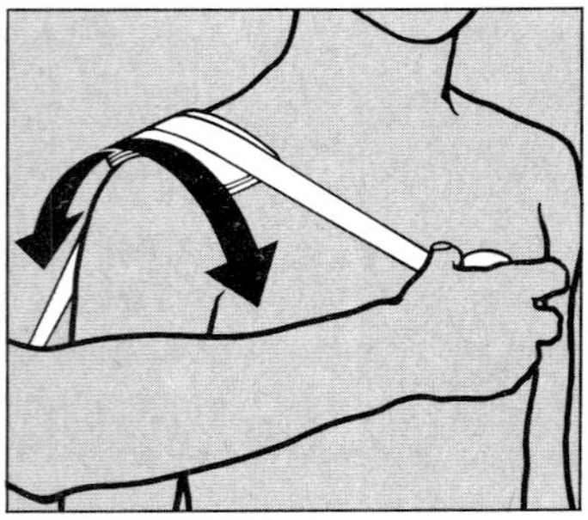
Abb. 10

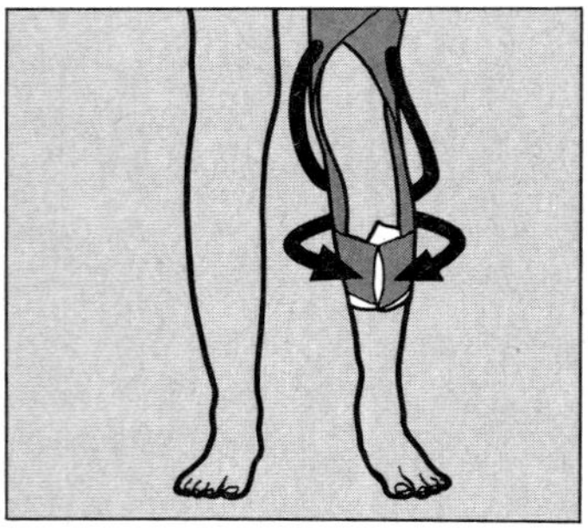
Abb. 11

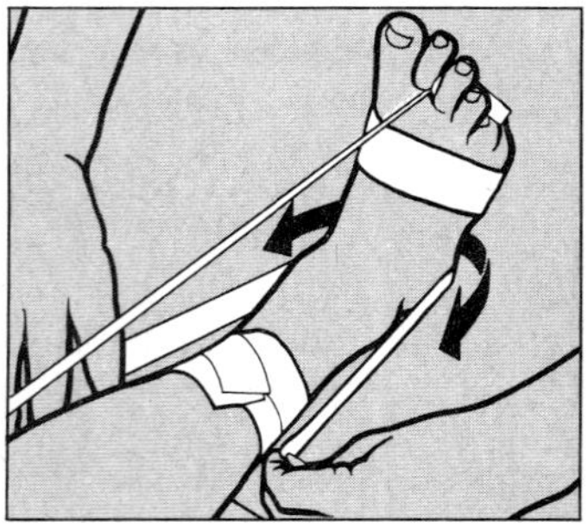
Abb. 12

Eine 6 cm breite Acrylasticbinde (Abb. 16) wird am lateralen Fußrand auf dem Fixierstreifen mit einem weiteren Fixierstreifen befestigt und läuft um die Ferse (Tour 1) nach medial über den lateralen Fußrand (Tour 2), über den Fußrücken nach medial, über den Außenknöchel (Tour 3) und den Fußrücken nach medial, von dort (Tour 4) die Tour 2 ca. ¾ überdeckend über den lateralen Fußrand (Abb. 17). Tour 5 und 6 laufen ca. ¼ überlappend wie Tour 3 und 4 (Abb. 18). Tour 6 und 7 entsprechen den Touren 5 und 6 ca. ¼ überlappend (Abb. 19). Mit Tour 8 beginnen schraubenförmige Zirkulärtouren (Abb. 20), die sich bis unterhalb der Wade fortsetzen (Abb. 21). Aus dem klassischen Sprunggelenkverband mit einer elastischen Pflasterbinde wird jetzt durch das Anlegen von mehreren Streifen aus dem unelastischen Leukotape ein „Funktioneller Verband". Die Leukotape-Streifen bewirken eine Verstärkung des Verbandes und eine gezielte Bewegungseinschränkung.

Auf einem neuen Ankerstreifen auf dem **Acrylastic-**Grundverband wird der erste U-Zügel angelegt (Abb. 22). Ein zweiter Zügel läuft vom medialen Fußrand nach lateral über die Ferse zum Fußrücken (Abb. 23). Ein weiterer Zügel wird in gleicher Weise angelegt (Abb. 24). Der folgende Zügel läuft, beginnend am medialen Fußrand, nach lateral über den Fußrücken wieder nach medial (Abb. 25). Ein proximaler zirkulärer Streifen dient als Anker für einen U-Zügel (Abb. 26). Mit einem Fixierstreifen oberhalb des Knöchels und einem Fixierstreifen am Mittelfuß wird abgeschlossen (Abb. 27).

Sprunggelenkverband II
mit Polsterung und Unterlage

Bei Entzündungen oder Hämatomen im Bereich des Knöchels sowie aus anderen Gründen kann das Anlegen eines gepolsterten Sprunggelenkverbandes erforderlich sein. Die textilkaschierten Schaumgummiplatten werden individuell zurechtgeschnitten. Für den Innenknöchel sind bumerangförmige, für den Außenknöchel U-förmige Zuschnitte geeignet. Der auf die unkaschierte Seite des Schaumgummis aufgesprühte Sprühkleber fixiert die Zuschnitte auf der Haut. Textilkaschierte Schaumgummiplatten können auch als Träger für Salben, Gele und Flüssigkeiten benutzt werden. Sie können dann nicht mit Sprühkleber fixiert werden, sondern müssen mit einer Fixierbinde angewickelt werden.

Material: 1 Fixierbinde 6 oder 8 cm breit, 4 m lang; 1 Schaumgummiplatte textilkaschiert, Stärke ca. 4,5 mm.

Aus einer textilkaschierten Schaumgummiplatte von ca. 4,5 mm Stärke wird ein der Knöchelkontur entsprechendes Stück individuell zurechtgeschnitten und mit Sprühkleber fixiert (Abb. 28). Es ist für den Innenknöchel bumerangförmig. Für den Außenknöchel ist der Zuschnitt U-förmig (Abb. 29). Eine dünne Schicht wird aufgesprüht. Sie dient als klebende Unterlage für die als Hautschutz in einfachen Zirkulärtouren angelegte Fixierbinde (Abb. 30).

Ein zirkulärer Ankerstreifen fixiert gleichzeitig den proximalen Rand der Fixierbinde (Abb. 31).

Ein weiterer proximaler und ein distaler Ankerstreifen werden angelegt (Abb. 32). Der Verband kann jetzt, wie in den Abbildungen 35 bis 50 gezeigt, vervollständigt werden.

Sprunggelenkverband III
mit unelastischen Pflasterbinden

Diese Ausführung des Sprunggelenkverbandes wird ausschließlich aus der unelastischen Pflasterbinde Leukotape aufgebaut, die direkt ohne Unterlage auf die Haut geklebt wird. Dadurch ist dieser Verband äußerst stabil.

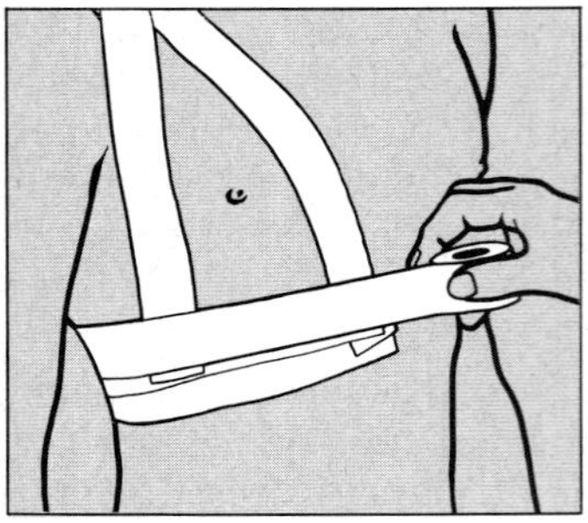

Abb. 13

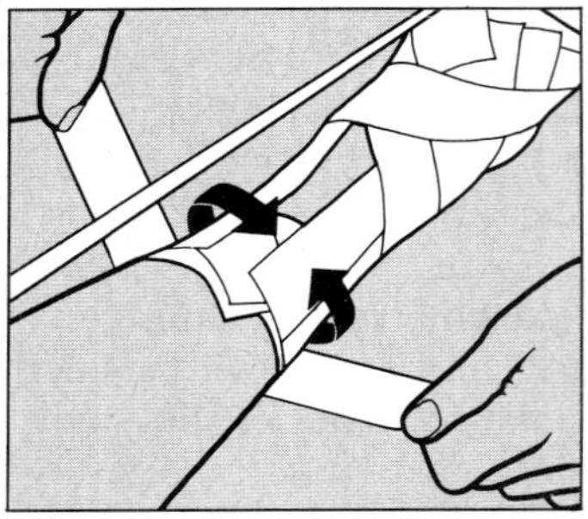

Abb. 14

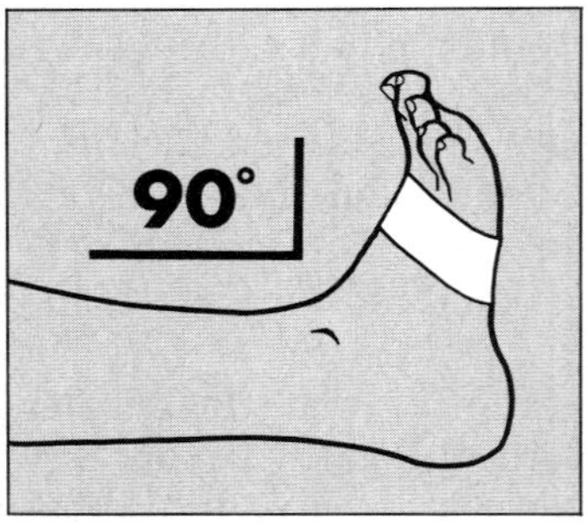

Abb. 15

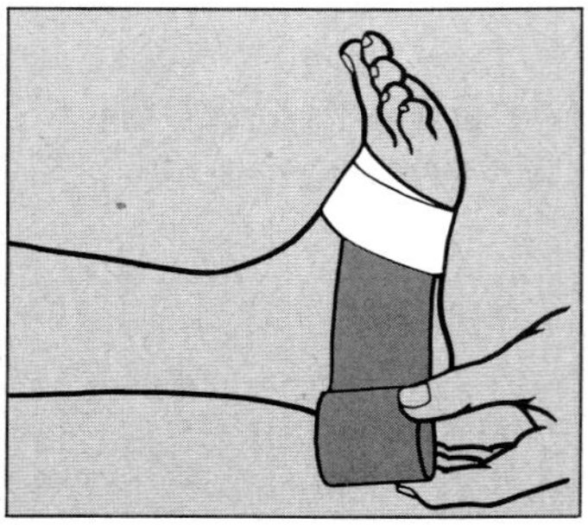

Abb. 16

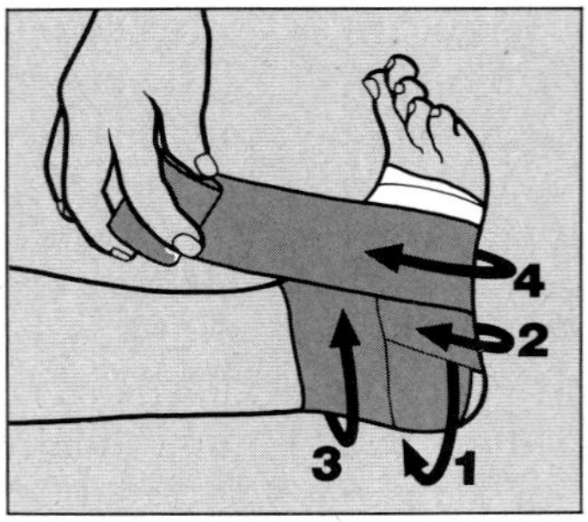

Abb. 17

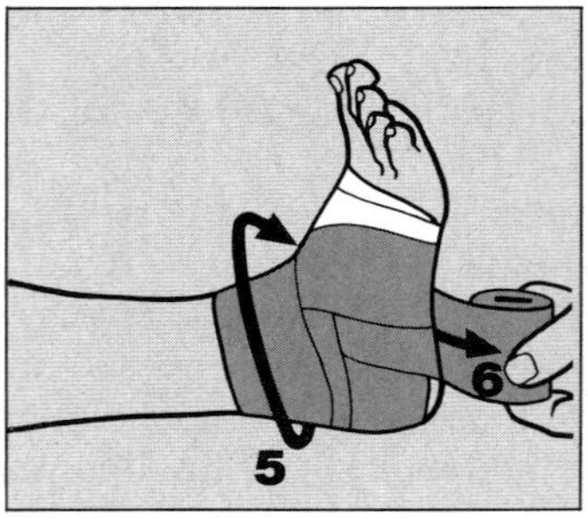

Abb. 18

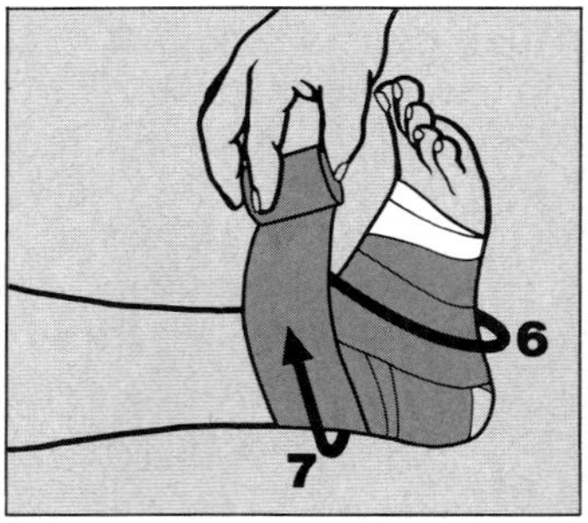

Abb. 19

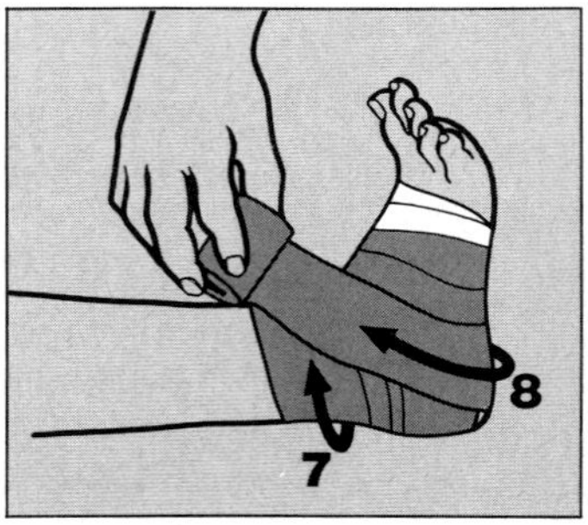

Abb. 20

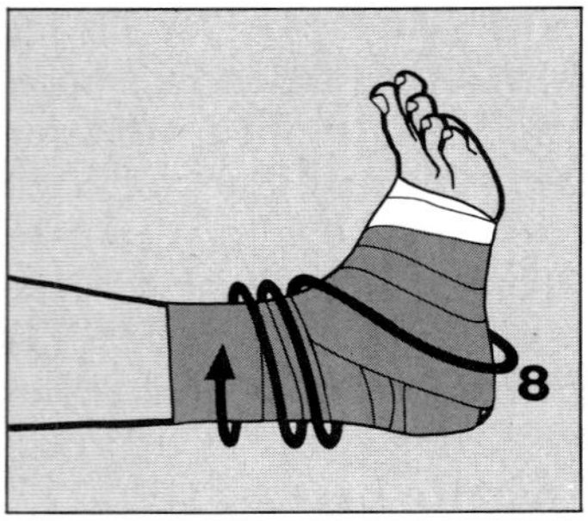

Abb. 21

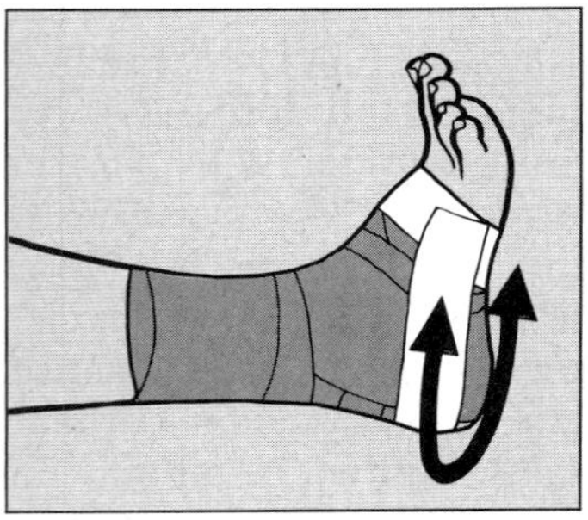

Abb. 22

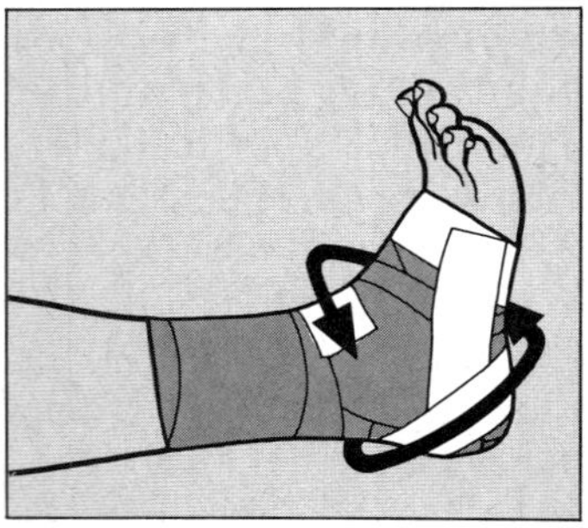

Abb. 23

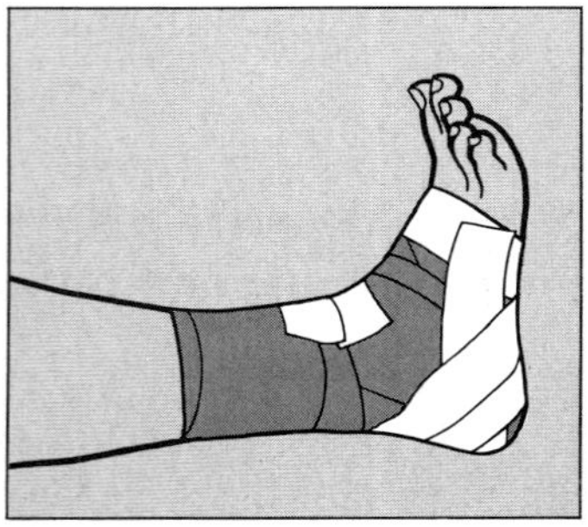

Abb. 24

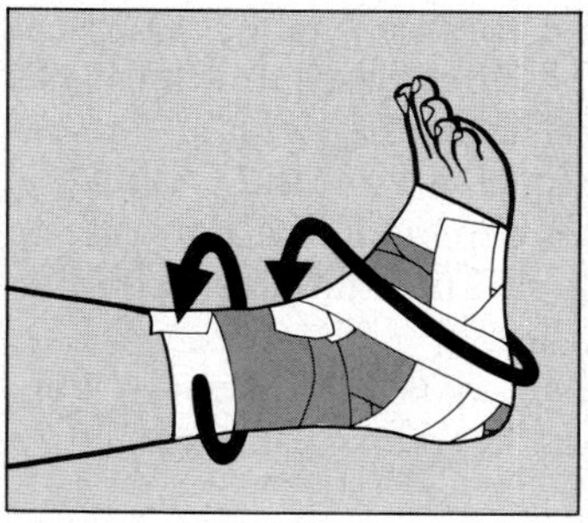

Abb. 25

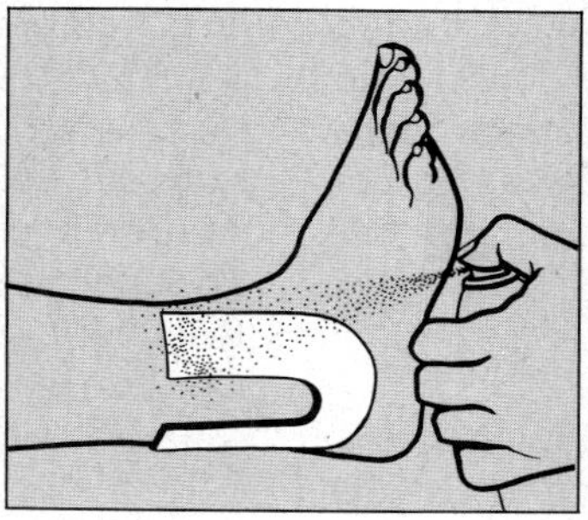

Abb. 29

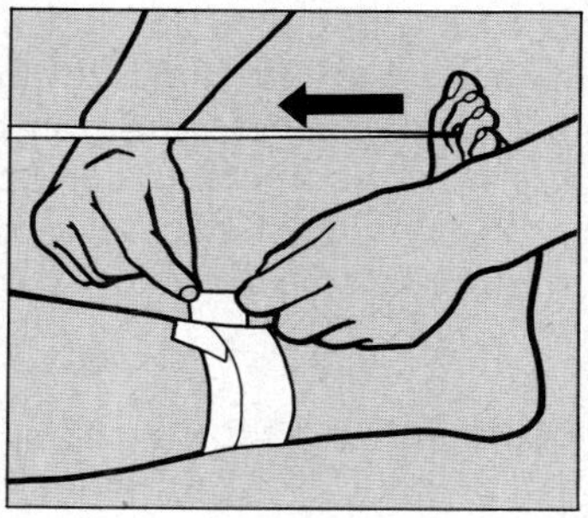

Abb. 33

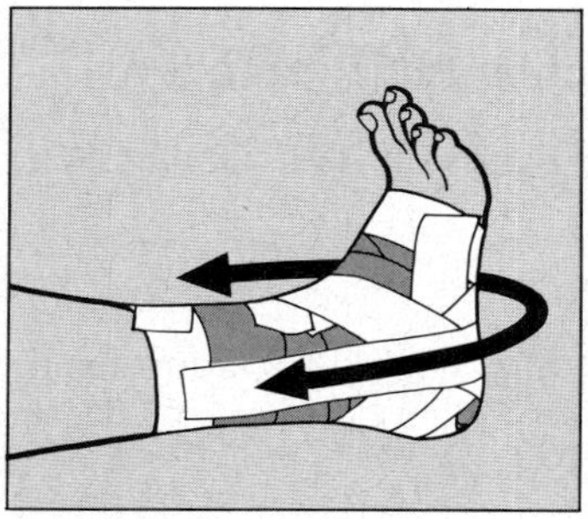

Abb. 26

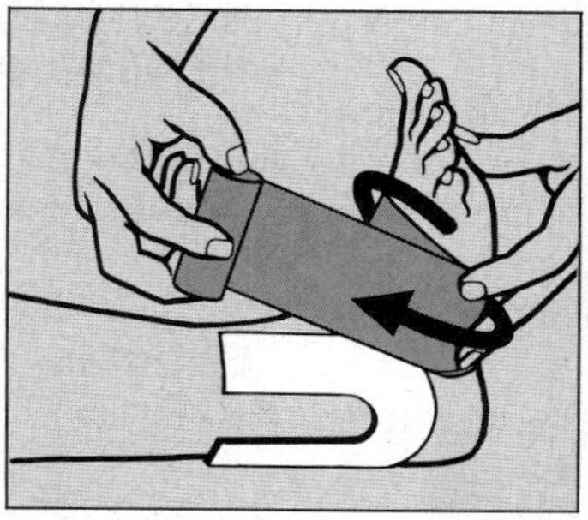

Abb. 30

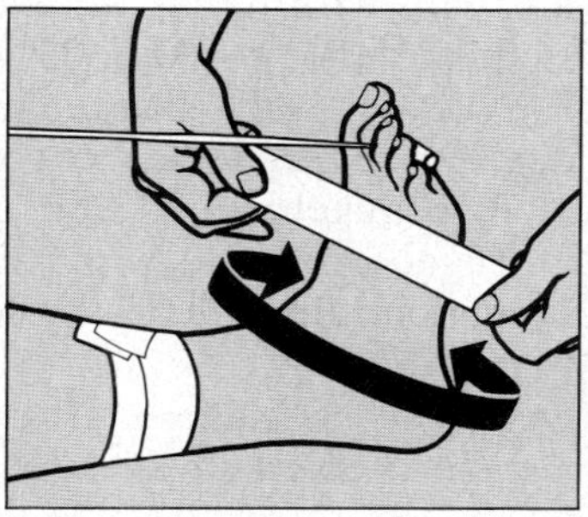

Abb. 34

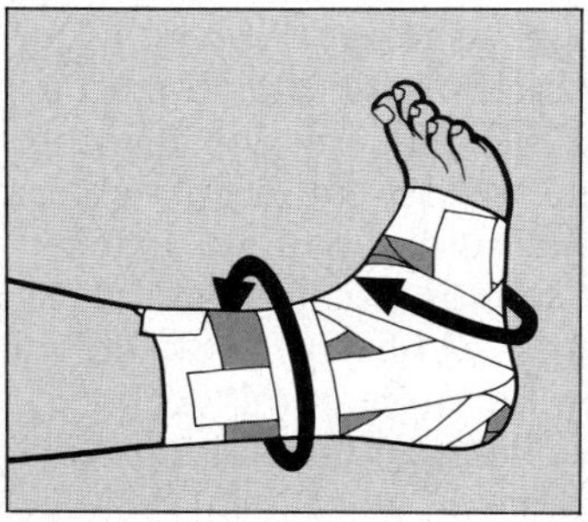

Abb. 27

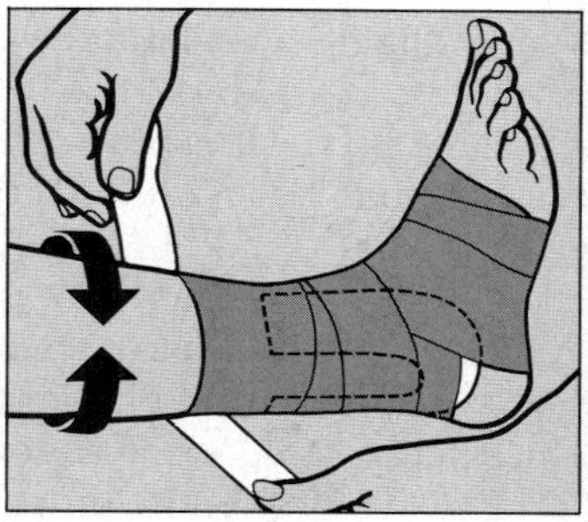

Abb. 31

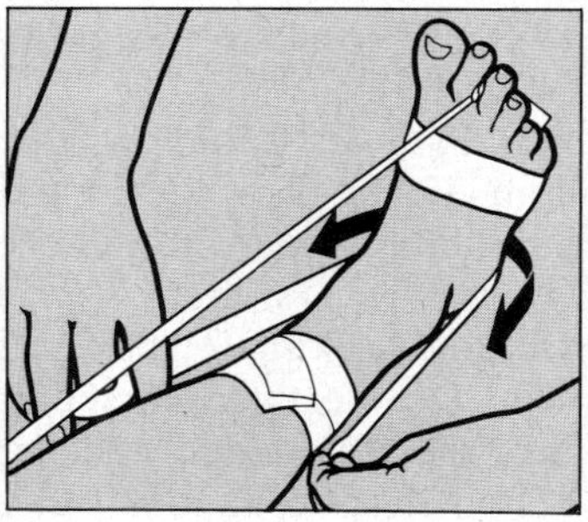

Abb. 35

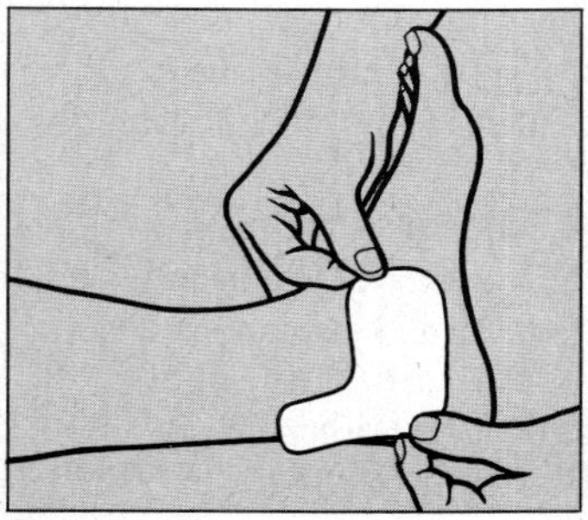

Abb. 28

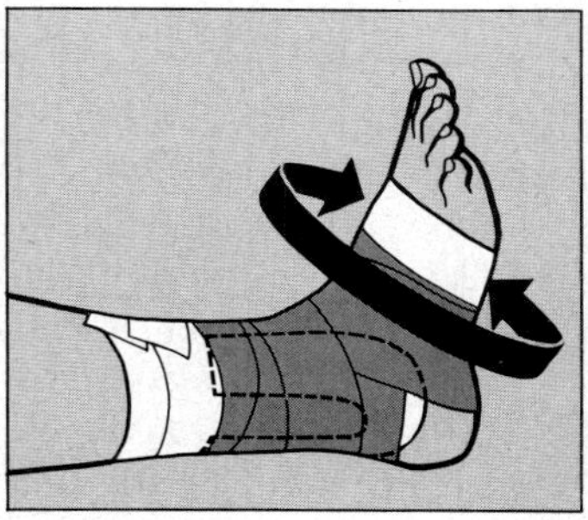

Abb. 32

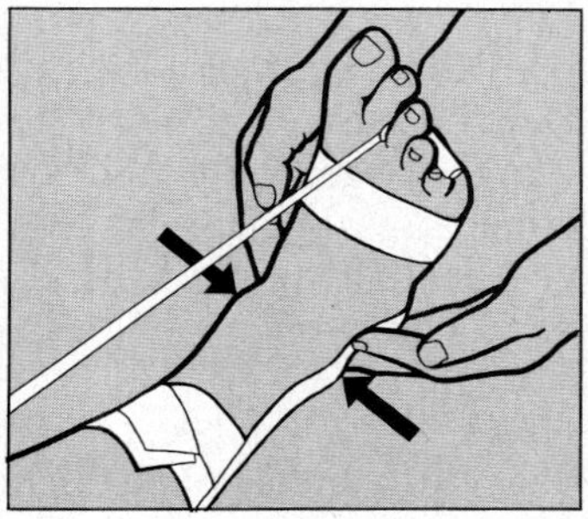

Abb. 36

Die Beweglichkeit des Gelenks wird in allen Ebenen gezielt eingeschränkt. Durch die spezielle Anlegetechnik der einzelnen Streifen wird die Führung der Bewegung vorgegeben und der Grad der verbleibenden Beweglichkeit bestimmt.

Material: 2—3 Rollen Tape, 3,75 cm breit, 10 m lang; 1 Mullbinde, 6 cm breit, als Haltezügel.

Der Fuß wird in der funktionellen Mittelstellung versorgt (Abb. 33).
Ein distaler Ankerstreifen wird im Bereich der Zehengrundgelenke von dorsal nach plantar angebracht (Abb. 34). Der erste U-Zügel (Abb. 35) wird angelegt und besonders im Bereich des Knöchels anmodelliert (Abb. 36).
Der zweite U-Zügel läuft quer zum ersten von der Ferse zum distalen Ankerstreifen (Abb. 37). Der dritte U-Zügel wird von distal nach proximal laufend, dorsal versetzt appliziert (Abb 38). Es folgen im Wechsel zwei quer- und zwei längsverlaufende Zügel (Abb. 39).
Der nächste Längszügel kreuzt sich auf dem Fußrücken, der mediale Teil zieht nach lateral, der laterale Teil nach medial (Abb. 40). Die erste Verschalungstour fixiert die proximalen Enden der Zügel (Abb. 41). Die fertige Verschalung aus sechs Streifen fixiert den gesamten Unterschenkelteil des Verbandes (Abb. 42). Die Abbildung 43 zeigt die von plantar nach dorsal verlaufende Verschalung im Bereich des Fußes, während auf Abbildung 44 die fertige Verschalung zu sehen ist.
Der Tape-Streifen wird in der benötigten Länge abgezogen und der Achterzügel ohne Zug angelegt. Beginn des Achterzügels absteigend nach distal, im 45°-Winkel zum Unterschenkel (Abb. 45). Weiteres Vorgehen:
Achterzügel von proximal nach distal über den lateralen Knöchel, über die dorsale Fersenseite auf die mediale Fersenseite (Abb. 46), Achterzügel von der medialen Fersenseite aufsteigend über den lateralen Fußrand, absteigend über die dorsale Fersenseite auf den lateralen Fußrand (Abb. 47), Achterzügel von der medialen Fersenseite über den medialen Fußrand zum lateralen Knöchel (Abb. 48).
Der fertige Verband ist von dorsal (Abb. 49) und von ventral (Abb. 50) zu sehen.

Großzehen-Grundgelenkverband

mit unelastischen Pflasterbinden

Stützender Verband für das Großzehengrundgelenk.

Material: 1 Rolle Tape, 3,75 cm breit, 10 m lang.

Der proximale Ankerstreifen ist angelegt — der distale Ankerstreifen wird, um Falten zu vermeiden, in Längsrichtung eingerissen und um die Großzehe gelegt (Abb. 51). Der dorsale Zügel wird unter sehr leichtem Zug angelegt (Abb. 52), ebenso der plantare (Abb. 53). Beide werden gut anmodelliert (Abb. 54), dann wird der mediale angelegt (Abb. 55). Der laterale, in Längsrichtung eingerissene Zügel (Abb. 56) läuft dorsal und plantar zum Fußaußenrand (Abb. 57). Der erste semizirkuläre Verschalungsstreifen ist in Abbildung 58 zu sehen. Über den zweiten Verschalungsstreifen wird über das Großzehengrundgelenk laufend ein eingerissener Verschalungsstreifen aufgeklebt (Abb. 59). Dann kommt ein semizirkulärer Verschalungsstreifen von plantar nach dorsal (Abb. 60).
Mit einem geteilten semizirkulären Verschalungsstreifen um die Großzehe und zwei ebenfalls semizirkulären Verschalungsstreifen, plantar am Fuß angebracht, wird der Verband vervollständigt (Abb. 61). In der Abbildung 62 ist der fertige Verband von plantar zu sehen.

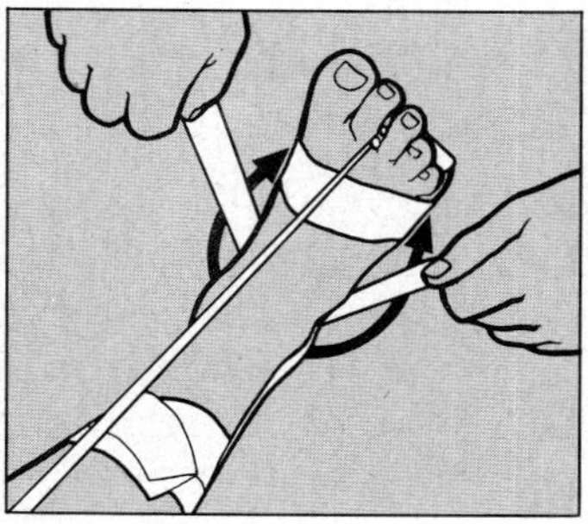
Abb. 37

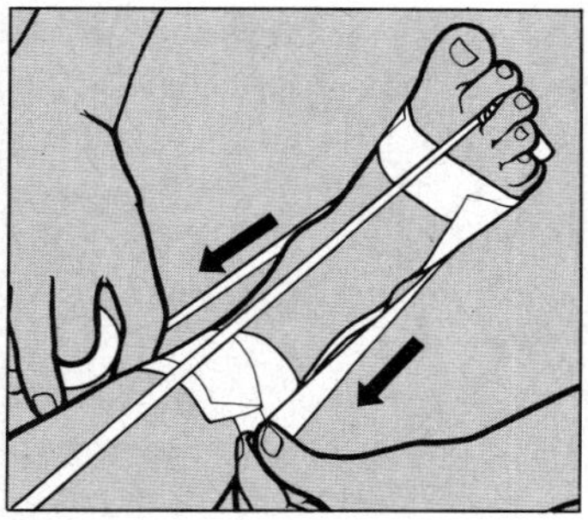
Abb. 38

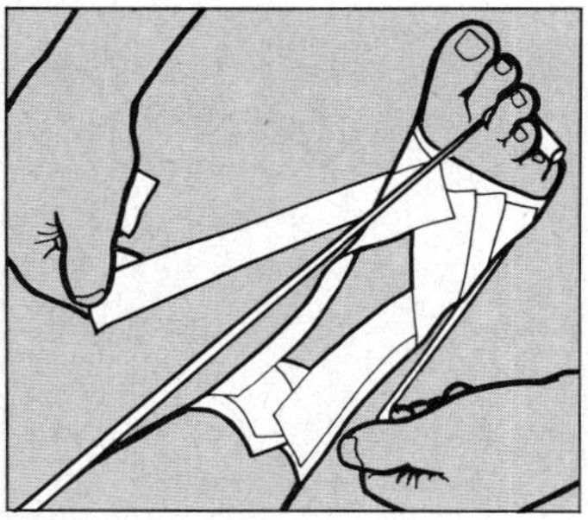
Abb. 39

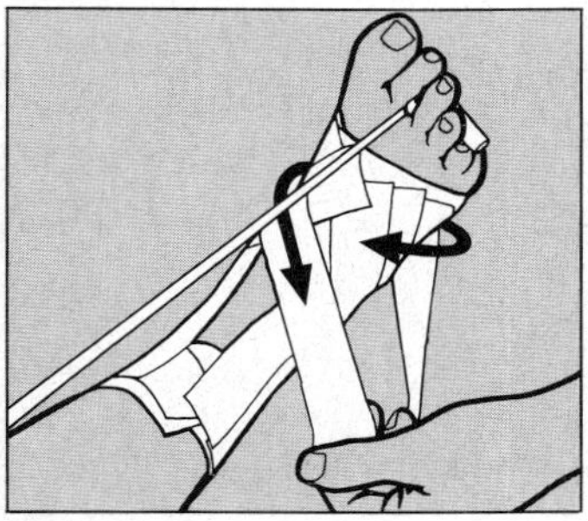
Abb. 40

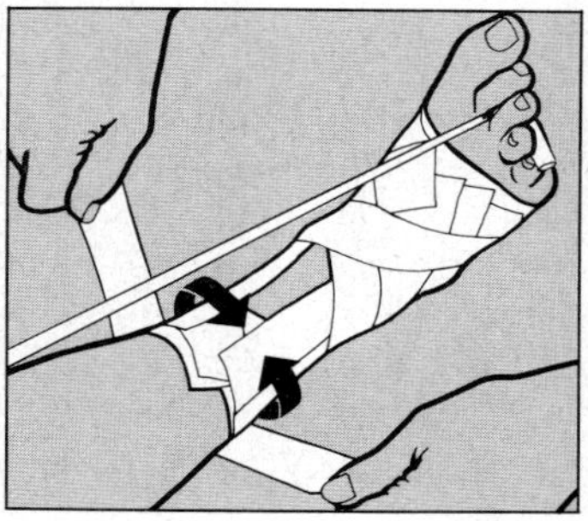
Abb. 41

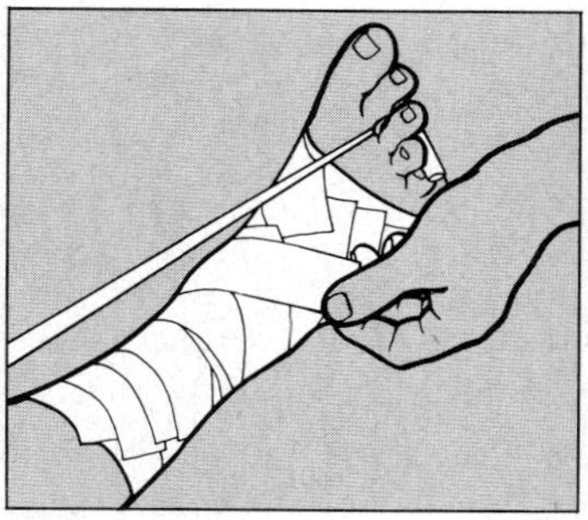
Abb. 42

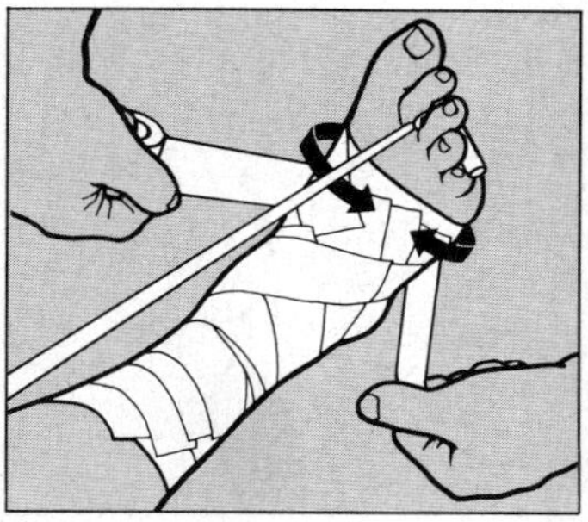
Abb. 43

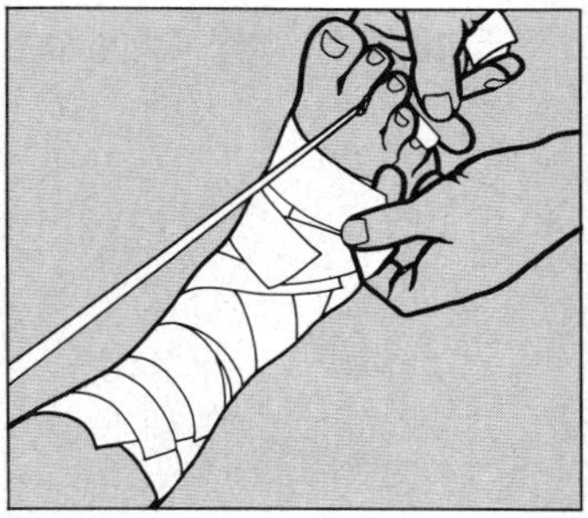
Abb. 44

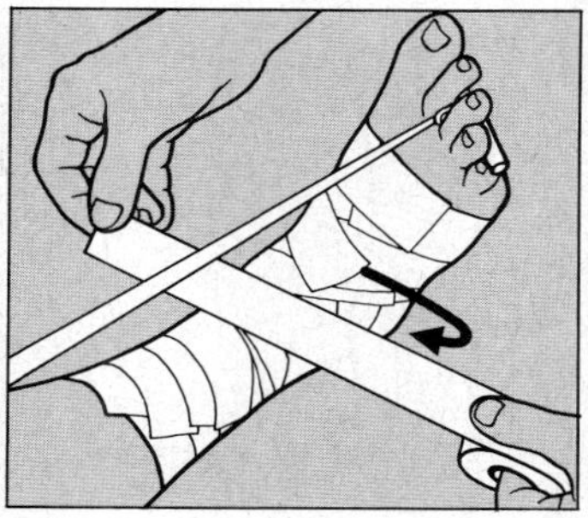
Abb. 45

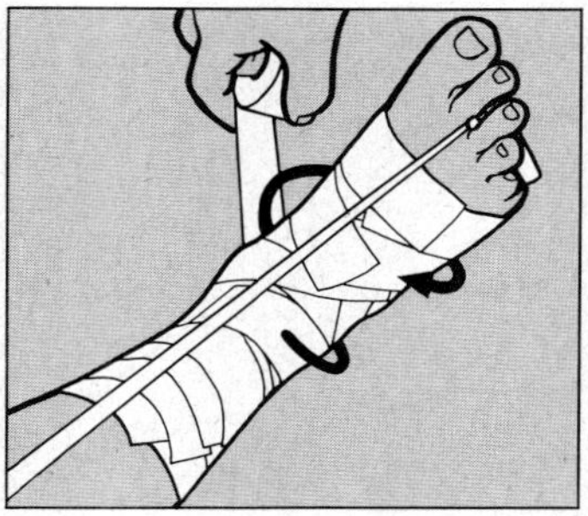
Abb. 46

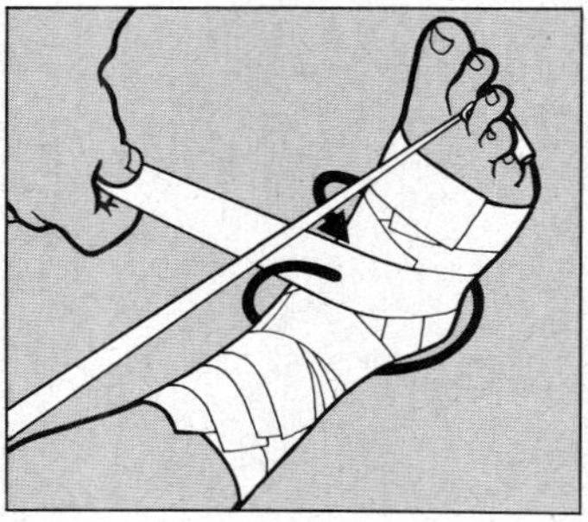
Abb. 47

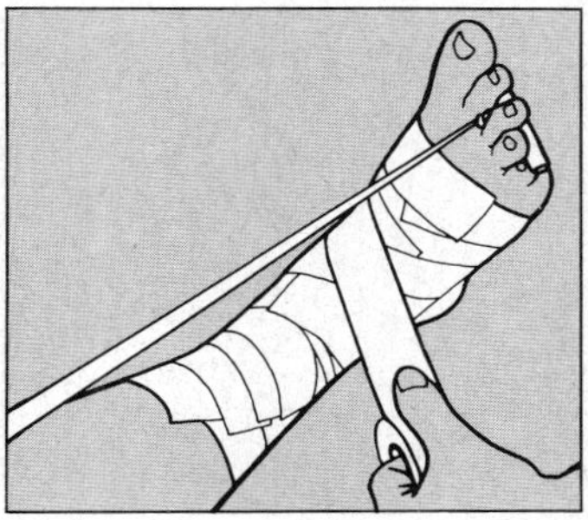
Abb. 48

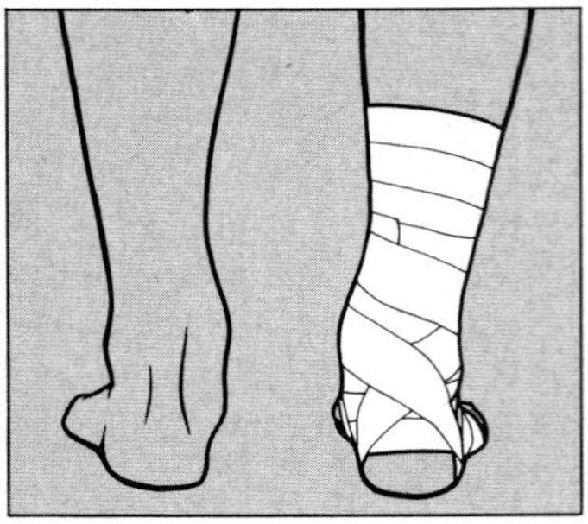
Abb. 49

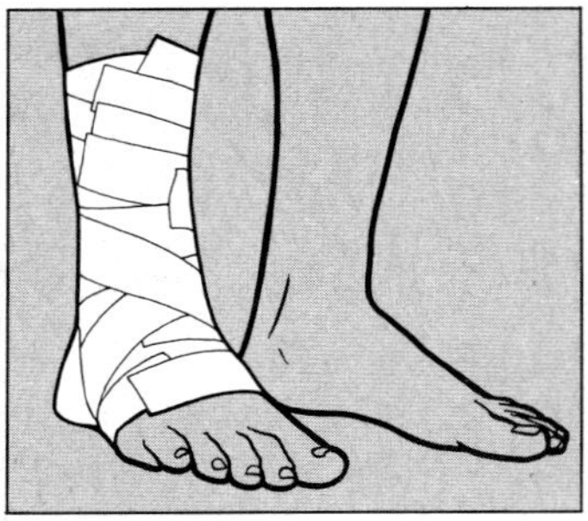
Abb. 50

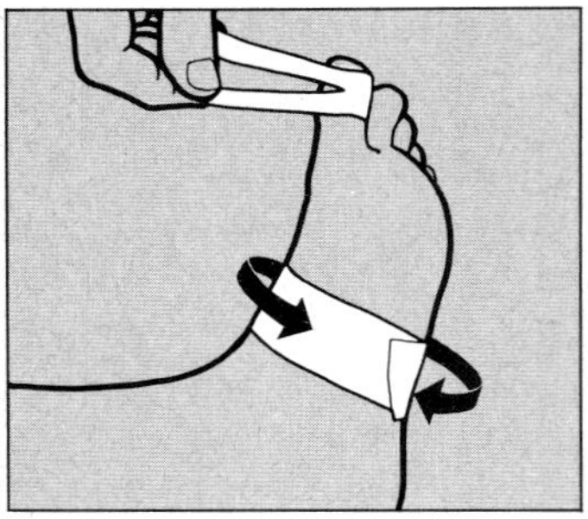
Abb. 51

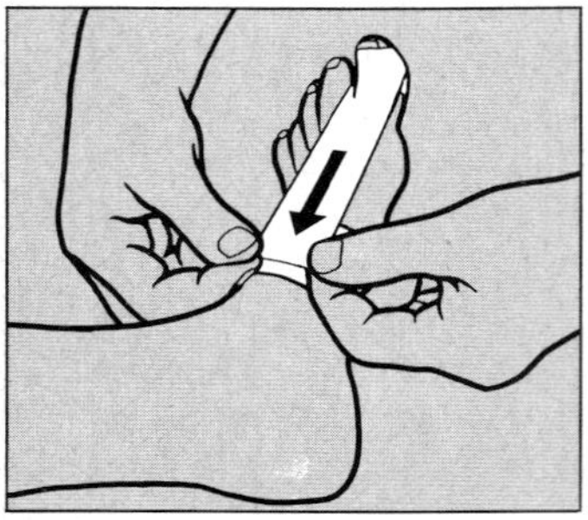
Abb. 52

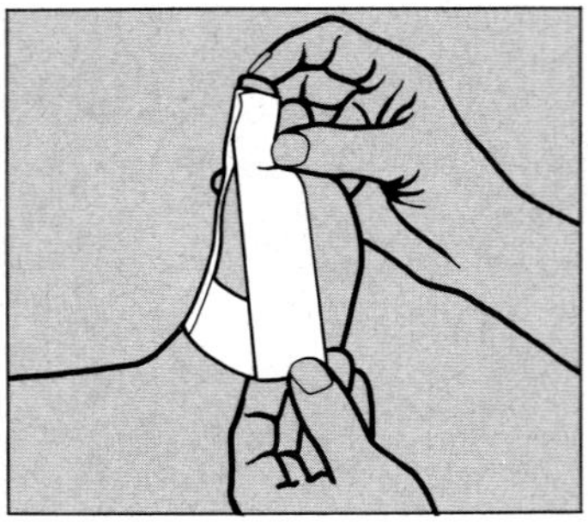
Abb. 53

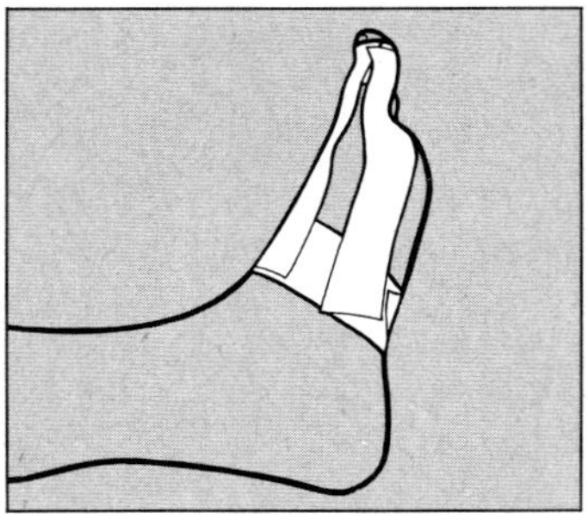
Abb. 54

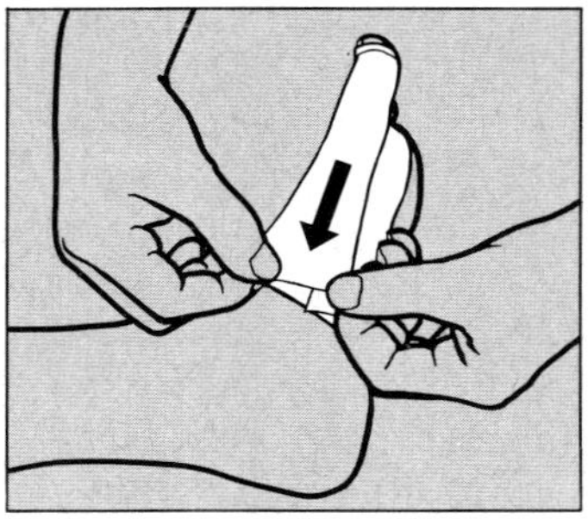
Abb. 55

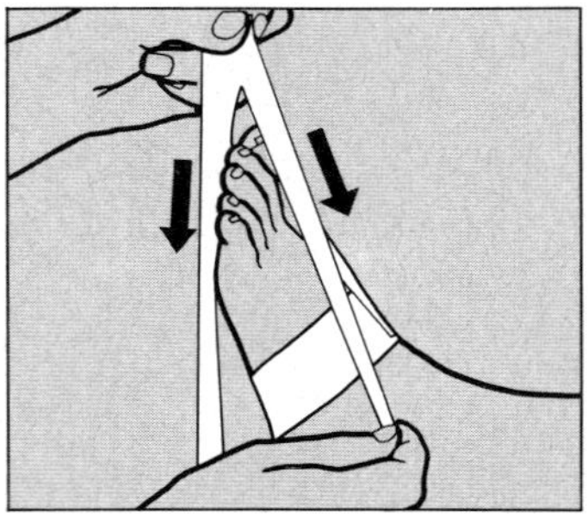
Abb. 56

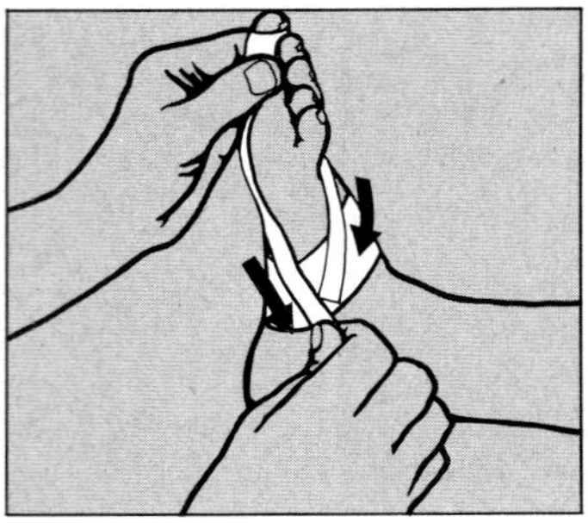
Abb. 57

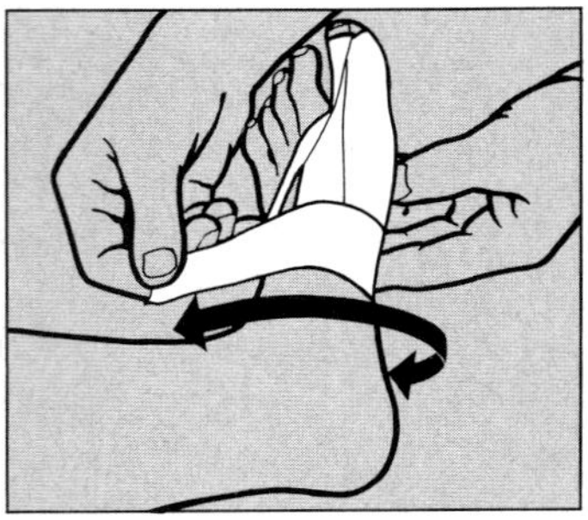
Abb. 58

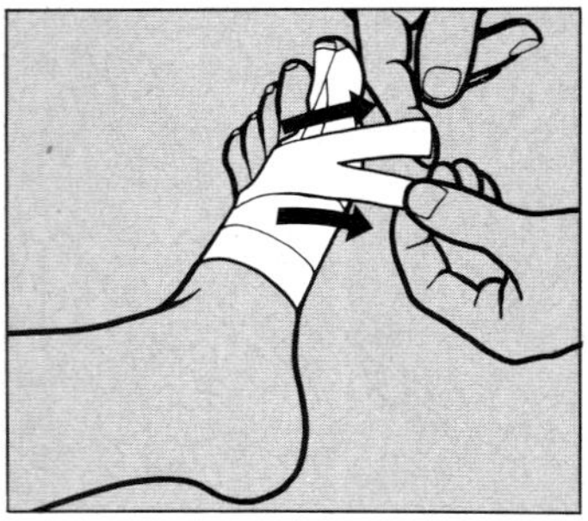
Abb. 59

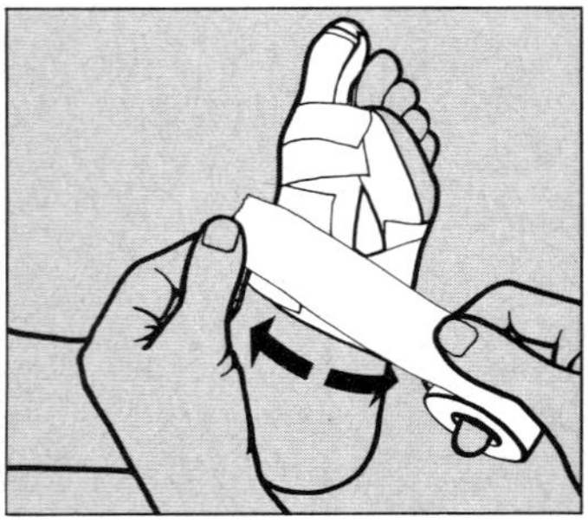
Abb. 60

Kniegelenkverband
mit elastischen Pflasterbinden

Diese Form des Kniegelenkverbandes stützt und entlastet beide Seitenbänder bei Bandinstabilität. Elastische Pflasterbinden dienen als Zügel, Tape als Fixier- und Augenstreifen.

Material: 1—2 elastische Pflasterbinden, 8 cm breit, 2,5 m lang; 1 Rolle Tape.

Der Patient steht entspannt auf der Untersuchungsliege; auf diese Weise ist das zu versorgende Gelenk frei zugänglich und in der richtigen Arbeitshöhe. Je zwei Ankerstreifen aus Tape, distal und proximal des Kniegelenks, sind angelegt (Abb. 63).
Zwei längsverlaufende nach distal ziehende Zügel werden durch je zwei Fixiertouren aus Tape gehalten (Abb. 64). Die nächsten Zügel laufen von der medialen Seite des Oberschenkels über die laterale Kniegelenkseite und über die Wadenmuskulatur zur Schienbeinseite und von der lateralen Oberschenkelseite über die mediale Kniegelenkseite und über die Wadenmuskulatur zur Schienbeinkante (Abb. 65). Zwei weitere Zügel werden sich kreuzend von der Rückseite des Oberschenkels nach distal gezogen und mit je zwei Fixierstreifen aus Tape am distalen und proximalen Ende des Verbandes befestigt (Abb. 66).
Je drei Verschalungstouren mit elastischen Pflasterbinden unterhalb und oberhalb des Knies vervollständigen den Verband (Abb. 67). Die Abbildung 68 zeigt den fertigen Verband von dorsal gesehen.

Ellenbogenverband
mit unelastischen Pflasterbinden auf einer Unterlage

Mit dem hier gezeigten Ellenbogenverband wird das Gelenk gestützt und geführt und seine Beweglichkeit eingeschränkt. Die in den Abbildungen 76 bis 79 vorgestellte Ergänzung durch einen dorsalen Zügel schränkt die Streckung des Ellenbogengelenks erheblich ein.

Material: 1 Fixierbinde, 6 cm breit, 4 m lang; 1 Rolle Tape, 3,75 cm breit, 10 m lang.

Auf die eingesprühte Haut wird eine leicht gedehnte Fixierbinde angelegt. Die distal und proximal angelegten Ankerstreifen aus Tape fixieren so die Fixierbinde zusätzlich.

Es wird ein U-Zügel vom Ankerstreifen am Handgelenk über den Ellenbogen zurück bis zum Handgelenk angelegt (Abb. 69).

Ein weiterer U-Zügel läuft vom proximalen Haltestreifen über den Ellenbogen zurück zum proximalen Haltestreifen (Abb. 70).

Je zwei U-Zügel werden vom Ellenbogen aus alternierend nach proximal und distal angelegt. Ein weiterer nach proximal laufender U-Zügel überkreuzt sich am Ende (Abb. 71). Der erste Verschalungsstreifen wird am distalen Ende des Verbandes semizirkulär angelegt (Abb. 72). Nach fünf weiteren ventralen, semizirkulären Verschalungsstreifen am Unterarm werden in der gleichen Weise die Verschalungsstreifen am Oberarm angelegt (Abb. 73). Der Verband wird jetzt mit dorsalen Verschalungsstreifen, distal beginnend, geschlossen (Abb. 74). Abbildung 75 zeigt den geschlossenen Verband. Ein dorsal aus zwei aufeinandergeklebten Tape-Streifen angelegter Zügel wird aufgeklebt und durch einen Fixierstreifen gehalten (Abb. 76). Je drei Fixierstreifen an Unterarm und Oberarm sichern den Zügel und halten ihn auch unter starker Belastung (Abb. 77). Durch eine Umschlingung des dorsalen Zügels mit Tape wird der Zügel zusätzlich gesichert (Abb. 78). Der fertige Verband ist in Abbildung 79 zu sehen.

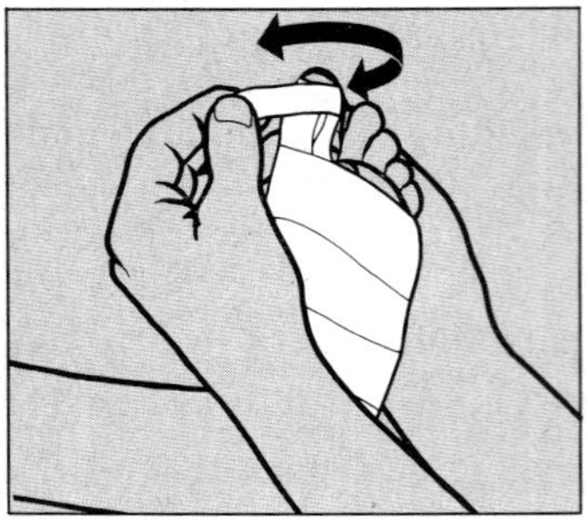

Abb. 61

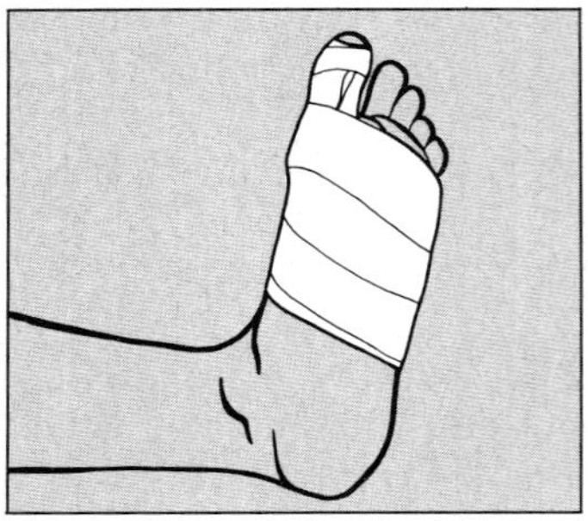

Abb. 62

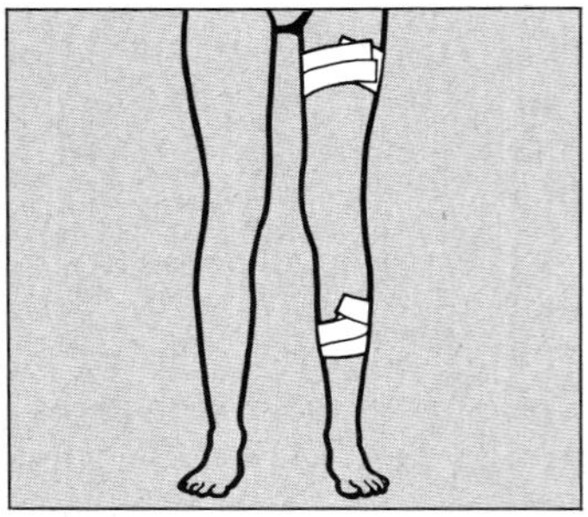

Abb. 63

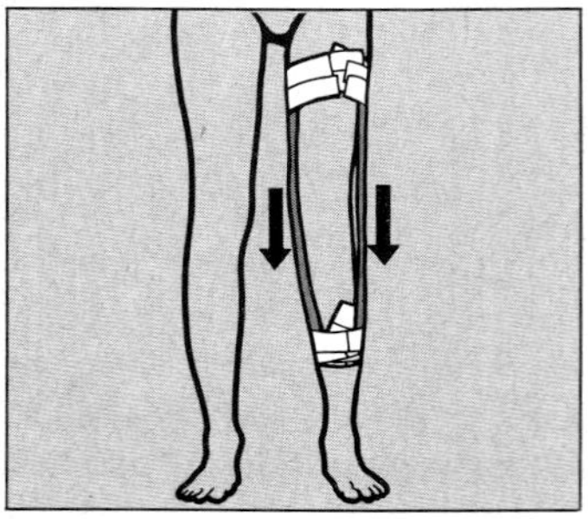

Abb. 64

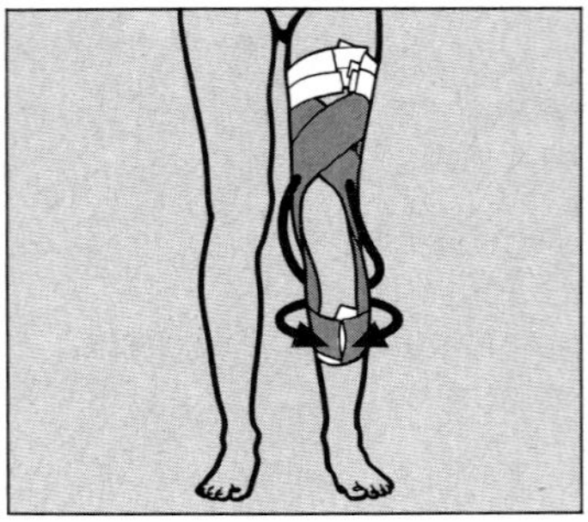

Abb. 65

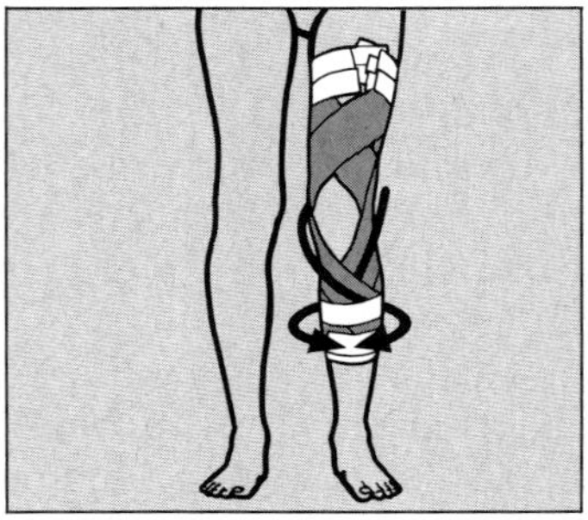

Abb. 66

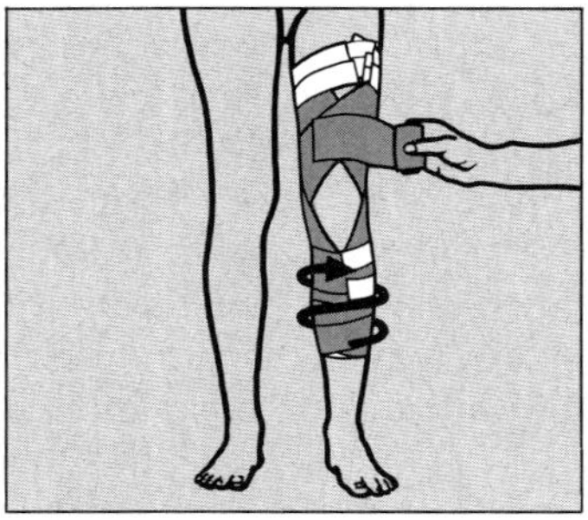

Abb. 67

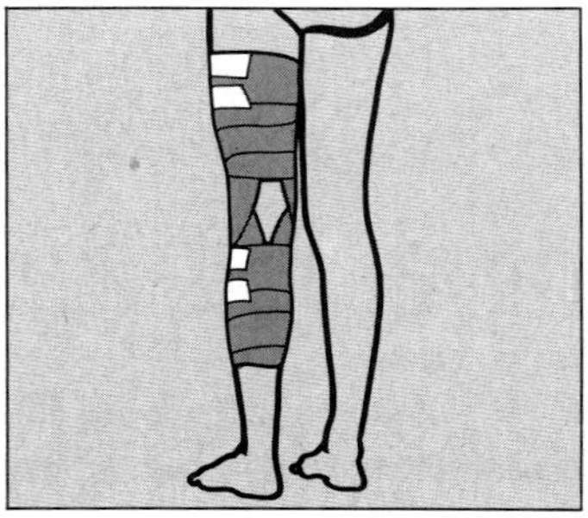

Abb. 68

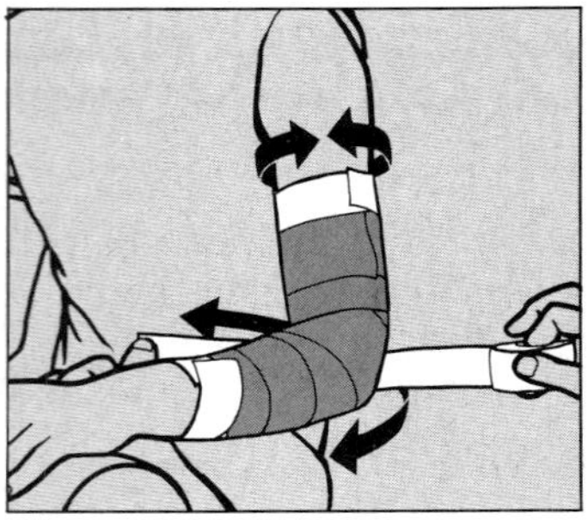

Abb. 69

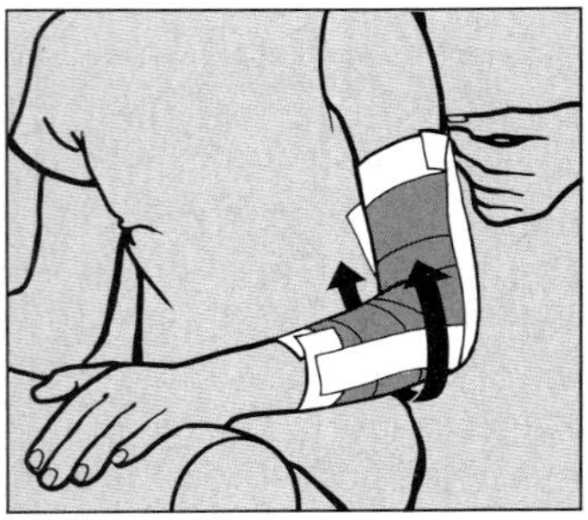

Abb. 70

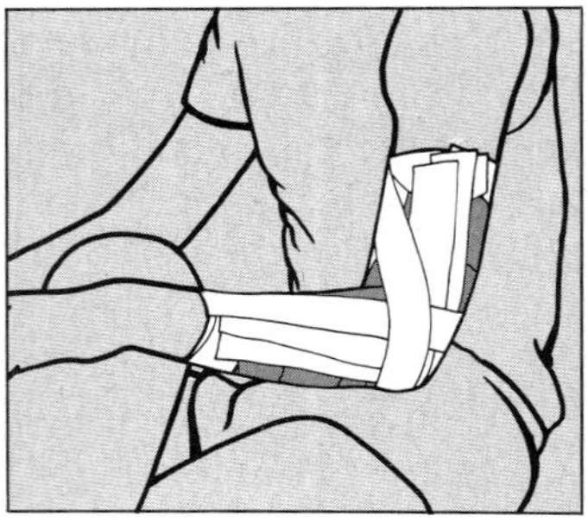

Abb. 71

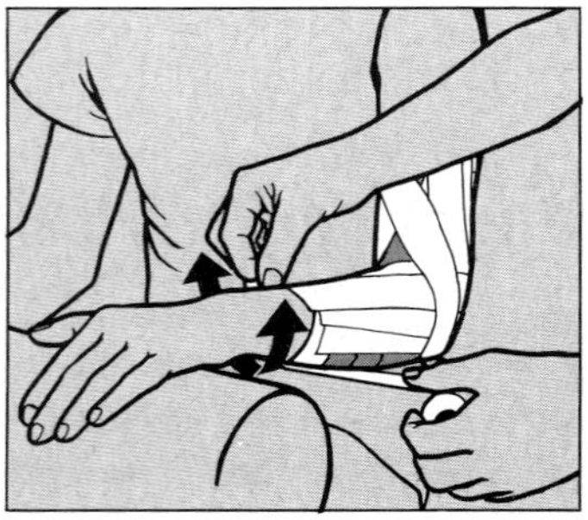

Abb. 72

Handgelenkverband I
mit Tape verstärkter Verband aus elastischen Pflasterbinden

Aufbauend auf einem klassischen Handgelenkverband mit elastischen Pflasterbinden kann durch die Verstärkung mit unelastischen Tape-Streifen ein „Funktioneller Verband“ entwickelt werden, der das Handgelenk stützt und seine Beweglichkeit in allen Ebenen einschränkt.

Material: 1 elastische Binde, 6 cm breit, 2,5 m lang; 1 Rolle Tape, 3,75 cm breit, 10 m lang.

Man beginnt mit einer Zirkulärtour der elastischen Pflasterbinde oberhalb des Handgelenks (Abb. 80), geht schraubenförmig ca. $\frac{1}{3}$ überlappend zum Handrücken (Abb. 81), über die Handfläche, den Handrücken zum Handgelenk (Abb. 82) und um das Handgelenk wieder zum Handrücken (Abb. 83). Ein kreisförmiger Einschnitt für den Daumen gewährleistet faltenfreien Sitz (Abb. 84 und 85). Der elastische Verband wird mit Spiraltouren zum Ausgangspunkt geführt (Abb. 86). Die distal und proximal angelegten zirkulären Tape-Streifen dienen als Fixierstreifen für den elastischen Verband und gleichzeitig als Anker für die unelastischen Tape-Zügel (Abb. 87). Der Verband wird jetzt durch Zügel und Verschalungsstreifen in der gleichen Weise beendet, wie der auf den folgenden Seiten beschriebene Handgelenkverband (Abb. 88). Die Abbildung 89 zeigt den fertigen Verband.

Handgelenkverband II
mit unelastischen Pflasterbinden

Dieser einfache Handgelenkverband mit großer Stützwirkung schränkt die Dorsal- und die Palmarflexion sowie die Radial- und Ulnarabduktion ein. Er wird, um die größte Stützwirkung zu erzielen, nur mit Tape direkt auf der Haut angelegt.

Material: 1 Rolle Tape, 3,75 cm breit, 10 m lang.

Auf die eingesprühte Haut wird proximal (Abb. 90) und distal je ein zirkulärer Ankerstreifen angelegt (Abb. 91). Der erste gerade Zügel läuft auf der Streckseite von distal nach proximal (Abb. 92). Er wird von einem lateral nach medial laufenden (Abb. 93) und einem von medial nach lateral laufenden Zügel (Abb. 94 und 95) gekreuzt. Auf der Beugeseite werden die Zügel in der gleichen Weise wie auf der Streckseite angelegt und durch einen geraden lateralen Zügel komplettiert (Abb. 96). Ein zusätzlich in Längsrichtung eingerissener Zügel umfaßt und stützt den Daumen (Abb. 97). Mit mehreren Verschalungsstreifen wird der Verband geschlossen (Abb. 98). In der Abbildung 99 ist der fertige Verband dargestellt.

Daumengrundgelenk-Verband
mit unelastischen Pflasterbinden

Der Verband stützt und entlastet das Daumengrundgelenk und schränkt die Beweglichkeit des Gelenkes ein.

Material: 1 Rolle Tape, 3,75 cm breit, 10 m lang.

Der Verband beginnt mit je einer zirkulären Ankertour am Handgelenk und am Daumen. Für den Daumen wird in Längsrichtung geteiltes Tape verwendet (Abb. 100). Der erste Zügel wird an der Daumenstreckseite, der zweite an der Beugeseite aufgeklebt (Abb. 101). Ein zirkulärer Zügel läuft vom Daumenballen über den lateralen

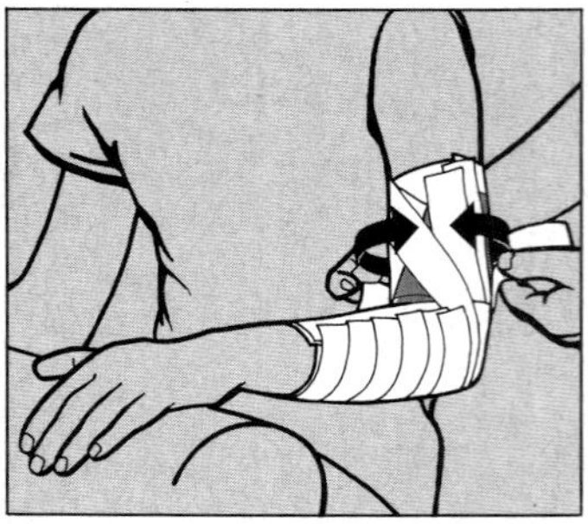

Abb. 73

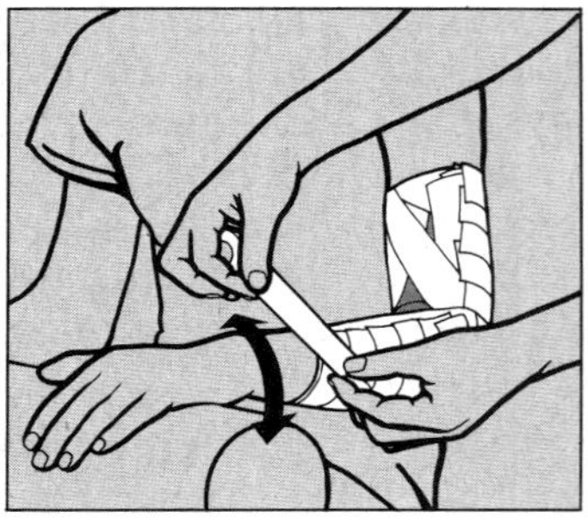

Abb. 74

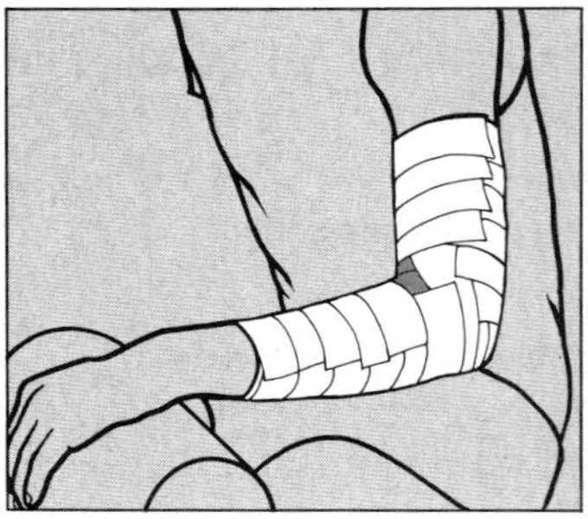

Abb. 75

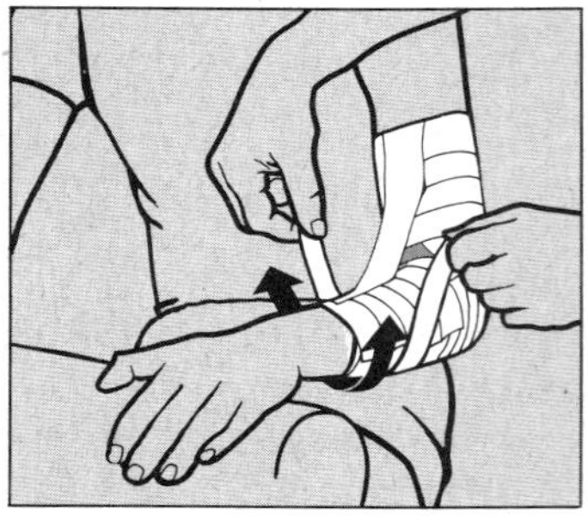

Abb. 76

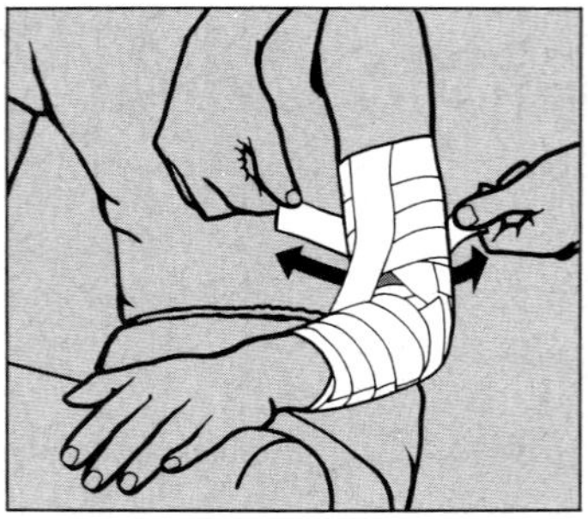

Abb. 77

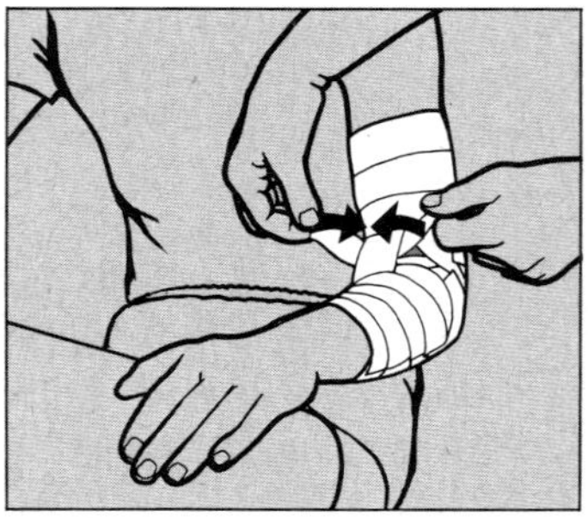

Abb. 78

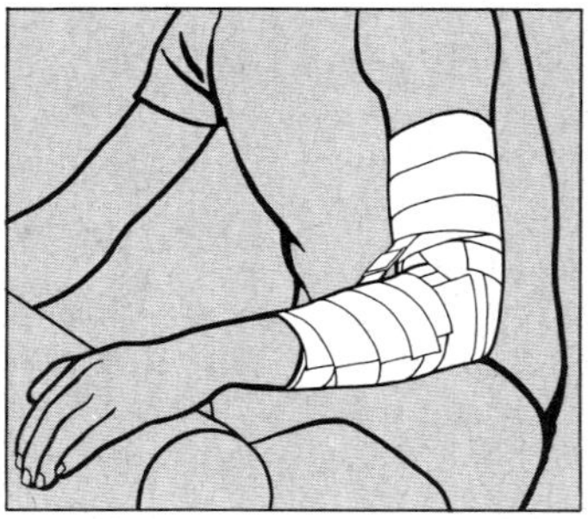

Abb. 79

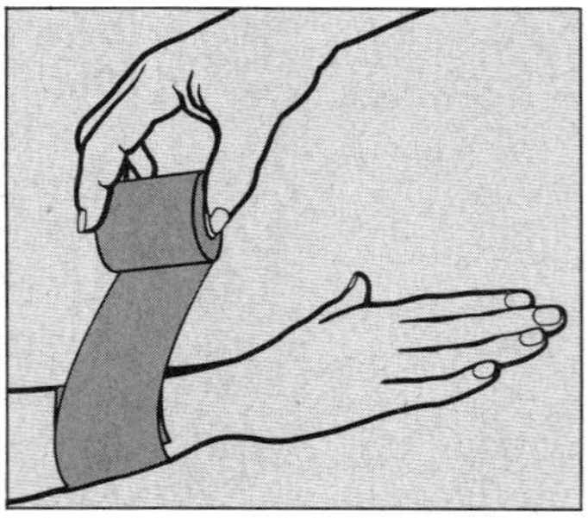

Abb. 80

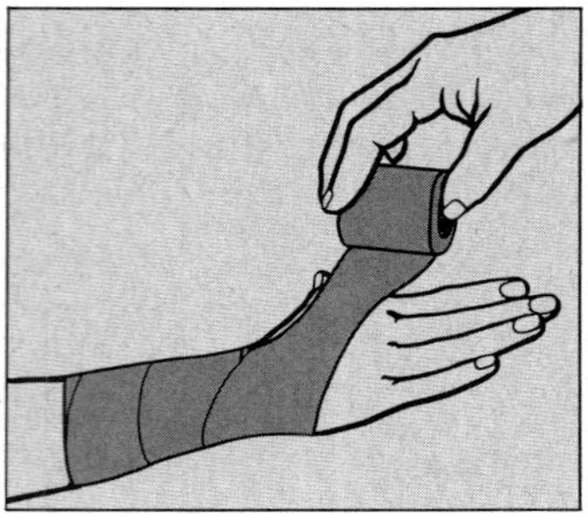

Abb. 81

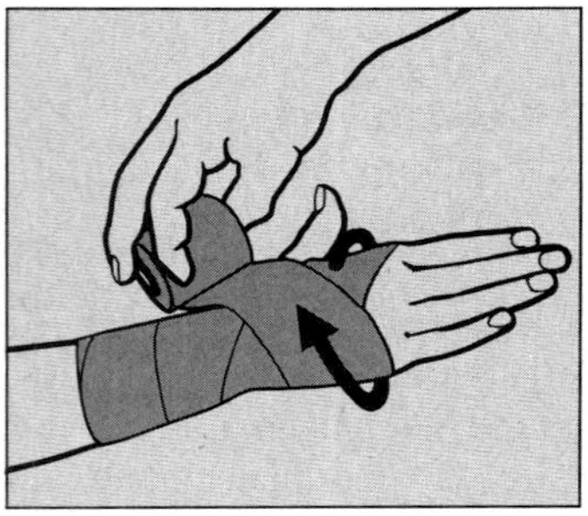

Abb. 82

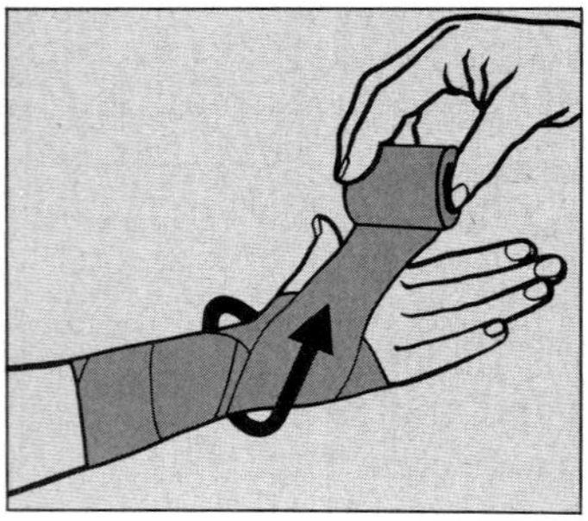

Abb. 83

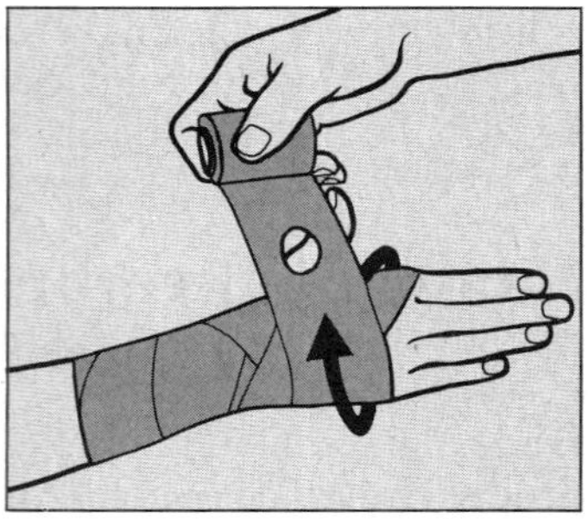

Abb. 84

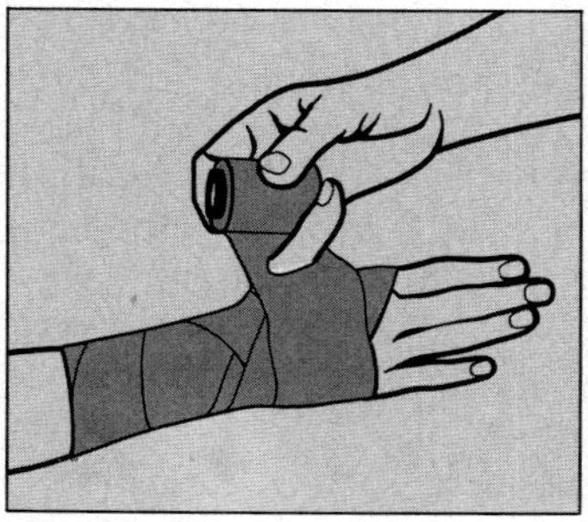
Abb. 85

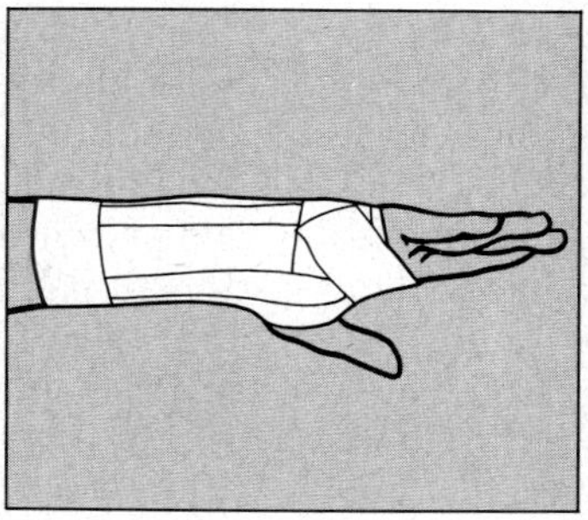
Abb. 89

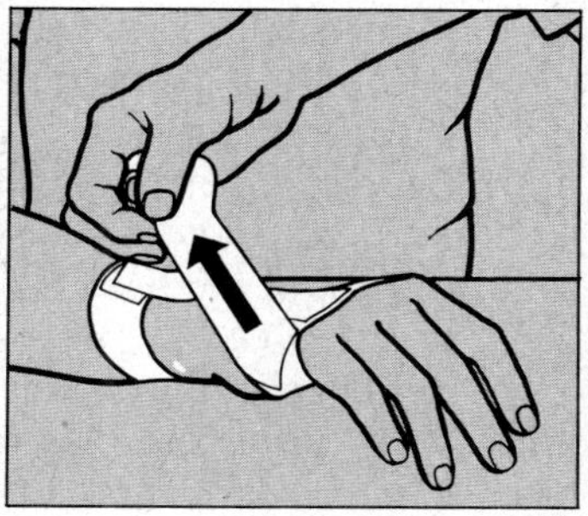
Abb. 93

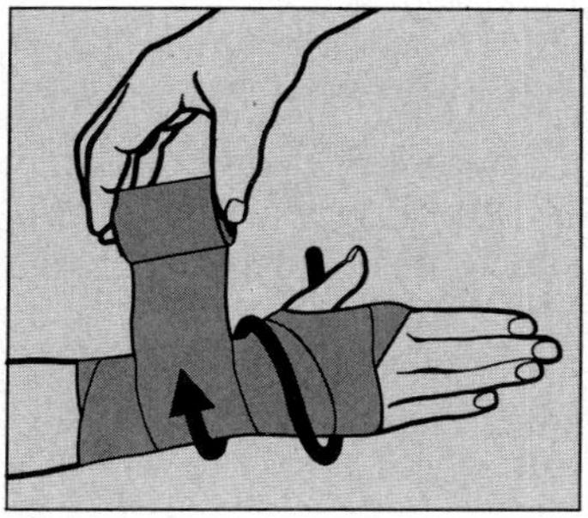
Abb. 86

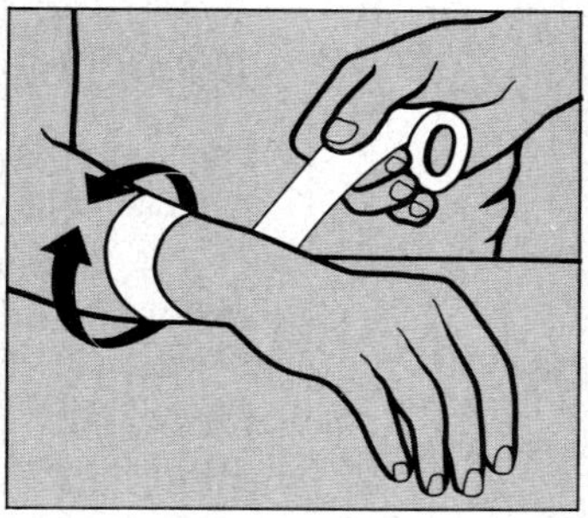
Abb. 90

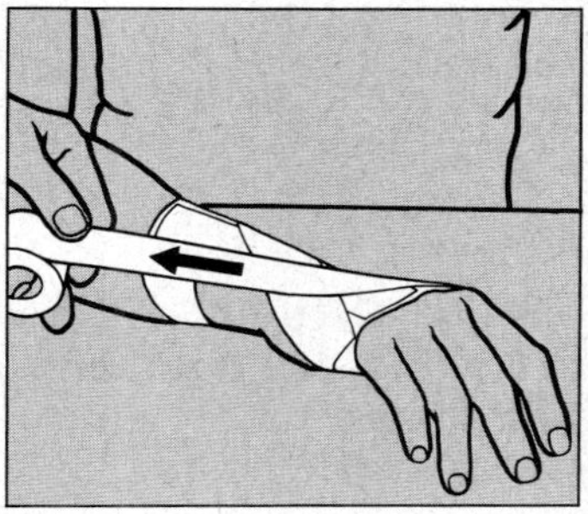
Abb. 94

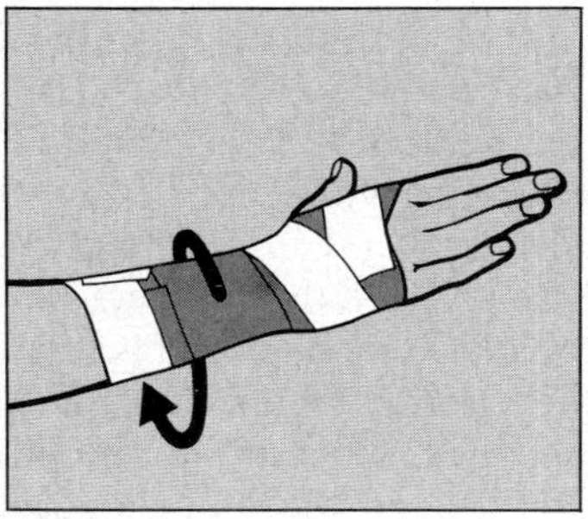
Abb. 87

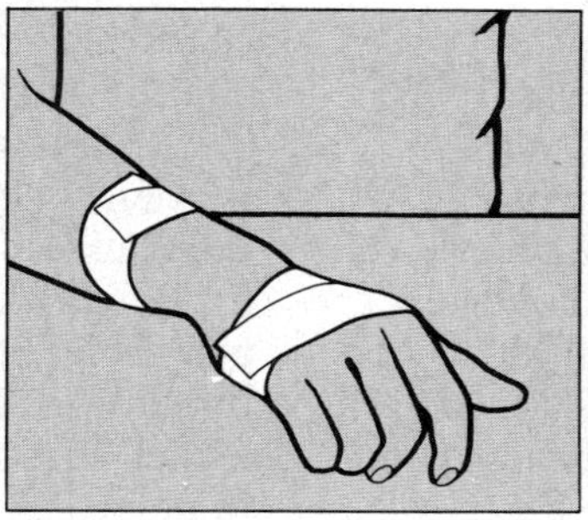
Abb. 91

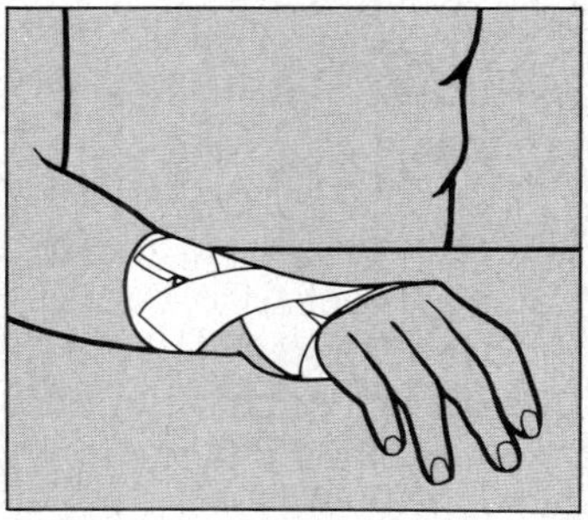
Abb. 95

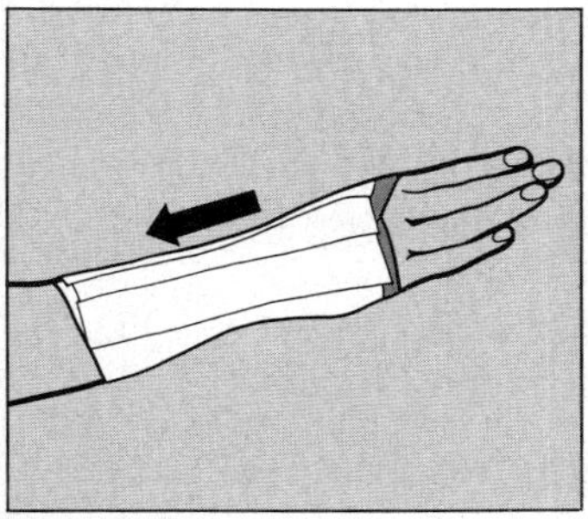
Abb. 88

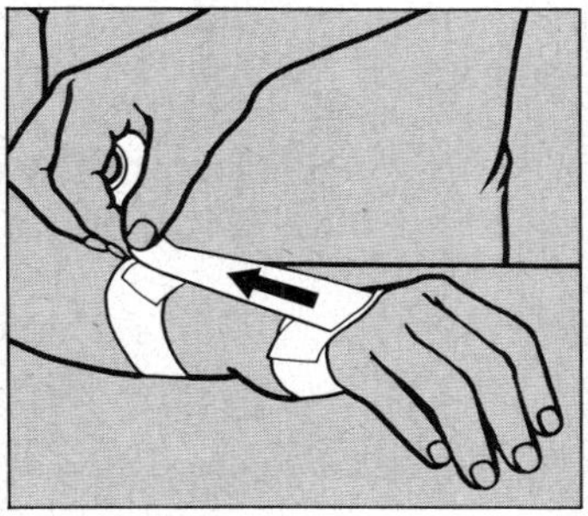
Abb. 92

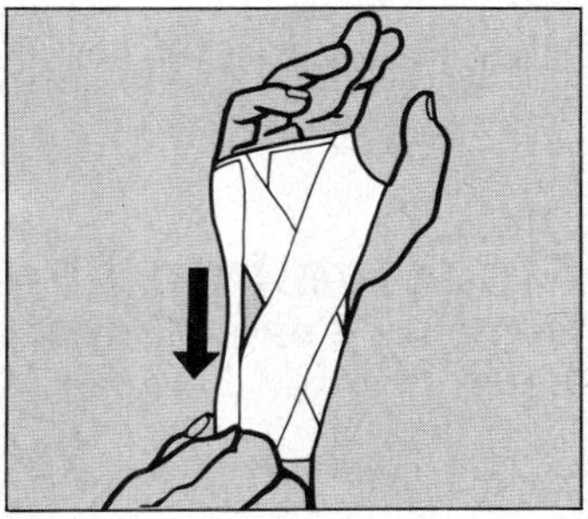
Abb. 96

Handrücken bis zur Daumenstreckseite (Abb. 102). Ein geschlitzter Zügel wird auf der Daumeninnenseite angeklebt (Abb. 103). Die Schenkel des geschlitzten Zügels umfassen die Hand und das Handgelenk von lateral und medial und enden auf dem Ankerstreifen (Abb. 104). Abbildung 105 zeigt den Verband von der volaren Seite. Ein Zügel führt vom Daumen zum Handgelenk (Abb. 106). Ein halber Streifen umfaßt das Daumengrundgelenk und das Handgelenk (Abb. 107). Mit mehreren Verschalungsstreifen wird der Verband geschlossen (Abb. 108). In Abbildung 109 ist der fertige Verband dargestellt.

Daumenverband — Fixierung des Daumens an der Mittelhand

Durch einen einfachen Verband wird der Daumen an der Mittelhand fixiert und die Abduktion eingeschränkt.

Material: 1 Rolle Tape, 3,75 cm breit, 10 m lang.

Ein auf ca. 2,5 cm Breite gerissener Leukotape-Zügel wird über den Handrücken, die Handkante, die Handinnenfläche und über den Daumen gelegt. Der Daumen wird beim Anlegen in leichter Abduktion gehalten (Abb. 110 und 111). Der Zügel wird zwischen Daumen und Zeigefinger zusammengedrückt und mit einem halben Streifen umschlungen (Abb. 112). In Abbildung 113 ist der fertige Verband zu sehen.

Fingerverband I — Schienung eines Fingers durch den benachbarten Finger

Material: 1 Rolle Tape, 3,75 cm breit, 10 m lang.

Zur Polsterung wird ein eingesprühter Schaumgummistreifen zwischen die Finger geklebt (Abb. 114). Die beiden Finger werden mit je zwei halbierten Tape-Streifen von palmar nach dorsal (Abb. 115) und von dorsal nach palmar umschlungen (Abb. 116). Der fertige Verband fixiert den Zeigefinger am Mittelfinger (Abb. 117).

Fingerverband II – Fixierung eines Fingers am Handgelenk

Die vollständige Streckung eines einzelnen Fingers, hier des Zeigefingers, wird durch den in Beugestellung des Fingers angelegten Verband verhindert.

Material: 1 Rolle Tape, 3,75 cm breit, 10 m lang.

Der Verband beginnt mit einem zirkulären Ankerstreifen oberhalb des Handgelenks (Abb. 118) und mit einem schmalen Ankerstreifen am Fingerendglied (Abb. 119). Zwei aufeinandergeklebte Tape-Streifen werden vor dem Anlegen von jeder Seite ca. 1 cm eingeschnitten. Der Einschnitt muß im Bereich der Beugefalte des Fingers liegen. Der Zügel reicht vom distalen bis zum proximalen Ankerstreifen (Abb. 120). Der Zügel wird angedrückt und mit je einem Fixierstreifen am Finger (Abb. 121), an der Handfläche (Abb. 122) und am Handgelenk (Abb. 123) gesichert. Die Abbildung 124 zeigt den fertigen Verband.

Fingerverband III — Stützung eines einzelnen Fingers

Der Verband stützt und fixiert das Fingergelenk eines einzelnen Fingers.

Material: 1 Rolle Tape, 3,75 cm breit, 10 m lang.

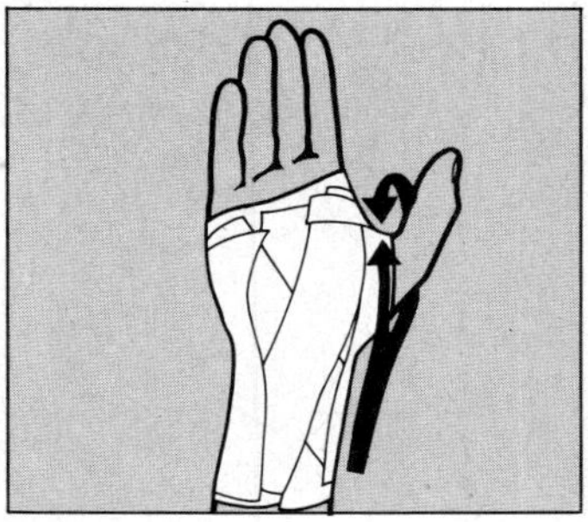

Abb. 97

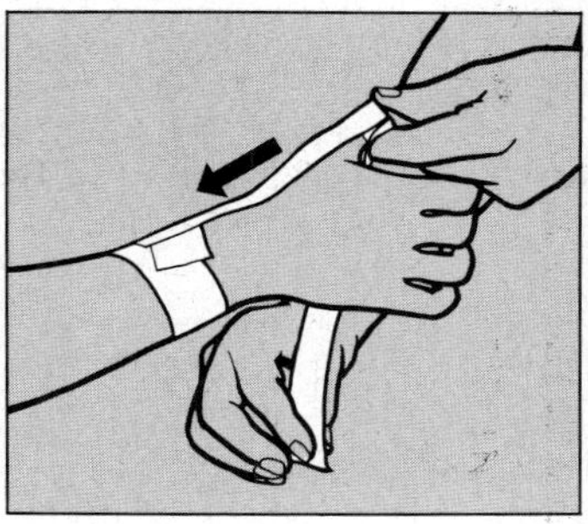

Abb. 101

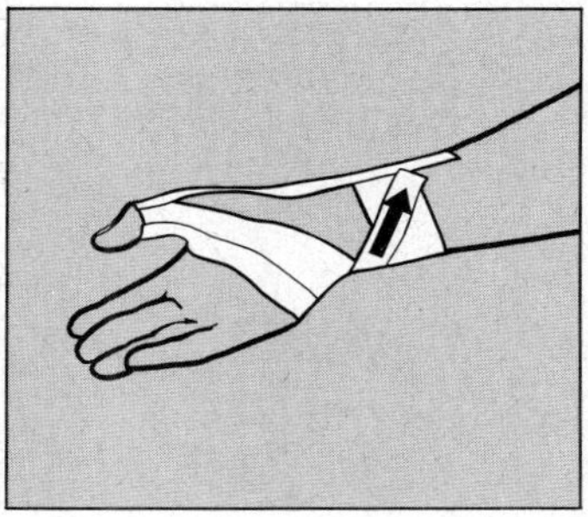

Abb. 105

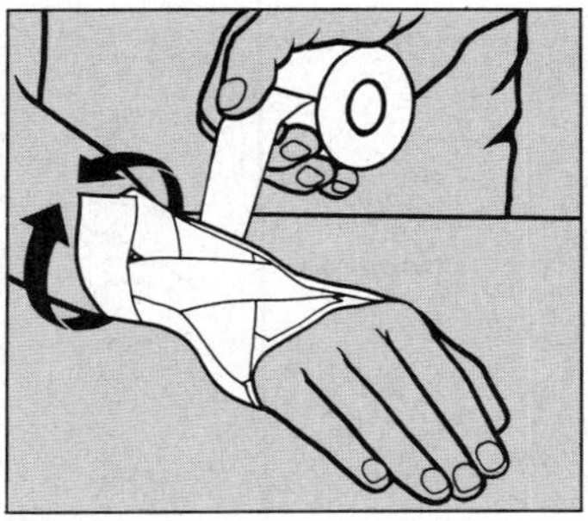

Abb. 98

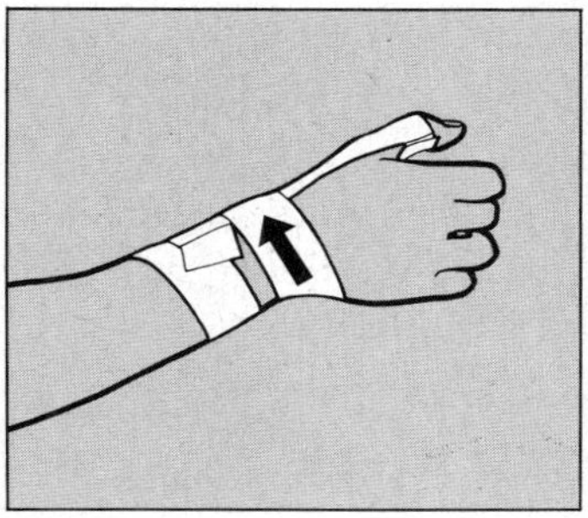

Abb. 102

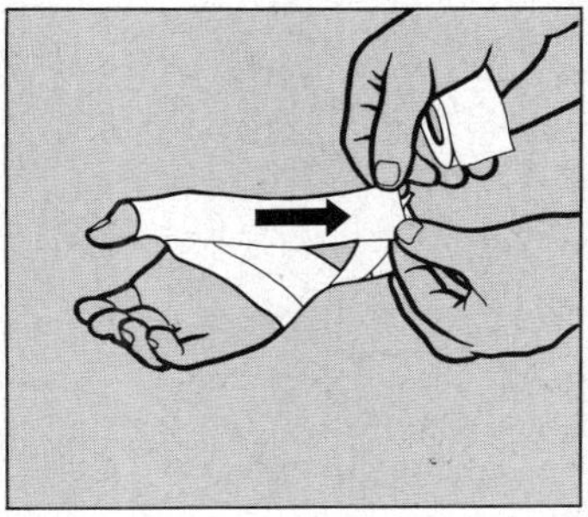

Abb. 106

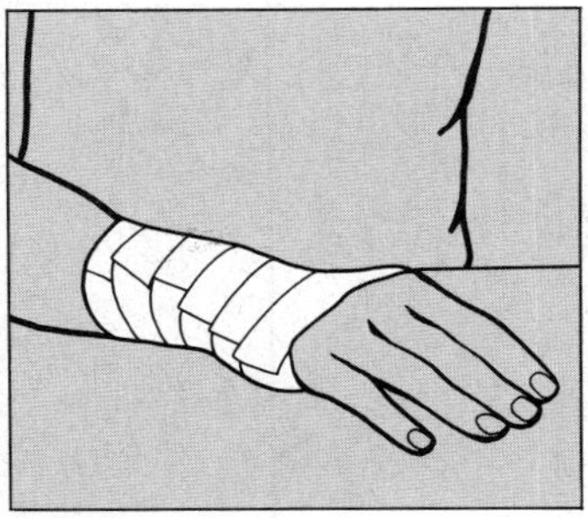

Abb. 99

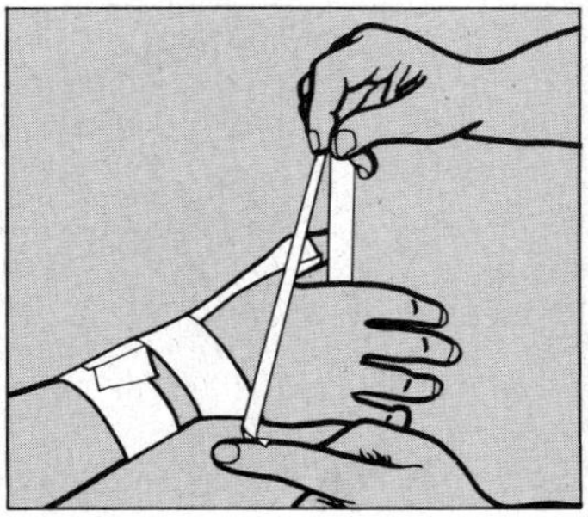

Abb. 103

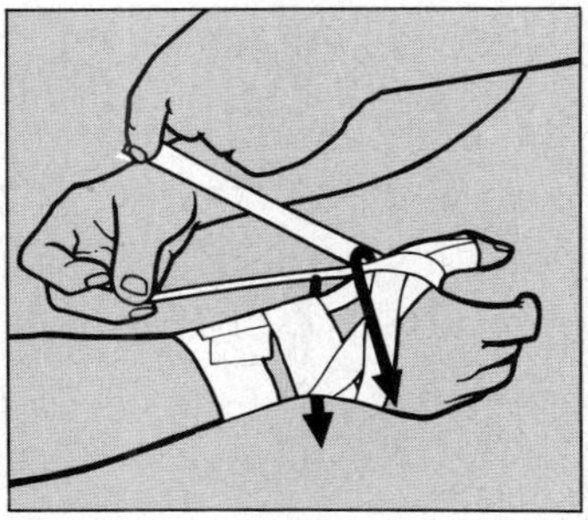

Abb. 107

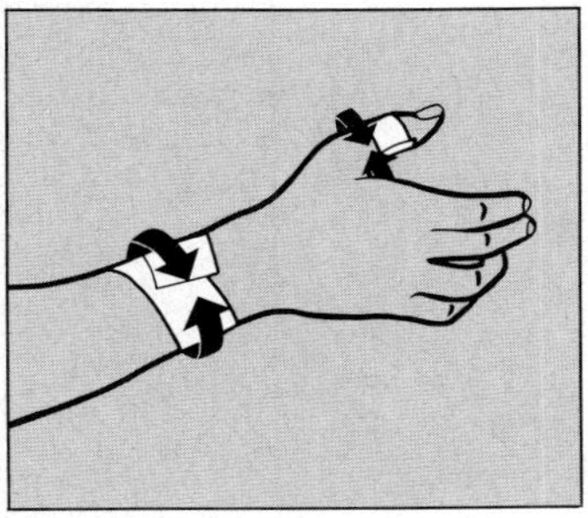

Abb. 100

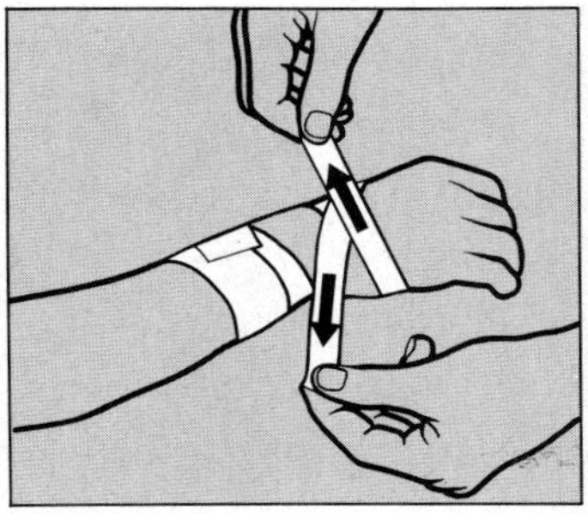

Abb. 104

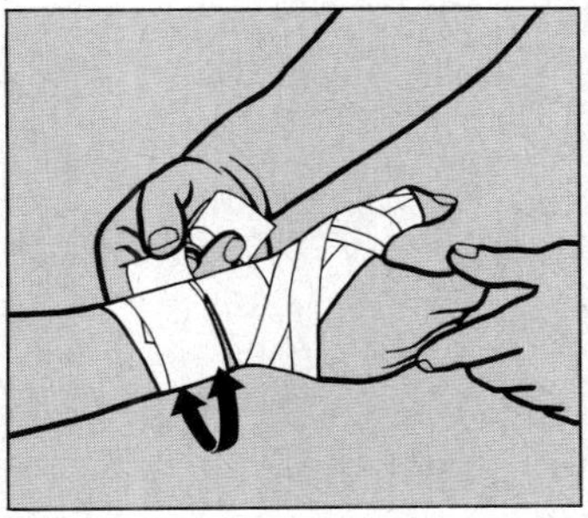

Abb. 108

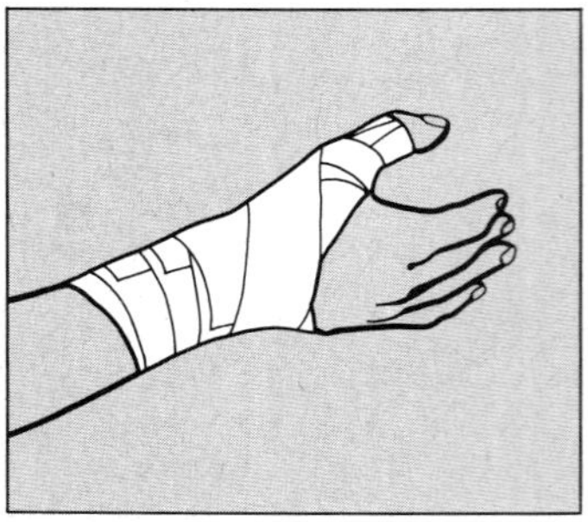
Abb. 109

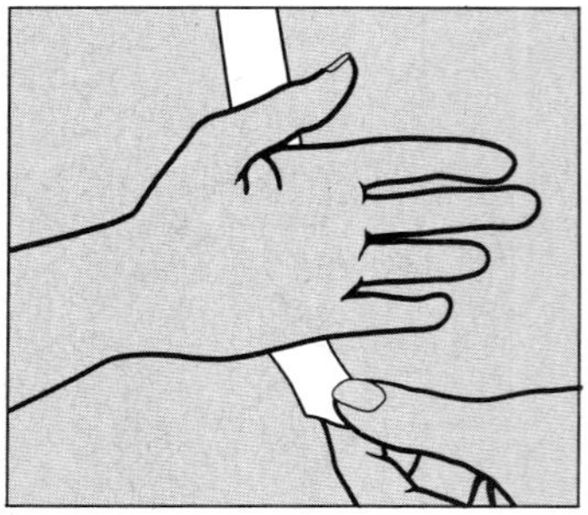
Abb. 110

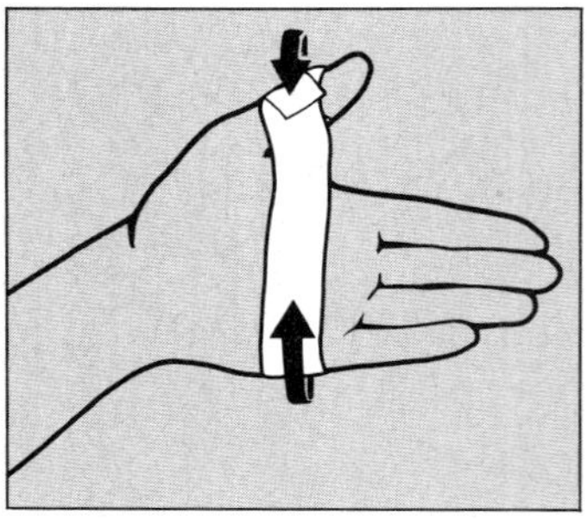
Abb. 111

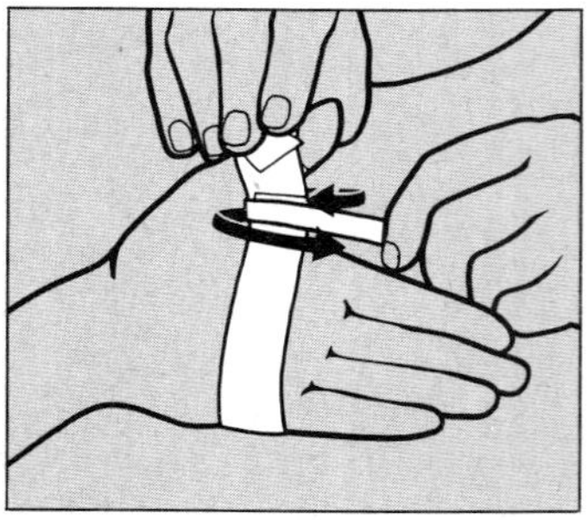
Abb. 112

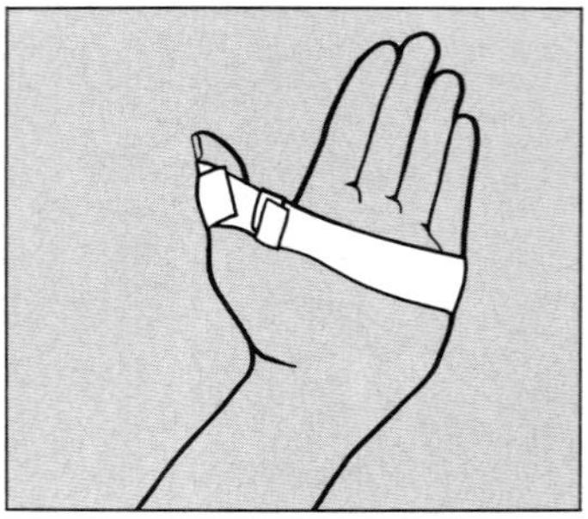
Abb. 113

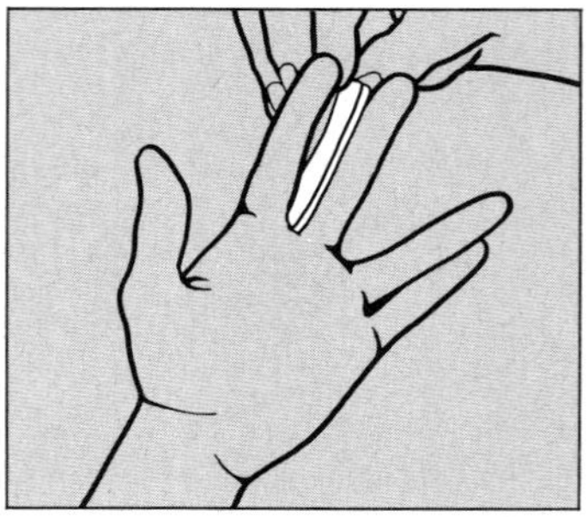
Abb. 114

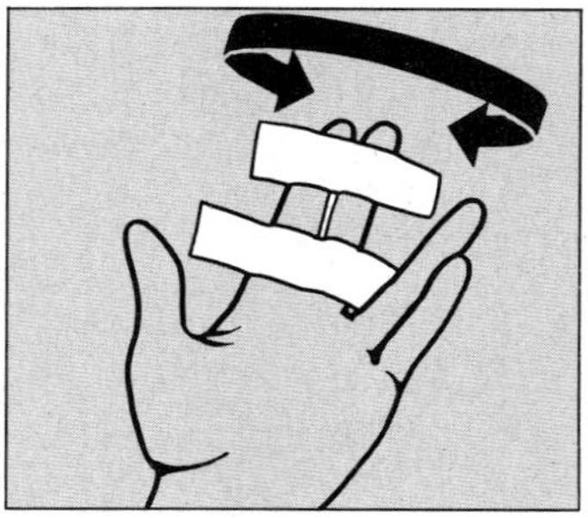
Abb. 115

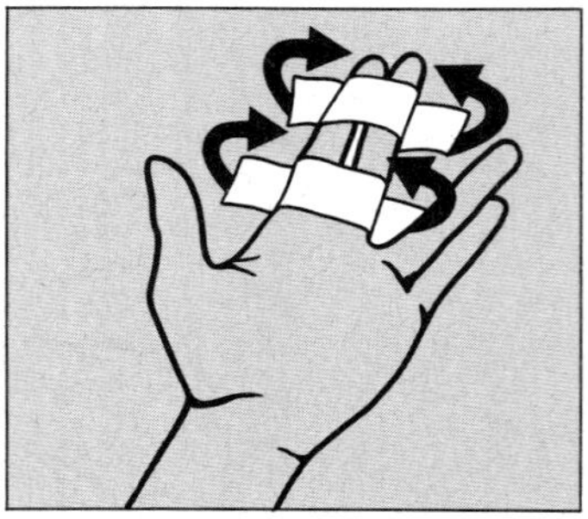
Abb. 116

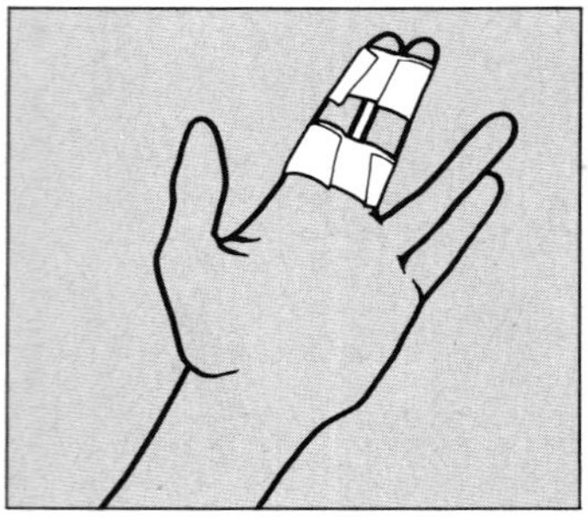
Abb. 117

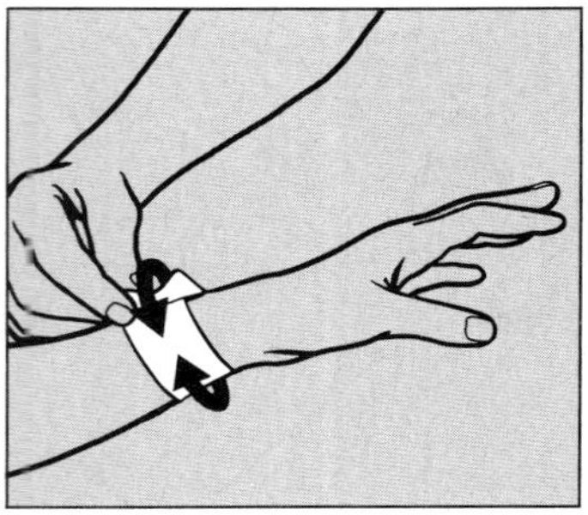
Abb. 118

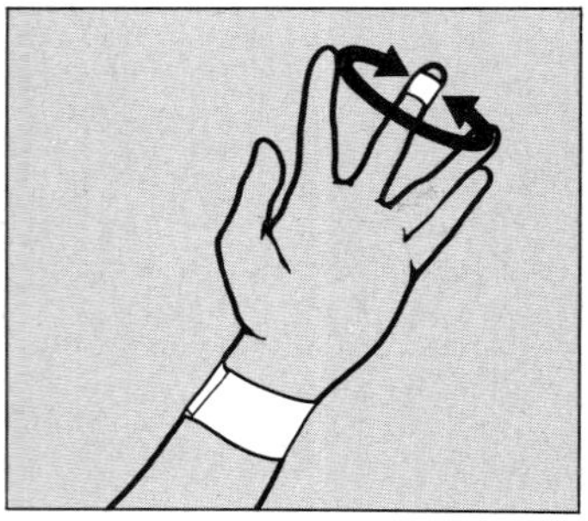
Abb. 119

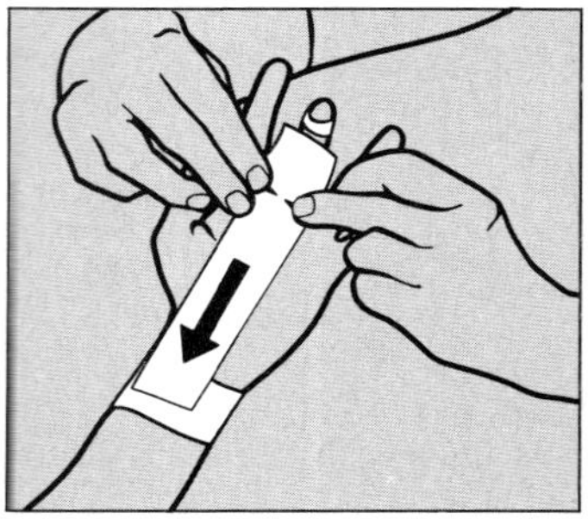
Abb. 120

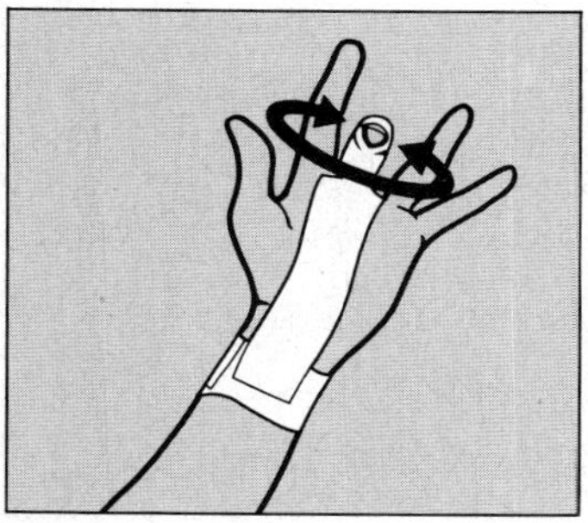
Abb. 121

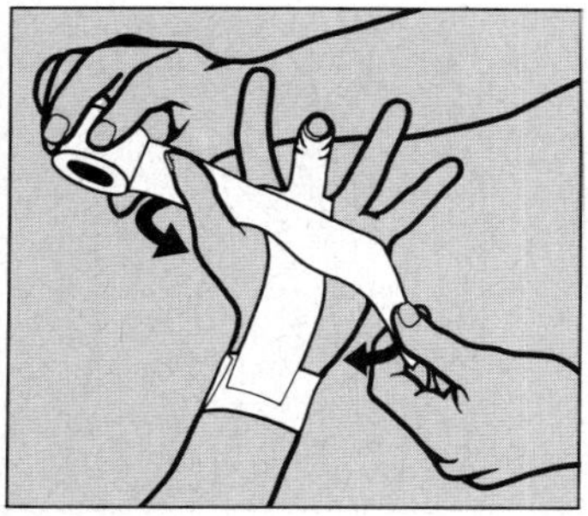
Abb. 122

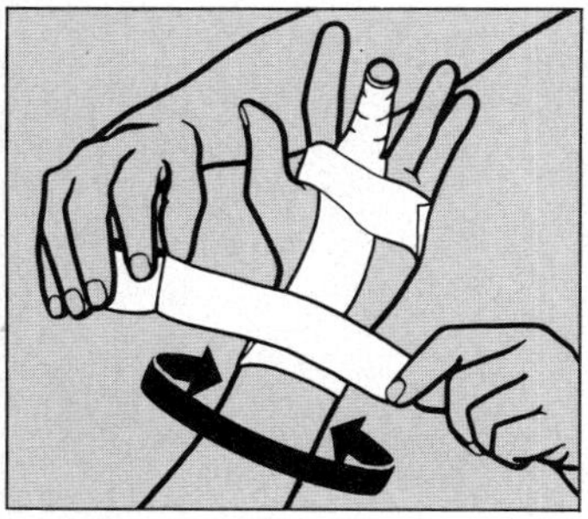
Abb. 123

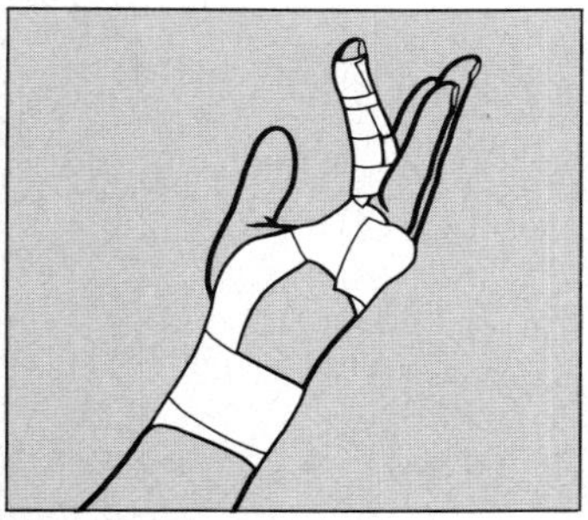
Abb. 124

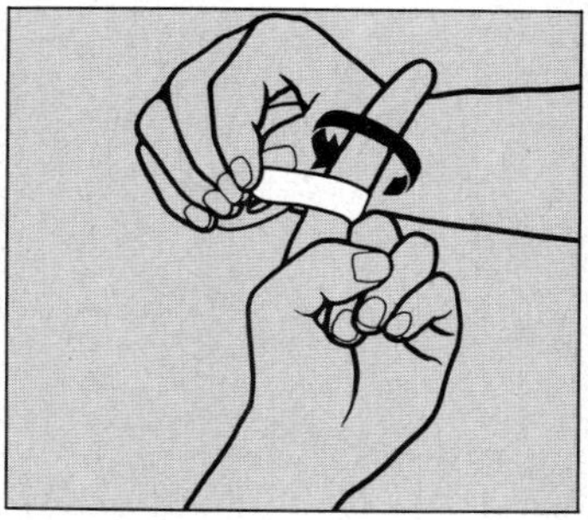
Abb. 125

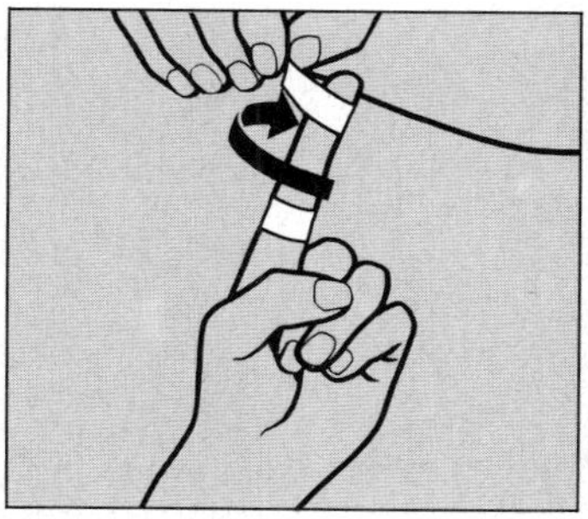
Abb. 126

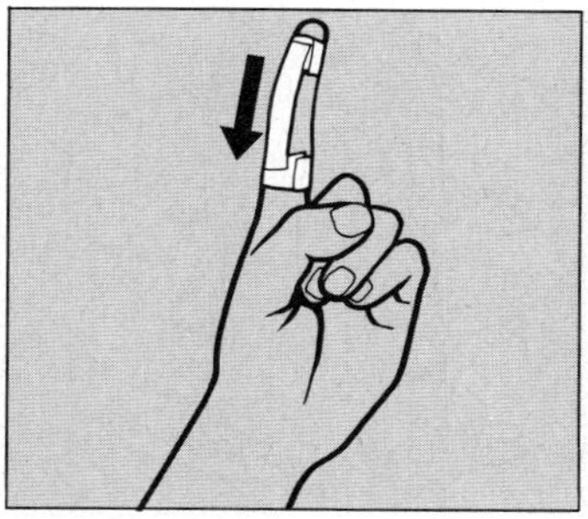
Abb. 127

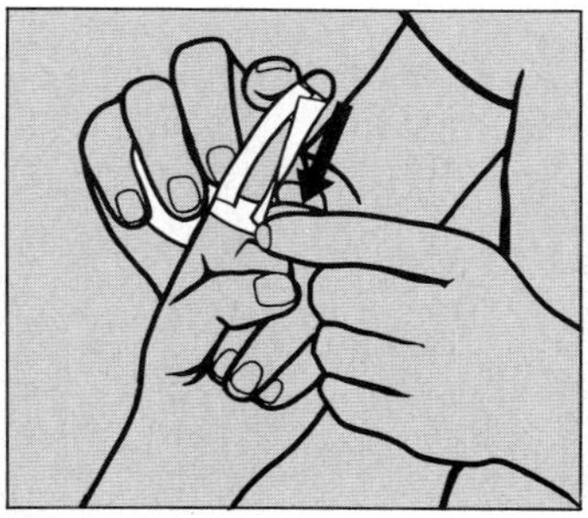
Abb. 128

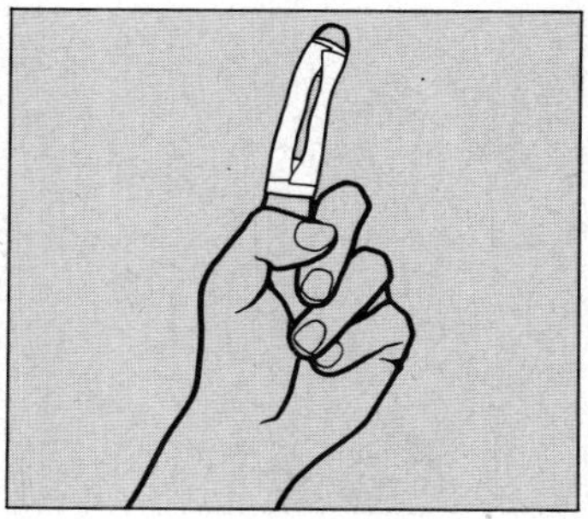
Abb. 129

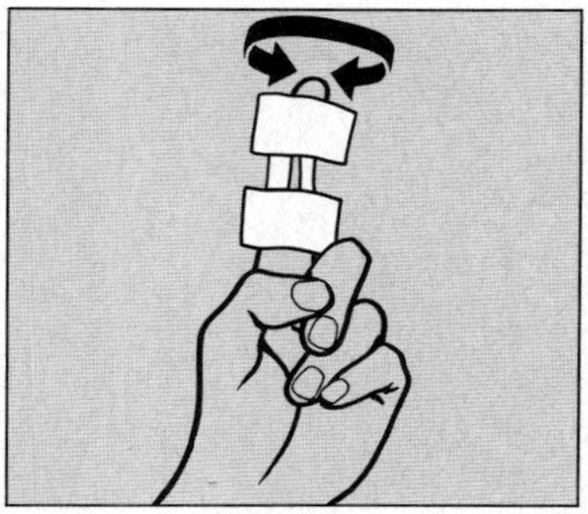
Abb. 130

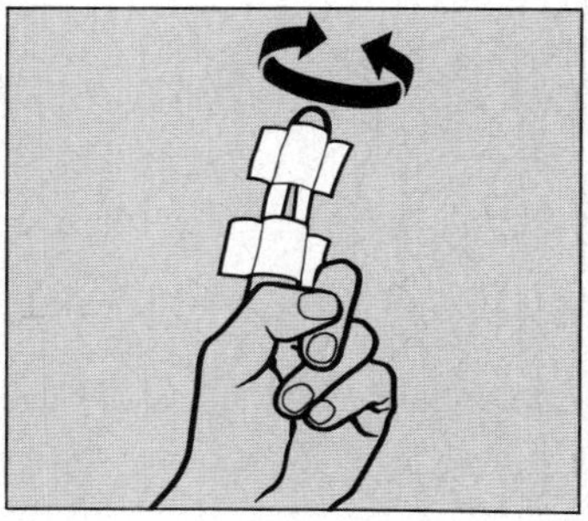
Abb. 131

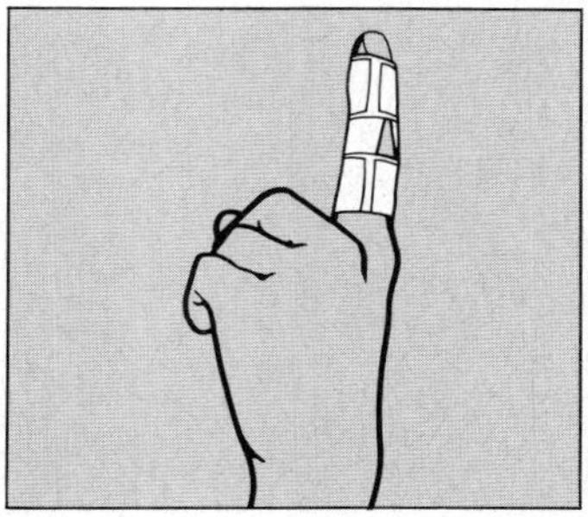
Abb. 132

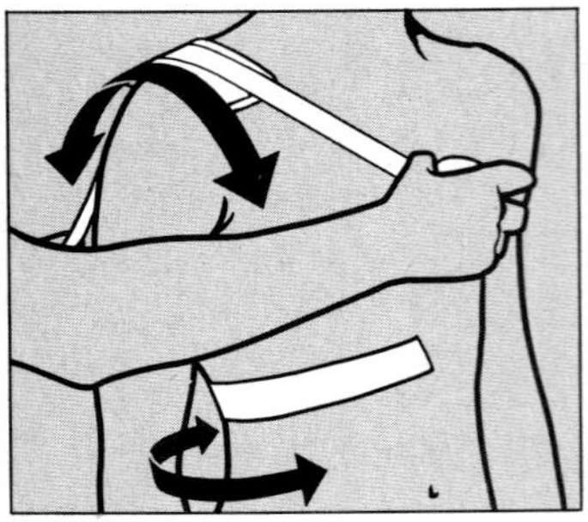

Abb. 133

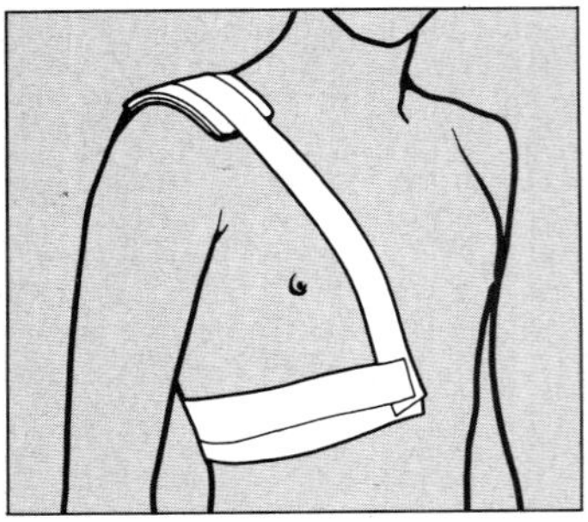

Abb. 134

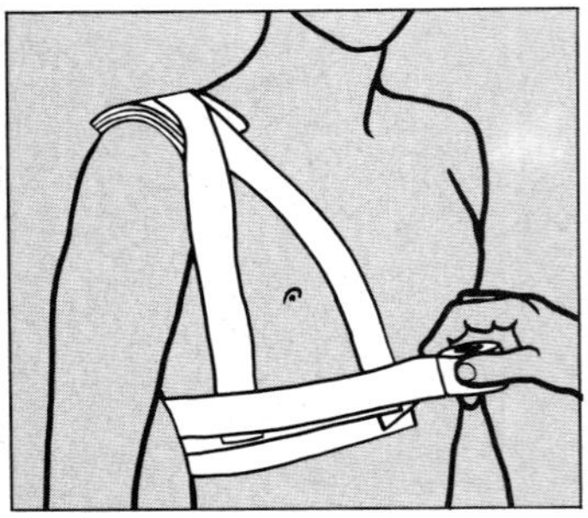

Abb. 135

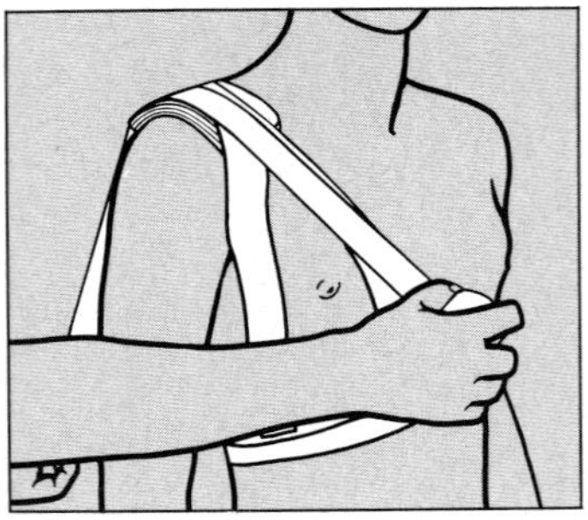

Abb. 136

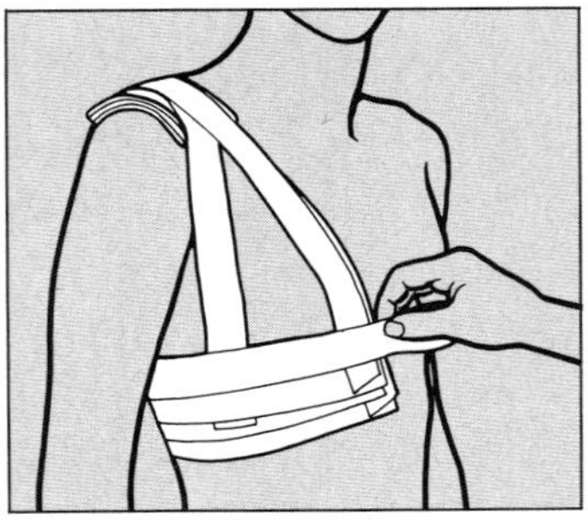

Abb. 137

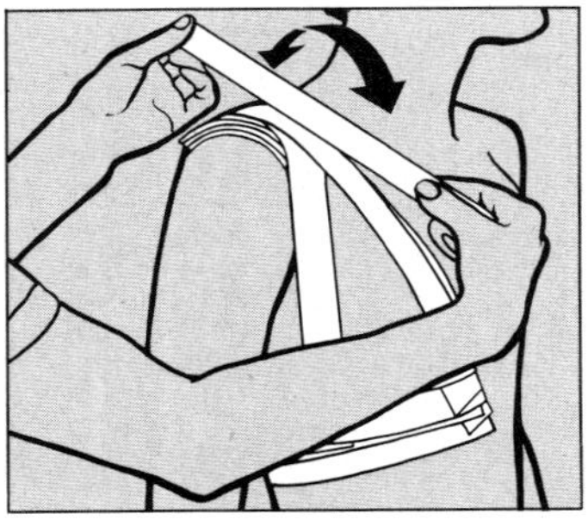

Abb. 138

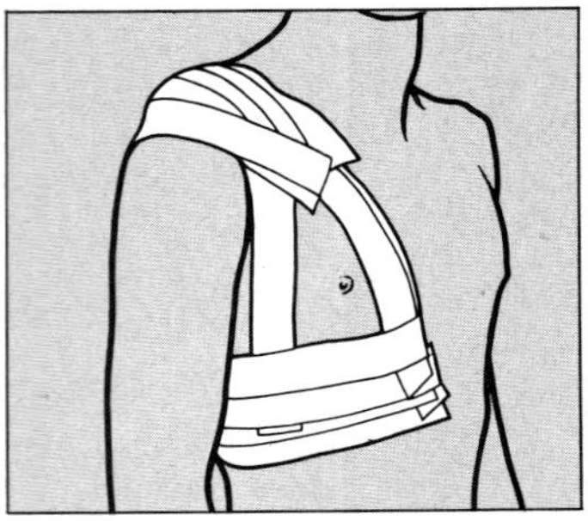

Abb. 139

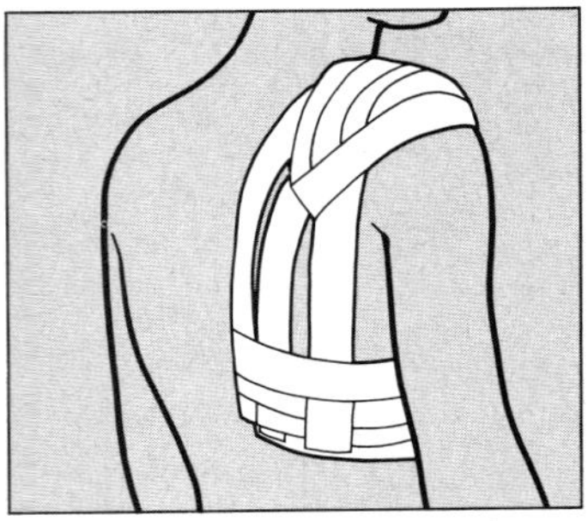

Abb. 140

Ein distaler (Abb. 125) und ein proximaler Ankerstreifen aus geteiltem Tape werden angelegt (Abb. 126). Ein medialer (Abb. 127) und ein distaler Zügel laufen von distal nach proximal (Abb. 128 und 129). Mit zwei semizirkulären Fixierstreifen von palmar nach dorsal laufend (Abb. 130) und zwei in entgegengesetzter Richtung endet der Verband (Abb. 131). Die Abbildung 132 zeigt den fertigen Verband am Zeigefinger.

Schulterverband —
Stützverband für das Schultereckgelenk

Der Verband zur Stützung des Schultereckgelenks schränkt die Beweglichkeit des Gelenks, besonders die Abduktion sowie die Anteversion und die Retroversion ein.

Material: 2 bis 3 Rollen Tape, 3,75 cm breit, 10 m lang; Schaumgummiplatte textilkaschiert, Stärke 4,5 mm.

Ein Druckpolster aus zwei bis drei übereinandergelegten und zugeschnittenen Schaumgummiplatten wird auf das Schultereckgelenk geklebt. Der Ankerstreifen wird an der Basis des unteren Rippenbogens semizirkulär angelegt. Der erste Zügel wird dann unter starkem Zug direkt über das Schultereckgelenk gezogen (Abb. 133), festgedrückt und durch Fixierstreifen gesichert (Abb. 134). Der zweite Zügel, ebenfalls unter Zug angelegt, kreuzt den ersten und wird ebenfalls mit einem Fixierstreifen gesichert (Abb. 135). Der dritte Zügel läuft leicht versetzt zum ersten Zügel (Abb. 136) und wird mit einem Fixierstreifen gehalten (Abb. 137). Weitere vier bis fünf kurze Zügel verstärken den Verband im Bereich des Schultergelenks und dienen gleichzeitig als Verschalung (Abb. 138). Abbildung 139 zeigt die ventrale und Abbildung 140 die dorsale Ansicht der fertigen Verbandes.